COMPÊNDIO DE
MICOLOGIA MÉDICA

CB004208

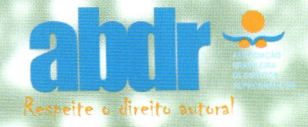

abdr
Respeite o direito autoral

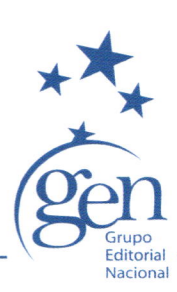

O GEN | Grupo Editorial Nacional – maior plataforma editorial brasileira no segmento científico, técnico e profissional – publica conteúdos nas áreas de ciências da saúde, exatas, humanas, jurídicas e sociais aplicadas, além de prover serviços direcionados à educação continuada e à preparação para concursos.

As editoras que integram o GEN, das mais respeitadas no mercado editorial, construíram catálogos inigualáveis, com obras decisivas para a formação acadêmica e o aperfeiçoamento de várias gerações de profissionais e estudantes, tendo se tornado sinônimo de qualidade e seriedade.

A missão do GEN e dos núcleos de conteúdo que o compõem é prover a melhor informação científica e distribuí-la de maneira flexível e conveniente, a preços justos, gerando benefícios e servindo a autores, docentes, livreiros, funcionários, colaboradores e acionistas.

Nosso comportamento ético incondicional e nossa responsabilidade social e ambiental são reforçados pela natureza educacional de nossa atividade e dão sustentabilidade ao crescimento contínuo e à rentabilidade do grupo.

COMPÊNDIO DE
MICOLOGIA MÉDICA

Clarisse Zaitz

Doutora em Medicina, Área de Dermatologia, pelo Curso de Pós-Graduação da Escola Paulista de Medicina da Universidade Federal de São Paulo (UNIFESP – EPM). Professora Adjunta-Doutora da Disciplina de Dermatologia, Departamento de Medicina, da Faculdade de Ciências Médicas da Santa Casa de São Paulo. Título de Especialista em Dermatologia

Iphis Campbell

Mestre em Medicina, Área de Dermatologia, pelo Curso de Pós-Graduação da Escola Paulista de Medicina da Universidade Federal de São Paulo (UNIFESP – EPM). Professor Titular de Dermatologia da Faculdade de Medicina da Universidade do Planalto Central – DF. Título de Especialista em Dermatologia

Sílvio Alencar Marques

Pós-Doutorado na Indiana University – EUA. Professor Livre-Docente, Departamento de Dermatologia e Radioterapia, da Faculdade de Medicina de Botucatu, Universidade Estadual Paulista (UNESP). Título de Especialista em Dermatologia

Ligia Rangel Barboza Ruiz

Mestre em Ciências pelo Curso de Pós-Graduação em Microbiologia do Instituto de Ciências Biomédicas da Universidade de São Paulo (USP). Médica Dermatologista Voluntária da Disciplina de Dermatologia, Departamento de Medicina, da Faculdade de Ciências Médicas da Santa Casa de São Paulo. Título de Especialista em Dermatologia

Valéria Maria de Souza Framil

Doutora em Ciências da Saúde, Área de Dermatologia, pelo Curso de Pós-Graduação da Faculdade de Ciências Médicas da Santa Casa de São Paulo. Professora Assistente da Disciplina de Dermatologia, Departamento de Medicina, da Faculdade de Ciências Médicas da Santa Casa de São Paulo. Título de Especialista em Dermatologia

Segunda Edição

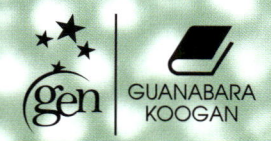

GUANABARA KOOGAN

NOTA DA EDITORA: A área da saúde é um campo em constante mudança. As normas de segurança padronizadas precisam ser obedecidas; contudo, à medida que as novas pesquisas ampliam nossos conhecimentos, tornam-se necessárias e adequadas modificações terapêuticas e medicamentosas. Os autores desta obra verificaram cuidadosamente os nomes genéricos e comerciais dos medicamentos mencionados, bem como conferiram os dados referentes à posologia, de modo que as informações fossem acuradas e de acordo com os padrões aceitos por ocasião da publicação. Todavia, os leitores devem prestar atenção às informações fornecidas pelos fabricantes, a fim de se certificarem de que as doses preconizadas ou as contraindicações não sofreram modificações. Isso é importante, sobretudo, em relação a substâncias novas ou prescritas com pouca frequência. Os autores e a editora não podem ser responsabilizados pelo uso impróprio ou pela aplicação incorreta dos produtos apresentados nesta obra.

Os autores e a editora empenharam-se para citar adequadamente e dar o devido crédito a todos os detentores dos direitos autorais de qualquer material utilizado neste livro, dispondo-se a possíveis acertos caso, inadvertidamente, a identificação de algum deles tenha sido omitida.

Direitos exclusivos para a língua portuguesa
Copyright © 2010 by
EDITORA GUANABARA KOOGAN LTDA.
Uma editora integrante do GEN | Grupo Editorial Nacional

Reservados todos os direitos. É proibida a duplicação ou reprodução deste volume, no todo ou em parte, sob quaisquer formas ou por quaisquer meios (eletrônico, mecânico, gravação, fotocópia, distribuição na internet ou outros), sem permissão expressa da Editora.

Travessa do Ouvidor, 11
Rio de Janeiro – RJ – CEP 20040-040
Tels.: (21) 3543-0770/(11) 5080-0770 | Fax: (21) 3543-0896
www.grupogen.com.br | falaconosco@grupogen.com.br

Editoração Eletrônica: EDEL

CIP-BRASIL. CATALOGAÇÃO NA FONTE
SINDICATO NACIONAL DOS EDITORES DE LIVROS, RJ

C734
2.ed.

Compêndio de micologia médica / Clarisse Zaitz... [et al.]. – 2.ed. – [Reimpr.]. – Rio de Janeiro : Guanabara Koogan, 2019.
il.

Inclui bibliografia
ISBN 978-85-277-1610-9

1. Micologia médica. I. Zaitz, Clarisse, 1952-.

09-4695.   CDD: 616.96901
                                   CDU: 616.992

Colaboradores

Amaro Nunes Duarte Neto
Médico Assistente da Disciplina de Emergências Clínicas da Faculdade de Medicina da Universidade de São Paulo (FMUSP). Médico Assistente da UTI Adulto do Hospital Universitário da USP

Ana Marisa Fusco Almeida
Graduação em Ciências Farmacêuticas, Modalidade de Análises Clínicas. Mestrado em Biotecnologia. Doutorado em Biotecnologia e Pós-Doutorado na Área de Micologia Clínica com Ênfase em Mecanismos de Resistência Molecular em *Cryptococcus sp*. Professora Pesquisadora e Colaboradora do Curso de Pós-Graduação em Biociências e Biotecnologia Aplicadas à Farmácia, Departamento de Análises Clínicas, da Faculdade de Ciências Farmacêuticas da UNESP de Araraquara

Arival C. de Brito
Doutor e Livre-Docente em Medicina, Área de Dermatologia, da Universidade Federal do Pará (UFPA). Professor do Programa de Pós-Graduação do Núcleo de Medicina Tropical da UFPA. Professor do Programa de Pós-Graduação em Biologia de Agentes Infecciosos e Parasitários do Instituto de Ciências Biológicas da UFPA. Chefe do Serviço de Dermatologia da UFPA. Título de Especialista em Dermatologia

Arlete Emily Cury
Livre-Docente da Faculdade de Ciências Farmacêuticas da Universidade de São Paulo (USP)

Benedito Corrêa
Professor Titular do Departamento de Microbiologia do Instituto de Ciências Biomédicas da Universidade de São Paulo (USP)

Carolina Chrusciak Cortez Talhari
Dermatologista da Fundação de Medicina Tropical do Amazonas. Professora de Dermatologia da Universidade do Estado do Amazonas

Clarisse Zaitz
Doutora em Medicina, Área de Dermatologia, pelo Curso de Pós-Graduação da Escola Paulista de Medicina da Universidade Federal de São Paulo (UNIFESP – EPM). Professora Adjunta-Doutora da Disciplina de Dermatologia, Departamento de Medicina, da Faculdade de Ciências Médicas da Santa Casa de São Paulo. Título de Especialista em Dermatologia

Claudete Rodrigues Paula
Doutora em Microbiologia e Imunologia pelo Instituto de Ciências Biomédicas da Universidade de São Paulo (USP). Professora-Doutora do Departamento de Microbiologia do Instituto de Ciências Biomédicas da USP. Especialista em Micologia Médica pela OPAS

Cristiano Luiz Horta de Lima Junior
Mestre em Ciências, Área de Oncologia, pela Fundação Antonio Prudente. Professor Assistente do Serviço de Dermatologia do Hospital Ipiranga. Médico Dermatologista do Serviço de Oncologia Cutânea do Hospital do Câncer A.C. Camargo. Título de Especialista em Anatomia Patológica e Dermatologia

Eduardo Bagagli
Biólogo. Professor Livre-Docente em Microbiologia (Micologia) do Instituto de Biociências de Botucatu – Universidade Estadual Paulista (UNESP)

Eva Burger
Doutora em Ciências pelo Curso de Pós-Graduação em Microbiologia e Imunologia do Instituto de Ciências Biomédicas da Universidade de São Paulo (USP). Livre-Docente, Departamento de Imunologia, do Instituto de Ciências Biomédicas da USP

Helena Muller
Membro da International Society of Dermatopathology. Membro Colaborador da Sociedade Brasileira de Dermatologia. Professora Adjunta de Patologia da Faculdade de Ciências Médicas da Santa Casa de São Paulo

Ígor Brum Cursi
Professor Substituto da Disciplina de Dermatologia da Faculdade de Ciências Médicas da Universidade do Estado do Rio de Janeiro (UERJ). Mestrando do Curso de Pós-Graduação em Clínica Médica (FCM – UERJ). Título de Especialista em Dermatologia

Iphis Campbell
Mestre em Medicina, Área de Dermatologia, pelo Curso de Pós-Graduação da Escola Paulista de Medicina da Universidade Federal de São Paulo (UNIFESP – EPM). Professor Titular de Dermatologia da Faculdade de Medicina da Universidade do Planalto Central – DF. Título de Especialista em Dermatologia

José Júlio C. Sidrim
Professor Adjunto de Microbiologia da Universidade Federal do Ceará (UFC)

Ligia Rangel Barboza Ruiz
Mestre em Ciências pelo Curso de Pós-Graduação em Microbiologia do Instituto de Ciências Biomédicas da Universidade de São Paulo (USP). Médica Dermatologista Voluntária da Disciplina de Dermatologia, Departamento de Medicina, da Faculdade de Ciências Médicas da Santa Casa de São Paulo. Título de Especialista em Dermatologia

Luciana da Silva Ruiz
Mestre e Doutora em Microbiologia pelo Departamento de Microbiologia do Instituto de Ciências Biomédicas II da Universidade de São Paulo (USP)

Márcia de Souza Carvalho Melhem
Pesquisadora Científica Nível VI do Instituto Adolfo Lutz. Docente do Programa de Pós-Graduação da Coordenadoria de Controle de Doenças da Secretaria de Saúde do Estado de São Paulo

Maria Auxiliadora B. Fechine
Dermatologista do Centro Integrado em Micologia Médica da Faculdade de Medicina da Universidade Federal do Ceará (UFC). Mestre em Medicina Clínica pela Faculdade de Medicina da UFC

Maria de Lourdes Palermo Fernandes Neves
Mestranda do Departamento de Dermatologia da Universidade de São Paulo (USP). Título de Especialista em Dermatologia

Maria Irma Seixas Duarte
Professora Titular do Departamento de Patologia da Faculdade de Medicina da Universidade de São Paulo (USP)

Maria José N. Diógenes
Professora Adjunta de Dermatologia da Universidade Federal do Ceará (UFC)

Maria José Soares Mendes Giannini
Professora Titular da Disciplina de Micologia Clínica, Departamento de Análises Clínicas, da Universidade Estadual Paulista (UNESP). Docente do Programa de Pós-Graduação Biociências e Biotecnologia Aplicada à Farmácia

Maria Walderez Szeszs
Farmacêutica Bioquímica Formada pela Universidade Estadual de Ponta-Grossa – PR. Mestrado em Farmácia, Área de Análises

Clínicas (Micologia), pela Faculdade de Ciências Farmacêuticas da Universidade de São Paulo (USP). Doutorado na Área de Micologia pelo Instituto de Ciências Biomédicas, Departamento de Microbiologia, da USP. Pesquisadora Científica do Instituto Adolfo Lutz, Seção de Micologia, São Paulo. Atual Diretora do Serviço de Parasitologia do Instituto Adolfo Lutz

Mariangela Esther Alencar Marques
Professora Livre-Docente em Patologia da Pele do Departamento de Patologia, Faculdade de Medicina de Botucatu – Universidade Estadual Paulista (UNESP)

Mônica Scarpelli Martinelli Vidal
Mestre em Ciências pela Faculdade de Medicina da Universidade de São Paulo (USP). Biomédica do Instituto de Medicina Tropical de São Paulo

Rosane Orofino-Costa
Doutora em Medicina, Área de Dermatologia, pela Universidade Federal do Rio de Janeiro (UFRJ). Professora Adjunta da Disciplina de Dermatologia da Faculdade de Ciências Médicas da Universidade do Estado do Rio de Janeiro (UERJ). Responsável pelo Laboratório de Micologia Médica do Hospital Universitário Pedro Ernesto (UERJ). Título de Especialista em Dermatologia

Rosangela M. Pires de Camargo
Bióloga. Responsável pelo Laboratório de Micologia Médica do Departamento de Dermatologia e Radioterapia da Faculdade de Medicina de Botucatu – Universidade Estadual Paulista (UNESP)

Rute Facchini Lellis
Médica Assistente do Departamento de Anatomia Patológica da Santa Casa de São Paulo

Sílvio Alencar Marques
Pós-Doutorado na Indiana University – EUA. Professor Livre-Docente, Departamento de Dermatologia e Radioterapia, da Faculdade de Medicina de Botucatu, Universidade Estadual Paulista (UNESP). Título de Especialista em Dermatologia

Sinésio Talhari
Doutor em Medicina, Área de Dermatologia, pelo Curso de Pós-Graduação da Escola Paulista de Medicina da Universidade Federal de São Paulo (UNIFESP – EPM). Dermatologista da Fundação de Medicina Tropical do Amazonas

Tânia Maria Valente Pacheco
Médica Veterinária da Universidade Federal Fluminense (UFF). Doutorado em Biologia Parasitária pela Fiocruz. Mestre pela Universidade Federal Rural do Rio de Janeiro (UFRRJ)

Valéria Maria de Souza Framil
Doutora em Ciências da Saúde, Área de Dermatologia, pelo Curso de Pós-Graduação da Faculdade de Ciências Médicas da Santa Casa de São Paulo. Professora Assistente da Disciplina de Dermatologia, Departamento de Medicina, da Faculdade de Ciências Médicas da Santa Casa de São Paulo. Título de Especialista em Dermatologia

Walderez Gambale
Professor Adjunto do Departamento de Morfologia e Patologia Básica da Faculdade de Medicina de Jundiaí. Professor Aposentado do Departamento de Microbiologia do Instituto de Ciências Biomédicas da Universidade de São Paulo (USP)

Prefácio

Há pouco mais de 10 anos, foi-me conferida a oportunidade de prefaciar a 1.ª Edição do *Compêndio de Micologia Médica*. Na ocasião destaquei a qualidade científica e profissional da frondosa equipe de colaboradores que havia sido reunida, sob coordenação da Professora Clarisse Zaitz. O grupo era, em si mesmo, uma garantia do sucesso editorial da obra científica que estava sendo apresentada.

O que prevíamos realmente aconteceu: a acolhida do *Compêndio*, por parte da comunidade médica, prontamente esgotou a 1.ª Edição. O livro passou a ser reconhecido como parte integrante e obrigatória das bibliotecas pessoais e universitárias.

No Prefácio que então redigira, já entrevia eu a necessidade da atualização periódica do *Compêndio de Micologia Médica*. De fato, os avanços científicos já não nos surpreendem mais. São constantes e nos obrigam a rever e a atualizar nossos conhecimentos de modo permanente. Em boa hora, a Professora Clarisse Zaitz entendeu que era chegado o momento de preparar uma 2.ª Edição, revista e atualizada. Sua equipe de colaboradores atendeu à convocação, e o resultado deste esforço é agora apresentado aos profissionais não só da Medicina, mas das demais áreas do setor de Saúde.

Insisto em minha afirmativa: é obra para figurar, obrigatoriamente, nas bibliotecas pessoais e universitárias.

Nelson Guimarães Proença
Professor Emérito da Faculdade de Ciências
Médicas da Santa Casa de São Paulo

Conteúdo

COMPÊNDIO DE
MICOLOGIA MÉDICA

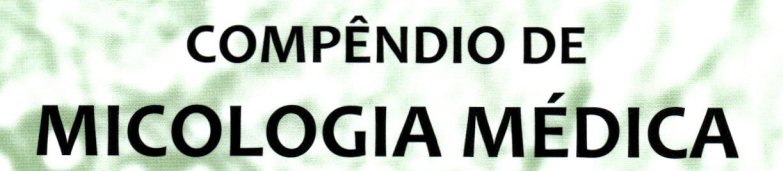

1 Introdução ao Estudo da Micologia Médica

Clarisse Zaitz

INTRODUÇÃO

Conscientes da importância do campo da micologia médica, em rápida expansão, nosso objetivo foi elaborar um livro-texto de referência, atual, completo e bem ilustrado, voltado para profissionais médicos e pesquisadores de cadeiras básicas, bem como para alunos da graduação e pós-graduação.

Dessa forma, convidamos colaboradores com experiência pessoal nos capítulos de sua responsabilidade.

Com os recentes e constantes avanços na área de biologia molecular, mudanças taxonômicas ocorrem muito rapidamente. A divisão dos temas e sua forma de agrupamento têm também um significado especial: manter o Compêndio atual, apesar das mudanças taxonômicas que, com certeza, estão por acontecer em futuro próximo.

Dividimos o Compêndio de Micologia Médica em cinco partes, procurando atingir melhor compreensão didática:

1. Diagnóstico
2. Reino Fungi
   a. Aspectos Gerais
   b. Fungos Filamentosos Septados Hialinos
   c. Fungos Filamentosos Septados Demácios
   d. Fungos Filamentosos Cenocíticos
   e. Fungos com Características Particulares
   f. Fungos Leveduriformes
   g. Fungos Dimórficos
3. Reino Monera
4. Reino Protozoa
5. Terapêutica

MICOLOGIA MÉDICA

A expressão micologia parece ter sido utilizada pela primeira vez pelo reverendo Miles Joseph Berkeley (1803-1889), em 1836. O Reino Fungi foi criado em 1959 por Robert Whittaker, que classificou os organismos em cinco Reinos: Monera, Fungi, Protista, Plantae e Animalia. Mais recentemente, em 1998,

Cavalier-Smith classificou os organismos em dois Impérios ou Domínios: Prokaryota e Eukaryota, e em seis Reinos: Bactéria, Protozoa, Fungi, Plantae, Chromista e Animalia, sendo o Reino Bactéria o único integrante do Império Procaryota.

Atualmente, a micologia médica abrange o estudo de: **1. FUNGOS** (macro e microscópicos) pertencentes ao *Reino Fungi*; **2. ACTINOMICETOS** *(Ray Fungi)* aeróbios e anaeróbios enquadrados no *Reino Monera* ou *Reino Bactéria*; **3. ALGAS** dos gêneros *Prototheca* e *Chlorella*, pertencentes ao *Reino Protozoa*; e **4. PROTISTA AQUÁTICO** – *Rhinosporidium seeberi,* outro membro do *Reino Protozoa*.

Fungos

Os fungos e seus metabólitos interessam à medicina sob vários aspectos, a saber:

a. Como agentes de hipersensibilidade imediata ou tardia;
b. Como agentes bem definidos de micoses – infecções fúngicas;
c. Como agentes de micetismo, por intoxicações por fungos macroscópicos;
d. Como agentes de micotoxicoses, pela ingestão contínua ou prolongada de alimentos contaminados por fungos produtores de micotoxinas.

Actinomicetos

Os actinomicetos patogênicos (denominados *Ray Fungi* pelos autores antigos) são, por tradição, estudados nos textos de micologia médica. São divididos em dois grandes grupos: *aeróbios,* quase sempre isolados do solo, de restos orgânicos e de vegetais e cultivados em ágar Sabouraud, e os *anaeróbios, microaerófilos* ou *anaeróbios facultativos,* que fazem parte da microbiota endógena do homem, crescendo a 37°C, em meios que contêm substâncias redutoras, criando condições de anaerobiose.

Algas

Do gênero Prototheca

As algas aclorofiladas pertencentes ao gênero *Prototheca* (Kruger, 1894) resultam de mutação de algas aclorofiladas do gênero *Chlorella*. Alguns pesquisadores as incluem na ficologia ou algologia médica. Cultivam-se facilmente em ágar Sabouraud, à temperatura ambiente, e são isoladas de látex de plantas, de água, do solo, etc.

Do gênero Chlorella

Chlorella spp. (Beijerinck, 1890) são algas clorofiladas nas quais, à microscopia eletrônica, podem ser evidenciadas granulações de cloroplastos e de amido. São agentes de infecções em animais e, raramente, no homem (Jones e cols., 1993).

Protista aquático – *Rhinosporidium seeberi*

Por mais de um século considerado fungo, estudos recentes com DNA 18S ribossomal isolado de "esporângios e endósporos" obtidos a partir de lesões de rinosporidiose, tanto humana como animal, classificam o *Rhinosporidium seeberi* como um protista aquático do Reino Protozoa.

Junto com outros parasitas aquáticos que causam infecções similares em anfíbios e peixes, forma um grupo conhecido como DRIP, acrônimo para: **D**ermocystidium spp., **R**osette agent, **I**cthiophonus spp., **P**sorospermium spp. – dentro das Ordens Dermocystida e Ictiophonida. É o primeiro patógeno humano do grupo DRIP.

BIBLIOGRAFIA

Fredricks DN, Jolly JA, Lepp PW, Kosek JC, Relman DA. *Rhinosporidium seeberi*: a novel group of acquatic Protistan parasites. *Emerg Infect Dis* 2000; 6:273-82.

Herr RA, Ajello L, Taylor JW, Arsecularatne SN, Mendoza L. Phylogenetic analysis of *Rhinosporidium seeberi*'s 18S small subunit ribosomal DNA groups this pathogen among members of the protoctistan Mezomycetozoa clade. *J Clin Microbiol* 1999; 37:2570-4.

Kwon Chung KJ, Bennett JG. *Medical Mycology.* Philadelphia: Lea & Febiger, 1992.

Lacaz C da S, Porto E, Martins JEC, Heins-Vaccari EM, Melo NT. *Tratado de Micologia Médica.* São Paulo: Sarvier, 2002.

Lacaz CS, Porto E, Martins JE. Morfologia e biologia dos actinomicetos. Actinomicetomas. *In*: *Micologia Médica*. 9ª ed. São Paulo: Sarvier, 2002. p. 204-34.

Lass-Flörl C, Mayr A. Human protothecosis. *Clin Microbiol Rev* 2007; 20(2):230-42.

Rippon JW. *Medical Mycology*. 3rd ed. Philadelphia: W.B. Saunders, 1988.

Zaitz C, Ruiz LRB, Souza VM. *Atlas de Micologia Médica. Diagnóstico Laboratorial*. 2ª ed. Rio de Janeiro: Medsi, 2004.

Dicionários

Fidalgo O, Fidalgo MEPK. *Dicionário Micológico.* Rickia (Supl. 2), 1967.

Revistas

Current Opinion in Infectious Diseases

Journal de Mycology Médicale

Journal of Medical Microbiology

Medical Mycology

Mycopathologia

Mycosis

Revista Iberoamericana de Micología

Revista do Instituto de Medicina Tropical de São Paulo

PARTE **A**

DIAGNÓSTICO

2 Técnicas Laboratoriais Utilizadas em Micologia Médica

Valéria Maria de Souza Framil

INTRODUÇÃO

Várias técnicas são utilizadas para estabelecer ou confirmar o diagnóstico de uma infecção fúngica. A interpretação correta dos resultados laboratoriais depende não só de um profissional de laboratório experiente como também da qualidade da coleta e processamento do material clínico analisado (Figs. 2.1 a 2.7). Um diagnóstico errôneo pode ser consequência de material inadequadamente coletado, estocado e processado. Informações essenciais como idade, profissão, local em que o material foi coletado, residência ou

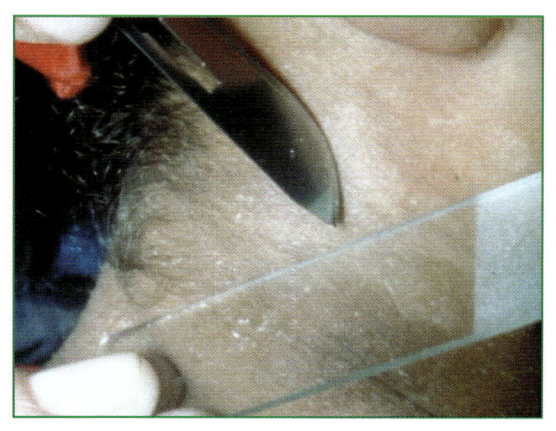

Fig. 2.1 Escamas de pitiríase versicolor coletadas com lâmina de bisturi.

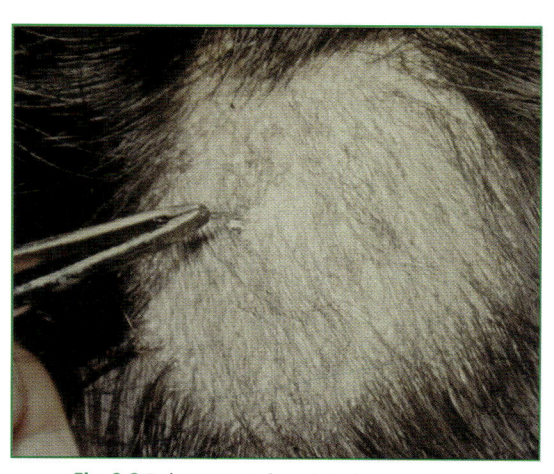

Fig. 2.2 Pelo tonsurado coletado com pinça.

viagem recente do paciente podem auxiliar, no laboratório, para o diagnóstico correto e sugerir a seleção de outras técnicas laboratoriais para identificação do fungo. O laboratório deve ser informado de riscos inerentes a algum tipo de material clínico (por exemplo, se o paciente é portador de hepatite viral ou é HIV-positivo).

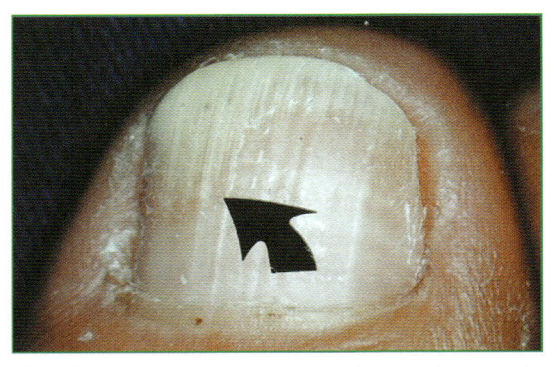

Fig. 2.3 Local para coleta de material ungueal – área de transição entre a região sã e a região doente da lesão (seta).

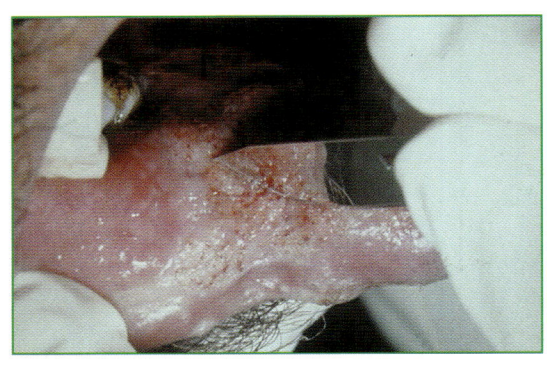

Fig. 2.5 Material de mucosa oral coletado com lâmina de bisturi para diagnóstico de lesão oral.

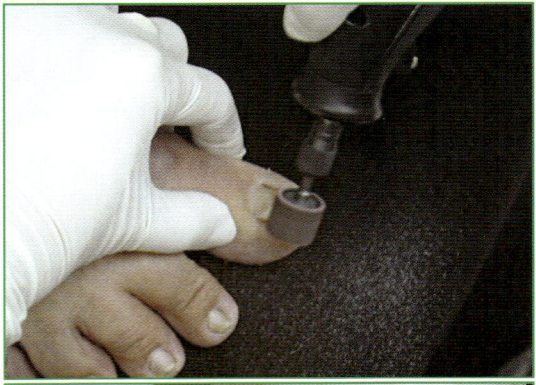

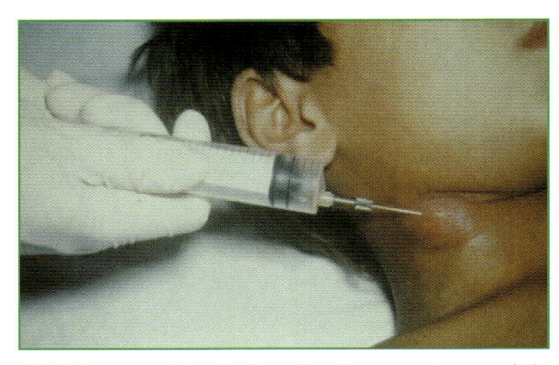

Fig. 2.6 Material de gânglio coletado com seringa estéril.

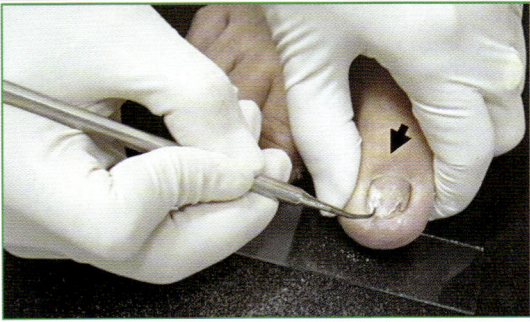

Fig. 2.4 Técnica de onicoabrasão, utilizada para diminuir a espessura da unha e melhorar a coleta de material ungueal – área de transição entre a região sã e a região doente da lesão (seta).

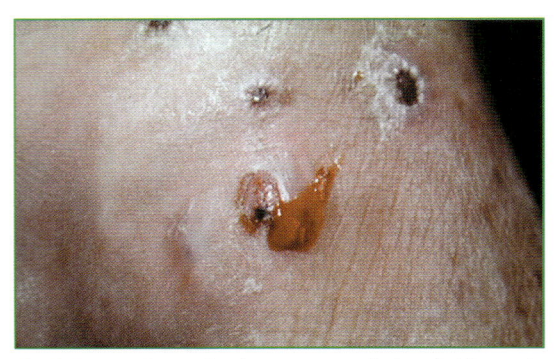

Fig. 2.7 Secreção e grãos branco-amarelados obtidos após expressão de fístula.

PRINCIPAIS TÉCNICAS PARA DIAGNÓSTICO EM MICOLOGIA MÉDICA

1. Exame micológico direto
2. Cultura
3. Cultivo em lâmina
4. Testes biológicos
5. Testes bioquímicos
6. Anatomopatológico
7. Inoculação em animais
8. Lâmpada de Wood
9. Intradermorreação
10. Sorologia
11. Hemocultura
12. Viabilidade

Exame micológico

A técnica é simples, barata e largamente utilizada. Vários materiais clínicos podem ser coletados para esse exame, como escamas, pelos, unhas, secreção, pus, crostas, grãos, espécime de biópsia, liquor, urina e escarro. É útil no diagnóstico das micoses superficiais, cutâneas e subcutâneas. Em algumas situações, pode estabelecer o diagnóstico de micoses sistêmicas, como a detecção de *Cryptococcus neoformans* no liquor e de *Paracoccidioides brasiliensis* no escarro. O material coletado pode ser processado de várias maneiras: a fresco, em solução fisiológica, clareado com KOH/DMSO, corado com nanquim, Gram, Leishman, entre outras (Figs. 2.8 e 2.9).

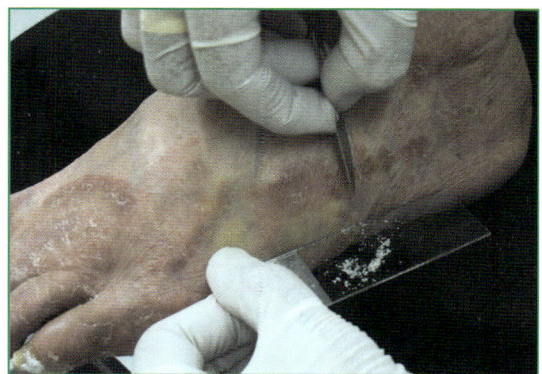
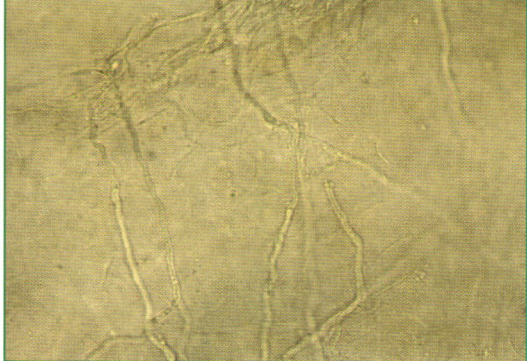

Fig. 2.8 Coleta de escamas de pele e exame micológico direto – presença de hifas septadas hialinas (40×).

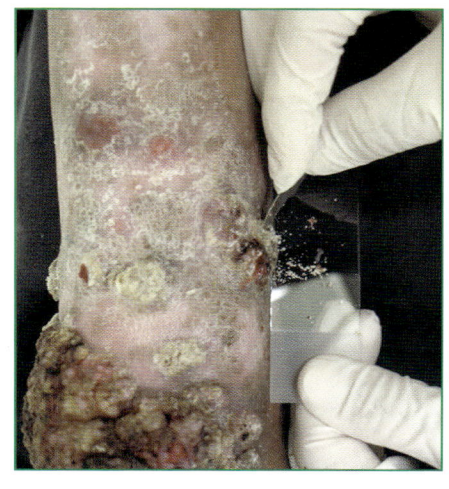
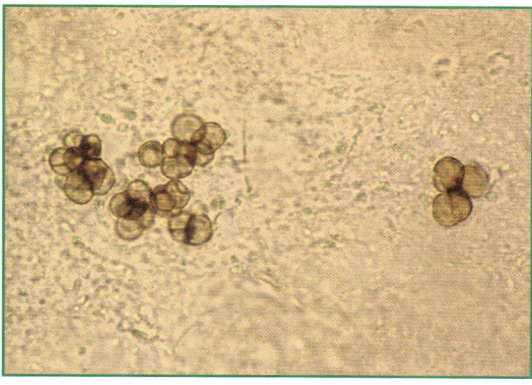

Fig. 2.9 Coleta de escamas de lesão verrucosa e exame micológico direto – presença de corpúsculos fumagoides (40×).

Novos métodos diagnósticos para fungos

Outros procedimentos têm sido empregados como estratégias para aumentar a sensibilidade e eficiência no diagnóstico das onicomicoses.

Exame histopatológico

A coleta do material ungueal pode ser feita de várias formas: biópsia da unha, *clippings*, *shaving* da lâmina ungueal ou curetagem de unha. O material é corado pelo ácido periódico de Schiff (PAS) ou pela prata, em situações especiais em que o exame micológico de rotina não é possível de ser realizado (Fig. 2.10).

Exame direto corado com calcoflúor white

O calcoflúor *white* é um agente clareador amplamente utilizado nas indústrias têxteis e de papel, que se liga naturalmente à celulose e à quitina. A técnica utilizada para preparar a solução de calcoflúor *white* consiste em dissolver 10 g de KOH em 90 mL de água destilada e adicionar 10 mL de glicerol. Em seguida, dissolve-se 0,1 g de calcoflúor em 100 mL de água destilada em aquecimento brando. A solução preparada clarifica os debris celulares e cora as estruturas fúngicas. Após coleta do material clínico, pingar 1 a 2 gotas da solução de calcoflúor *white* – KOH e observar as estruturas fúngicas em microscópio de fluorescência (Fig. 2.11). A técnica é bastante sensível, é simples e demonstra o fungo viável, porém não é prática para rotina, pois o corante é caro e há necessidade do uso de microscópio de fluorescência.

Cultura

É indispensável para o isolamento e a identificação do fungo patogênico. A macroscopia já nos permite a identificação do fungo filamentoso e fungo leveduriforme (Fig. 2.12). O isolamento de fungos oportunistas de sítios esté-

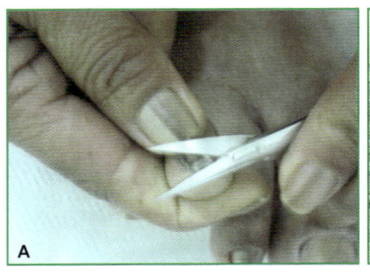
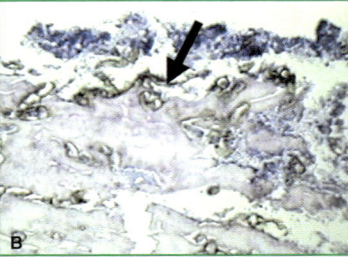
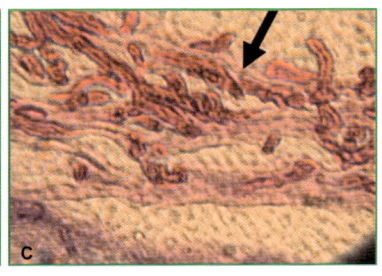

Fig. 2.10 Coleta do material ungueal pela técnica de *clipping* (**A**), presença de filamentos fúngicos corado pela prata (**B**) e PAS (**C**).

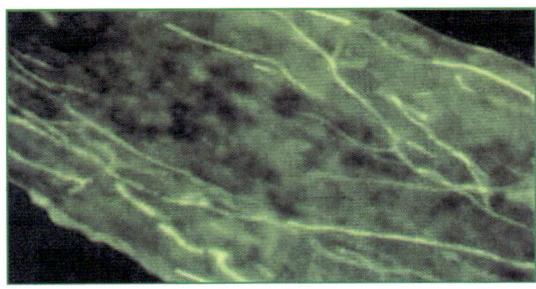

Fig. 2.11 Presença de filamentos fúngicos no pelo. (Colaboração Prof. Dr. Benedito Correa (ICB/USP).)

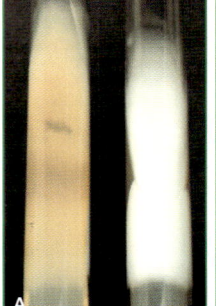
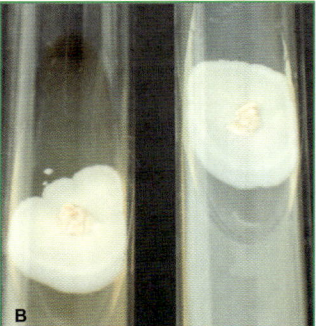

Fig. 2.12 Aspecto macroscópico de fungo filamentoso (**A**) e fungo leveduriforme (**B**).

reis, tais como liquor e sangue, tem significado importante de infecção, mas, quando isolado de materiais como pus, escarro ou urina, deve ser interpretado com muita cautela. O meio de cultura mais utilizado é o ágar-Sabouraud-dextrose, que pode ser modificado (ciclo-heximida e cloranfenicol para dermatófitos; bile de boi para *Malassezia spp.* e outros).

Cultivo em lâmina

Também conhecida como microcultivo, essa técnica é utilizada para estudo dos aspectos microscópicos característicos: micélio vegetativo e micélio reprodutivo ou de frutificação. A técnica consiste em uma câmara úmida contendo uma lâmina de microscópio colocada sobre bastão de vidro em U. Um pequeno quadrado (1 cm²) de ágar-batata sobre a lâmina é semeado com o fungo a ser estudado. Uma lamínula estéril é colocada sobre o bloco de ágar, e, após o crescimento satisfatório, a lamínula é retirada e colocada em lâmina corada com lactofenol azul de algodão e submetida ao estudo das estruturas microscópicas do fungo (Fig. 2.13).

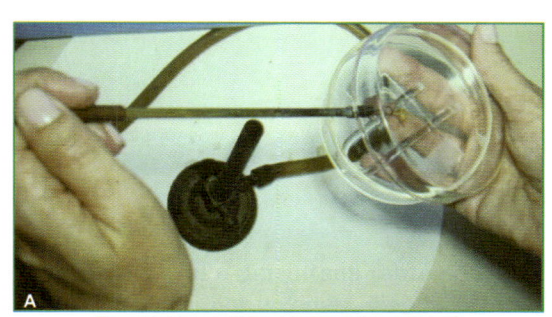

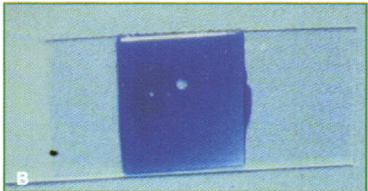

Fig. 2.13 Preparo de cultivo em lâmina para fungo filamentoso (microcultivo) (**A**) e lâmina já corada com lactofenol azul de algodão para observação das estruturas fúngicas (**B**).

Testes biológicos para diferenciação entre alguns dermatófitos: teste de perfuração do pelo *in vitro*

É uma prova biológica para diferenciação entre *Trichophyton mentagrophytes* e *Trichophyton rubrum*. Incubam-se pelos estéreis em placa de Petri contendo caldo Sabouraud e inóculo de *T. mentagrophytes*. A cada 24 horas, um pelo da placa é retirado e examinado ao microscópio corado com lactofenol azul de algodão. O *T. mentagrophytes* perfura o pelo radialmente, enquanto o *T. rubrum* não é capaz de perfurá-lo (Fig. 2.14).

Teste de pigmentação em ágar-batata

Prova nutricional para diferenciação entre *T. mentagrophytes* e *T. rubrum*. O repique dos dermatófitos é feito em ágar-batata, no qual o *T. rubrum* pigmenta o meio em vermelho; o *T. mentagrophytes* não é capaz de produzir esse pigmento (Fig. 2.15).

Prova da urease

Prova bioquímica usada para diferenciação entre *T. mentagrophytes* e *T. rubrum*. O repique do dermatófito é feito em meio de Christensen, rico em ureia, e a atividade ureásica produz alteração alcalina do pH (de amarelo a vermelho). Somente o *T. mentagrophytes* altera a coloração desse meio, tornando-o róseo (Fig. 2.16).

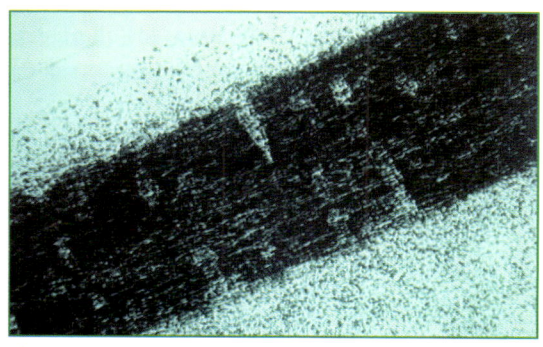

Fig. 2.14 Teste de perfuração do pelo *in vitro* – *T. mentagrophytes* é capaz de perfurar o pelo.

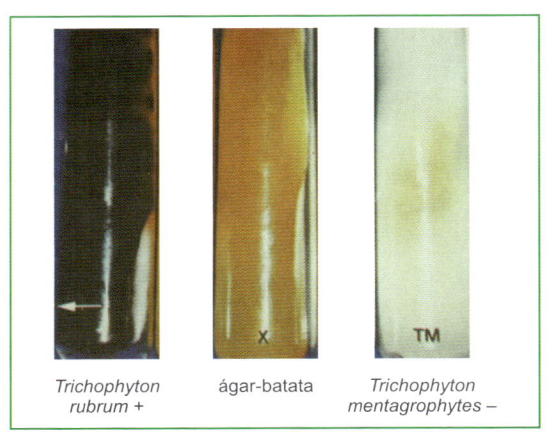

| *Trichophyton rubrum +* | ágar-batata | *Trichophyton mentagrophytes –* |

Fig. 2.15 Teste de pigmentação em ágar-batata.

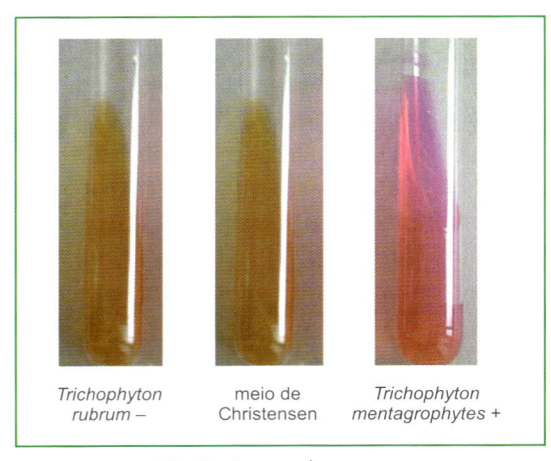

| *Trichophyton rubrum –* | meio de Christensen | *Trichophyton mentagrophytes +* |

Fig. 2.16 Prova de urease.

Anatomopatológico

A demonstração de elementos fúngicos em tecidos é útil para o diagnóstico das micoses subcutâneas e sistêmicas.

Inoculação em animais

As culturas em estudo podem ser inoculadas em animais suscetíveis, como cobaias, camundongos, coelhos e outros. A inoculação em animais tem como finalidade o isolamento de determinados fungos, a determinação de sua virulência e a obtenção de soros hiperimunes.

Lâmpada de Wood

A luz de Wood é empregada para auxílio diagnóstico e controle de tratamento de tinha do couro cabeludo, pitiríase versicolor e entrasma. O filtro de Wood é formado por placa que contém 9 a 10% de sais de níquel, o que permite a passagem de radiações entre 340 e 450 nm. O exame é feito em local escuro, e observam-se:

a. tinha do couro cabeludo: pelos infectados com alguns dermatófitos emitem fluorescência de cores variadas, como: *M. canis* ou *M. audouini* – verde-azulada; *T. schoenleini* – verde-palha.
b. Pitiríase versicolor: escamas infectadas com *Malassezia spp.* emitem fluorescência em tom prateado.
c. Eritrasma: escamas infectadas com *Corynebacterium minutissimum* emitem fluorescência em tom vermelho-coral.

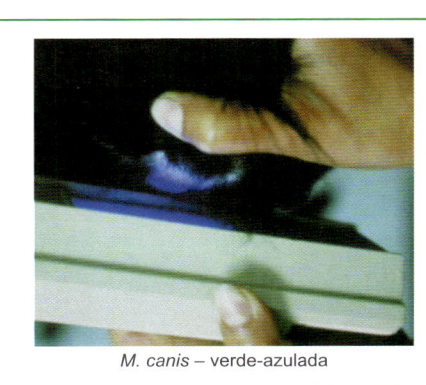

M. canis – verde-azulada

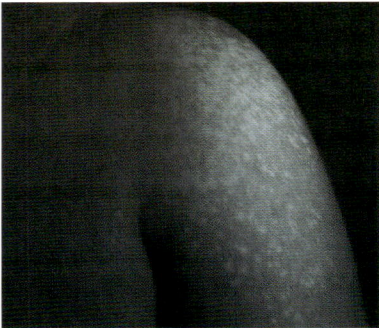

Malassezia spp. – tom prateado

Fig. 2.17 Lâmpada de Wood.

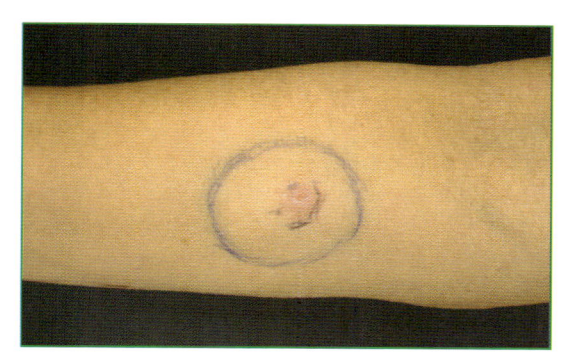

Fig. 2.18 Reação intradérmica – injeção intradérmica de 0,1 mL de esporotriquina. A leitura foi feita 48 horas após a injeção, e o diâmetro da pápula eritematosa foi igual a 14 mm (positiva).

Intradermorreação

Prova realizada com injeção intradérmica, de 0,1 mL do antígeno padronizado, na face anterior do antebraço. A leitura é feita 48 horas após a injeção, e considera-se positivo o aparecimento de pápula eritematosa igual ou maior do que 5 mm. O resultado dessa prova deve ser bem interpretado, pois pode indicar infecção ativa, infecção passada ou apenas sensibilização ao antígeno em questão. É muito utilizada em inquéritos epidemiológicos para pesquisar regiões endêmicas de micoses. Tem valor prognóstico quando analisada ao longo do tratamento de determinadas doenças (Fig. 2.18).

Sorologia

As provas sorológicas são uma valiosa opção para auxílio no diagnóstico e na avaliação prognóstica de determinadas infecções fúngicas, como coccidioidomicose, paracoccidioidomicose, histoplasmose, etc. Os resultados dessas provas devem ser interpretados juntamente com os dados epidemiológicos, quadro clínico e exame micológico.

Hemocultura

Essa prova pode ser realizada em todos os casos suspeitos de infecção fúngica sistêmica.

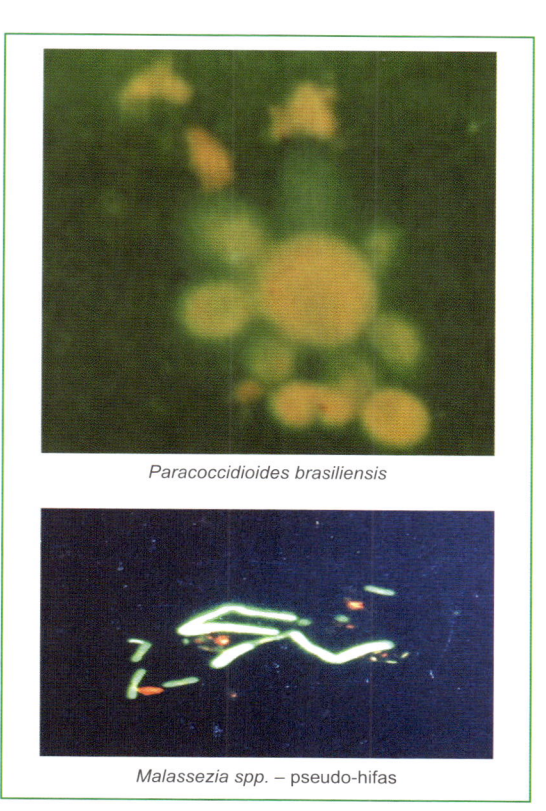

Paracoccidioides brasiliensis

Malassezia spp. – pseudo-hifas

Fig. 2.19 Viabilidade em material clínico (40×) – células vivas (em verde), células mortas (em alaranjado).

Viabilidade

Técnica indicada para observar a viabilidade de células fúngicas através do método de fluorocromasia, no qual células fúngicas vivas acumulam a solução de diacetato de fluoresceína (DF), corando-se em verde, e células fúngicas mortas impregnam-se da solução de brometo de etídio (BE), corando-se em alaranjado (Fig. 2.19).

ISOLAMENTO E IDENTIFICAÇÃO DAS ESPÉCIES DE LEVEDURAS DO GÊNERO *MALASSEZIA*

Vários meios de cultura podem ser utilizados para isolamento da *Malassezia spp.*; como ágar Dixon modificado, ágar Littman e ágar Mycosel acrescido de extrato de levedura e

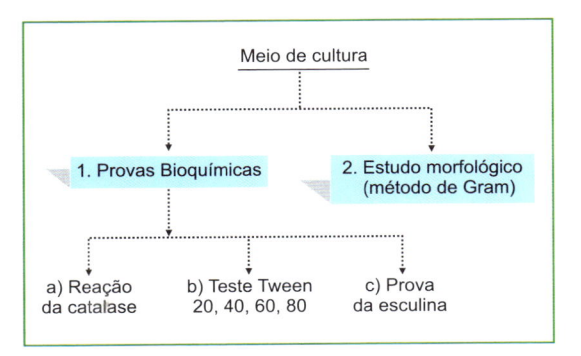

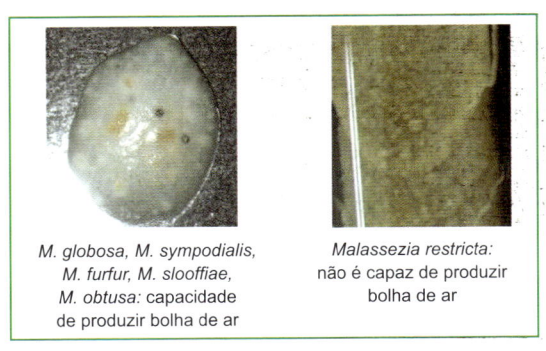

M. globosa, M. sympodialis, M. furfur, M. slooffiae, M. obtusa: capacidade de produzir bolha de ar

Malassezia restricta: não é capaz de produzir bolha de ar

Fig. 2.20 Fluxograma da identificação das espécies de leveduras do gênero *Malassezia*. Metodologia proposta por Guillot e cols., 1996.

Fig. 2.21 Fluxograma da reação da catalase. (Colaboração Dra. Márcia Melhem/Instituto Adolfo Lutz.)

azeite de oliva. A incubação para isolamento das colônias varia de uma temperatura de 32º a 35ºC por um período máximo de 15 dias. Após o isolamento da cultura, segue-se o estudo microscópico da forma e do tamanho das células, como primeiro critério para identificação das espécies.

Provas bioquímicas para identificação de espécies de *Malassezia*

Reação da catalase

Para identificação de *Malassezia restricta*, utiliza-se a prova da catalase, já que essa é a única espécie lipodependente com resultados negativos nesse teste. A reação da catalase é realizada pela adição de uma gota de peróxido de hidrogênio 10 volumes sobre uma colônia, depositada sobre uma lâmina de microscopia. A produção de "bolhas de gás" indica reação positiva (Fig. 2.21).

Teste Tween 20, 40, 60, 80

A partir de cada uma das espécies de *Malassezia*, uma suspensão de 2 mL na concentração de 10^5 células/mL é adicionada a 16 mL de ágar Mycosel (Difco), à temperatura de 40° a 50°C. A mistura deve ser homogeneizada e a seguir adicionada a placas de Petri. Após a solidificação do meio, adiciona-se ao ágar 4 μL de cada polissorbato, a saber: Tween 20, 40, 60 e 80 (Sigma), em pontos equidistantes. A seguir, a incubação das placas é realizada a

uma temperatura de 32°C, durante período de 5 a 7 dias. Após esse período, observa-se crescimento da levedura ao redor de cada polissorbato, indicando assimilação do substrato e resultado positivo. A interpretação dos resultados positivos permite a diferenciação de três espécies: *Malassezia furfur*, *Malassezia sloffiae* e *Malassezia sympodialis* (Fig. 2.22). A espécie *Malassezia pachydermatis* é a única levedura do gênero que cresce em meio de cul-

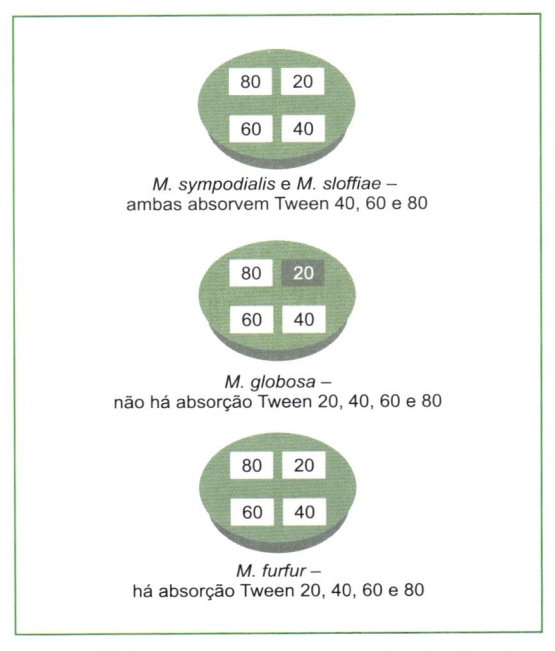

Fig. 2.22 Fluxograma do teste Tween 20, 40, 60, 80.

tura simples (fonte de carbono e nitrogênio) sem adição de lipídios.

Prova da esculina

A avaliação da atividade de β-glicosidase é realizada com a prova da esculina, na qual a cultura é semeada naquele caldo e mantida à temperatura de 30°C por um período de 15 dias. A hidrólise da esculina, por ação enzimática, promove o escurecimento do caldo, indicando resultado positivo. Esse teste permite a diferenciação entre as espécies *Malassezia sympodialis* e *Malassezia slooffiae*.

Estudo morfológico

A espécie *Malassezia globosa* foi diferenciada da espécie *Malassezia obtusa* pelo formato globoso de suas células, coradas pelo método de Gram e observadas ao microscópio óptico comum (Fig. 2.24).

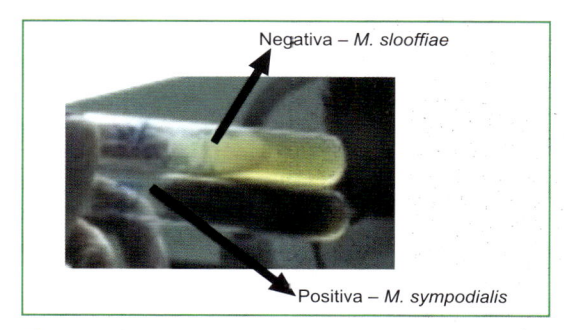

Fig. 2.23 Fluxograma da prova da esculina. (Colaboração Dra. Márcia Melhem/Instituto Adolfo Lutz.)

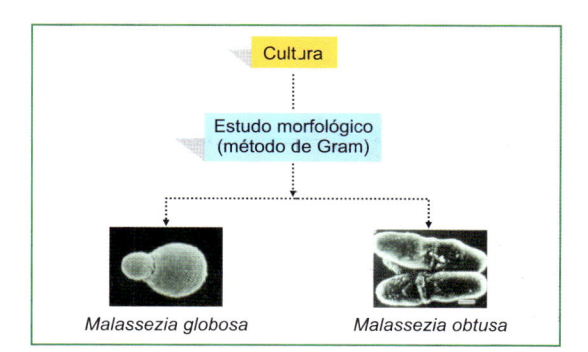

Fig. 2.24 Fluxograma do estudo morfológico das leveduras *Malassezia globosa* e *Malassezia obtusa*.

BIBLIOGRAFIA

Brasil KW, Pinheiro RL, Pimentel IC. Diagnóstico laboratorial de micoses superficiais e cutâneas: comparação dos métodos do hidróxido de potássio e do *calcofluor white*. *An Bras Dermatol* 2003; 78:5; 547-551.

Correa B, Purchio A, Paula CR, Gambale W, Shikanai-Yasuda MA. Fluorescent method (fluorescein diacetate and ethidium bromide) to study the viability of Cryptococcus neoformans in liquor. *Rev Inst Med Trop São Paulo* 1990; 32(1):46-50.

Guillot J, Guého E, Lesourd M, Midgley G, Chévrier G, Dupont B. Identification of *Malassezia furfur* species. A practical approach. *J Mycol Med* 1996; 6:103-10.

Gupta AK, Zaman M, Singh J. Diagnosis of Trichophyton rubrum from onychomycotic nail samples using polymerase chain reaction and calcofluor white microscopy. *J Am Podiatr Med Assoc* 2008; 98(3):224-8.

Hamer EC, Moore CB, Denning DW. Comparison of two fluorescent whiteners, Calcofluor and Blankophor, for the detection of fungal elements in clinical specimens in the diagnostic laboratory. *Clin Microbiol Infect* 2006; 12(2):181-4.

Kurtzman CP, Fell JW (eds.). The yeasts: a taxonomic study. 4th ed. Amsterdam: Elsevier, 1998. 1055p.

Kwon Chung KJ, Benedett JE. Laboratory diagnosis. *In:* _____., *Medical Mycology*. Philadelphia: Lea & Febiger, 1992. p. 44-78.

Lacaz CS, Porto E, Martins JEC, Heins-Vaccari EM, Melo NT. *Tratado de Micologia Médica Lacaz*. 9ª ed. São Paulo: Sarvier, 2002. p. 639.

Ramos L, Mellado S, Ramadan S, Bulacio L, Lopez C. The use of calcofluor white for studying Malassezia species by direct microscopy. *Rev Argent Microbiol* 2006; 38(1):4-8.

Rippon IW. Actinomycosis. *In:* _____. *Medical Mycology*. Philadelphia: WB Saunders, 1988. p. 30-52.

Van Abbe NJ. The investigation of dandruff. *J Soc Cosmet Chem* 1964; 15:609-30.

Zaitz C, Ruiz LRB, Framil VMS. *Atlas de Micologia Médica – Diagnóstico Laboratorial*. Rio de Janeiro: Medsi, 2004.

3

Técnicas para Diagnóstico Precoce das Infecções por Leveduras do Gênero Candida

Claudete Rodrigues Paula • Luciana da Silva Ruiz

As peculiaridades apresentadas por diferentes espécies de *Candida spp.*, do ponto de vista epidemiológico, justificam a necessidade de identificarem-se as leveduras ao nível de espécie quando tais micro-organismos estão associados a doenças sistêmicas. A identificação de leveduras é etapa fundamental para a monitorização das taxas de infecção hospitalar, bem como para a identificação precoce de surtos de infecções por *Candida*.

Além disso, certas espécies são comumente associadas a resistência antifúngica. Resistência a anfotericina B tem sido demonstrada em *C. lusitaniae* e em outras espécies de *Candida* tais como *C. guilliermondii*, *C. inconspicua*, *C. kefyr* e *C. rugosa*. Adicionalmente, resistência a azóis (como por exemplo o fluconazol) tem sido demonstrada repetidamente em *C. glabrata* e *C. krusei*, bem como uma resistência adquirida em *C. dubliniensis*. Uma suscetibilidade reduzida aos novos antifúngicos (como por exemplo as equinocandinas) também tem sido observada em espécies tais como *C. guilliermondii* e *C. parapsilosis*. Assim, para

assegurar uma terapia rápida e adequada, bem como a descrição e notificação de novos patógenos emergentes, é imperativo que as leveduras sejam identificadas acuradamente ao nível de espécie. Infecções por *Candida spp.* estão associadas a altos níveis de morbidade e mortalidade; assim, uma identificação precoce pode contribuir para o sucesso terapêutico, resolução da infecção e subsequente redução de possíveis surtos.

MÉTODOS CONVENCIONAIS PARA IDENTIFICAÇÃO DE LEVEDURAS DO GÊNERO *CANDIDA*

O diagnóstico convencional das infecções por leveduras do gênero *Candida* é baseado classicamente na microscopia direta de elementos fúngicos no material biológico, seguida pelo isolamento em cultura, permitindo a realização da análise micromorfológica (microcultivo em lâmina), pesquisa de tubo germinativo (efeito de Reynolds-Braude) e testes bioquímicos.

A microscopia direta em material biológico é utilizada para a observação de elementos fúngicos como blastoconídios e pseudo-hifas, onde esfregaços do material analisado são corados pelo método de Gram, permitindo separar as leveduras das bactérias e de outros micro-organismos (Fig. 3.1). Estruturas fúngicas mostram-se Gram-positivas. Quando a pesquisa de fungos é realizada em material de pelo, pele, unha ou secreção respiratória, prefere-se a utilização de reagente digestor e clarificante (potassa) (Fig. 3.2).

No entanto, o exame direto não permite a identificação do gênero e espécie da levedura.

Dessa forma, todo material biológico deve ser processado para o isolamento do micro-organismo em cultura, que possui maior sensibilidade, além de permitir identificação ao nível de espécie a partir de técnicas adequadas. Para o isolamento de leveduras de material biológico, pode-se utilizar o ágar Sabouraud-dextrose com cloranfenicol (Fig. 3.3) (amplamente empregado), o Brain Heart Infusion (BHI), e em casos de suspeita de contaminação por mais de uma levedura é recomendado o plaqueamento em meio cromogênico específico (CHROMagar Candida®).

O microcultivo em lâmina é empregado para o conhecimento da micromorfologia da levedura. As características do pseudomicélio, pseudo-hifa, hifa verdadeira, forma e disposição dos blastoconídios, presença ou não de clamidoconídios, permitem, quando associados ao comportamento fisiológico, a diferenciação das espécies (Fig. 3.4). A produção de tubos germinativos após duas a três horas de incubação, a 37°C, em soro, plasma ou clara de ovo, é um método eficiente na identificação rápida de *C. albicans* e *C. dubliniensis* (Fig. 3.5). A prova de termotolerância a 42°C e 45°C é empregada para separar as duas espécies. *C. albicans* cresce a essas temperaturas, porém o mesmo não ocorre para *C. dubliniensis*.

Nos testes bioquímicos para caracterização do perfil metabólico dos isolados fúngicos, são

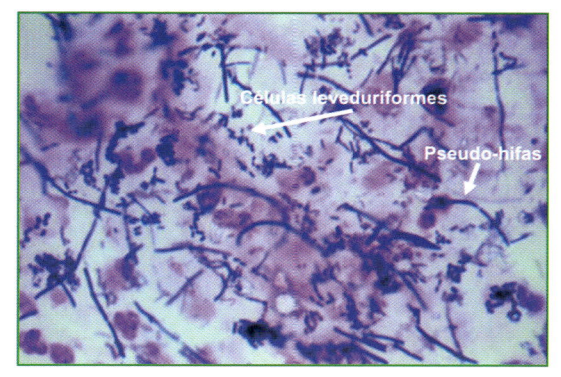

Fig. 3.1 Candidíase. Coloração pelo Gram.

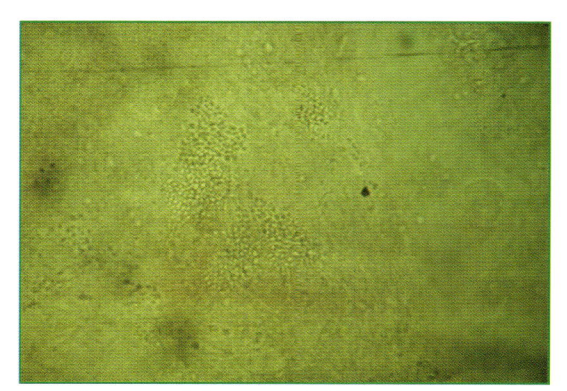

Fig. 3.2 Candidíase. Pseudofilamentação. KOH.

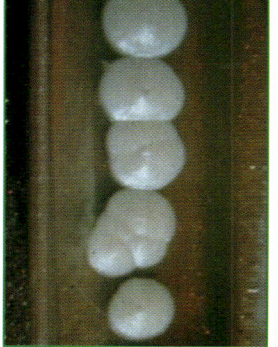
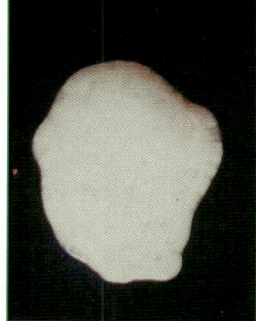

Fig. 3.3 Candidíase. Cultura – ágar Sabouraud-dextrose. Aspecto macroscópico.

observadas a utilização de compostos de carbono por fermentação (zimograma) e a assimilação de fontes de carbono e do nitrogênio (auxanograma). A fermentação de açúcares indica a produção de gás, uma vez que no final desse processo metabólico as leveduras produzem álcool e CO_2. Essas provas são padronizadas pelo uso de tubos coletores (tubos de Durham) de gases (Fig. 3.6). Na assimilação é observado o aumento de células leveduriformes em meio completo que contenha um determinado composto como única fonte de carbono ou nitrogênio (Fig. 3.7).

Ressalta-se que é de extrema importância realizar o controle de qualidade do próprio laboratório por meio de intercâmbios com centros de referência e empregar cepas padrões em todos os ensaios laboratoriais para garantir a eficiência da metodologia empregada (Fig. 3.8).

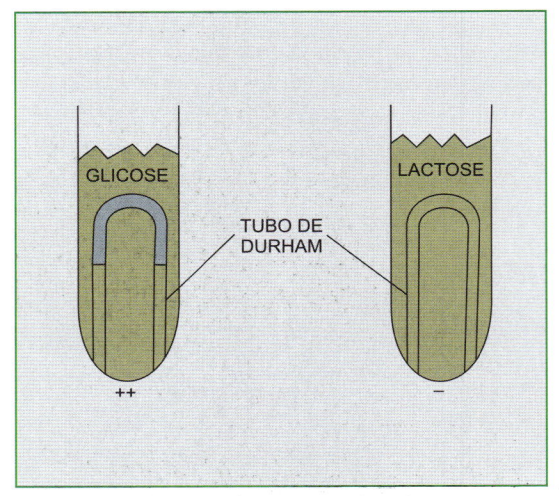

Fig. 3.6 *Candida spp*. Zimograma – fermentação de açúcares.

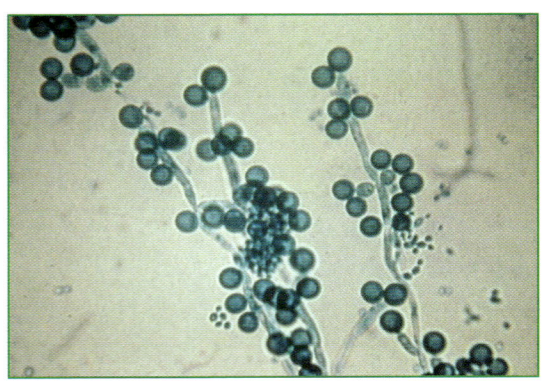

Fig. 3.4 Candidíase. Microcultivo. *Candida albicans.*

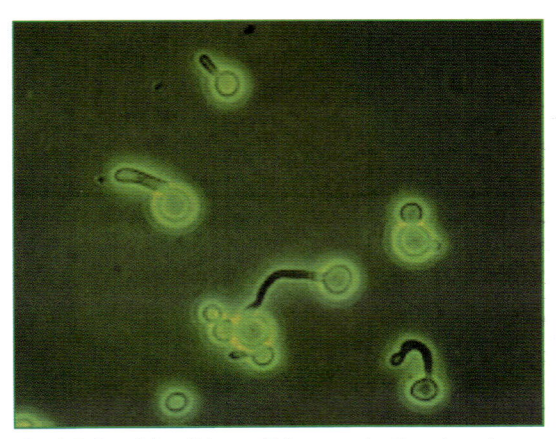

Fig. 3.5 *Candida albicans.* Tubo germinativo: levedura + soro fetal bovino (2 horas – 37°C).

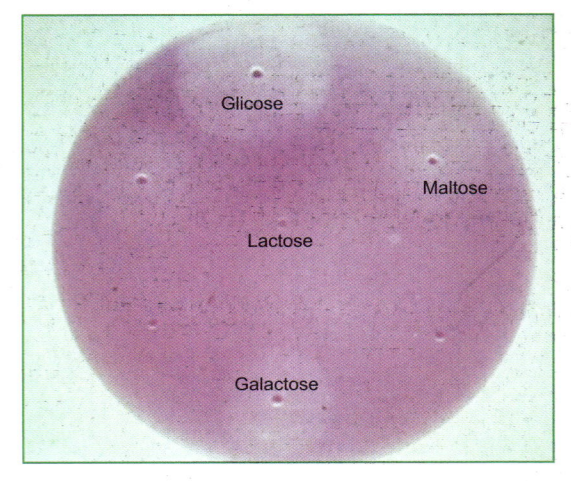

Fig. 3.7 *Candida spp*. Auxanograma – prova de assimilação.

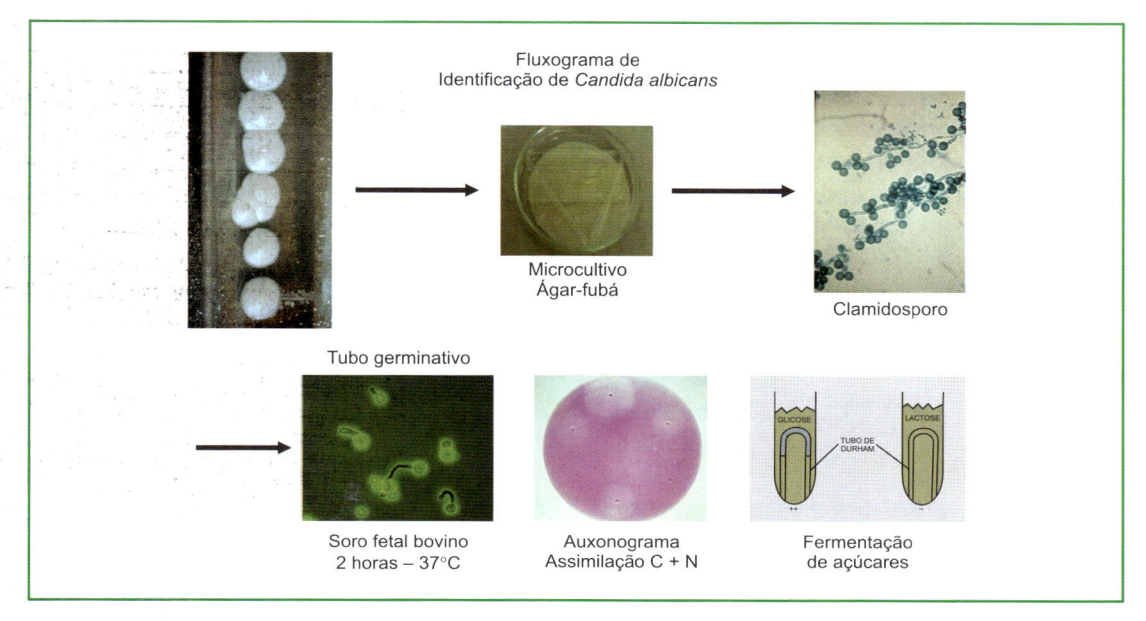

Fluxograma de
Identificação de *Candida albicans*

Microcultivo
Ágar-fubá

Clamidosporo

Tubo germinativo

Soro fetal bovino
2 horas – 37°C

Auxonograma
Assimilação C + N

Fermentação
de açúcares

Fig. 3.8 *Candida albicans*. Fluxograma de identificação.

Métodos comerciais, meios cromogênicos e pesquisa de antígenos

Os métodos clássicos citados anteriormente para identificação de patógenos leveduriformes fazem uso de metodologias complexas e que consomem tempo. O aumento na incidência de infecções leveduriformes tem estimulado o desenvolvimento de sistemas comerciais automatizados e manuais acurados, facilitando a rotina laboratorial. Há inúmeros sistemas comerciais disponíveis para identificação de leveduras, tais como Auxacolor (Fig. 3.9), Mycotube, Candifast, Microring YT (MYT; Medical Wire & Equipment Co., Victory Gardens, NJ), o ID 32C (BioMérieux, Marcy l'Etoile, França) (Fig. 3.10), mais comumente utilizado em países da Europa, e o API 20C (BioMérieux Vitek, Inc., Hazelwood, Mo.) (Fig. 3.11), um sistema de identificação de levedura comumente utilizado nos EUA. Esses produtos devem possuir as seguintes características: (i) identificação rápida e precisa de leveduras isoladas de todos os tipos de espéci-

mes clínicos; (ii) facilidade na manipulação e inoculação, permitindo o processamento rápido de mais de um isolado; e (iii) habilidade na identificação de isolados que são menos comumente recuperados de espécimes clínicos.

Na maioria desses sistemas, o resultado é liberado após 12 a 72 horas de processamento. Podem ser completamente manuais ou semiautomatizados. Os sistemas manuais utilizam baterias de testes bioquímicos, acondiciona-

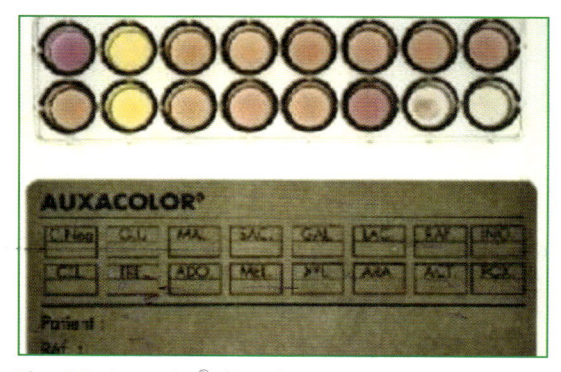

Fig. 3.9 Auxacolor® (Sanofi Diagnostics–Pasteur) para identificação de leveduras.

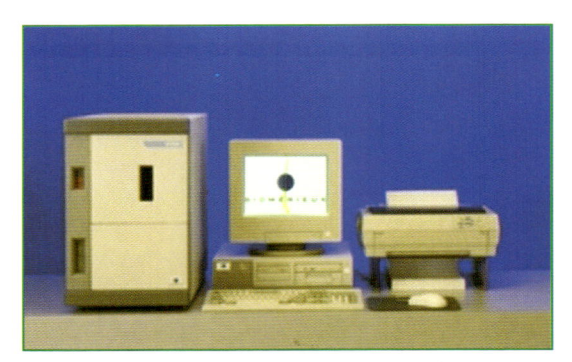

Fig. 3.10 AutoMicrobic (BioMérieux–Vitek) – sistema automatizado de identificação de leveduras.

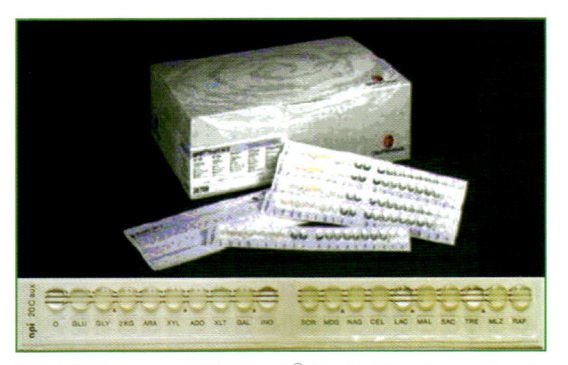

Fig. 3.11 Sistema API20C AUX® (BioMérieux) para identificação de leveduras.

ras. Esses meios baseiam-se na formação de diversas colorações coloniais com diferentes morfologias, as quais resultam da clivagem de substratos cromogênicos por enzimas espécie-específicas. Diferentes meios cromogênicos para isolamento e identificação de espécies de *Candida* estão disponíveis, tais como Albicans ID (França), Albicans ID2 (BioMérieux), *Candida* diagnostic agar (PPR Diagnostics Ltd., Londres, RU), CandiSelect (Sanofi Diagnostic–Pasteur, Marnes-la-Coquette, França), Chromoalbicans (Biolife Italiana Srl, Milão, Itália) e CHROMagar Candida (CHROMagar Microbiology, Paris, França).

O meio de cultura CHROMagar Candida tem sido utilizado, com resultados bem-sucedidos, para isolar e identificar presuntivamente *C. albicans* (colônias verde-claras), *C. krusei* (colônias rosas), *C. tropicalis* (colônias cinza-azuladas) (Fig. 3.12). Esse meio baseia-se na utilização do substrato β-glicosaminidase e diferencia as leveduras de acordo com a morfologia e a cor das colônias. A utilização desse meio facilita a detecção e a identificação dessas leveduras e, também, fornece resultados presuntivos em menor tempo que os obtidos pelos métodos convencionais. Atualmente,

das em pequenas galerias, onde alíquotas do inóculo padrão são dispensadas manualmente, seguindo-se a incubação e a leitura. Os sistemas automatizados permitem a incubação e a leitura automatizada dos testes, oferecendo um relatório padrão com a leitura final dos testes. De uma maneira geral, apresentam-se efetivos na identificação de leveduras de interesse médico, particularmente espécies de *Candida*; no entanto, sua aplicação é algumas vezes mais limitada na identificação acurada de espécies mais raras.

A importância de uma rápida identificação de patógenos, principalmente no contexto hospitalar, possivelmente tem contribuído para o desenvolvimento de meios diferenciais para a identificação presuntiva de levedu-

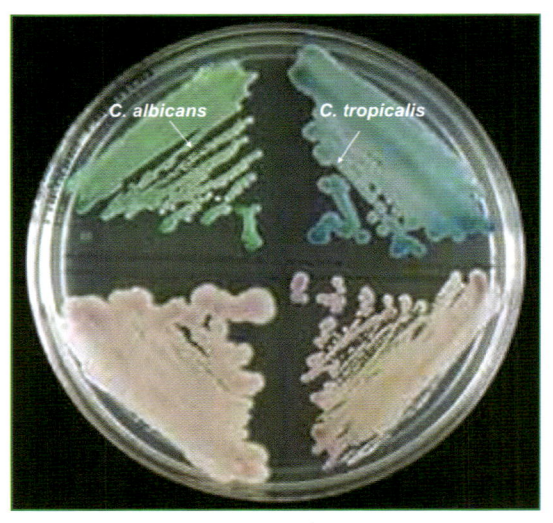

Fig. 3.12 CHROMagar Candida®: *C. albicans* (verde) e *C. tropicalis* (azul).

o meio cromogênico CHROMagar Candida também tem sido utilizado por vários pesquisadores na Europa e EUA para investigar a colonização oral por *C. dubliniensis*, uma vez que a coloração verde-escura de colônias sobre esse meio foi descrita como um marcador fenotípico dessa espécie.

Além da utilização na identificação presuntiva de espécies de *Candida*, os meios de cultivo diferenciais também podem ser utilizados para a pureza e separação de diferentes espécies de um mesmo material biológico, porém nunca para uma identificação definitiva.

No entanto, o diagnóstico laboratorial de infecções por leveduras, utilizando metodologias convencionais, comerciais ou presuntivas, nem sempre fornece resultados positivos, quer pela falta de sensibilidade dos métodos empregados, por falhas técnicas ou devido a longos períodos exigidos para obtenção dos resultados. Nesses casos, as técnicas sorológicas, que detectam anticorpos específicos ou antígenos circulantes são de grande auxílio no diagnóstico dessas patologias, bem como no acompanhamento de pacientes sob tratamento antifúngico. No entanto, os resultados apresentados pela sorologia devem ser cuidadosamente avaliados, pois a positividade nem sempre confirma a infecção, e resultados negativos não descartam a possibilidade de infecção pelo fungo.

Os testes sorológicos que detectam anticorpos mostram um valor preditivo relativamente baixo, devido principalmente a falta de sensibilidade; valor diagnóstico limitado em pacientes com comprometimento da imunidade humoral; além disso, esses testes não são capazes de diferenciar pacientes com a doença sistêmica de pacientes colonizados ou com candidemia transitória. Algumas técnicas empregadas para a detecção de anticorpos específicos são imunodifusão dupla, contra-imunoeletroforese e aglutinação de partículas de látex.

Nos últimos anos, vários estudos vêm sendo realizados com o objetivo de desenvolver técnicas para a detecção de antígenos de *Candida spp.* Os antígenos detectados são a manana, glicoproteínas e antígenos citoplasmáticos.

A pesquisa de β-1,3-glucana é a mais recomendada para leveduras do gênero *Candida*. A β-1,3-glucana é constituinte da parede celular de muitos gêneros de fungos, podendo sua presença ser detectada no soro de pacientes infectados. O procedimento de detecção é realizado através de sistemas comerciais produzidos nos EUA (Glucatell®) e Japão (Fungitec-G Test Mk®).

Estudos de validação clínica do uso dessa ferramenta diagnóstica ainda são poucos, mas os resultados iniciais mostram-se pertinentes; no entanto, mais estudos são necessários para se determinar a relevância desses testes na clínica, e estudos devem ser continuados no sentido de se melhorar os seus níveis de especificidade.

TÉCNICAS MOLECULARES NO DIAGNÓSTICO DAS INFECÇÕES POR LEVEDURAS

São várias as deficiências na habilidade de diagnóstico precoce e correto das infecções causadas por leveduras do gênero *Candida*. Uma caracterização mais acurada dessas leveduras torna-se fundamental para que se possam estabelecer possíveis elos entre as fontes de infecções, via de transmissão e gênese dos processos recorrentes, além de permtir a escolha da terapia adequada, uma vez que novos agentes antifúngicos com diferentes atividades junto a várias espécies de *Candida* vêm sendo desenvolvidos.

Os métodos clássicos de identificação baseados em propriedades fenotípicas têm resolução limitada, pois muitos grupos de leveduras revelam poucas variações morfológicas; além disso, consomem um certo tempo desde o isolamento até o diagnóstico definitivo. O advento da biologia molecular tem fornecido novos instrumentos para os taxonomistas, ajudando-os a solucionar complexos agrupamentos taxonômicos. Métodos moleculares sensíveis e específicos são ferramentas laboratoriais desejáveis não apenas para o diagnóstico precoce de infecções fúngicas mas também para a monitorização da resposta terapêutica.

Vários métodos moleculares têm sido desenvolvidos para a identificação de *Candida spp.*, destacando-se o RFLP (*Restriction Fragment Length Polymorphism*) (Fig. 3.13) e métodos baseados na PCR (*polimerase chain reaction*) como RAPD (*Random Amplified Polymorphic DNA*) (Fig. 3.14), já detalhados no capítulo anterior (Importância das Leveduras nas Infecções Nosocomiais). Entre eles, aqueles baseados na técnica de PCR emergiram como uma tecnologia promissora devido a sua simplicidade, especificidade e sensibilidade, bem como a sua habilidade para identificar espécies de *Candida* diretamente em amostra biológica ou cultura.

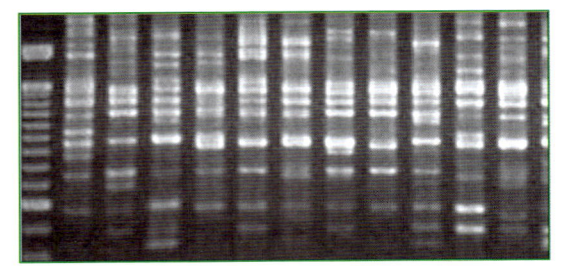

Fig. 3.13 Gel de eletroforese – RFLP, técnica molecular utilizada para a identificação de leveduras.

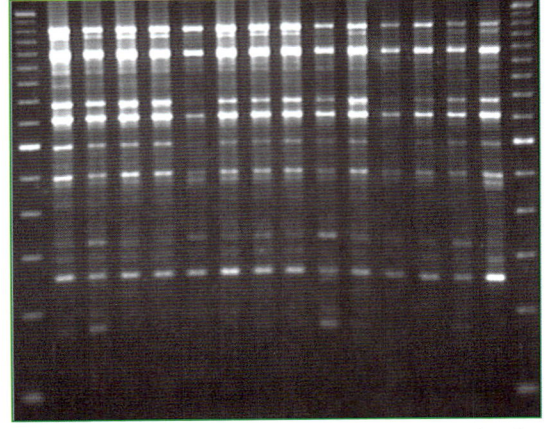

Fig. 3.14 Gel de eletroforese – RAPD, técnica molecular utilizada para a identificação de leveduras.

A reação em cadeia da polimerase (PCR) é uma técnica altamente sensível por meio da qual diminutas quantidades de sequências de DNA ou RNA específicas podem ser enzimaticamente amplificadas a uma extensão tal que uma quantidade suficiente de material fica disponível para alcançar o limiar do "sinal" para detecção. A técnica pode ser utilizada para detectar quantidades muito pequenas de ácido nucleico específico em amostras biológicas nas quais se considera que microorganismos têm função de agentes causadores. A base fundamental dessa tecnologia é que cada agente de uma doença infecciosa possui sequência característica própria, em sua composição de DNA ou RNA, pela qual pode ser identificado.

O sucesso da PCR depende da qualidade do DNA fúngico extraído, que deve ser obtido de uma cultura pura. Na detecção do micro-organismo diretamente no material clínico, sem cultura prévia, deve haver uma maior sofisticação na extração do DNA para que possam ser removidos os inibidores de PCR que estão presentes nos tecidos e fluidos corpóreos.

Embora a teoria básica da PCR e da amplificação gênica seja relativamente simples, numerosos problemas técnicos impedem seu uso na rotina de laboratórios clínicos. Um dos principais problemas é a reação falso-positiva causada pela introdução de ácidos nucleicos contaminantes durante o processamento da técnica. Essa contaminação pode ser originada por "contaminação cruzada" em uma única amostra contendo um grande número de moléculas-alvo; por contaminação de reagentes; por DNA derivado de amostras previamente analisadas e por acúmulo, no laboratório, de produtos de PCR devido a repetida amplificação do mesmo alvo. Poucos são os laboratórios que utilizam essa técnica, excetuando-se os seletos laboratórios de pesquisa, equipados com os aparelhos necessários para amplificação por PCR, devido ao custo elevado e à necessidade de espaço e de pessoal especializado para o manuseio. Além disso, para ser usada rotineiramente, a tecnologia de PCR ainda requer uma melhor padronização inter- e intralaboratorial. É preciso que sejam redigidos, adotados e colocados em prática padrões nacionais para a realização de testes, provas de proficiência e controles de qualidade e segurança, antes que a técnica de PCR possa ser realmente implantada em grande escala nos laboratórios clínicos.

No diagnóstico de candidíase invasiva, há grande variação de desempenho desses testes, dependendo da metodologia utilizada, alvo de amplificação para a reação de PCR, população de pacientes estudada e, sobretudo, critérios estabelecidos para o diagnóstico dessa micose. De forma geral, a sensibilidade nos casos de candidíase varia de 60% a 100%.

Enquanto os métodos moleculares ainda necessitam ser otimizados antes de seu uso rotineiro em laboratórios clínicos, no presente eles já demonstram benefícios no auxílio da terapia de pacientes e detecção de micro-organismos responsáveis por surtos hospitalares. As ferramentas moleculares são utilizadas com eficiência na diferenciação entre *C. dubliniensis* e *C. albicans*, bem como na identificação de leveduras em infecções da corrente sanguínea.

Embora *C. dubliniensis* possua características morfológicas e bioquímicas similares a *C. albicans*, o que torna difícil a distinção fenotípica entre ambas, amostras de *C. dubliniensis* diferenciam-se por serem altamente resistentes ao fluconazol, e os isolados sensíveis têm a capacidade de desenvolver resistência à droga *in vitro*. Como resultado, uma identificação rápida dessa espécie pode auxiliar na definição de uma terapia mais adequada. Nesse contexto, técnicas moleculares, principalmente aquelas baseadas na PCR, vêm sendo úteis na identificação de isolados fazendo o diagnóstico diferencial de infecções por *C. albicans*.

A identificação de leveduras em culturas positivas de sangue pelo uso de métodos fenotípicos convencionais requer de um a vários dias após o isolamento. Métodos moleculares fornecem um grande potencial de redução no tempo do resultado e uma sensibilidade de até 96,9%.

Uma identificação rápida e correta de leveduras patogênicas é de fundamental importância no fornecimento de um diagnóstico precoce e eficiência terapêutica, principalmente se o isolado estiver relacionado a infecção hospitalar. Tendo em vista as limitações dos métodos fenotípicos em fornecer uma identificação rápida, técnicas moleculares passam a constituir uma ferramenta diagnóstica mais eficaz.

BIBLIOGRAFIA

Alexander BD, Pfaller MA. Contemporary tools for the diagnosis and management of invasive mycoses. *Clinical Infections Diseases* 2006; 43:S15-S27.

Araujo CR, Miranda KC, Passos XS et al. Identificação das leveduras do gênero *Candida* por métodos manuais e convencionais e pelo método cromógeno CHROMagar Candida. *Revista de Patologia Tropical* 2005; 34:37-42.

Chavasco JK, Paula CR, Hirata MH, Aleva NA, Melo CE, Gambale W, Ruiz LS, Franco MC. Molecular identification of *Candida albicans* isolated from oral lesions of HIV-positive and HIV-negative patients in São Paulo-Brazil. *Revista do Instituto de Medicina Tropical de São Paulo* (São Paulo, Brasil), 2006; 48(1):21-26.

Chen YC, Eisner DJ, Kattar MM. Identification of medically important yeasts using PCR-based detection of DNA sequence polymorphisms in the internal transcribed spacer 2 region of the rRNA ges. *J Clin Microbiol* 2000; 6:2302-2310.

Coleman DC, Rinaldi MG, Haynes KA, Rex JH, Summerbell RC, Anaisse EJ, Li A, Sullivan DJ. Importance of *Candida* species other than *Candida albicans* as opportunistic pathogens. *Med Mycol* 1998; 36(Suppl. 1):156-165.

Coleman DC, Sullivan DJ, Haynes K. Molecular and phenotypic analysis of *Candida dubliniensis*: a recently identified species linked with oral candidosis in HIV-infected and AIDS patients. *Oral Dis* 3(Suppl. 1): 1997; 96-101.

Colombo AL. Diagnóstico de doenças fúngicas oportunísticas: O grande desafio para os centros médicos de atendimento terciário. In: Revista *Prática Hospitalar*. n. 52. São Paulo: Editora e Publicidade, 2007, p. 50-55.

Lacaz CS, Porto E, Martins JEC, Heins Vaccari EM, Melo NT. *Tratado de Micologia Médica*. 9ª edição. São Paulo: Sarvier, 2002, p. 1104.

Lin CCS, Fang DYC. Conventional and rapid methods for yeast identification. *Crit Rev Microbiol* 1987; 14:273-288.

Matsumoto FE. *Candidemia em hospital infantil de São Paulo: Caracterização das leveduras em associação e sensibilidade aos antifúngicos*. 128f. Tese (Doutorado em Ciências – Microbiologia) – Instituto de Ciências Biomédicas, Universidade de São Paulo, São Paulo, 2006.

Paula CR, Montelli AC, Ruiz LS et al. Infecção hospitalar fúngica: experiência em hospitais públicos de São Paulo. In: *Revista Prática Hospitalar*. n. 52. São Paulo: Editora e Publicidade, 2007, p. 63-66.

Pincus DH, Orenga S, Chatellier S. Yeast identification – past, present and future methods. *Medical Mycology* 2007; 45:97-121.

Pinjon E, Sullivan D, Salkin I, Shanley D, Coleman D. Simple, inexpensive, reliable method for differentiation of *Candida dubliniensis* from *Candida albicans*. *J Clin Microbiol* 1998; 36:2093-2095.

Ramani R, Gromadzki S, Pincus DH, Salkin IF, Chaturvedi V. Efficacy of API 20C and ID 32C systems for identification of common and rare clinical yeast isolates. *J Clin Microbiol* 1998; 36:3396-3398.

Ruiz LS. *Fungemia por leveduras: Perfis fenotípicos e moleculares e sensibilidade antifúngica de amostras isoladas no Hospital das Clínicas de Botucatu, São Paulo*. 111f. Tese (Doutorado em Ciências – Microbiologia) – Instituto de Ciências Biomédicas, Universidade de São Paulo, São Paulo, 2008.

4 Resposta Inflamatória nas Infecções Fúngicas. Identificação do Agente em Corte Histológico na Micologia Médica

Cristiano Luiz Horta de Lima Junior • Mariangela Esther Alencar Marques

INTRODUÇÃO

A resposta inflamatória tecidual é o conjunto de reações do tecido diante de uma agressão. Foi considerada doença até o século XVIII, quando Hunter a definiu como sendo uma reação benéfica.

Dependendo de sua duração, as inflamações são divididas em agudas ou crônicas. Porém, do ponto de vista funcional e morfológico, as inflamações agudas se caracterizam pelo predomínio de fenômenos exsudativos (edema, fibrina, leucócitos em especial neutrófilos e hemácias), e as inflamações crônicas, por fenômenos produtivos (proliferação vascular, fibroblastos e deposição colágena, monócitos, linfócitos e plasmócitos). Embora haja exceções, os dois conceitos, temporal e morfológico, coincidem. Outros critérios podem ser usados para classificar as inflamações; entre eles estão: a causa (física, química e biológica), o exsudato (seroso, fibrinoso, purulento, hemorrágico) e tipos especiais (úlcera e abscesso).

A inflamação aguda é uma forma eficaz de neutralizar, inativar e eliminar o agente agressor. Quando há supuração, é necessário eliminar o pus por drenagem natural ou cirúrgica e reparar o dano causado com fibrose.

Quando o agente causador da agressão persiste a despeito da inflamação aguda, a reação inflamatória assume características diferentes. Em vez de um exsudato rico em líquido, fibrina e neutrófilos, haverá aumento na proporção de linfócitos e macrófagos, que, por sua vez podem se fundir em sincícios (células gigantes multinucleadas), além da proliferação de vasos e de fibroblastos, com deposição de colágeno, caracterizando a inflamação crônica.

Os componentes das inflamações crônicas variam muito de acordo com o agente e a resposta do hospedeiro. Esses componentes combinam-se de várias formas, e, em certos casos, podem se dispor em "forma organizada", definindo a reação granulomatosa, suficiente para sugerir a etiologia do processo; portanto, teremos a inflamação crônica específica. Porém, o diagnóstico etiológico só pode ser estabelecido pelo encontro do agente.

As doenças causadas por fungos ou micoses podem ser classificadas em superficiais, subcutâneas e sistêmicas.

As micoses superficiais são infecções nas quais o fungo está confinado ao estrato córneo ou às estruturas queratinizadas do tegumento, como pelos e unhas. Em geral a resposta inflamatória é inexistente ou caracterizada por processo inflamatório agudo inespecífico. Devido ao caráter superficial da infecção, o diagnóstico, na maioria das vezes, é clínico-micológico, por exame direto ou cultura. O exame histopatológico é raramente utilizado como método diagnóstico nas micoses superficiais.

As micoses subcutâneas e sistêmicas são caracterizadas pela invasão direta dos tecidos cutaneomucosos, subcutâneos e parenquimatosos por uma ampla variedade de fungos. Esses agentes induzem reações inflamatórias que podem se disseminar por contiguidade ou por via linfo-hematogênica. Na maioria das vezes, a resposta tecidual é caracterizada por inflamação crônica específica, granulomatosa. O exame histopatológico é utilizado com muita frequência como ferramenta diagnóstica nessas micoses.

IDENTIFICAÇÃO DO AGENTE EM CORTE HISTOLÓGICO NAS INFECÇÕES FÚNGICAS

O padrão-ouro para o diagnóstico das micoses superficiais, subcutâneas e sistêmicas é a demonstração do agente causal através do exame direto e da cultura do material obtido diretamente das lesões. Entretanto, por diversas razões, esse procedimento não é realizado, e necessita de 1 ou mais semanas para constituir colônias macroscopicamente classificáveis.

O exame histopatológico, por sua vez, é rápido, relativamente barato e frequentemente resulta no diagnóstico imediato do fungo e sua invasão tecidual ou, pelo menos, no diagnóstico presuntivo de infecção micótica. Porém,

como os tecidos foram fixados em formalina, os exames de cultura não poderão ser realizados para complementação diagnóstica.

Os fungos são agentes infecciosos que podem ser facilmente identificados nos tecidos, em virtude do seu tamanho, características morfológicas e propriedades tintoriais. Em algumas doenças como a lacaziose e a rinosporidiose, o exame microscópico é a única forma de estabelecer o diagnóstico, porque o agente etiológico dessas doenças não se desenvolve em culturas.

O estudo histopatológico pode fornecer, além do diagnóstico etiológico, informações adicionais sobre as inter-relações parasita-hospedeiro, tais como o nível de invasão dos tecidos, o padrão da resposta tecidual, a atividade do processo, a carga parasitária, a viabilidade dos fungos, etc. A sensibilidade e a especificidade do diagnóstico histopatológico dependem da experiência do patologista, da qualidade do material examinado e do tipo de agente etiológico.

Os fungos apresentam características morfológicas distintas no tecido. Quando presentes em número adequado e suas formas típicas são identificadas, o diagnóstico é de alto grau de confiança, como, em geral, ocorre com *Histoplasma capsulatum, Paracoccidioides brasiliensis, Blastomyces dermatitidis, Loboa loboi, Coccidioides immitis, Cryptococcus neoformans, Rhinosporidium seeberi, Chrysosporium parvium*, etc.

Outras doenças são causadas por qualquer um de muitos membros de um gênero. Esses agentes podem ter uma morfologia distinta, mas podem ser identificados ou presumidos somente no nível genérico. Nesse grupo estão incluídas doenças como actinomicose, nocardiose, prototecose, clorelose, candidíase e aspergilose.

Outras micoses são causadas por qualquer um dos fungos pertencentes a vários gêneros. Esses fungos são similares, se não idênticos, na aparência nos tecidos, e, embora o agente etiológico não possa ser identificado, a doença pode ser nomeada. Nesse grupo estão a cromomicose, a feo-hifomicose, a zigomicose e a dermatofitose.

Micetomas constituem um caso especial. Se os grãos são estudados em cortes apropriadamente corados, pode-se diferenciar em actinomicetoma e eumicetoma, e, nesses casos, entre fungos hialinos e demáceos. O tipo, a forma, a cor e a arquitetura dos grãos nos micetomas actinomicótico e eumicótico podem ser correlacionados com o agente etiológico. Cada espécie, com algumas exceções, forma seu próprio e distinto tipo de grão. Então, a aparência microscópica dos grãos pode levar à identificação do agente envolvido. Entretanto, a identificação definitiva deve ser baseada, sempre que possível, no seu isolamento e cultura.

RESPOSTA INFLAMATÓRIA

A resposta inflamatória tecidual aos fungos patógenos é extremamente variada. Não depende somente da atividade biológica intrínseca do fungo e de fatores associados ao hospedeiro, como idade e condição imunoalérgica, mas também de outros fatores ainda mal definidos.

Algumas correlações podem ser estabelecidas, definindo tipos de respostas inflamatórias diferentes. São elas: 1) os fungos podem agir como corpos estranhos, induzindo reações teciduais granulomatosas, com a participação de células gigantes multinucleadas do tipo corpo estranho; 2) a reação tecidual depende da localização do fungo; assim, em infecções fúngicas dos pelos, das unhas e da superfície cutânea, a reação é mínima ou ausente; 3) a produção de endotoxinas, bem como a estrutura química dos fungos, condiciona tipos diferentes de reações; 4) o estado imunoalérgico do indivíduo é fundamental para a reação inflamatória tecidual; e 5) a cronicidade da lesão muitas vezes interfere na mudança do tipo de reação inflamatória.

Uma inflamação crônica característica das micoses subcutâneas e profundas é específica, granulomatosa e, em geral, do tipo epitelioide. O granuloma epitelioide é a resposta do hospedeiro à persistência de antígenos insolúveis. É formado por macrófagos diferenciados, denominados células epitelioides, que se dispõem de forma entrelaçada e coesa, formando nódulos ou tubérculos isolados ou confluentes. Esses granulomas podem ser compactos, de aspecto sarcoídico, ou apresentar padrão mais frouxo, mal delimitado, exsudativo, com centros supurativos (Fig. 4.1).

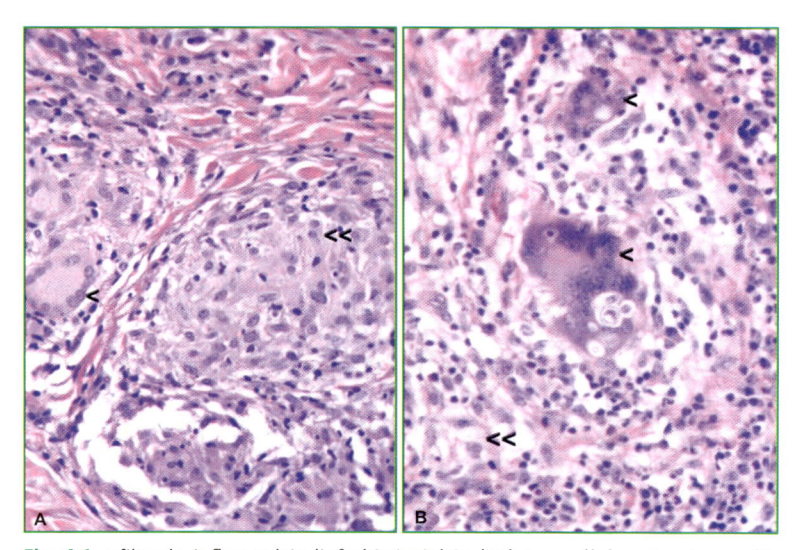

Fig. 4.1 nfiltrado inflamatório linfo-histiocitário (<<) com células gigantes multinucleadas (<) dispostas em granuloma compacto de aspecto sarcoídico (**A**) e em granuloma frouxo mal delimitado (**B**).

Associada a essa reação granulomatosa pode-se ter uma reação supurativa com importante contingente de linfócitos, plasmócitos, neutrófilos e variável quantidade de eosinófilos que se dispõem na periferia e no interior dos granulomas. Esses achados histológicos, quando associados a hiperplasia pseudoepiteliomatosa do epitélio de revestimento, que representa uma considerável proliferação da epiderme para baixo e para dentro da derme, também chamada de hiperplasia pseudocarcinomatosa, são fortemente sugestivos de infecção micótica (Fig. 4.2).

Outra característica histológica que pode ser observada em certas infecções fúngicas teciduais é a reação de Splendore-Hoeppli. Foi descrita inicialmente na esporotricose (corpúsculo asteroide) por Splendore em 1908 e mais tarde por Hoeppli em 1932 ao redor de ovos de *Schistosoma japonicum*. É reconhecida como "formações radiadas" eosinofílicas, que rodeiam intimamente a célula fúngica, micélio ou grão. Interpretada como consequente à reação antígeno-anticorpo, varia de acordo com o fungo e o estado imunoalérgico do hospedeiro. Pode ser encontrada na esporotricose, coccidioidomicose, aspergilose, zigomicose e micetomas, entre outros (Fig. 4.3).

As alterações teciduais envolvidas na resposta inflamatória são responsáveis pelo padrão clínico das lesões micóticas, tais como lesões verrucosas (hiperplasia pseudoepiteliomatosa), lesões noduloinfiltrativas (granulomatosas), lesões ulceradas (exsudativas), entre outras.

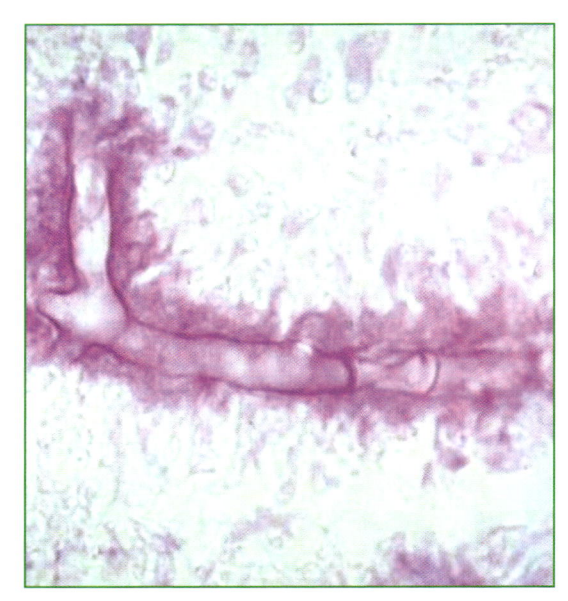

Fig. 4.3 Reação de Splendore-Hoeppli: "formações radiadas" eosinofílicas que rodeiam a célula fúngica.

Do ponto de vista didático, os autores, com base no modelo descrito por Baker (1947), dividiram em cinco grupos as reações teciduais induzidas pelos fungos.

Grupo I: processo inflamatório crônico granulomatoso

Nesse grupo está incluída a maioria das micoses profundas e subcutâneas de interesse na dermatologia.

Blastomicose norte-americana

A blastomicose é uma doença granulomatosa e supurativa crônica dos homens e animais inferiores, causada pelo fungo *Blastomyces dermatitidis*.

A blastomicose de inoculação cutânea primária é muito rara e mostra no início uma reação inflamatória inespecífica com numerosos micro-organismos, muitos em estado de brotamento. Após poucas semanas, células

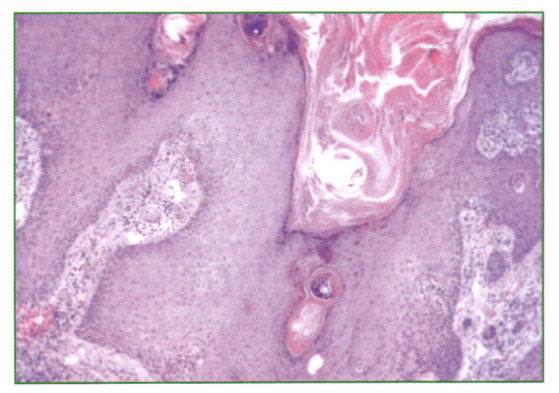

Fig. 4.2 Hiperplasia pseudoepiteliomatosa da epiderme.

gigantes ocasionais podem ser vistas, e, mais tarde, a lesão primária pode mostrar um padrão histológico usualmente visto nas lesões cutâneas da blastomicose sistêmica. Essa, por sua vez, tem como principal local de infecção os pulmões, e manifesta-se por lesões granulomatosas e supurativas.

O exame histológico revela hiperplasia pseudoepiteliomatosa da epiderme, muitas vezes com abscessos intraepidérmicos. Na derme observa-se infiltrado inflamatório polimórfico com neutrófilos formando pequenos abscessos. Células gigantes multinucleadas estão espalhadas, e macrófagos e células epitelioides formam granulomas tuberculoides sem evidência de necrose de caseificação.

Os esporos de *B. dermatitidis* são encontrados nos cortes histológicos, muitas vezes após uma procura insistente. Jazem livres no tecido, particularmente nos abscessos. Quando dentro de células gigantes multinucleadas, são facilmente identificados, mesmo nas colorações de rotina. Assemelham-se a pequenos orifícios redondos no citoplasma dessas células. Com grande aumento, os esporos mostram-se dotados de uma parede espessa, que lhes confere a aparência de duplo contor-

no. Medem 8 a 15 μm de diâmetro. Esporos contendo um único broto de base larga podem ser observados, e, como na maioria das infecções fúngicas, colorações especiais evidenciam maior número de esporos.

Paracoccidioidomicose

A paracoccidioidomicose, também chamada de blastomicose sul-americana, é uma doença granulomatosa crônica causada por *Paracoccidioides brasiliensis*, fungo dimórfico que nos tecidos parasitados se apresenta como leveduras.

Franco e Montenegro (1982), descrevendo a inflamação paracoccidioídica, consideraram três padrões gerais: 1) granulomatosa epitelioide com células de Langerhans e células gigantes do tipo corpo estranho; 2) necrosante exsudativa com tendência a supuração central em torno das células fúngicas; e 3) mista (granulomatosa-necrosante), com padrão epitelioide e supurativo (Fig. 4.4).

O exame histológico de lesões cutâneas ou mucosas revela hiperplasia pseudoepiteliomatosa, especialmente nas bordas das lesões, em consequência da liberação de fatores de

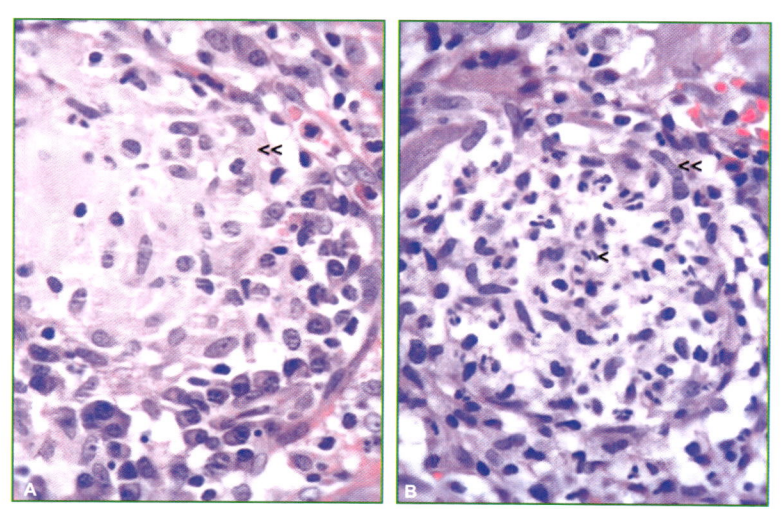

Fig. 4.4 Paracoccidioidomicose: padrões de resposta tecidual: **A**: granulomatosa epitelioide com linfócitos, células epitelioides e plasmócitos (<<) e **B**: necrosante exsudativa com granuloma (<<) com supuração central (<).

crescimento e proliferação celular na área de inflamação subjacente, com ou sem ulceração. Na derme ou submucosa, há um processo inflamatório granulomatoso, com a formação de microabscessos e necrose. Numerosos fungos, livres ou fagocitados por macrófagos ou células gigantes multinucleadas, são encontrados no componente purulento e granulomatoso da lesão. O processo apresenta infiltrado linfocitário, em grande parte formado por células de fenótipo T auxiliar (CD4), células apresentadoras de antígenos (S100), grande número de plasmócitos e número variável de eosinófilos.

Muitos dos esporos fúngicos presentes no tecido mostram apenas brotamento isolado, ou nenhum brotamento. Para detecção de brotamento múltiplo que é diagnóstico, é necessário frequentemente pesquisar muitos cortes. As formas mais comumente encontradas são as seguintes: a) células pequenas, isoladas, medindo de 1 a 5 μm, independentes umas das outras; b) células de 6 a 20 μm contendo granulações espessas de cromatina difusa em filamentos; c) células de 12 a 30 μm contendo maior número de granulações de cromatina dispostas na periferia da célula; d) células com brotamento múltiplo, rodeadas por uma coroa de pequenos brotos periféricos, que, em corte transversal, tem o aspecto característico de roda de leme de embarcação e pode medir até 60 μm de diâmetro; e) células em cadeia de três ou mais elementos (catenulada) (Fig. 4.5).

Coccidioidomicose

Coccidioidomicose é uma doença respiratória aguda, leve e autolimitada que raramente se torna crônica ou generalizada. A doença é causada por *Coccidioidis immitis*.

A coccidioidomicose cutânea primária é rara, resultante da inoculação direta. Caracteriza-se histologicamente por hiperplasia pseudoepiteliomatosa da epiderme e uma reação inflamatória mista purulenta e granulomatosa da derme e tela subcutânea, na qual podem ser observados elementos fúngicos esféricos com endosporulação; na maioria dos casos, porém, observam-se esférulas vazias e fragmentadas.

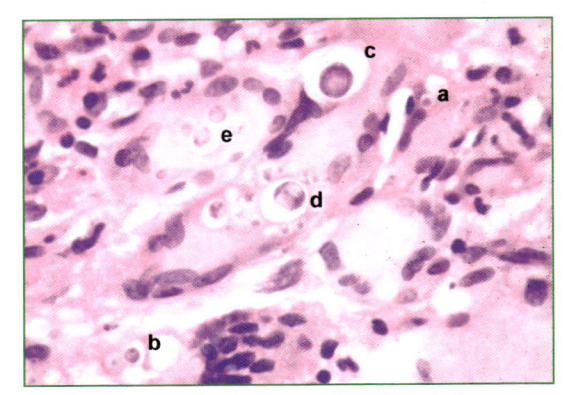

Fig. 4.5 Paracoccidioidomicose: formas mais frequentes do fungo no tecido: **a**. célula pequena isolada; **b**. célula de tamanho intermediário; **c**. célula maior; **d**. célula com brotamento múltiplo; **e**. célula com três ou mais elementos (catenulada).

Os esporos de *Coccidioides immitis* variam em tamanho de 10 a 80 μm; 40 μm é o seu tamanho médio. São redondos e de paredes espessas, com citoplasma granular. A multiplicação tem lugar pela formação de endosporos que podem medir até 10 μm. Os endosporos são liberados dentro do tecido pela ruptura da parede do esporo maior.

Esporotricose

A esporotricose é uma micose subcutânea, causada por *Sporothrix schenckii,* fungo dimórfico que se apresenta nos tecidos parasitados como leveduras. A penetração direta, traumática do fungo na pele inicia a doença com o cancro de inoculação, que é caracterizado por reação inflamatória mista, purulenta e granulomatosa, frequentemente acompanhada por disseminação linfática ascendente (linfangite). As lesões primárias de esporotricose na pele podem ser confundidas com neoplasias por apresentarem hiperqueratose, paraqueratose, vários graus de hiperplasia pseudoepiteliomatosa e ulceração da epiderme. Na derme e/ou subcutâneo, o processo granulomatoso apresenta-se com três zonas distintas: a periférica ou sifiloide, rica em plasmócitos; a intermediária ou tuberculoide, na qual se observam células epitelioides e células gigantes multinucleadas do

Resposta Inflamatória nas Infecções Fúngicas. Identificação do Agente em Corte Histológico na Micologia Médica

31

tipo Langhans e uma zona central ou supurativa caracterizada por minúsculos abscessos contendo neutrófilos (Fig. 4.6). Nem sempre esse zoneamento característico é discernível, especialmente quando a inflamação é mais dispersa e menos granulomatosa.

Nos cortes histológicos corados pela HE, as células leveduriformes de *S. schenckii*, além de sua habitual escassez, dificilmente são visualizadas, sendo detectadas apenas pelo emprego de colorações histoquímicas especiais para fungos. Essas formas têm aspecto de pequenos charutos ou navetas, corando mais intensamente na periferia pelo ácido periódico de Schiff (PAS) (Fig. 4.7) e de forma homogê-

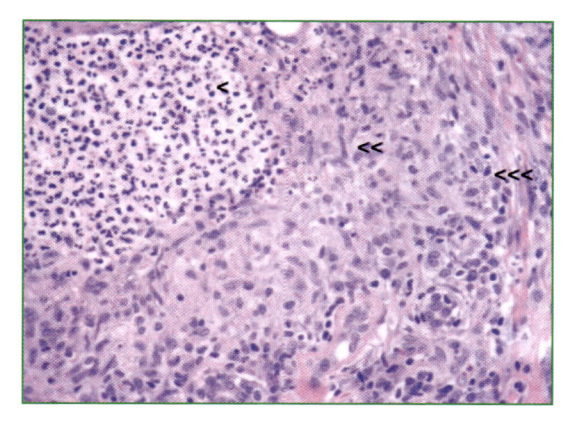

Fig. 4.6 Esporotricose: granuloma com zonas distintas: central rica em neutrófilos (<), intermediária com células epitelioides (<<) e periférica com plasmócitos (<<<).

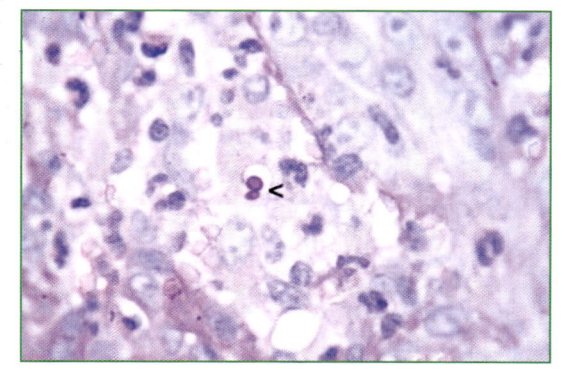

Fig. 4.7 Esporotricose: leveduras de *S. schenkii* evidenciadas pela coloração de PAS (<).

nea pela prata metenamina (Grocott). Mesmo com o emprego das colorações, há necessidade do exame de múltiplos cortes histológicos e do empenho do patologista na busca do agente causal para firmar o diagnóstico. O material radiado e eosinofílico de Splendore-Hoeppli (corpo asteroide), que envolve a célula leveduriforme do fungo, pode ser encontrado em áreas purulentas e no centro dos granulomas, corando-se intensamente pela eosina (utilizada na coloração de rotina) e pelo ácido periódico de Schiff (PAS).

Doença de Jorge Lobo (lacaziose)

Amadeu Fialho, ao descrever, em 1936, o aspecto histológico do segundo caso de lacaziose, definiu a doença como micose crônica de pele com histiocitose quase pura. A histopatologia das lesões é típica e inconfundível, repetindo-se de caso para caso com as mesmas características: a epiderme encontra-se atrófica, com integridade do estrato granuloso e conservação da camada córnea. Na derme, observa-se reticuloendoteliose com acentuada tendência a fibrose, proliferação de células de Langhans, ausência de necrose e grande número de parasitos. *Lacazia loboi* apresenta diâmetros de 10 a 20 μm. Sua reprodução se faz por brotamento, e é comum encontrarmos as formas catenuladas ou em ampulheta.

Sesso e Baruzzi (1988) estudaram a interação entre macrófagos e as formas parasitárias de *Lacazzia loboi* através da microscopia eletrônica e revelaram que o fungo nunca está livre no meio intercelular, porém a espessura da camada de citoplasma da célula fagocítica é inferior a 0,25 μm, que é o limite de resolução do microscópio de luz, dando a impressão de que uma ou outra forma parasitária está fora das células fagocíticas.

Cromomicose

A cromomicose é uma doença crônica da pele e subcutâneo causada por qualquer uma das cinco espécies de fungos demáceos que vivem como saprófitas no solo, na vegetação em putrefação ou em madeira podre em países subtropicais e tropicais. Infecções resultam da inoculação através de algum incidente traumático com materiais que contêm esses fungos.

Histologicamente, a epiderme apresenta hiperplasia pseudoepiteliomatosa com graus variados de hiperceratose, podendo apresentar ulceração e infecção bacteriana associada. Na derme, observam-se granulomas pequenos, irregularmente circunscritos e frequentemente confluentes, formados por células epitelioides, com a presença de células gigantes multinucleadas, tanto do tipo Langhans quanto do tipo corpo estranho. Podem-se ainda observar áreas de microabscessos com neutrófilos e debris necróticos.

As células fúngicas redondas ou poliédricas demáceas encontram-se isoladas ou em pequenos grupamentos dentro e fora das células gigantes. Facilmente observadas em colorações de rotina (hematoxilina-eosina) devido à sua coloração marrom, as células fúngicas (muriformes) apresentam parede espessa, medem 5 a 12 μm de diâmetro, e alguns fungos apresentam septações que são formadas ao longo de um ou dois planos (Fig. 4.8).

O acometimento da tela subcutânea é raro, e nessa forma observa-se formação de abscesso ou cavidade cística revestida por fibrose. No seu interior há reação granulomatosa ao redor de área de necrose contendo as células fúngicas.

Estudos histológicos indicam que o fenômeno de eliminação transepidérmica é um importante mecanismo na fisiopatologia da cromomicose cutânea e parece ser responsável pelas alterações histológicas epidérmicas dessa doença.

Criptococose (granulomatosa)

Basicamente, a criptococose é uma doença pulmonar causada por *Cryptococcus neoformans*, que, por disseminação, desenvolvem formas extrapulmonares, como a cutânea e a mucocutânea.

Dois tipos de reação inflamatória podem ocorrer na pele: gelatinosa e granulomatosa.

Nas lesões granulomatosas da criptococose, as células fúngicas são pequenas, escassas e não capsuladas (variantes secas). Não são detectadas pela coloração de rotina (hematoxilina-eosina), e, por não corarem pelo mucicarmim, torna-se difícil o diagnóstico diferencial com outras leveduras ou células leveduriformes de certos fungos filamentosos.

Já na forma gelatinosa ou cística (areativas), as células capsuladas de *Cryptococcus neoformans* são prontamente identificadas nos cortes histológicos corados pela hematoxilina-eosina (veja criptococose gelatinosa).

Grupo II: predomínio de supuração combinada a infiltrado inflamatório com macrófagos, células gigantes multinucleadas e fibrose

Esse grupo está representado pelos micetomas. Os micetomas são causados por uma grande variedade de actinomicetos geofílicos de vida livre e fungos. Esses micro-organismos são introduzidos em alguma parte do corpo, frequentemente mãos e pés, como resultado de um incidente traumático. Nos tecidos, proliferam-se e seus micélios se tornam organizados em agregados conhecidos como grânulos ou grãos, que são a "marca registrada" dos micetomas e variam na forma, no tamanho, na cor e na densidade, dependendo da espécie causadora da doença.

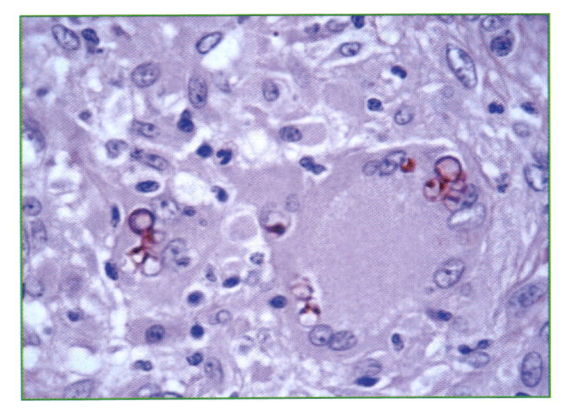

Fig. 4.8 Cromomicose: células fúngicas demáceas dentro e fora de células gigantes multinucleadas.

Resposta Inflamatória nas Infecções Fúngicas. Identificação do Agente em Corte Histológico na Micologia Médica

33

Nos micetomas actinomicóticos, os grãos são caracterizados e identificados pela presença de filamentos micelianos com 1 µm ou menos de diâmetro. Em contraste, os grãos do micetoma eumicótico são compostos por filamentos micelianos septados que têm 2 a 4 µm de diâmetro (Fig. 4.9). O micélio no grão eumicótico é frequentemente distorcido e bizarro na forma e no tamanho. Clamidiosporos estão frequentemente presentes, especialmente na periferia do grão. Em ambos os tipos de micetomas, o micélio dos grãos pode ou não estar embebido em uma substância cimentante, dependendo da espécie envolvida. Frequentemente esses grãos evidenciam uma resposta imunológica, e a reação de Splendore-Hoeppli pode estar presente.

Cada espécie ou grupo de espécies etiológicas do micetoma é responsável pelo desenvolvimento de um tipo específico de grão. Através do estudo da cor, da forma, do tamanho e da configuração interna do grão, pode-se correlacionar com o agente etiológico do micetoma. Nas Tabelas 4.1 e 4.2 são descritas as características diagnósticas dos grãos actinomicóticos e eumicóticos.

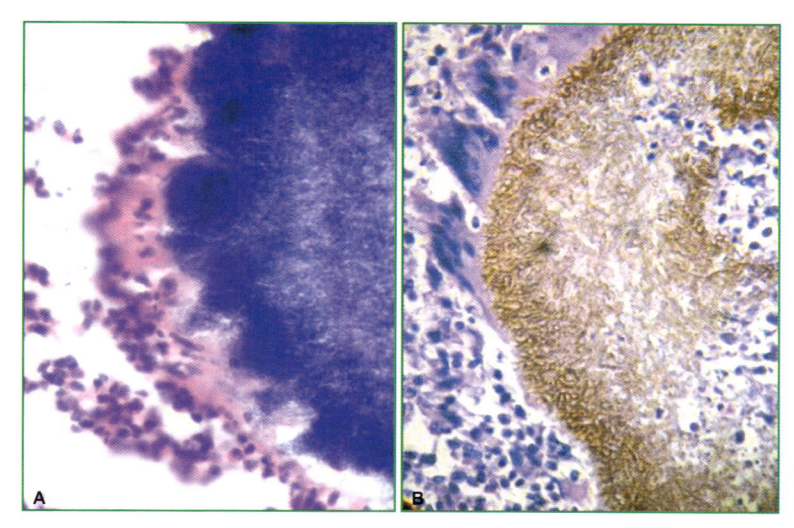

Fig. 4.9 Micetoma: grão actinomicótico (**A**) e grão eumicótico (**B**).

Tabela 4.1

Característica diagnóstica dos grânulos actinomicóticos

Espécies	Cor	Tamanho	Cimento	Textura	Propriedades tintoriais
Actinomadura madurae	Branco	0,5-5 mm	–	Frágil	Periferia intensamente corada por hematoxilina.
Actinomadura pellerieri	Vermelho	0,3-5 mm	–	Frágil a dura	Uniformemente corado por hematoxilina.
*Nocardia asteroides**	Branco	15-200 µm	–	Frágil	Colorações variáveis com H&E.
*Nocardia brasiliensis**	Branco	15-200 µm	–	Frágil	Colorações variáveis com H&E.
*Nocardia caviae**	Branco	15-200 µm	–	Frágil	Colorações variáveis com H&E.
Streptomyces somaliensis	Amarelo	0,5-2 mm	+	Dura	Coloração muito leve e homogênea pela eosina.

*Grânulos destas três espécies são indistinguíveis entre si.

Tabela 4.2

Características diagnósticas dos grânulos eumicóticos

Espécies	Cor	Tamanho	Cimento	Textura	Aspectos histológicos (coloração de hematoxilina-eosina)
Acremonium falciforme	Branca	0,5-1 mm	–	Frágil	Borda eosinofílica mais escura que o interior. Rede intrincada de micélio hialino e clamidósporos.
Acremonium kiliensis	Branca	0,5-1 mm	–	Frágil	"
Acremonium recifei	Branca	0,5-1 mm	–	Frágil	"
Aspergillus nidulans	Branca	0,5-4 mm	–	Frágil	Grão eosinofílico com zonas claras e escuras. Densa rede miceliana com clamidiosporos extremamente largos, 10 a 40 µm de diâmetro.
Curvularia geniculata	Preta	0,5->1 mm	+	Dura	Lobulado; periferia escura com perda da rede miceliana e clamidiosporos grandes no cimento periférico.
Curvularia lunata	Preta	1-2 mm	+	Dura	"
Exophiala jeanselmei	Preta	0,2-0,3 mm	–	Frágil	Forma irregular (arredondada, oval), periferia escura feita de micélio e clamidiosporos.
Fusarium moniliforme	Branca	0,5-1 mm	–	Frágil	Eosinofílico, inteiro ou lobulado, composto por uma massa enrolada de micélio. Hifas periféricas inchadas e distorcidas.
Leptosphaeria senegalensis	Preta	0,5-2 mm	+ na periferia	Dura	Grânulos semelhantes aos de Curvularia geniculata e Curvularia lunata.
Leptosphaeria tompkinsii	Preta	0,5-2 mm	+ na periferia	Dura	"
Madurella grisea	Preta	0,3-0,6 mm	Variável	Dura	Zona periférica escura, forma variada, rede interna densa de micélio com clamidiosporos.
Madurella mycetomatis	Preta	0,5-4 mm	+	Dura	Dois tipos básicos de grãos: 1. tipo filamentoso compacto: grãos de tamanho e forma variados; podem ser lobulados; o cimento, por toda parte, cora-se de castanho. 2. o tipo vesicular é mais irregular em forma e tamanho que o tipo compacto; cimento somente na periferia, corado de marrom-escuro, micélio na periferia com clamidiosporos. Zona central levemente corada. Ambos os tipos podem ser encontrados em um único grão.

(continua)

Resposta Inflamatória nas Infecções Fúngicas. Identificação do Agente em Corte Histológico na Micologia Médica

35

Tabela 4.2

Características diagnósticas dos grânulos eumicóticos (*continuação*)

Espécies	Cor	Tamanho	Cimento	Textura	Aspectos histológicos (coloração de hematoxilina-eosina)
Neostudina rosatii	Castanho claro	0,5-1 mm	+ na periferia	Dura	Irregular na forma, borda eosinofílica. Zona central com micélio e clamidiosporos desintegrados.
Petriellidum boydii	Branca	0,5-1 mm	–	Frágil	Borda eosinofílica, restante do grão levemente corado. Formado por densa rede trançada de micélio hialino com clamidósporos proeminentes.
Pyrenochaeta romeroi	Preta	0,3-0,6 mm	Variável	Frágil	Zona periférica escura, de forma variada. Densa rede interna miceliana sem clamidósporos.

Todos os micetomas estão associados a uma resposta inflamatória tissular semelhante. A derme e a tela subcutânea contêm abscessos localizados com um ou mais grãos. Observa-se denso acúmulo de neutrófilos, misturados a debris necróticos, rodeados por macrófagos, células em paliçada e células gigantes multinucleadas com pequeno número de linfócitos e plasmócitos. O estroma exibe tecido de granulação e proliferação conjuntivofibrosa.

Grupo III: a supuração geralmente está ausente, restando então macrófagos, células gigantes, necrose e fibrose

Nesse grupo incluímos as micoses profundas cujo agente etiológico é intracelular, como na histoplasmose e doenças fúngicas que acometem indivíduos imunodeprimidos, como a criptococose cutânea na forma gelatinosa.

Histoplasmose

A histoplasmose é causada pelo fungo *Histoplasma capsulatum*, que existe no solo e penetra no organismo por inalação. A histoplasmose de inoculação cutânea primária é rara e histologicamente mostra numerosas células levedurais dentro do citoplasma de histiócitos.

As lesões cutâneas e mucosas de histoplasmose (localizada ou sistêmica) apresentam ao exame histológico numerosos esporos de *H. capsulatum* dentro do abundante citoplasma de macrófagos e ocasionalmente no interior de células gigantes.

Nos cortes histológicos corados pela hematoxilina-eosina, as células leveduriformes de *Histoplasma capsulatum* var. *capsulatum* são muito pequenas, com 2 a 5 μm de diâmetro, esféricas ou ovais, ligeiramente basofílicas, com halo envolvente devido à retração citoplasmática, ficando esse halo delimitado por parede celular fina ou pouco corada. As células de *H. capsulatum* var. *capsulatum* são encontradas quase sempre no interior do citoplasma das células histiocitárias ou liberadas após a ruptura dessas células.

Criptococose (gelatinosa)

As lesões gelatinosas mostram, nos cortes histológicos corados pela hematoxilina-eosina, numerosos micro-organismos e uma pequena reação inflamatória tecidual.

As células ou blastoconídeos de *Cryptococcus neoformans* são esféricas, ovais ou elípticas, com parede celular fina, rósea ou azul-pálido, medindo, sem incluir a cápsula, 2 a 20 μm de diâmetro. As cápsulas, que podem ser pequenas ou grandes em relação ao seu diâmetro, não se coram devido à sua nature-

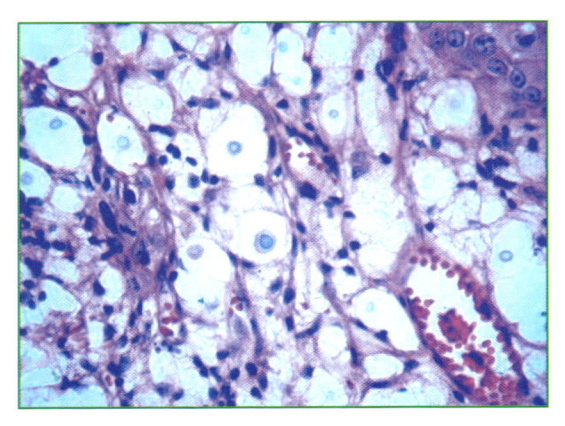

Fig. 4.10 Criptococose (forma gelatinosa): uma grande massa de elementos fúngicos rodeados por cápsula (que não se cora) está na derme, com pouca reação inflamatória.

za mucopolissacarídea, permanecendo em seu lugar um halo claro que envolve os blastoconídeos (Fig. 4.10).

A coloração pelo método de mucicarmim de Mayer revela a cápsula bem desenvolvida, muitas vezes com aspecto radiado devido à sua retração irregular durante a fixação pela formalina. Do mesmo modo, a coloração pelo azul alcião também oferece bons resultados.

Grupo IV: inflamação aguda e necrose

Nesse grupo incluímos as doenças fúngicas que cursam com necrose tecidual e resposta inflamatória exsudativa aguda, em que devem ser encontradas as estruturas fúngicas. Sabe-se que esses fungos pertencem a vários gêneros diferentes, e, como são semelhantes no tecido, somente poderiam ser definidos através da cultura do material. Os autores descrevem algumas particularidades da resposta tecidual das doenças fúngicas incluídas nesse grupo.

Zigomicose

A zigomicose é uma doença polimórfica de múltiplas etiologias. Suas formas clínicas incluem a cutânea, subcutânea, sistêmica e rinocerebral.

Fungos da ordem Mucorales evidenciam uma reação inflamatória piogênica caracterizada pela formação de abscessos e necrose supurativa. Em virtude da grande propensão dos zigomicetos de invadir vasos sanguíneos, necrose da parede de vasos e trombos micóticos são frequentemente vistos em qualquer infecção tecidual, podendo causar infartos e hemorragias.

Nos tecidos, as hifas são caracteristicamente largas, infrequentemente septadas e de paredes finas. Chegam a ter de 3 a 25 μm de espessura e até mais de 200 μm de comprimento. Usualmente parecem vazias, com dilatações bulbosas focais, e mostram ramificações irregulares que podem ser, algumas vezes, em ângulo reto.

Quando a zigomicose é causada por um fungo pertencente à ordem Entomoftorales, a tendência à invasão vascular é menor. O exame microscópico revela tecido de granulação com células gigantes do tipo corpo estranho e numerosos eosinófilos. Geralmente poucos elementos fúngicos são encontrados, e, usualmente, aparecem como hifas pequenas de paredes finas pobremente coradas que são caracteristicamente circundadas por material eosinofílico irregular brilhante (reação de Splendore-Hoeppli).

Hialo-hifomicose

O termo hialo-hifomicose foi proposto para agrupar infecções micóticas causadas por hifas hialinas septadas. O exame histológico revela um processo inflamatório variado que contém estruturas fúngicas hialinas septadas de permeio. Nesse grupo estão incluídas infecções como aspergilose, fusariose, acremoniose, peniciliose, entre outras.

Nas duas formas de aspergilose cutânea (primária e secundária), a resposta inflamatória tecidual é purulenta e necrosante. A necrose pode ser extensa, atribuída a obstrução vascular e produção de toxinas. Numa fase recente de infecção, os fungos formam micélios

Resposta Inflamatória nas Infecções Fúngicas. Identificação do Agente em Corte Histológico na Micologia Médica

37

de hifas radiadas que usualmente crescem em uma direção. A alternância entre as fases de crescimento lento e rápido do fungo pode dar ao micélio a aparência listrada, devido à diferença de densidade de elementos fúngicos e à afinidade pela coloração, frequentemente referida como divisão em zonas do crescimento fúngico. As hifas, que medem 2 a 4 µm de diâmetro, são septadas e mostram ramificação em ângulo agudo.

Feo-hifomicose

Feo-hifomicose é o nome dado às doenças subcutâneas e sistêmicas causadas por vários fungos enegrecidos que se desenvolvem nos tecidos na forma de micélios septados de paredes acastanhadas.

O diagnóstico histopatológico é feito em cortes corados pela hematoxilina-eosina pela demonstração de hifas que medem 2 a 6 µm, mais ou menos curtas, ocre ou marrom-claras, septadas, ramificadas ou não, detectando-se às vezes formas dilatadas, lembrando clamidioconídios, isolados ou em cadeias curtas, algumas mostrando brotamentos.

Grupo V: ausência de reação inflamatória

Nesse grupo estão incluídas as micoses superficiais, que são infecções nas quais o fungo está confinado ao estrato córneo ou às estruturas queratinizadas do tegumento, como pelos e unhas, e as candidoses. Devido ao caráter superficial da infecção, o diagnóstico, na maioria das vezes, é clínico-micológico por exame direto ou cultura. O exame histopatológico é raramente utilizado como método diagnóstico nesses casos. Quando realizado, as estruturas fúngicas são evidenciadas microscopicamente na camada córnea, podendo estar associadas a hiperqueratose, graus variados de acantose, espongiose, e, ocasionalmente, formação de vesículas intraepidérmicas. A reação inflamatória dérmica, quando não está ausente, é discreta, representada por infiltrado linfocitário perivascular.

MÉTODOS AUXILIARES PARA IDENTIFICAÇÃO DE FUNGOS EM TECIDO

Os autores descreveram as características histológicas da resposta inflamatória e a identificação das estruturas fúngicas nos tecidos utilizando a coloração de hematoxilina-eosina. Pode parecer fácil diagnosticar as micoses superficiais, profundas e subcutâneas. Porém, frequentemente nos deparamos com situações em que as estruturas fúngicas são escassas, o processo inflamatório é intenso e estruturas teciduais normais e artefatos técnicos se assemelham a fungos, dificultando muito o trabalho do patologista no diagnóstico dessas doenças. Então, os autores ressaltam métodos auxiliares que podem ser realizados nos tecidos.

Histoquímica

Colorações que auxiliam na detecção de estruturas fúngicas e bactérias. São métodos rápidos, relativamente fáceis e baratos que devem fazer parte da rotina diagnóstica dos exames anatomopatológicos de doenças fúngicas.

a) A coloração pelo ácido periódico-Schiff (PAS) demonstra a presença de certos polissacarídeos, particularmente glicogênio e mucoproteínas contendo mucopolissacarídeos neutros, corando-os em vermelho. Como as paredes celulares dos fungos são compostas de uma mistura de celulose e quitina, e, assim, contêm polissacarídeos, todos os fungos coram-se em vermelho vivo com a reação do PAS (Fig. 4.11).

b) A coloração pela metenamina de prata descrita por George Gomori em 1946 e modificada por Grocott é a mais sensível, e largamente utilizada na pesquisa dos elementos fúngicos, corando de negro a parede celular, que é visualizada sobre um fundo verde-claro (Fig. 4.12).

c) A presença de mucopolissacarídeos ácidos pode ser demonstrada através de métodos como a coloração de mucicarmim de Mayer, que os revela em carmim,

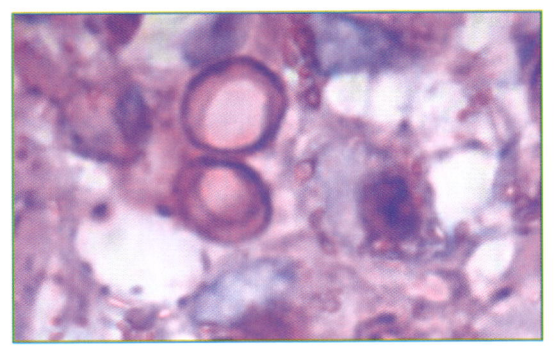

Fig. 4.11 Coloração pelo ácido periódico-Schiff (PAS), revelando a parede fúngica em vermelho vivo. Lacaziose.

e a coloração pelo método do azul alcião, que os revela em azul. Essas técnicas podem ser utilizadas para evidenciar a cápsula gelatinosa, rica em polissacarídeos, dos fungos causadores da criptococose (Fig. 4.13).

d) O método de Gridley utiliza o metanil amarelo como contraste, revelando estruturas micelianas e leveduriformes em púrpura.

e) Bactérias Gram-positivas e Gram-negativas podem ser evidenciadas em azul e vermelho, respectivamente, em um fun-

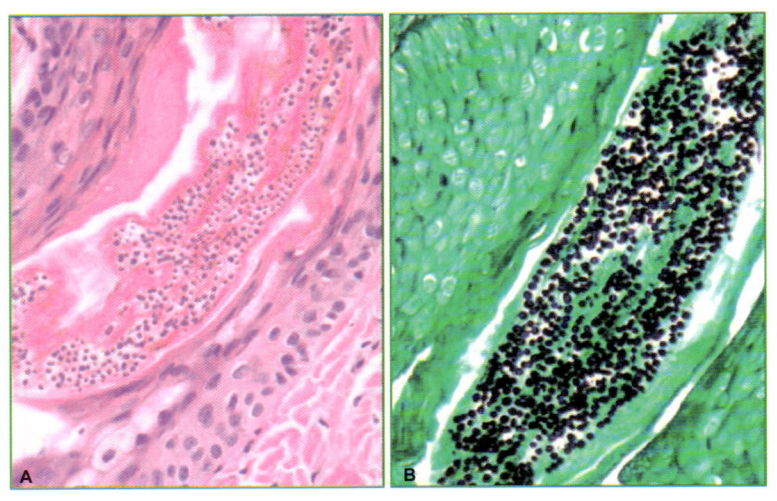

Fig. 4.12 *Trichophyton tonsurans*: comprometimento do pelo por *endothrix* – HE (**A**) e os fungos em preto sobre um fundo verde evidenciados pela coloração de Gomori-Grocott (**B**).

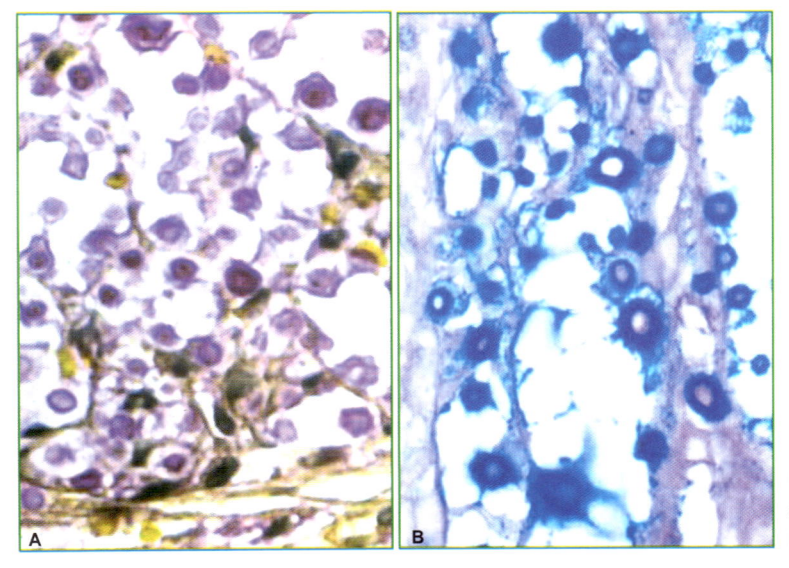

Fig. 4.13 Criptococose: utilização das colorações de mucicarmim de Mayer (**A**) e azul alcião (**B**).

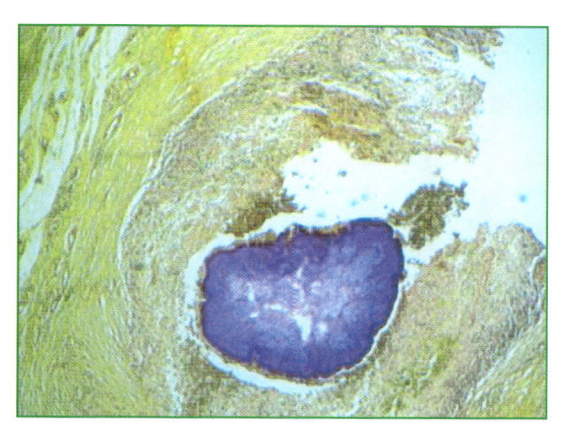

Fig. 4.14 Grão actinomicótico constituído por bactérias Gram-positivas coradas em vermelho pelo método de Brown-Hopps.

do amarelo, pela coloração descrita por Brown JH e Brenn L (1931), modificada posteriormente por Brown RC e Hopps HC. Essa coloração é útil na diferenciação dos micetomas (Fig. 4.14).

Imunofluorescência direta

A técnica de imunofluorescência tem por princípio a utilização de um anticorpo acoplado a um corante fluorescente, em geral a fluoresceína. Quando se trata de imunofluorescência direta, esse anticorpo é adicionado diretamente ao tecido a ser estudado. Então, liga-se ao antígeno específico quando presente e, com a utilização de microscópio de fluorescência, pode-se identificá-lo com facilidade, revelando-se em amarelo-esverdeado. Esse método é altamente específico, podendo ser utilizados anticorpos fluorescentes para *Actinomyces israelii, A. naeslundii, A. viscosus, Aspergillus spp., Blastomyces dermatitidis, Candida spp., Coccidioides immitis, Cryptococcus neoformans, Histoplasma capsulatum, Sporothrix schenckii,* entre outros.

Imuno-histoquímica

A técnica de imuno-histoquímica baseia-se na ligação de um anticorpo específico, seme-

lhante à técnica de imunofluorescência, porém esse anticorpo não está acoplado a um corante fluorescente, mas a um sistema enzimático que amplifica a visualização da reação antígeno-anticorpo. O cromógeno utilizado com mais frequência é o 3,3 tetra-hidrocloreto de diaminobenzidina (DAB), que se mostra marrom. Esse método é altamente sensível e específico. Os anticorpos específicos podem ser produzidos por animais como coelhos e podem ser mono ou policlonais se produzidos com uma ou mais cepas de fungos. Podem-se utilizar anticorpos para identificação de *Paracoccidioides brasiliensis, Sporothrix schenkii,* zigomicose bovina e aspergilose, entre outros. Esse método é utilizado em pesquisas e em situações de dificuldade diagnóstica.

BIBLIOGRAFIA

Adam RD, Hunter G, DiTomasso J, Comerci G Jr. Mucormycosis: emerging prominence of cutaneous infections. *Clin Infect Dis* 1994;19(1):67-76.

Al-Daraji WI. Cutaneous lobomycosis: a delayed diagnosis. *Am J Dermatopathol* 2008;30(6):575-7.

Aviles-Salas A, Quintero-Cuadra Y, Cornejo-Juárez P. Extrapulmonary coccidioidomycosis: case report and review. *Rev Chilena Infectol* 2007;24(5):398-401.

Belknap BS. Sporotrichosis. *Dermatol Clin* 1989;7(2):193-202.

Blair JE. State-of-the-art treatment of coccidioidomycosis: skin and soft-tissue infections. *Ann N Y Acad Sci* 2007;1111:411-21.

Blanco JL, Garcia ME. Immune response to fungal infections. *Vet Immunol Immunopathol* 2008;15,125(1-2):47-70.

Bradsher RW, Chapman SW, Pappas PG. Blastomycosis. *Infect Dis Clin North Am* 2003;17(1): 21-40.

Brito T, Franco MF. Granulomatous inflamation. A viewpoint. *Rev Inst Med Trop São Paulo* 1994;36:185-92.

Brown JH, Brenn L. A method for the differential staining of Gram-positive and Gram-negative bacteria in tissue sections. *Bull Johns Hopkins Hosp* 1931; 48:69-73.

Carvalho MT, de Castro AP, Baby C, Werner B, Filus Neto J, Queiroz-Telles F. Disseminated cutaneous sporotrichosis in a patient with AIDS: report of a case. *Rev Soc Bras Med Trop* 2002; 35(6):655-9.

Chandler F, Kaplan W, Ajello L. *A Colour Atlas and Textbook of the Histopathology of Mycotic Diseases.* London: Wolfe Medical Publications Ltd., 1980.

Chunckian CJ, Schenk EA. A method of demonstrating Gram-positive and Gram-negative bacteria. *J Hystotechnoly* 1982; 5:127-8.

Dan JM, Levitz SM. Prospects for development of vaccines against fungal diseases. *Drug Resist Updat* 2006;9(3):105-10.

D'Avila SC, Pagliari C, Duarte MI. The cell-mediated immune reaction in the cutaneous lesion of chromoblastomycosis and their correlation with different clinical forms of the disease. *Mycopathologia* 2003;156(2):51-60.

Deepe GS, Bullock WE. Immunological aspects of fungal pathogenesis. *Eur J Clin Microbiol Infect Dis* 1990;9(8):567-79.

D'Hue Z, Perkins SM, Billings SD. GMS is superior to PAS for diagnosis of onychomycosis. *J Cutan Pathol* 2008;35(8):745-7.

DiCaudo DJ. Coccidioidomycosis: a review and update. *J Am Acad Dermatol* 2006;55(6):929-42.

Eidbo J, Sanchez RL, Tschen JA, Ellner KM. Cutaneous manifestations of histoplasmosis in the acquired immune deficiency syndrome. *Am J Surg Pathol* 1993;17(2):110-6.

Engbaek K, Johansen KS, Jensen ME. A new technique for Gram staining paraffin-embedded tissue. *J Clin Pathol* 1979;32(2):187-90.

Fonseca JJ. Lobomycosis. *Int J Surg Pathol* 2007;15(1):62-3.

Fuchs J, Milbradt R, Pecher SA. Lobomycosis (keloidal blastomycosis): case reports and overview. *Cutis* 1990;46(3):227-34.

Garvey K, Hinshaw M, Vanness E. Chronic disseminated cutaneous blastomycosis in an 11-year old, with a brief review of the literature. *Pediatr Dermatol* 2006;23(6):541-5.

Goodwin RA Jr, Des Prez RM. Pathogenesis and clinical spectrum of histoplasmosis. *South Med J* 1973;66(1):13-25.

Hirsh BC, Johnson WC. Pathology of granulomatous diseases. Histiocytic granulomas. *Int J Dermatol* 1984; 23(6):383-9.

Hirsh BC, Johnson WC. Pathology of granulomatous diseases. Mixed inflammatory granulomas. *Int J Dermatol* 1984; 23(9):585-97.

Hobbs ER. Coccidioidomycosis. *Dermatol Clin* 1989; 7(2):227-39.

Hussein MR. Mucocutaneous Splendore-Hoeppli phenomenon. *J Cutan Pathol* 2008; 35(11):979-88.

Jagadha V, Andavolu RH, Ruang CT. Granulomatous inflammation in the acquired immunodeficiency syndrome. *Am J Clin Pathol* 1985; 84:598-602.

Jain N, Fries BC. Phenotypic switching of Cryptococcus neoformans and Cryptococcus gattii. *Mycopathologia* 2008;166(4):181-8.

Khardori N. Host-parasite interaction in fungal infections. *Eur J Clin Microbiol Infect Dis* 1989;8(4):331-51.

Knoper SR, Galgiani JN. Systemic fungal infections: diagnosis and treatment. I. Coccidioidomycosis. *Infect Dis Clin North Am* 1988;2(4):861-75.

Kozel TR. Activation of the complement system by pathogenic fungi. *Clin Microbiol Rev* 1996;9(1):34-46.

Mansour MK, Levitz SM. Interactions of fungi with phagocytes. *Curr Opin Microbiol* 2002;5(4):359-65.

Marques M, Franco M. Histopatologia das micoses profundas In: Sidrin JJC, Moreira JLB. *Fundamentos Clínicos e Laboratoriais da Micologia Médica*. Rio de Janeiro: Guanabara Koogan, 1999. Cap. 19, p. 216-28.

Marques ME, Coelho KI, Sotto MN, Bacchi CE. Comparison between histochemical and immunohistochemical methods for diagnosis of sporotrichosis. *J Clin Pathol* 1992;45(12):1089-93.

Marques SA, Camargo RM, Abbade LP, Fortaleza CM, Marques ME. Paracoccidioidomycosis: an unusual presentation in a young girl disclosing an unnoted HIV-infection. *Med Mycol* 2009 Apr. 22:1-6.

Marques SA, Conterno LO, Sgarbi LP, Villagra AM, Sabongi VP, Bagatin E, Gonçalves VL. Paracoccidioidomycosis associated with acquired immunodeficiency syndrome. Report of seven cases. *Rev Inst Med Trop São Paulo* 1995;37(3):261-5.

McGinnis MR. Chromoblastomycosis and phaeohyphomycosis: new concepts, diagnosis, and mycology. *J Am Acad Dermatol* 1983;8(1):1-16.

Meyer RD. Cutaneous and mucosal manifestations of the deep mycotic infections. *Acta Derm Venereol Suppl* (Stockh) 1986;121:57-72.

Miranda MF, Silva AJ. Vinyl adhesive tape also effective for direct microscopy diagnosis of chromomycosis, lobomycosis, and paracoccidioidomycosis. *Diagn Microbiol Infect Dis* 2005;52(1):39-43.

Muller H. Histopatologia das micoses *In*: Zaitz C, Campbell Iphis, Marques AS, Ruiz LRB, Souza VM. *Compêndio de Micologia Médica*. Rio de Janeiro: Medsi, 1998. Cap. 30, p. 377-89.

Neafie RC, Marty AM. Unusual infections in humans. *Clin Microbiol Rev* 1993;6(1):34-56.

Rodríguez G, Sarmiento L. The asteroid bodies of sporotrichosis. *Am J Dermatopathol* 1998;20(3): 246-9.

Romani L. Cell mediated immunity to fungi: a reassessment. *Med Mycol* 2008;46(6):515-29.

Sandoval MP. Micoses: resposta inflamatória e técnicas para identificação de fungos em cortes histológicos. *In*: Zaitz C, Campbell Iphis, Marques AS, Ruiz LRB, Souza VM. *Compêndio de Micologia Médica*. Rio de Janeiro: Medsi. 1998. Cap. 30, p. 377-89.

Sandoval MP, Marques ME, Coelho KIR, Bacchi MM, Bacchi CE, Teles Filho FQ, Sotto MN, Delmonte VLC. Anatomia patológica das micoses, infecções por actinomicetos e algas. *In*: Lacaz CS, Porto E, Martins ECM, Heins-Vacari EM, Melo NT. *Tratado de Micologia Médica Lacaz*. 9ª ed. São Paulo: Sarvier 2002. Cap. 38, p. 880-917.

Schwarz J. The diagnosis of deep mycoses by morphologic methods. *Hum Pathol* 1982 Jun;13(6): 519-33.

Severo LC, Festugato M, Bernardi C, Londero AT. Widespread cutaneous lesions due to Sporothrix schenckii in a patient under a long-term steroids therapy. *Rev Inst Med Trop São Paulo* 1999;41(1):59-62.

Shah B, Smith SP 3rd, Siegle RJ. North American blastomycosis: the importance of a differential diagnosis. *Cutis* 1996;58(6):402-4.

Shibuya K, Hirata A, Omuta J, Sugamata M, Katori S, Saito N, Murata N, Morita A, Takahashi K, Hasegawa C, Mitsuda A, Hatori T, Nonaka H. Granuloma and cryptococcosis. *J Infect Chemother* 2005;11(3):115-22.

Spinello IM, Munoz A, Johnson RH. Pulmonary coccidioidomycosis. *Semin Respir Crit Care Med* 2008;29(2):166-73.

Talhari C, Oliveira CB, de Souza Santos MN, Ferreira LC, Talhari S. Disseminated lobomycosis. *Int J Dermatol* 2008;47(6):582-3.

Taylor RD. Modification of the Brown and Brenn gram stain for the differential staining of gram-positive and gram-negative bacteria in tissue sections. *Am J Clin Pathol* 1966;46(4):472-4.

5 Histopatologia das Principais Doenças Estudadas em Micologia Médica

Helena Muller • Rute Facchini Lellis

INTRODUÇÃO

O exame anatomopatológico utilizado como ferramenta diagnóstica nas infecções fúngicas é vantajoso por ser um método relativamente rápido e de baixo custo. É um método que tem condições de avaliar o tipo de reação inflamatória tecidual e, às vezes, identificar a presença do agente etiológico da doença. É considerado método diagnóstico eficaz nas infecções cutâneas como rinosporidiose e lacaziose, pois nesses casos os respectivos agentes etiológicos não crescem em meios de cultivo.

O estudo anatomopatológico de qualquer tecido começa com cortes histológicos submetidos a coloração de rotina pelo método de hematoxilina e eosina (HE). A reação inflamatória tecidual e algumas características particulares de cada infecção fúngica são visualizadas e sugerem ao patologista o próximo passo da investigação diagnóstica: qual coloração especial complementar a ser utilizada.

As colorações especiais mais utilizadas nos processos infecciosos são: Grocott (Fig. 5.1) e ácido periódico Schiff (PAS) (Fig. 5.2). A impregnação por prata metamina (ou Grocott) cora em preto os fungos, íntegros ou não. O PAS só cora a parede de fungos viáveis em magenta.

Alguns fungos promovem alterações histológicas peculiares, como a presença de mucina no tecido. Nesses casos, a coloração por

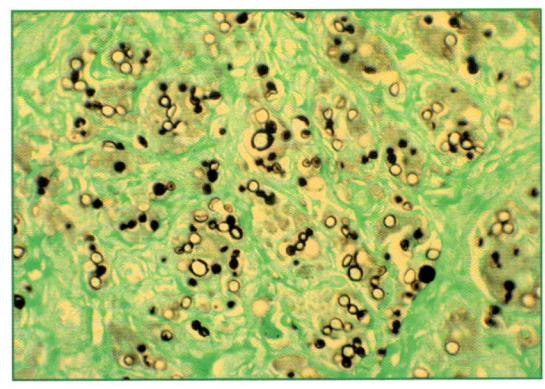

Fig. 5.1 Corte histológico (20×) de paracoccidioidomicose corado pelo método de Grocott, em que a parede fúngica está impregnada por prata, corando-se em preto.

azul alcião ou mucicarmim (Fig. 5.3) é bastante útil. Já os fungos demácios são facilmente visualizados na própria coloração de rotina, HE (Fig. 5.4), pois apresentam melanina na sua parede e as estruturas fúngicas são visualizadas em marrom. Nos casos em que essa pigmentação não está tão óbvia, a impregnação por prata pelo método de Fontana Masson (prata amoniacal) cora a melanina em preto.

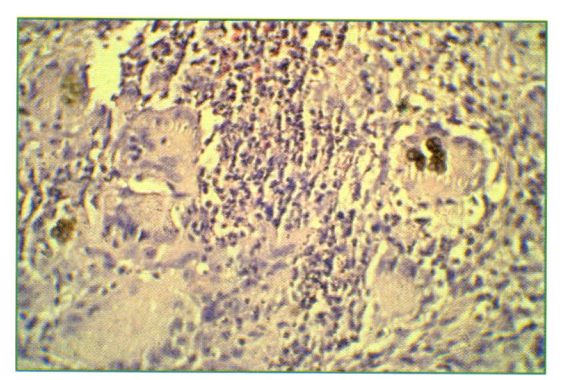

Fig. 5.4 Corte histológico corado pelo HE (20×) mostra processo inflamatório crônico granulomatoso em que as estruturas fúngicas (corpúsculos fumagoides) são facilmente visualizadas no citoplasma das células gigantes multinucleadas, por estarem pigmentadas pela melanina.

MICOSES SUPERFICIAIS

Micoses superficiais são infecções fúngicas frequentes e que se caracterizam por comprometerem pele, pelos e unhas. Como o próprio nome sugere, limitam-se a parasitar a superfície da pele, ou seja, esses organismos invadem e colonizam as camadas mortas ou ceratinizadas, o que na maioria das vezes não causa repercussão histológica. No entanto, a presença do fungo e/ou de seus metabólitos pode provocar uma reação inflamatória variável no hospedeiro.

Histologicamente, portanto, os achados são diversos: agrupamentos de neutrófilos na camada córnea; hiperceratose e/ou paraceratose focal; espongiose ou até mesmo ausência de quaisquer alterações morfológicas significativas (Fig. 5.5). Devido à inespecificidade desses achados, o exame anatomopatológico dessas lesões não é o método diagnóstico preferencial, pois, independentemente da visualização do fungo, na maioria dos casos, a cultura é essencial para identificação do agente etiológico.

Pitiríase versicolor

O agente etiológico, *Malassezia spp.*, é visto como corpúsculos basofílicos na camada córnea, nos cortes corados pelo HE (Fig. 5.6) ou impregnados pela prata.

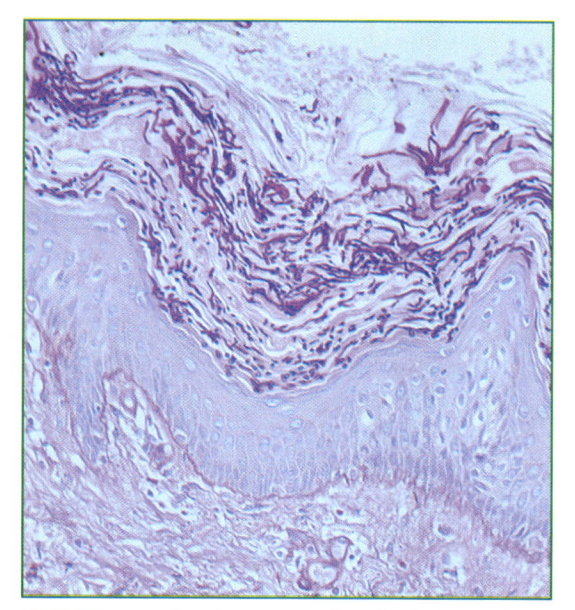

Fig. 5.2 O corte de pele coraco pelo método de PAS (20×) apresenta hifas dispostas na camada córnea evidenciadas na cor magenta.

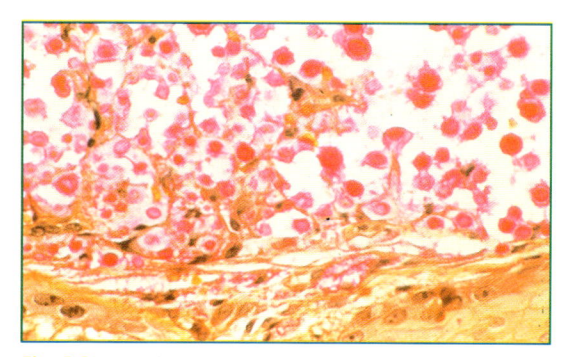

Fig. 5.3 Corte histológico de pele (40×) na coloração de mucicarmim para evidenciar a mucina depositada no tecido com criptococose.

Dermatofitose

Quando o dermatófito atinge pele ou unha, observa-se a presença de hifas septadas hialinas coradas pelo HE ou PAS.

Candidíase

As lesões por *Candida spp.* são semelhantes nos vários locais de comprometimento, havendo processo inflamatório agudo ou crônico na derme, além da presença de pseudo-hifas e blastosporos.

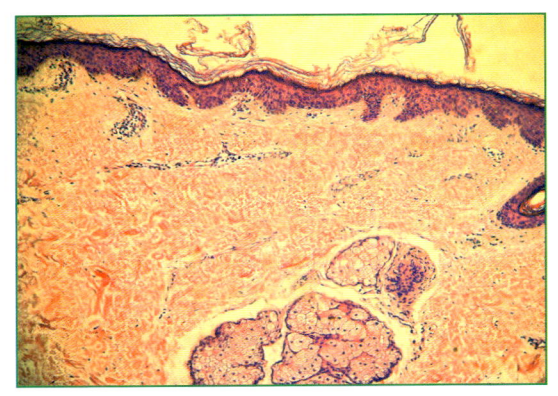

Fig. 5.5 Pele cuja epiderme apresenta variações muito sutis, pouco significativas nesse aumento, e discreto infiltrado linfocitário perivascular na derme superficial. (HE, 20×)

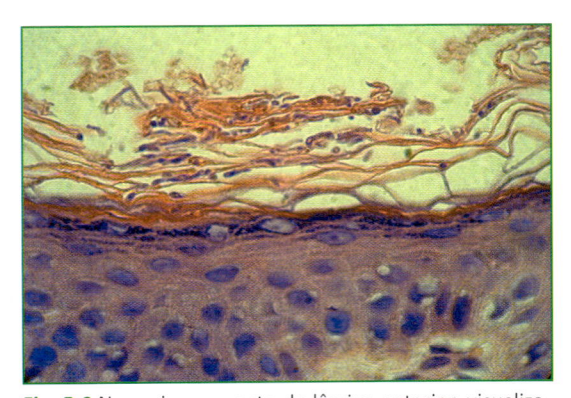

Fig. 5.6 No maior aumento da lâmina anterior, visualizamos, na camada córnea, esporos e hifas de *Malassezia furfur*. Esse aspecto é conhecido como "espaguete com almôndegas". Associado a isso, observe como a camada córnea tem espessura variável, exibindo áreas de hiperceratose. (HE, 100×)

MICOSES PROFUNDAS

Ao exame histopatológico, há importantes alterações dérmicas e epidérmicas que justificam o aspecto verrucoso que essas lesões demonstram clinicamente, e o diagnóstico diferencial principal inclui lesões neoplásicas, como os carcinomas.

A epiderme apresenta hiperplasia exuberante que pode simular a histologia de um carcinoma espinocelular bem diferenciado, e por isso é chamada de hiperplasia pseudoepiteliomatosa ou pseudocarcinomatosa. As alterações epidérmicas são importantes, incluindo, em graus variáveis, papilomatose, hiperceratose e acantose (Fig. 5.7). Outro achado histológico útil e frequente na epiderme são os microabscessos, coleções de neutrófilos entre os ceratinócitos com ou sem parasitas (Fig. 5.8).

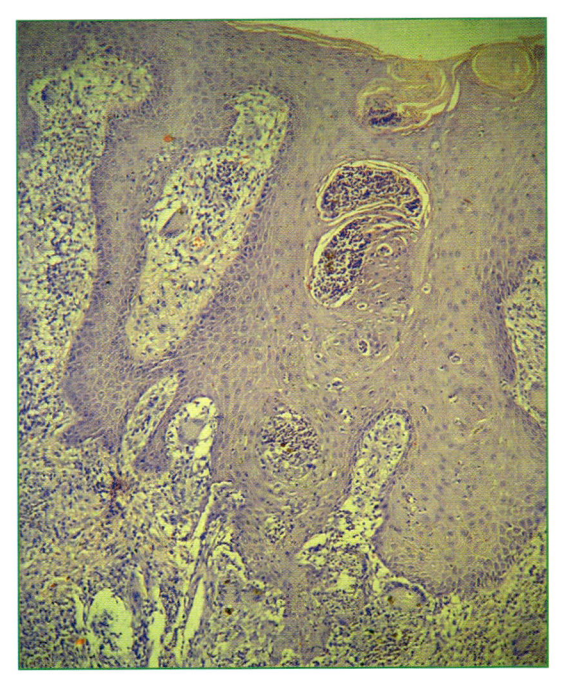

Fig. 5.7 Pele cuja epiderme está bastante hiperplásica com hiperceratose e intensa acantose irregular, que se estende não só à derme papilar como também à derme reticular e encerra coleções de neutrófilos ou abscessos. Na derme, observe a reação inflamatória granulomatosa, com células gigantes multinucleadas. (HE, 20×)

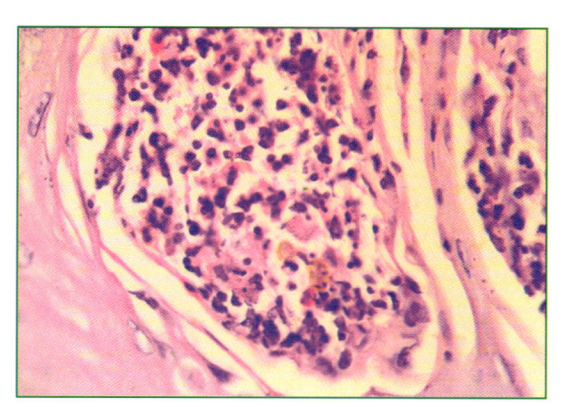

Fig. 5.8 Abscesso intraepidérmico da lâmina anterior observado em detalhe, exibindo estruturas fúngicas castanhas em meio a coleção de neutrófilos, debris celulares e raros eosinófilos. (HE, 40×)

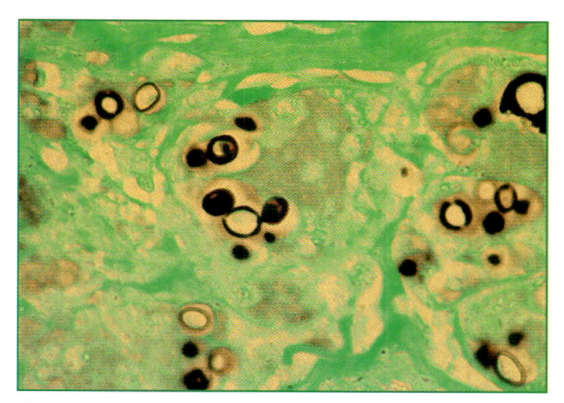

Fig. 5.10 Paracoccidioidomicose, diferentes tamanhos dos fungos e a exoesporulação múltipla. (Grocott, 40×)

fungo dimórfico: *Paracoccidioides brasiliensis*. A histopatologia na pele mostra processo inflamatório granulomatoso na derme com numerosas estruturas fúngicas redondas com esporulação múltipla, de tamanhos variados (20-60 µm); é bem característico o aspecto em "roda de leme" (Fig. 5.10). A hiperplasia pseudoepiteliomatosa da epiderme ou epitélio e os abscessos intraepidérmicos são achados frequentes dessa lesão.

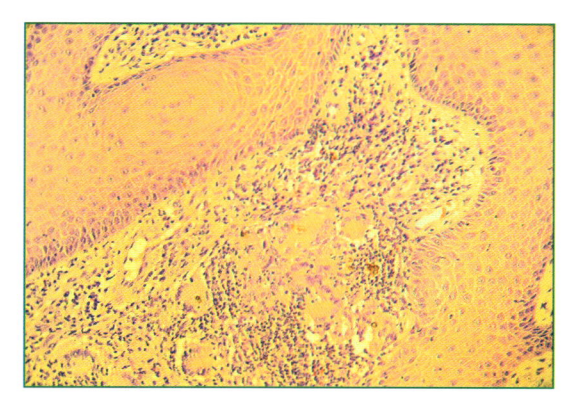

Fig. 5.9 Processo inflamatório granulomatoso com numerosas células gigantes multinucleadas na derme, com a presença das estruturas fúngicas de permeio. (HE, 40×)

Na derme superficial e profunda há processo inflamatório granulomatoso caracterizado por granulomas bem formados ou reação histiocitária difusa. A reação inflamatória tecidual depende da imunidade do indivíduo. O agente pode ser localizado tanto nos abscessos intraepidérmicos como na derme (Fig. 5.9). O processo pode se estender à hipoderme e aos tecidos moles subjacentes.

Paracoccidioidomicose

Micose sistêmica cujo foco primário geralmente é pulmonar e cujo agente etiológico é um

Coccidioidomicose

O aspecto histológico do acometimento cutâneo exibe hiperplasia pseudoepiteliomatosa com microabscessos epidérmicos e processo inflamatório granulomatoso na derme. O *Coccidioides immitis* é caracterizado por esférulas repletas de endosporos.

Esporotricose

A visualização de *Sporothrix schenckii* nos cortes histológicos é rara. A pele, com a infecção bem estabelecida, apresenta a epiderme com hiperplasia pseudoepiteliomatosa, como nas demais micoses profundas, e processo inflamatório intenso supurativo e/ou granulomatoso na derme. O arranjo dos granulomas tem área central necrótica circundada por histiócitos epitelioides, que, por sua vez, estão circundados externamente por plasmócitos e

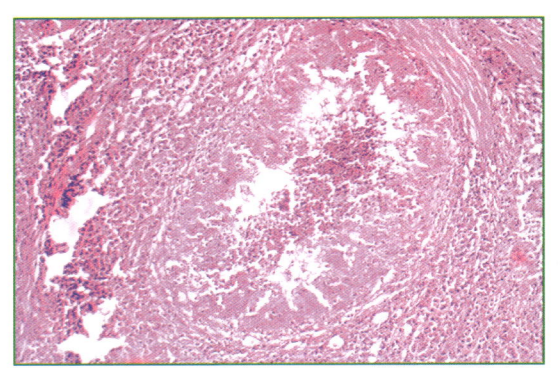

Fig. 5.11 Granuloma com centro supurativo, circundado por histiócitos epitelioides, e, externamente, infiltrado linfoplasmocitário. (HE, 20×)

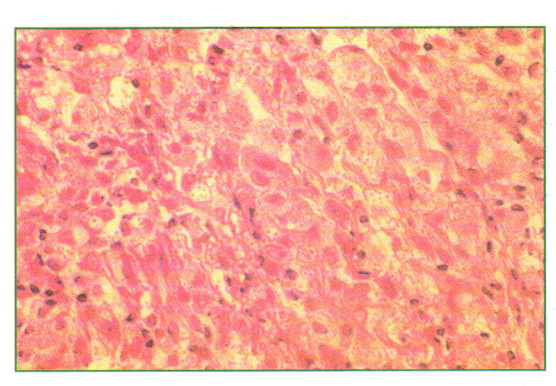

Fig. 5.13 Histoplasmose, histiócitos com citoplasma repleto de parasitas. (HE, 40×)

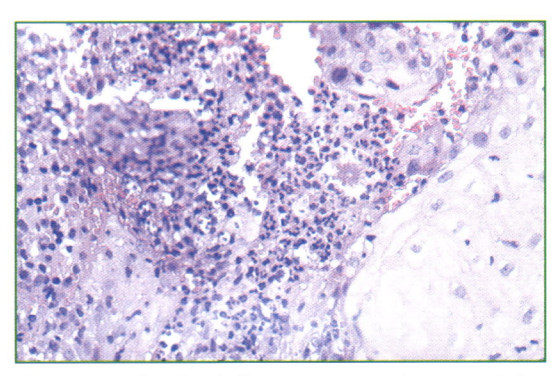

Fig. 5.12 No detalhe da lâmina anterior, observa-se inflamação intensa com exsudato de neutrófilos e um "corpúsculo asteroide". (HE, 40×)

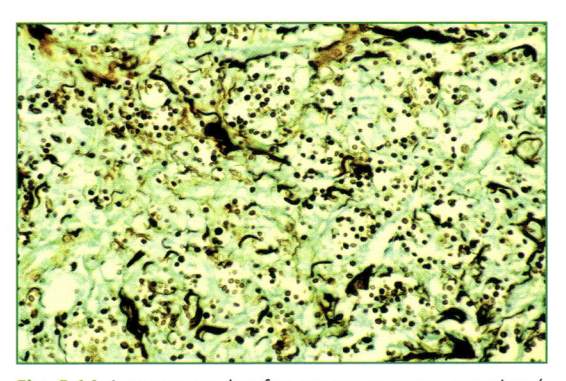

Fig. 5.14 A presença dos fungos na amostra anterior é confirmada na lâmina corada pelo método de Grocott. (20×)

linfócitos (Fig. 5.11). Essas zonas concêntricas são conhecidas, respectivamente, por zonas ectimoide, tuberculoide e sifilítica. Associado ao arranjo granulomatoso descrito podemos encontrar o "corpúsculo asteroide", composto por material eosinofílico redondo ou oval, com cerca de 4-6 μm de diâmetro (Fig. 5.12).

Histoplasmose

O comprometimento cutâneo é pouco comum. O *Histoplasma capsulatum* apresenta-se em cortes histológicos como numerosas estruturas fúngicas no citoplasma dos histiócitos, com cerca de 3 μm de diâmetro (Figs. 5.13 e 5.14).

Criptococose

O agente etiológico *Cryptococcus neoformans* apresenta um quadro histológico com dois padrões distintos de acordo com o número de fungos no tecido e a reação inflamatória associada: granulomatoso e "gelatinoso", mas na prática esses dois padrões podem coexistir (Figs. 5.15 e 5.16). Além disso, não há relevância clínica para os diferentes padrões. As leveduras são redondas e medem de 2 a 15 μm de diâmetro. Além de corarem com PAS e Grocott (prata metamina), usamos azul alcião ou mucicarmim para evidenciar a mucina da cápsula (Fig. 5.2).

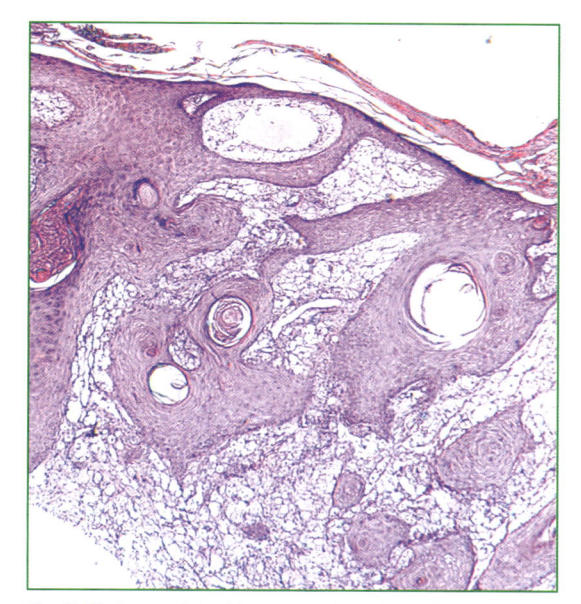

Fig. 5.15 O corte histológico corado pelo HE (10×) mostra, já no menor aumento, alterações histológicas sugestivas da infecção fúngica como a hiperplasia pseudoepiteliomatosa da epiderme. A derme papilar está dissociada por mucina.

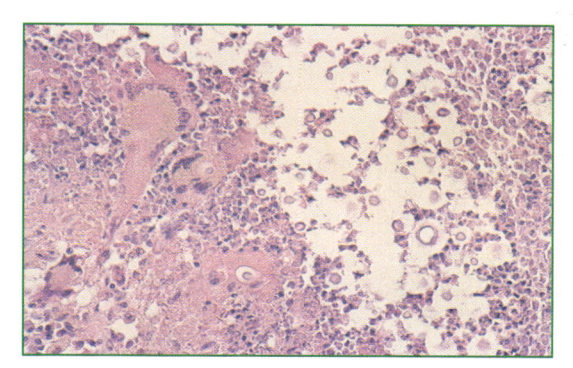

Fig. 5.16 Estruturas fúngicas afastadas por mucina em meio a reação linfo-histiocitária com células gigantes multinucleadas; algumas encerram criptococos. (HE, 40×)

Zigomicose

Mucormicose

O corte histológico mostra processo inflamatório agudo fibrinopurulento com extensa necrose que compromete vasos e o tecido perivascular com a formação de trombos. Pode haver a presença de granulomas em meio ao processo. As hifas são cenocíticas ou podem apresentar raros septos, com ramificações que formam angulações de cerca de 90º.

Entomoftoromicose

No corte histológico, observa-se ao redor das hifas o fenômeno de Hoeppli Splendori, que é um depósito de imunoglobulinas, representado por acúmulo de material eosinofílico e amorfo (Fig. 5.17). As hifas são cenocíticas ou podem apresentar raros septos, com ramificações que formam angulações (Fig. 5.18).

Lacaziose

O quadro histológico revela a epiderme geralmente retificada, não apresenta hiperplasia

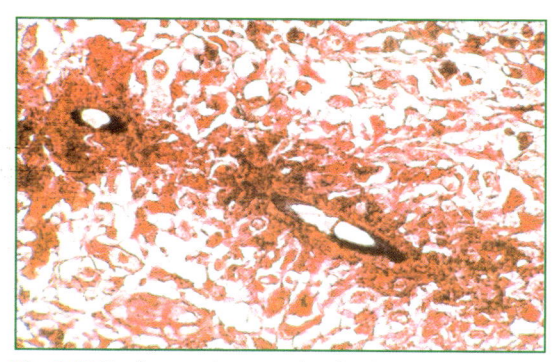

Fig. 5.17 Fenômeno de Hoeppli Splendori, no qual a hifa está circundada por depósito irregular eosinofílico. (PAS, 40×)

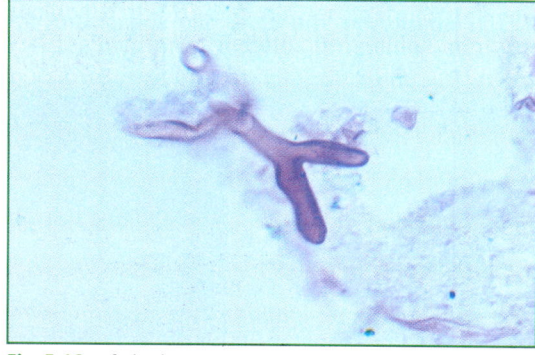

Fig. 5.18 Hifa hialina sem septos exibindo ramificações de 90°.

pseudoepiteliomatosa e microabscessos. Na derme há moderada proliferação fibrosa que se interpõe à reação inflamatória granulomatosa, com estruturas fúngicas dispostas em "cadeias" (Fig. 5.19).

Cromoblastomicose

O corte histológico exibe epiderme com hiperplasia pseudoepiteliomatosa e microabscessos que podem conter células gigantes com ou sem o parasita. O agente etiológico, qualquer que seja o gênero, é visto como corpúsculo acastanhado, em geral disposto aos pares. São os corpúsculos escleróticos, também denominados corpúsculos fumagoides (Fig. 5.20).

Feo-hifomicose

Quando compromete a pele, a infecção é caracterizada por reação inflamatória granulomatosa ou supurativa em meio a numerosas hifas demácias septadas acastanhadas que medem cerca de 2-6 μm. Esse processo pode estar delimitado por proliferação fibrosa, que forma um pseudocisto na derme (Figs. 5.21 e 5.22), ou pode estar associado a alterações epidérmicas hiperplásicas com microabscessos semelhantes aos já descritos.

Rinosporidiose

O quadro histológico apresenta hiperplasia pseudoepiteliomatosa do epitélio de revesti-

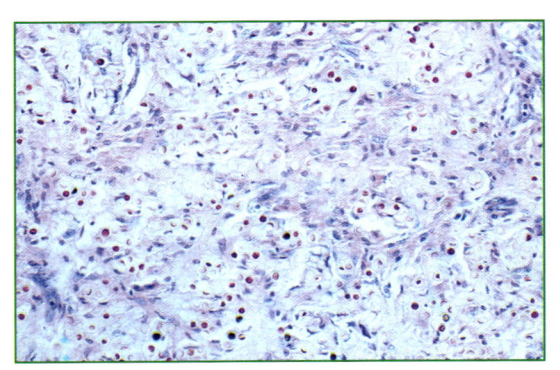

Fig. 5.19 Lacaziose, numerosas estruturas fúngicas em meio a processo inflamatório e fibrose. (PAS, 10×)

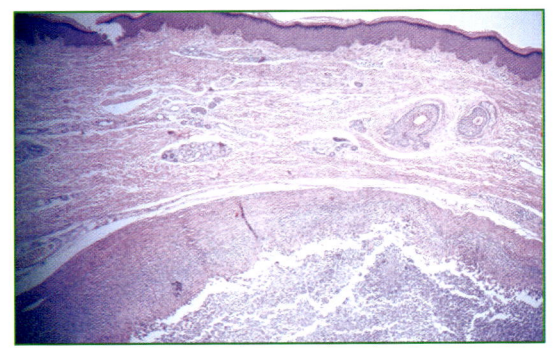

Fig. 5.21 Pele exibindo pseudocisto na derme reticular que se caracteriza por fibrose delimitando cavidade cística preenchida principalmente por exsudato fibrinopurulento e alguns fungos de permeio. (HE, 20×)

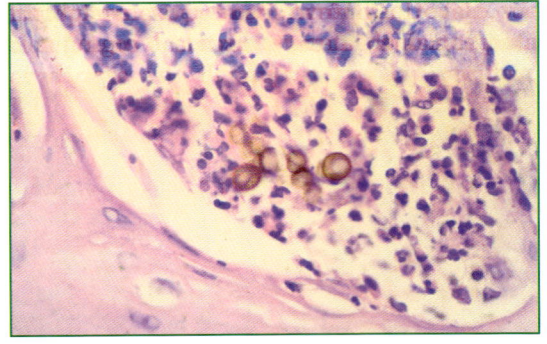

Fig. 5.20 Corte histológico mostrando os corpos fumagoides. (HE, 100×)

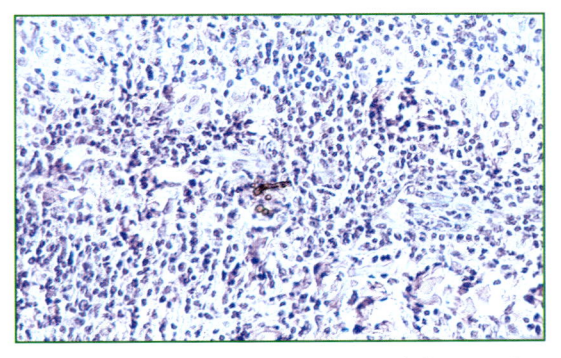

Fig. 5.22 Detalhe da lâmina anterior, com hifas castanhas de *Mycelia sterilia*. (HE, 40×)

mento e reação inflamatória granulomatosa, como discutido anteriormente nas outras infecções. Caracteristicamente, exibe numerosos cistos de tamanhos variados, que geralmente chamam a atenção por serem volumosos (até 300 μm) e repletos de trofozoítos. Essas estruturas são coradas pelos métodos de PAS e Grocott, assim como os fungos (Fig. 5.23).

Prototecose

A reação inflamatória na pele pode ser supurativa e/ou granulomatosa. O agente é bem marcado nas colorações de PAS e Grocott (prata metamina), usadas tradicionalmente para fungos. Nesses métodos, reconhecemos com facilidade um aspecto histológico denominado "mórula" (Fig. 5.24).

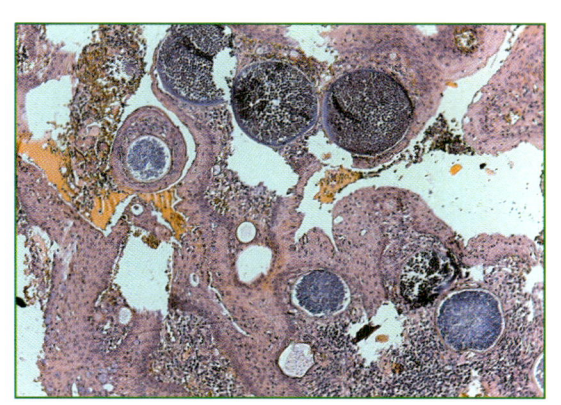

Fig. 5.23 Mucosa com epitelio hiperplásico apresenta numerosos cistos volumosos repletos de trofozoítos no córion. (HE, 20×)

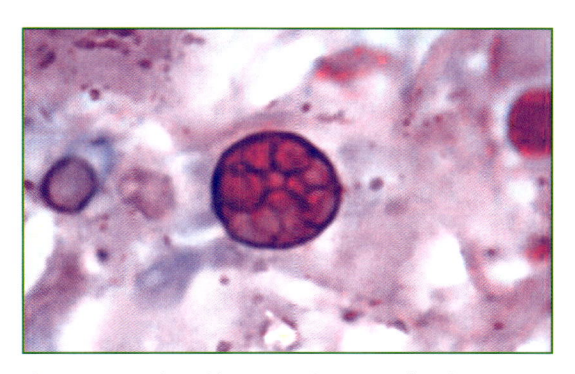

Fig. 5.24 Corte histológico corado em PAS (40×), mostrando em detalhe a estrutura conhecida como "mórula".

BIBLIOGRAFIA

Ackerman AB. *Histologic Diagnosis of Inflammatory Skin Diseases: An Algorithmic Method Based on Pattern Analysis.* New York: Ardor Scribendi, 2005.

Barnhill RL. *Textbook of Dermatopathology*. 2nd ed. New York: McGraw-Hill, 2004.

Brasileiro Filho G. *Bogliolo Patologia*. 7ª ed. Rio de Janeiro: Guanabara Koogan, 2006.

Connor DH, Chandler FW, Schwartz DA e Manz HJ. *Pathology of Infectious Diseases*. Stanford: Appleton and Lange, 1997.

Elder DE, Elenitsas R, Johnson BL e Murphy GF. *Lever's Histopathology of the Skin*. Philadelphia: Lippincott Williams & Wilkins, 2008.

Klatt E e Kumar V. *Robbins and Cotran Review of Pathology*. 2nd ed. WB Saunders, 2004.

McKee PH, Calonje JE, Granter SR. *Pathology of the Skin with CD-ROMs and with Clinical Corrections*. 3rd ed. Mosby, 2005.

Venkataram M. *Fundamentals of Pathology of Skin*. Anshan Pub, 2008.

Weedon D. *Skin Pathology*. 2nd ed. Queensland: Churchill Livingstone, 2003.

Zaitz C, Godoy AM e Colucci FM *et al*. Cutaneous protothecosis: report of a third Brazilian case. *Int J Dermatol* 2006; 45(2): 124-6.

Zaitz C, Godoy AM e Sousa VM *et al*. Onychoprotothecosis: report of the first case in Brazil. *Int J Dermatol* 2006; 45:1071-73.

6

Aplicação de Métodos de Biologia Molecular em Micologia Médica

Marcia de Souza Carvalho Melhem • Maria José Soares Mendes Giannini • Ana Marisa Fusco Almeida

Os métodos moleculares com aplicação no diagnóstico de infecções fúngicas são, atualmente, utilizados na detecção precoce de muitas infecções virais, bacterianas, parasitárias e fúngicas. Um número crescente de técnicas moleculares para o diagnóstico de infecções fúngicas tem sido desenvolvido nos últimos anos, devido à crescente prevalência das micoses invasivas e do período de tempo necessário para o diagnóstico quando são utilizados métodos microbiológicos clássicos. Esses métodos são concebidos para resolver os seguintes aspectos do diagnóstico micológico: a) identificação de fungos em nível de espécie por meio de alvos moleculares de relevância taxonômica; b) diagnóstico precoce de infecções fúngicas invasivas; c) detecção de mecanismos moleculares de resistência aos antifúngicos; e d) tipagem molecular de fungos, todos métodos restritos a laboratórios altamente desenvolvidos. No entanto, algumas dessas técnicas deverão estar disponíveis na prática clínica, em futuro próximo.

Devido à sua especificidade e sensibilidade elevadas, além da rapidez, métodos molecula-res podem ser inseridos na rotina dos laboratórios clínicos para complementar a informação fornecida pelos métodos convencionais e, acima de tudo, para ajudar no diagnóstico de casos duvidosos. No entanto, várias questões devem merecer maior detalhamento, como: a) qual seria o melhor DNA alvo para ser empregado em *kits* comerciais utilizados na rotina dos laboratórios de diagnóstico; b) quais são os melhores métodos de extração de DNA do fungo a partir de espécimes clínicos obtidos de vários locais; e c) quais são os melhores métodos de detecção para uso rotineiro.

Existem, atualmente, vários protocolos para a preparação das amostras, mas nenhum método universal foi descrito como ideal para extração, purificação, concentração do DNA do fungo em espécimes clínicos. DNA de fungos podem ser extraídos e purificados a partir de diferentes amostras clínicas, incluindo sangue total, soro e plasma, lavado bronco-alveolar e LCR. No entanto, a eficiência dos métodos de diagnóstico molecular depende da fase pré-analítica, que inclui a qualidade da coleta e do transporte da amostra biológica.

A eficiência do método, aplicado a diferentes tipos de amostras clínicas, pode não ser equivalente, dado que o volume de DNA pode ser distinto conforme a origem. Por exemplo, um estudo mostrou que a PCR de amostras de pacientes com candidíase invasiva foi positiva com mais frequência quando se utilizou soro para o ensaio, em vez de sangue total. Esse é mais um motivo pelo qual a utilização de testes moleculares em micclogia clínica é prática ainda restrita a alguns laboratórios.

Os métodos convencionais para identificar os fungos envolvem desde a verificação dos sintomas da doença, o isolamento e o cultivo dos micro-organismos envolvidos e a sua identificação pelos aspectos morfológicos e por testes bioquímicos. Embora esses métodos sejam fundamentais, o diagnóstico molecular de fungos cada vez mais é praticado, especialmente, com iniciadores e sondas de ácido nucleico. Métodos moleculares para diagnóstico baseados na reação em cadeia da polimerase, tanto no diagnóstico como na tipagem molecular, são os mais utilizados. O método clássico, embora seja a pedra angular no diagnóstico das micoses, nem sempre permite a correta identificação do agente, resultando, em última análise, em problemas no diagnóstico e no tratamento. Esses métodos dependem de pessoal qualificado e experiente, do tempo de crescimento em cultura do agente etiológico, não são quantitativos e, ainda, são propensos a contaminação e erros, e, assim, muitas vezes resultam em demora do tratamento.

Na área de doenças infecciosas, a detecção rápida de micro-organismos de crescimento lento, ou daqueles não cultiváveis, se torna possível através das técnicas de biologia molecular; além disso, podem ser empregadas na monitorização de doenças através da quantificação da infecção ou na determinação de resistência microbiana. Em micologia, os resultados desses ensaios podem ser úteis no diagnóstico, prognóstico e determinação da terapia a ser utilizada.

A PCR é uma das técnicas mais empregadas nas diversas áreas do diagnóstico molecular. Saiki e cols. (1988) foram os primeiros a preconizar a PCR para amplificar o DNA de micro-organismos, diretamente, em amostras biológicas. No entanto, só recentemente é que se tornaram disponíveis sistemas comerciais para algumas doenças fúngicas. Os testes de PCR podem ser realizados em: sangue periférico, fluidos corporais, ou obtidos por punção, tecidos *in natura* ou embebidos em parafina.

A introdução da PCR resultou em grande revolução tecnológica, pois permitiu a amplificação de regiões (sequências de nucleotídeos) de interesse, contidas em uma amostra complexa de DNA, e possibilitou a automação de métodos para análise de genomas. A tecnologia da PCR é, ainda, bastante flexível de modo a permitir análise de grande variedade de amostras. Para a realização da PCR, utiliza-se uma enzima termoestável (DNA polimerase) que, na presença de um par de oligonucleotídeos iniciadores (*primers*) e nucleotídeos que compõem a molécula de DNA, amplifica a região de interesse a partir de uma pequena quantidade de DNA. Essa amplificação ocorre em equipamentos chamados de termocicladores, durante ciclos repetidos de temperatura, a saber: 94°C para desnaturação do DNA, 45°C a 70°C para hibridização dos oligonucleotídeos às sequências-alvo e 72°C para a síntese de DNA. O DNA assim amplificado pode, então, ser separado e observado, em géis de agarose ou poliacrilamida, e utilizado para diversos fins.

A reprodutibilidade do teste e a observação de boas práticas laboratoriais e de cuidados específicos para exames moleculares são extremamente importantes. Nesse contexto, o controle de qualidade externo é uma das ferramentas que o laboratório deve utilizar para verificação da qualidade de seus processos, promovendo ajustes quando necessário.

Dentre as principais técnicas resultantes de modificações da PCR, podemos citar: RT-PCR, PCR *nested*, PCR multiplex e PCR a partir de iniciadores randômicos (RAPD), PCR associada a análise do polimorfismo de comprimento de fragmento de restrição (RFLP, *restriction fragment lengthy polymorphism*) e PCR em tempo real. A RT-PCR utiliza uma enzima chamada transcriptase reversa para converter uma amostra de RNA em cDNA, antes da etapa de amplificação por PCR, permitindo análises de expressão gênica. A PCR *nested* emprega uma segunda etapa de amplificação com um par de iniciadores internos aos utilizados na primeira etapa e visa aumentar a sensibilidade e a especificidade do método. PCR multiplex é uma reação de amplificação desenhada para detectar múltiplas sequências-alvo em única amostra. PCR a partir de iniciadores randômicos utiliza sequências curtas de oligonucleotídeos para amplificar, de modo aleatório, regiões repetitivas do DNA genômico e é bastante empregado em estudos epidemiológicos. PCR em tempo real permite que a amplificação e a detecção ocorram simultaneamente, em um sistema fechado; para isso é necessário um termociclador que possua sistema de monitorização da emissão de fluorescência. Essa técnica é empregada para quantificação de amostras, em especial para monitorização de doença residual.

Outra metodologia utiliza tecnologia de microarranjos (*microarray*) em que microarranjos de DNA são dispostos em um suporte sólido (*slide*), onde estão aderidos oligonucleotídeos de DNA fita simples de aproximadamente 50 a 70 pb. Cada oligonucleotídeo possui uma sequência representativa de um determinado gene. Um único *slide* pode conter dezenas ou até centenas de milhares de *spots*, cobrindo assim um determinado genoma. Para sua construção, o genoma de interesse é primeiramente sequenciado e então um oligonucleotídeo de DNA fita simples de cada gene é representado no microarranjo. O processo de construção do *biochip* é todo robotizado e requer uma estrutura complexa para a sua execução. Os oligonucleotídeos podem ser impressos (aderidos) no *biochip* ou sintetizados diretamente sobre ele. O laboratório que deseja trabalhar com essa técnica não necessita possuir toda a estrutura, pois há empresas especializadas que fornecem os microarranjos. A principal aplicação dessa tecnologia está no estudo de perfis de expressão gênica de todos os genes de determinado genoma. Em estu-

dos de expressão gênica, a maior vantagem é que é possível, em um único experimento, mensurar a expressão de milhares de genes simultaneamente.

Para a detecção molecular de patógenos emergentes, a matriz denominada *pan-microbial*, desenvolvida por Palacios e cols. (2007) prevê a detecção de vírus, bactérias, fungos e parasitas. No entanto, no caso de fungos, um *chip pan-microbial* permite a identificação de gênero, em vez de espécies fúngicas.

Um teste de DNA microarranjo desenvolvido recentemente permitiu a discriminação das 12 espécies mais comuns de *Candida* e *Aspergillus*, bem como a matriz que ampliou para 20 o número de espécies identificadas, que são representativas de oito diferentes gêneros de agentes fúngicos invasivos. No entanto, nenhum sistema engloba sondas para detecção e identificação de fungos emergentes como *Candida famata*, *Candida kefyr*, *Trichosporon asahii*, *Fusarium solani* e *Penicillium marneffei*, bem como *Candida orthopsilosis* e *Candida metapsilosis*, que foram descritas recentemente.

As regiões-alvo utilizadas em testes para diagnóstico molecular de infecções fúngicas incluem: genes únicos (p.ex., hsp90, quitina sintase, actina, lanosterol demetilase, etc.) e multicópias. Em geral, métodos de diagnóstico molecular com genes multicópias são mais sensíveis do que os genes de cópia única e usam DNA mitocondrial para a detecção de agentes, como *C. albicans* e espécies de *Aspergillus*. No entanto, a variabilidade do DNA mitocondrial entre as diferentes cepas pode ser um fator limitante. Genes ribossomais podem ser usados a fim de aumentar a sensibilidade e especificidade do método de PCR. Esses genes contêm sequências conservadas, que são comuns a todos os fungos, além de domínios variáveis e outros altamente variáveis, como a região conhecida como ITS (*internal transcribed space*). As sequências conservadas podem ser usadas para indicar que se trata de infecção fúngica, enquanto as sequências variáveis podem ser aproveitadas para a identificação da cepa. A região-alvo pode ser uma sequência espécie-específica, gênero-específica, ou uma sequência conservada do genoma fúngico.

Os genes multicópias, como os de origem ribossomal, são preferidos em patologia clínica por fornecerem resultados mais sensíveis. O uso de sequências oriundas da região ribossomal, como: 18S rRNA, 28S rRNA, 5,8S rRNA e ITS oferece a possibilidade de detecção de até 2 a 10 células/mL de sangue. No entanto, em outras amostras biológicas, a sensibilidade é menor. Os genes multicópias, porém, podem gerar resultados falso-positivos, e, por isso, têm-se usado genes de alta especificidade, mas de cópia única. Exemplos de ambos são aplicados à identificação de agentes causadores de micoses sistêmicas, como *Candida albicans*, *Aspergillus fumigatus* e outras espécies dentro desses gêneros, *Coccidioides immitis*, *Cryptococcus neoformans*, *Histoplasma capsulatum* e *Paracoccidioides brasiliensis*, entre outros, como mostrado no Quadro 6.1.

INFECÇÕES FÚNGICAS CUTÂNEAS

O diagnóstico laboratorial de dermatofitoses envolve, rotineiramente, exame microscópico direto da amostra biológica, seguido pela cultura e identificação do agente etiológico. Problemas comuns verificados nos métodos convencionais incluem: baixa especificidade da microscopia direta, demora nos resultados de cultura, além do fato de que muitos isolados de dermatófitos provenientes de pacientes sob terapia antifúngica não apresentam morfologia característica, o que pode comprometer os resultados.

Métodos laboratoriais disponíveis para identificação rápida e precisa das espécies de dermatófitos envolvidas na apresentação clínica são essenciais para um tratamento adequado, além de medidas de prevenção. O desenvolvimento de métodos de diagnóstico para identificação acurada de dermatófitos, em apenas algumas horas, é necessário não

Quadro 6.1
Métodos moleculares para identificação de fungos

Teste	Fungos
Gen-Probe *Accuprobe*	*H. capsulatum*, *B. dermatitidis*, *Coccidioides spp.*
PCR	Fungos dermáceos, dermatófitos, zigomicetos, *Schizophyllum commune*, *Coccidioides spp.*, *Fusarium spp.*
RAPD	Dermatófitos, *H. capsulatum*, *Rhizomucor spp.*
Rep-PCR	*Fusarium spp.*, *Aspergillus spp.*, *H. capsulatum*, *B. dermatitidis*, *Coccidioides spp.*, dermatófitos
PCR *nested*	*Penicillium marneffei*, *Aspergillus spp.*
PCR-RFLP	*Stachybotrys spp.*, *Penicillium spp.*, *Aspergillus spp.*, *Cladosporium spp.*
PCR-EIA	*Aspergillus spp.*, *H. capsulatum*, *B. dermatitidis*, *Coccidioides spp.*, *Penicilium marneffei*, *Pneumocystis spp.*
Microarranjos	*Candida spp.*, *Aspergillus spp.*, *Fonsecaea spp.*, *Phialophora spp.*, *Cladosporium spp.*, *Sporothrix spp.*, *Mucor spp.*, dermatófitos
Luminex	*Trichosporon spp.*, *Cryptococcus spp.*, *Fusarium spp.*
LightCycler PCR	*Aspergillus fumigatus*, *H. capsulatum*, *Coccidioides spp.*, *Fusarium spp.*
PCR tempo real	*Aspergillus spp.*, *Penicillium spp.*, *Paecilomyces spp.*

EIA, *Elisa immuno assay* ou ELISA; Rep-PCR, elementos repetitivos. Adaptado de Balajee *et al.*, 2007.

só para o diagnóstico preciso, mas também para estratégias pós-terapêuticas e estudos epidemiológicos.

O advento da biologia molecular permitiu o desenvolvimento de técnicas como a PCR, altamente sensível e específica, que pode ser utilizada para o diagnóstico diferencial das dermatofitoses, que inclui: dermatite seborreica, atópica, de contato e psoríase, candidíase intertriginosa, eritrasma, eczema, entre outras. Além disso, a PCR é importante para o diagnóstico, muitas vezes difícil, das dermatofitoses atípicas em pacientes imunocomprometidos.

Técnicas de biologia molecular, como PCR, seguida, ou não, pelo ensaio de RFLP, PCR em tempo real e PCR multiplex, foram desenvolvidas, a partir desta década, para a detecção de dermatófitos em amostras biológicas. Poucos estudos, no entanto, foram dirigidos para a comparação entre microscopia direta, cultura e PCR em espécimes clínicos, mas em um deles foi demonstrado que PCR-RFLP apresentou alta correspondência (98,7%) com o método padrão de cultivo das amostras. No entanto, PCR-RFLP é uma técnica complexa, em geral com baixo poder discriminatório. Em outro estudo, foram avaliados 50 pacientes com tinha do corpo e 58 com *tinea cruris*, tendo sido verificado que PCR-RAPD é um método rápido e sensível na detecção de dermatófitos em raspado de pele. A PCR em tempo real parece ser promissora, mas não é prática o suficiente para muitos laboratórios de pequeno porte.

A identificação de gênero e espécie de dermatófitos, em amostras biológicas de origem humana, pode ser realizada após amplificação por PCR de regiões do DNA ribossomal. Desse modo, *Trichophyton rubrum* em teste de PCR *nested,* com iniciador ITS1, foi identificado em caso de tricofícia para o qual os métodos convencionais foram negativos. Uma nova modalidade de PCR (PCR-RLB, *reverse line blot*) revelou-se adequada para rotina e identificação de dermatófitos diretamente de material de unha, pele e cabelos, por ser rápido, sensível, específico e preciso. Nesse estudo, a técnica foi empregada para análise de 819

amostras (596 de unha, 203 de pele e 20 de cabelos), com resultados positivos em 93,6% das 172 amostras com microscopia e culturas positivas. PCR *nested* também foi usada, recentemente, para amplificar o gene da quitina sintase 1 (CHS1) em 105 espécimes de raspados de pele e 50 de cabelos provenientes de 155 pacientes com suspeita clínica de dermatofitoses. Os resultados indicaram que PCR *nested* para dermatófitos foi positiva em 83,8% das amostras, enquanto apenas 70 e 25,8% foram positivas, respectivamente, por microscopia e cultura. Um estudo multicêntrico permitiu avaliar um teste comercial de PCR seguido de ensaio imunoenzimático (PCR-ELISA, *enzime immune assay*) comercial, aplicado a 126 amostras de pele e 80 de unha, que apresentou bom desempenho, com maior índice de positividade (95% e 99%, respectivamente, para cada tipo de amostra) em relação à cultura (67% e 33%), no diagnóstico de dermatofitoses.

Os resultados dos diversos trabalhos indicaram que algumas técnicas baseadas em PCR são vantajosas e específicas como um instrumento de diagnóstico para a detecção e identificação de dermatófitos diretamente da amostra biológica. Além disso, os isolados podem ser identificados facilmente, empregando-se essa metodologia, assim como pode ser feita tipagem molecular de isolados para fins epidemiológicos. Métodos que podem discriminar isolados de dermatófitos podem ser ferramentas úteis para estimar as fontes e vias de infecção, seguidos da prevenção de nova propagação das dermatofitoses.

Apesar dos avanços e da intensa pesquisa que está sendo realizada nesse campo, ainda há necessidade de muitos estudos para padronização do diagnóstico baseado na detecção e identificação de DNA fúngico diretamente da amostra biológica. Apesar de serem promissores, esses métodos ainda não são indicados para laboratórios clínicos de rotina.

PITIRÍASE VERSICOLOR

Malassezia spp., agente da pitiríase versicolor, constituem um gênero especial entre as leveduras, já que engloba organismos lipodependentes. Isso significa que não crescem em meios de cultura usados na rotina do laboratório de micologia. Com exceção da espécie *M. paquidermatis*, patógeno cutâneo de animais que se desenvolve em substratos sem adição de lipídios, todas as demais espécies necessitam desse suplemento para crescimento *in vitro*. Esse aspecto torna difíceis o isolamento em cultura e a identificação desses agentes; além disso, a morfologia semelhante que existe entre as diversas espécies (p.ex., *M. globosa x M. restricta*, ou, ainda, *M. furfur x M. sympodialis x M. slooffiae)* faz com que a sua identificação acurada tenha base em análise molecular.

Os estudos em DNA permitiram o delineamento taxonômico do gênero *Malassezia*, que hoje é composto de 12 espécies, das quais 10 são lipofílicas (*M. furfur, M. globosa, M. restricta, M. slooffiae, M. sympodialis, M. obtusa, M. pachydermatis, M. nana, M. dermatis, M. yamatoensis, M. japonica* e *M. baillon*).

As diferenças, ainda que pequenas, no genoma de cada espécie permitem a distinção entre elas, e, para isso, algumas técnicas são úteis, como a que analisa cromossomos (cariotipagem) por PFGE. A avaliação da porcentagem molar de guanina e citosina, associada à sequência de DNA/RNA do fragmento ribossomal 25S, além da amplificação do fragmento ITS1 de 18S, resulta também na identificação de espécies de *Malassezia*. A técnica de PCR-REA, com o uso de par de iniciadores que amplificam RNA, seguida de restrição enzimática (*Ban I, Hae II* e *Msp I*), permite não somente diferenciar as espécies, mas, também, identificá-las em culturas mistas que contêm mais de uma espécie. Estudo feito com sequenciamento de uma subunidade de RNA mitocondrial ribossomal (LsmtrRNA) mostrou-se uma técnica capaz tanto de distinguir espécies quanto de diferenciar distintos subtipos existentes dentro da mesma espécie. PCR *nested* com iniciadores específicos pode, também, identificar as espécies do gênero *Malassezia*.

No entanto, a técnica de PCR-RFLP segundo diferentes protocolos, aplicada para a região 26S rDNA, seguida de restrição enzimática (*CfoI* e *BstF51*), ou para a região ITS, parece ser a técnica mais indicada na atualidade para identificação molecular de espécies de *Malassezia*, indistinguíveis pelos métodos fenotípicos, já que é, atualmente, considerada técnica simples, rápida e acurada. Em particular, a identificação molecular de *M. furfur* e *M. sympodialis* pode corrigir erros de tipagem fenotípica dessas espécies.

Outra aplicação da análise de DNA de isolados de *Malassezia spp.* é na caracterização de cepas pertencentes a uma determinada espécie. Esse procedimento é importante em estudos epidemiológicos, como em investigação de surtos, conhecimento de aspectos ecológicos, determinação de fontes de infecção, avaliação de virulência ou ocorrência de resistência a drogas, etc. Dentro desses objetivos, alguns estudos foram desenvolvidos e mostraram excelentes resultados. Em anos recentes, isolados de *M. restricta* obtidos de pele de indivíduos sem manifestação clínica ou casos de dermatite atópica foram submetidos ao sequenciamento do DNA da região intergênica IGS, localizada entre as regiões 26S e 5S do rDNA. Os resultados do estudo sugeriram maior diversidade de genótipos entre as cepas que colonizam a pele de população sadia em relação aos isolados de casos clínicos de dermatite de atópica. Em estudo em que foi utilizado PCR *fingerprinting*, foram tipadas cepas diversas causadoras de surto de infecção em unidade de terapia intensiva neonatal. A região ITS1 avaliada por técnica de PCR-SSCP (simples análise do polimorfismo) possibilitou diferenciar 5 subtipos de *M. globosa*, mas em *M. sympodialis* apenas um genótipo foi observado.

Por meio da técnica de PCR-RAPD e análise filogenética de cepas de *M. furfur*, foram separados dois grupos, que corresponderam a: casos de PV e casos de dermatite seborreica. Essa mesma técnica (RAPD), aplicada a outra espécie, *M. pachydermatis,* permitiu descobrir quatro subtipos, assim como a técnica conhecida como *Southern blotting,* com uso da sequência denominada *GT* e enzima de restrição *BglII,* que, igualmente, diferenciou cepas distintas dentro dessa espécie.

Poucos avanços foram alcançados na pesquisa de DNA de *Malassezia spp.* em amostras biológicas para diagnóstico rápido da pitiríase versicolor. Em um estudo, foi demonstrada a presença de DNA e realizada a identificação da espécie de *Malassezia* diretamente em amostras biológicas de casos, utilizando-se um método complexo que empregou CTAB (*hexadecyltimethylammonium bromide*), PCR com iniciadores específicos (ITS 1/4 e ITS 1/3) e RFLP dos produtos obtidos pelo PCR.

A aplicação clínica e terapêutica da tipagem molecular ainda está por ser definida. Caso venha a se comprovar a correlação entre determinadas espécies e recidivas nas manifestações clínicas, ou resistência a tratamento, será grande a importância da análise molecular na determinação das espécies de *Malassezia*. Por ora, as técnicas aplicadas ao estudo do DNA são excelentes ferramentas para o conhecimento epidemiológico desse agente etiológico.

CANDIDÍASE E ASPERGILOSE

A incidência de infecções fúngicas invasivas aumentou consideravelmente nos últimos anos, e, por isso, o diagnóstico rápido dessas micoses é crucial para a introdução adequada do tratamento antifúngico. Estudos recentes mostram que infecção fúngica invasiva pode ocorrer em parcela significativa de pacientes imunocomprometidos, com os agentes etiológicos mais isolados: *Candida albicans* e outras espécies, *Aspergillus flavus* e *Aspergillus fumigatus*.

Várias metodologias têm sido usadas para diagnóstico rápido dessas infecções. A sensibilidade, a especificidade e os valores preditivos positivo e negativo do teste de PCR-ELISA para infecções fúngicas invasivas classificadas como "prováveis" foram altos (75 a 96%). No entanto, essas metodologias ainda são restritas aos laboratórios de investigação, e poucos laboratórios clínicos dispõem desses métodos.

O DNA de espécies de *Candida* tem sido isolado de sangue ou de outros líquidos biológicos obtidos de pacientes infectados. Foram empregados testes com várias moléculas-alvo, como: hsp90, lanosterol demetilase, actina, quitina sintase, aspartil proteinase, além dos que amplificam genes comuns a distintas espécies de fungos (*panfungal*). A especificidade dessas técnicas é alta, já que são observados resultados negativos em amostras de indivíduos colonizados no trato digestivo, e a sensibilidade varia de 48 a 100%, conforme Tabela 6.1.

Os genes do citocromo P450, genes das proteínas de choque térmico, genes de regulação do pH também são empregados, mas os que amplificam os genes rRNA (18S, 28S e 5.8S rRNA) são os mais utilizados devido à sua natureza universal e com grande número de cópias. Grande variedade de métodos, após amplificação, tem sido utilizada para explorar as regiões variáveis dentro dos amplicons de rRNA e identificar o gênero ou espécie causador da infecção. As técnicas mais promissoras são as de PCR que utilizam sondas específicas marcadas e PCR em tempo real. Dessa maneira, elimina-se a necessidade de várias etapas, reduzindo tanto o tempo como o potencial de contaminação.

Os testes diagnósticos que detectam ácidos nucleicos de *Aspergillus* por PCR foram propostos e padronizados para utilização em sangue, tecidos obtidos por biópsia e lavados broncoalveolares. A sensibilidade varia de 64 a 100%, em aspergilose invasiva comprovada, e a especificidade situa-se entre 65% e 98-100%, conforme a Tabela 6.2. Essas diferenças são devido ao tipo de ensaio e aos pacientes avaliados. Estudos recentes avaliaram uso da PCR em tempo real, aplicado a sangue e lavado broncoalveolar (LBA) de casos suspeitos de aspergilose. Resultados falso-positivos foram registrados em LBA devido à presença transitória de conídios no trato respiratório. O uso de sangue, soro e plasma é mais adequado do que amostras do trato respiratório. PCR-ELISA foi positiva em 7,2% pacientes que apresentaram sinais clínicos e radiológicos de aspergilose invasiva e cujos agentes

Tabela 6.1

Sensibilidade (S) e especificidade (E) do teste de PCR, tipo de iniciadores, para diagnóstico da candidíase

Gene	Método	Amostra	Nº de casos	S (%)	E (%)
Gênero/espécie-específico					
Actina	PCR/hibridização com sonda radiomarcada	Soro	43	79	100
Quitina sintase	PCR/*Southern blotting*	Sangue	50	93,4	100
SAP	PCR-EIA	Sangue	124	100	100
Panfungal					
18SrDNA	PCR	Sangue	121	88-100	97
18SrDNA	PCR/*Southern*	Sangue	200	48	100
18SrDNA	PCR	Sangue	105	95	97
18SrDNA	PCR	Sangue	97	100	97
18SrDNA	PCR	Sangue	59	100	100
ITS	Sequenciamento	Sangue	225	72	91
ITS	Sequenciamento	Sangue	42	88	100

Adaptado de Chen et al., 2002; Yeo & Wang, 2002; Anaisse et al., 2009.

foram: *Aspergillus flavus* (11 casos) e *Aspergillus fumigatus* (3 casos). O tempo médio de positividade da PCR-ELISA no sangue, antes do aparecimento dos sinais clínicos, foi de 12,6 dias. PCR foi o indicador mais precoce de aspergilose invasiva em pacientes leucêmicos, com resultados prévios aos achados clínicos e radiológicos. A sensibilidade, a especificidade, os valores preditivos positivo e negativo da PCR-ELISA para a detecção de DNA específico para espécies de *Aspergillus,* em pacientes com aspergilose invasiva, foram de 66%, 96%, 62,5% e 97%, respectivamente. Os resultados mostraram que a média de tempo da manifestação clínica foi de 39 dias, e o tempo médio de positividade do teste molecular (tempo de infecção) foi de 17,7 dias. Portanto, em clínicas de doenças infecciosas, a monitorização de pacientes com o teste molecular poderá ajudar no diagnóstico de infecções fúngicas invasivas na fase inicial da infecção, antes de manifestações clínicas.

A combinação de PCR com técnicas para detectar moléculas de galactomanana em soro, ou lavado broncoalveolar, é útil para diagnosticar aspergilose invasiva em pacientes com doença hematológica. A sensibilidade do teste foi de 83,3% e o valor preditivo, de 97,6%. Por outro lado, a associação do teste de galactomanana ao de amplificação e sequenciamento de DNA resultou em 100% de sensibilidade.

O desenvolvimento do teste ELISA para aspergilose invasiva demora 2 a 3 h, e o método de PCR, 24 h para ser concluído, devido a extenso processo de extração. O custo total por amostra, excluindo os controles necessários e os custos trabalhistas, é semelhante, variando de U$11,00 a U$12,00 para o teste ELISA e em torno de U$12,00 para o teste de PCR por amostra.

A Tabela 6.3 mostra o limite de detecção de métodos moleculares utilizados para o diagnóstico de candidíase invasiva.

Tabela 6.2

Sensibilidade (S) e especificidade (E) do teste de PCR para *Aspergillus* segundo tipo de iniciadores (espécie-específicos ou *panfungal*)

Gene	Método	Amostra	Pacientes	S (%)	E (%)
18SrDNA	gel	Sangue	140	100	89
18SrDNA	sonda	Sangue	84	100	65
18SrDNA	sonda	Sangue	92	100	73
18SrDNA	PCR nested	LBA	67	100	93
18SrDNA	PCR nested	Sangue	218	92	81
18SrDNA	sonda	Sangue	122	79	92
18SrDNA	PCR nested	Sangue	165	64	64
18SrDNA	*beacon*	LBA	99	67	100
mitocondrial	PCR-ELISA	Soro	201	64	90
18SrDNA	sonda	Plasma	96	64	87
18SrDNA	PCR-ELISA	Sangue	121	75	96
28SrDNA	sonda	Sangue	203	92	95

Adaptado de Chen *et al.* (2002); Yeo *et al.* (2002); Kamazu *et al.* (2004) e Anaisse *et al.* (2009).

Tabela 6.3

Métodos de detecção de ácidos nucleicos associados ao limite de detecção dos testes no diagnóstico de candidíase

DNA-alvo	Método	Técnica de detecção	Limite de detecção
Actina	PCR	Hibridização com sonda radiomarcada	0 céls./0,1 mL
Proteína de choque térmico	PCR	Br Et	100 ufc/mL
DNA mitocondrial	PCR	*Southern blotting*	3 céls./0,1 mL
rRNA	PCR	Enzima de restrição REA	15 céls./100 µL
Quitina sintase	PCR	*Southern blotting*	10 ufc/0,1 mL
P450	nPCR	BrEt	1 pg de DNA
P450	PCR	*Southern blotting*	10-20 céls./0,1 mL
5S rRNA + NTS	PCR	BrEt	15 ufc/mL
5.8S rRNA + ITS	PCR	EIA	2 céls./0,2 mL
18S rRNA	PCR	*Southern blotting*	10-15 ufc/0,1 mL
18S rRNA	PCR	BrEt-*Southern blotting*	10-100 céls./mL
18S rRNA	PCR	*Southern blotting*	1 ufc/mL
18S rRNA	PCR	ELISA	5 ufc/mL

PCR, reação em cadeia da polimerase; nPCR, PCR *nested*; Br Et, *bioluminescence resonance energy transfer*; EIA, *Elisa immune assay* ou ELISA; NTS, *non-transcribed spacer*; ufc, unidades formadoras de colônia.

Criptococose

Vários métodos de tipagem molecular são utilizados para conhecimento das espécies *Cryptococcus neoformans* e *C. gattii*, agentes da criptococose. Entre elas, cariotipagem, PCR-*fingerprinting*, RAPD, RFLP e *amplified fragment length polymorphisms* (AFLP) são as mais empregadas em estudos epidemiológicos e taxonômicos. Essas técnicas permitiram a demonstração da complexidade dessas espécies. Em *Cryptococcus neoformans*, são reconhecidas, atualmente, duas variedades: *Cryptococcus neoformans* var. *grubii* (sorotipo A), que apresenta distribuição mundial e é o principal agente em casos de AIDS, e *C. neoformans* var. *neoformans* (sorotipo D), que apresenta prevalência significativa na Europa. Essa espécie apresenta, ainda, um híbrido AD. A espécie *C. gattii* é composta dos sorotipos B e C e apresenta distribuição mais limitada a regiões tropicais e subtropicais. Essa espécie, antes considerada uma variedade da espécie *C. neoformans*, foi assim definida após sequenciamento de vários genes (URA5, CNLAC1,CAP59,CAP64,IGSeITSderRNA)de *C. neoformans* var. *neoformans* e *C. gattii*. As árvores filogenéticas revelaram grupos (*clusters*) geneticamente distintos. Análise genética da progênie, após o cruzamento entre cepas da var. *neoformans* e *gattii*, e esses dados de tipagem molecular foram suficientes para que a nova espécie, *C. gattii,* fosse proposta.

Em estudos epidemiológicos, as técnicas de PCR *fingerprinting,* com iniciadores mini (M13) ou microssatélite (GACA) específicos, e RFLP (genes PLB1 e URA5) foram fundamentais para dividir isolados, de vários continentes, em oito tipos moleculares principais, denominados: VNI e VNII (de *C. neoformans* var. *grubii* sorotipo A), VNIII (de *C. neoformans* sorotipo AD), VNIV (*C. neoformans* var. *neoformans* sorotipo D) e VGI a VGIV (*C. gattii* sorotipos B e C). O maior estudo de âmbito ibero-americano avaliou cepas de nove países, incluindo o Brasil, e demonstrou maior prevalência do tipo VNI entre 340 isolados. Do Brasil, foram incluídos 66 isolados, sendo 44 da região Sudeste, 11 da região Sul e 11 da

região Nordeste, dos quais o tipo VNI foi predominante (82,3%), seguido de VGII (13,6%) e VNII (3,0%). Outro estudo, realizado com 106 isolados do estado de São Paulo, tipados por RAPD e PCR *fingerprinting* com o iniciador $(GACA)_4$ e confirmados por RFLP (gene PLB1), comprovou a alta frequência de VNI (91,5%), seguido pelo VNII (6,6%) e pelo VGII (1,9%). Vários estudos têm verificado a maior prevalência do tipo molecular VNI, tanto em isolados ambientais quanto em amostras clínicas.

Isolados clínicos de *C. gattii* tipo molecular VGII são menos frequentes, mas foram, e ainda são, alvo de atenção dada sua capacidade de causar criptococose em indivíduos sem deficiência no sistema imune, com formas clínicas graves. Esse tipo molecular também é motivo de muitos estudos, pela ocorrência de surto de criptococose causado por cepas com alta virulência, envolvendo humanos e outros animais, no início desta década em Vancouver, no Canadá, cidade situada em zona temperada. A questão sobre a origem geográfica dessas cepas, frequentes em regiões de climas tropical e subtropical, e de como elas chegaram ao Canadá é, ainda, motivo de discussão. Um fato interessante foi a comparação, pela técnica de *multilocus sequence typing* (MLST), de uma cepa causadora do surto diante de dois isolados oriundos dos EUA e Brasil. Nessa análise, a cepa mostrou-se 100% idêntica à proveniente dos EUA e diferente, em apenas uma região gênica (*locus*) das 30 analisadas, ao isolado brasileiro, abrindo a possibilidade de isolados da América do Sul serem a origem do surto.

A técnica de AFLP apresenta alto poder discriminatório entre as cepas de mesma espécie e, por isso, foi empregada para análise de isolados clínicos e ambientais, obtidos de fragmentos de árvores, demonstrando alto grau de relação entre os isolados das duas origens, incluindo ocorrência de VGII, entre isolados tanto clínicos quanto ambientais.

O sequenciamento do genoma de dois isolados de *C. neoformans* (sorotipo D) foi concluído recentemente, e verificou-se que um deles contém, aproximadamente, 20 Mb com 6.500

genes estruturais e série enorme de transcritos. O genoma é rico em transposons que podem justificar a instabilidade cariotípica e a variação fenotípica. As regiões de grande importância são aquelas relacionadas aos genes de virulência, como a família CAP64, que codifica para a enzima fenoloxidase (CNLAC1) e para fosfolipase (PLB1). Além desses, genes relacionados à resistência aos antifúngicos, principalmente ERG11, que codifica a enzima-alvo das drogas azólicas, são alvo de muitos estudos. *Cryptococcus neoformans* é um basidiomiceto heterotálico que possui dois *mating types* opostos (MAT α e MAT a), e o cruzamento dessas células haploides leva à formação de hifas dicarióticas e esporos sexuados denominados basidiósporos (Kwon-Chung, 1975). Apesar de os basidiósporos serem produzidos na proporção de um α para um a, o que se observa tanto em isolados ambientais quanto em isolados clínicos é a predominância quase absoluta do tipo α (98-99,9%). O gene que codifica para *mating-type* é importante em estudos de virulência e é alvo de estudos epidemiológicos em criptococose.

Desde que a estrutura genética de *C. neoformans* é bastante complexa, o emprego de novos iniciadores bem como novas técnicas moleculares são importantes e necessários para elucidar a epidemiologia da criptococose. No estado do Rio Grande do Sul, a variabilidade genética de isolados clínicos e ambientais foi testada por 22 iniciadores aleatórios, dos quais 8 comprovaram o polimorfismo de *C. neoformans*. Mesmo em isolados sequenciais de mesmo paciente é possível identificar a presença de distintos subtipos, e esse fato foi demonstrado em estudo realizado com casos de AIDS de diversas regiões do estado de São Paulo. Desse modo, além de estudos taxonômicos, de virulência, de resistência e epidemiológicos, a tipagem molecular serve para avaliar casos individuais e determinar ocorrência de recidiva ou reinfecção, demonstrando os graus de relação entre os isolados do episódio de início da doença e aqueles obtidos de episódios posteriores da infecção. Estudos mostram evidências da existência de microevolução em *C. neoformans*, associada a diminuição da sensibilidade a antifúngicos, e também da possibilidade de coinfecção, por duas cepas diferentes, em um mesmo paciente. No Brasil, um estudo analisou isolados de *C. neoformans* obtidos de amostras seriadas de líquido cefalorraquidiano e/ou sangue do mesmo paciente; eles foram analisados por PCR-*fingerprinting* e RAPD para verificar a persistência da mesma cepa, ou reinfecção por cepa distinta da inicial, e, ainda, se ocorreu coinfecção por cepas diferentes. Os resultados sugeriram que a persistência da cepa é a maior responsável pelos relapsos e que, em alguns casos, pode ocorrer coinfecção por cepas distintas.

Se os métodos moleculares voltados ao estudo do DNA contribuíram de modo significativo para a comprovação da grande diversidade genética dos agentes da criptococose, e sua relação com virulência, resistência, distribuição, evolução e filogenia, essas metodologias ainda não representam uma ferramenta importante no diagnóstico da doença. A reação de PCR consta de muitos protocolos para detecção de DNA em amostras biológicas de casos de criptococose, mas não se dispõe, ainda, de método de referência que possa ser útil na prática clínica. As modalidades de PCR *nested*, PCR multiplex e PCR em tempo real foram avaliadas com amostras de líquido cefalorraquidiano. PCR *nested* com dois pares de *primers* baseados na região ITS do rDNA apresentou sensibilidade e especificidade adequadas quando aplicadas a amostras contaminadas com bactérias. PCR multiplex, usada para amplificação de ITS 1 e ITS2 de rRNA, permitiu o diagnóstico diferencial entre 7 espécies de *Candida* e *Cryptococcus neoformans*. Em outro estudo, as técnicas de PCR *nested* e PCR em tempo real foram eficazes para amplificar a região 18S de rRNA, demonstrando, com sucesso, DNA de *C. neoformans* em amostras de tecidos. Entretanto, nenhuma dessas técnicas está disponível ou validada para uso na rotina laboratorial.

Apesar do contraste verificado entre a escassa aplicação para o diagnóstico da criptococose e os inúmeros estudos moleculares de seus agentes, os métodos de biologia molecular podem ser, no futuro, mais bem explorados e desenvolvidos com o intuito de entrelaçar essas duas áreas, caracterizando regiões no genoma de *C. neoformans* que podem ser alvo de sondas específicas para identificação rápida da doença.

PARACOCCIDIOIDOMICOSE

O diagnóstico laboratorial da paracoccidioidomicose (PCM) é frequentemente estabelecido pela demonstração microscópica de seu agente etiológico, *Paracoccidioides brasiliensis*, a partir de exame a fresco, biópsia ou exame histopatológico, e confirmado pelo isolamento e identificação do fungo através do cultivo de material clínico e por técnicas sorológicas e, mais recentemente, por métodos moleculares. Por meio da técnica de PCR ou suas variantes, a presença de *P. brasiliensis* pode ser detectada, com finalidade diagnóstica, com sensibilidade e especificidade altas. Essa metodologia apresenta maior sensibilidade que os métodos de rotina.

Várias sequências de DNA de *P. brasiliensis* de uso potencial ro diagnóstico foram relatadas, mas poucas foram aplicadas em amostras clínicas. Como a molécula de peso molecular de 43 kDa, denominada gp43, é um bom marcador para diagnóstico, ensaios com a sua sequência foram aplicados em amostras de escarro de pacientes com paracoccidioidomicose, utilizando-se cinco pares distintos de iniciadores. Em todas as análises observou-se banda de 600pb específica para *P. brasiliensis*. Porém, algumas sequências da gp43 podem sofrer substituições, e, assim, há necessidade de maiores estudos para verificar a sua universalidade e especificidade. Essa metodologia também foi aplicada para amostras parafinadas e tem mostrado resultados promissores. Outros iniciadores, como os da sequência MG2(1)F, 5'-GGGATT-CCCTAGGCAAACACTTGTGTGA-3'; MG2(1)R, 5'-GTGCAGTTATCCACAAGCCATATAT-TC-3', foram empregados em amostras de es-

carro de pacientes com a forma crônica. Em caso de recidiva, o teste molecular precedeu, por 1 ou mais semanas, o resultado de testes clássicos, bem como foi capaz de detectar *P. brasiliensis* em uma amostra de LCR. Deve-se ressaltar que mais experiência será necessária para incluir testes moleculares na rotina diagnóstica. Eventuais fatores de erro com essa metodologia são: possibilidade de resultados falso-positivos, consequentes à contaminação ou ampliação não específica, e resultados falso-negativos decorrentes de questões técnicas relativas à extração do DNA ou à má conservação do espécime biológico, permitindo a degradação do DNA.

Procedimentos de observação microscópica e cultivos dos materiais biológicos para pesquisa de *P. brasiliensis* nem sempre podem ser realizados ou fornecem resultados positivos. A positividade das culturas pode ser prejudicada pela presença de contaminantes nos materiais semeados, e, na maioria das vezes, o tempo requerido para o isolamento do fungo é longo. Por métodos moleculares, pode-se realizar a identificação do fungo, principalmente para os isolados atípicos. Atualmente, discute-se a possibilidade de *P. brasiliensis* não ser espécie homogênea, e, portanto, três espécies crípticas são aceitas. Vários iniciadores podem ser usados para a sua identificação molecular, como as sequências PbITS1s e PbITS3a, que geram um fragmento de 418 pb. Também os iniciadores OL5 e OL3, em combinação com ITS1 e UNI_R, respectivamente, foram capazes de discriminar *P. brasiliensis* de outros fungos patogênicos por PCR. Também se podem identificar isolados típicos e atípicos empregando sequências do gene da gp43, assim como da região ITS (*ribosomal internal transcribed spacer regions*).

O uso de métodos comerciais como o Accu-Probe (Gen Probe), que emprega iniciadores quimioluminiscentes, é específico para a molécula-alvo do fungo. Sua especificidade é maior para *Coccidioides immitis* (100%), mas varia de 99 a 99,7% no caso de *Blastomyces dermatitidis* e *Histoplasma capsulatum*, devido à reatividade cruzada com *Paracoccidioides brasiliensis* e *Chrysosporum spp.*, respectivamente. O uso desse método é particularmente útil em fungos que não esporulam e não podem ser identificados por métodos convencionais. O grande problema refere-se aos custos desse *kit* e à falta de disponibilidade para identificação de fungos importantes em nosso meio, como *P. brasiliensis*. As regiões ITS e ribossomal são empregadas para a identificação molecular de grande número de fungos. Têm como fator limitante a qualidade das sequências depositadas em bases de dados. Com a disponibilidade de melhores métodos de sequenciamento, de dados mais robustos e de métodos comerciais, essa metodologia será alternativa aos métodos convencionais.

HISTOPLASMOSE

Histoplasma capsulatum variedade *capsulatum* é o agente da histoplasmose americana, que apresenta duas fases distintas de crescimento: filamentosa e leveduriforme. Por isso, esse fungo é denominado fungo dimórfico. Os conhecimentos advindos dos estudos moleculares de *H. capsulatum* explicam diversos aspectos relacionados com sua virulência, patogênese e filogenia. A transformação desse agente, da fase filamentosa para a leveduriforme, é essencial para sua virulência e, dessa maneira, ocorre assim que as partículas infectantes desse agente deixam o meio ambiente e penetram no organismo. Associada a essa conversão está a alteração de expressão de muitos genes, cerca de 500 descobertos até o momento, reguladores da morfologia de *H. capsulatum*.

Alterações morfológicas que ocorrem em organismos tanto unicelulares como multicelulares representam transições biológicas que ocorrem durante variados processos de desenvolvimento. As ditas transições, em geral, estão governadas por reguladores de transcrição que iniciam uma cascata de expressão gênica em resposta a um sinal, que pode ser temporal, espacial ou ambiental. Em *H. capsulatum,* a regulação da alteração da forma celular é uma resposta ao meio ambiente, e a temperatura é o sinal mais bem caracterizado e reconhecido que estimula as células a se transformar em leveduriformes. Sob metodologias distintas, como mutagênese de inserção e análise por microarranjo, pesquisadores estudaram cerca de um terço de todo o genoma de *H. capsulatum* e identificaram as centenas de genes que se expressam de forma diferente nas fases, filamentosa ou leveduriforme, desse agente. Alguns desses genes codificam proteínas essenciais para a fase leveduriforme de crescimento (p.ex., *RYP1, required yeast phase*); as células mutantes para o gene (*ryp1*) apresentam-se sempre na forma filamentosa, independentemente da temperatura de cultivo. Essa, assim como muitas outras proteínas, compõe alguns grupos encontrados em outros gêneros e espécies de fungos.

Alguns genes que apresentam superexpressão durante a fase patogênica leveduriforme desse fungo são de particular interesse (*CBP1* e *AGS1*), pois já foi demonstrada sua relação com patogênese, enquanto as funções de muitos outros ainda continuam desconhecidas. Nesse grupo estão incluídos os genes *YPS* (*yeast phase-specific*), que codificam uma família de proteínas denominadas Yps que inclui as *Yps 3,* que são secretadas e expostas na superfície celular ligada à quitina da parede. A peculiaridade é que são expressas apenas em algumas cepas de *H. capsulatum,* tipadas por análise de fragmentos polimórficos de DNA após restrição enzimática (RFLP, *restriction fragment length polymorphism*) que foram isoladas somente na América do Norte, com o mais alto poder de virulência e termotolerância descrito até o momento; apesar disso, não se sabe, ainda, a função exata dessa proteína e seu papel na virulência; no entanto, cepas mutantes obtidas *in vitro* apresentam, em animais de experimentação, defeitos na colonização de tecidos, especialmente naqueles tecidos ricos em fagócitos periféricos. De outro modo, alguns genes (p.ex., *CBP1, calcium binding protein*) são reconhecidos como fatores associados a virulência em cepas de *H. capsulatum.*

Métodos de biologia molecular demonstram que *H. capsulatum* apresenta cepas distintas demonstradas *in vitro* pelo polimorfismo de DNA. Estudos moleculares empregando técnicas diversas, como cariotipagem, análise de fragmentos polimórficos de DNA após restrição enzimática (*restriction-fragment length polymorphism*, RFLP), amplificação aleatória de DNA polimórfico (*random amplification of polymorphic*, RAPD) e PCR-*fingerprinting*, identificaram dezenas de subtipos ou classes, dentro dessa espécie. No Brasil, foram descritas cepas distintas por RAPD relacionadas a diferentes regiões; segundo o perfil molecular, as cepas isoladas da região Nordeste foram classificadas no grupo I, enquanto a maioria das cepas do Sudeste e do Sul foi enquadrada no maior grupo, denominado II; interessante, ainda, foi o encontro de uma cepa com perfil único sem correlação genética com nenhuma outra de sua região. As cepas do estado de Goiás também apresentaram perfil bem delimitado, caracterizado no terceiro grupo de cepas.

A análise de DNA por RAPD de cepas brasileiras provenientes de solo, animais e humanas, apesar de mostrar grande identidade de polimorfismo molecular entre cepas obtidas de solo e animais dentro de uma mesma área geográfica, sugeriu que um micronicho ambiental poderia atuar como fonte de infecção para animais e a população local. Deve-se ter em conta, no entanto, que as cepas de *H. capsulatum* recombinam-se em nichos naturais, assim comprovado em culturas de laboratório, o que contribui para sua diversidade; há indícios de maior variabilidade molecular entre cepas da América Latina e África, se comparadas às da América do Norte. Isolados de *H. capsulatum* da América Latina são agrupados, por metodologia RFLP, em classes 3, 5 e 6, mas, aparentemente, RFLP classe 4 está restrita a uma cepa isolada de solo na Flórida, EUA. Cepas RFLP classes 1 e 2 (maior grupo) são prevalentes na América do Norte, mas os isolados de *H. capsulatum* da classe 1 pertencem a um grupo caracterizado por: i) nunca terem sido isolados do solo, sugerindo necessidades nutricionais diferenciadas; ii) padrão peculiar de produção de atividade proteolítica extracelular; e iii) serem obtidos

apenas de pacientes com deficiência do sistema imune. Possivelmente, em indivíduos imunocompetentes, organismos da classe 1 causam infecção assintomática ou subclínica que se manifesta apenas com o subsequente aparecimento de imunodepressão.

As diferenças genéticas das cepas de *H. capsulatum*, talvez, possam explicar até mesmo as prevalências de certas manifestações clínicas em certas regiões, como por exemplo a forma de eritema nodoso mais frequente em pacientes da América Latina quando comparado a casos norte-americanos. Verifica-se, também, que as lesões cutâneas pouco comuns nos Estados Unidos (< 10%), Guiana Francesa (< 14%) e Panamá (17,5%) têm alta frequência (50%-85%) em casos da América Latina; deve-se ressaltar, no entanto, que outros aspectos, tais como demora no diagnóstico e no tratamento, ou ainda diferenças da resposta imune do hospedeiro devido às características étnicas, podem ser cofatores existentes, além da diferença genética entre as cepas infectantes de *H. capsulatum*.

Os estudos moleculares do DNA contribuem também para demonstrar que o gênero *Histoplasma* pode englobar, pelo menos, 8 espécies distintas, que atualmente estão constritas a 3 variedades (*capsulatum*, que causa histoplasmose americana, *duboisii*, da histoplasmose africana, e *farciminosum*, que infecta equinos).

Para o diagnóstico molecular da histoplasmose americana, muitos laboratórios estão empenhados em desenvolver um método com base na reação de PCR que poderia promover, *in vitro*, identificação rápida do agente etiológico obtido em cultura e, também, proporcionar diagnóstico a partir de tecidos infectados. O uso de quimioluminescência para marcar DNA para a detecção de sequências específicas de rRNA obteve êxito na identificação de cepas de *H. capsulatum* e no diagnóstico de histoplasmose, realizado a partir de tecidos e válvula cardíaca extraída de casos de endocardite.

Importantes trabalhos brasileiros foram realizados com tecnologia de PCR, usando iniciadores específicos com sequências baseadas em genes da proteína M, com 100% de sensibilidade na identificação de isolados típicos e atípicos de *H. capsulatum,* devendo a metodologia ser avaliada quanto à sua especificidade.

Um ensaio baseado em PCR em tempo real (*real-time* PCR) permitiu distinguir de modo acurado *H. capsulatum* de outros agentes comumente encontrados na rotina micológica, aparentando ser uma poderosa ferramenta no futuro. Com esse ensaio, foi possível realizar o diagnóstico a partir de tecidos obtidos por biópsia e secreção respiratória de casos confirmados de histoplasmose.

A detecção de DNA de *H. capsulatum* em cortes histológicos de lesões oculares por histoplasmose foi possível por ensaio que empregou iniciador baseado no gene rRNA. Outros ensaios foram realizados com iniciadores desenvolvidos a partir do gene que codifica a proteína de 100 kDa, resultando em 100% de sensibilidade para detectar *H. capsulatum* em tecidos infectados, além de não apresentar resultados falso-positivos com outras espécies de fungos.

Com a sequência do gene do antígeno H, um ensaio de PCR *semi-nested* foi desenvolvido, e, comparando-se esse método empregado em tecidos, sangue e escamas de pele com exames histológicos e cultura dessas amostras, os resultados foram similares, embora com superioridade na sensibilidade da PCR em relação à cultura, podendo chegar a detectar material genômico correspondente a menos de 10 células leveduriformes de *H. capsulatum*.

Outros ensaios de PCR *nested* foram realizados em amostras de tecidos e sangue de modelos murinos de infecção, demonstrando maior sensibilidade quando comparados aos métodos histológicos e culturas quantitativas para diagnóstico de histoplasmose. Alguns iniciadores usados foram baseados no gene da subunidade 18S rRNA de *H. capsulatum,* mas os resultados foram variáveis e mostraram que o teste também pode detectar DNA de outros fungos, como *Blastomyces dermatitidis* e *Paracoccidioides brasiliensis.*

Outro estudo alerta para a possibilidade de reação cruzada em testes que empregam tecnologia molecular. Um teste comercial (*Histoplasma capsulatum* AccuProbe) mostrou resultados falso-positivos para uma cepa, posteriormente identificada como *Chrysosporium*, isolada de secreção respiratória de caso suspeito de histoplasmose. As reações inespecíficas, com *probes* comerciais, envolvem espécies que são filogeneticamente distantes. Os fungos dimórficos *H. capsulatum* e *B. dermatitidis* estão classificados dentro de uma nova família *Ajellomycetaceae* (Onygenales), junto com outras espécies de *Emmonsia* e, ainda, *Paracoccidioides brasiliensis*; no entanto, outros gêneros que dão reação cruzada com *H. capsulatum* pertencem a outras famílias de Onygenales. *Chrysosporium*, forma assexuada de *Nannizziopsis vriesii,* está em *Onygenaceae, e Gymnascella hyalinospora* situa-se em *Gymnoascaceae.* Por isso é importante que, durante o desenvolvimento de técnicas moleculares, sejam realizados ensaios para triagem de reação cruzada com outras espécies filogeneticamente relevantes, independentemente de serem, ou não, patógenos humanos. Além disso, os resultados de testes baseados em ácidos nucleicos não devem ser interpretados de modo isolado, mas sempre como uma informação adicional. Muitas espécies de fungos anteriormente consideradas saprobiotas são hoje reconhecidas como agentes de infecção em hospedeiros suscetíveis, e cepas sem significância clínica podem ser isoladas de amostras clínicas e simular patógenos primários. Profissionais experientes em micologia clássica devem reconhecer e interpretar resultados discrepantes, usando o conhecimento adquirido da biologia molecular e o estudo dos aspectos fenotípicos dos distintos grupos de fungos de interesse médico.

O papel que os métodos baseados em PCR representam para o diagnóstico da histoplasmose ainda não está definido, pelo baixo número de casos até então avaliados e pela falta de metodologia padronizada para uso de PCR na identificação de *H. capsulatum.* Os resultados dos estudos com PCR permitem concluir que essa metodologia deverá representar uma ferramenta adicional para o diagnóstico de *H. capsulatum*, especialmente em áreas não endêmicas da doença, para complementar a pesquisa de antígeno e métodos sorológicos. Além disso, os métodos moleculares são seguros, limitando a possibilidade de infecção profissional por exposição a *H. capsulatum*, dada a inativação do agente no processo de extração do DNA. Tendo em vista que o crescimento desse agente em meios de cultura é demorado e que muitas amostras demoram a apresentar, ou não apresentam, estruturas características que permitem sua identificação fenotípica, ao lado do fato de alguns fungos saprófitas serem semelhantes *in vitro* a *H. capsulatum* e testes com exoantígeno necessitarem de conversão da fase de crescimento desse agente, pode-se afirmar que os testes com tecnologia de PCR terão importante aplicação no diagnóstico de rotina e impacto na clínica médica.

RINOSPORIDIOSE

Os estudos de biologia molecular expandem nosso conhecimento sobre a diversidade entre os organismos eucariotas que são patogênicos ao homem e enfatizam o valor limitado de classificações filogenéticas baseadas, apenas, em aspectos fisiológicos e morfológicos. Um dos melhores exemplos da aplicação desses estudos é o *Rhinosporidium seeberi*. Esse é o agente da rinosporidiose, infecção granulomatosa crônica das membranas mucosas que se manifesta, em regra, como pólipos friáveis na mucosa nasal, ou estruturas da região ocular, podendo acometer outras localizações topográficas e, raramente, apresentar-se sob forma disseminada. *Rhinosporidium seeberi* foi descrito, inicialmente, como um protozoário (Malbran; Seeber, 1892), depois reclassificado como fungo (Ashworth, 1923), e, desde o final do século passado, é considerado um protista (Herr e cols., 1999; Friedricks e cols., 2000).

Rhinosporidium seeberi não teve, até o momento, comprovada reprodução *in vitro*, seja em cultura celular ou em meios sintéticos, a partir de tecidos infectados ou fontes ambien-

tais, e, desse modo, muitos aspectos de sua biologia são, ainda, desconhecidos. O ciclo de vida desse protista foi deduzido a partir de suas características em tecido do hospedeiro, tendo como base as descrições clássicas feitas por no início do século passado por Beattie, Ashworth, Tirumurti e Karunaratne, sem muitas informações adicionais desde então.

Rhinosporidium seeberi é um protista aquático, único patógeno humano de uma nova classe, situada entre fungos e animais – Mesomycetozoea –, anteriormente considerada um grupo denominado DRIP, um acrônimo que englobava os gêneros *Dermocystidium*, *Ichthyophonus, Psorospermium* e o agente da doença de salmões conhecida como *rosette*. As doenças produzidas por esses agentes em anfíbios e peixes assemelha-se, do ponto de vista histopatológico, à rinosporidiose, e as estruturas morfológicas – endosporos – desses organismos são similares às de *R. seeberi;* por essas razões, há uma proposta de inclusão de todos esses organismos em apenas um gênero: *Rhinosporidium*.

Estudos moleculares comprovaram que, dentro de endosporos, existem, além de lipoproteínas, estruturas esféricas eletrodensas com atividade metabólica contendo ácidos nucleicos, corados com acridina orange e sensíveis à DNAse; para alguns especialistas, essa última pode ser a unidade infectante de *R. seeberi*. Por técnica de amplificação aleatória de sequências iniciadoras (*amplification by randomly selected primers*, RAPD), foi demonstrada variação entre cepas do genótipo de *R. seeberi*, após extração de DNA de endósporos e esporângios purificados obtidos de tecidos humanos e animais. Recentemente, o alinhamento das sequências completas da região ITS1 (*internal transcribed spacer*), 5.8S e ITS2 de cepas de *R. seeberi* isoladas de humanos e duas outras espécies animais (cisnes e cães), usando *primer* RhinA2F (5 -TAGTTG-CGTGATTTTTCGAA-3), em combinação com *primer* universal de ITS4, demonstrou a existência de três grupos distintos relacionados à espécie animal. Esse achado indica a possibilidade de o gênero *Rhinosporidium* possuir cepas espécie-específicas em decorrência da adaptação evolutiva desse agente ao seu hospedeiro. Isso explicaria as inúmeras tentativas fracassadas de inoculação de *R. seeberi* em animais de experimentação.

A relação dessas características não foi feita com suas propriedades de virulência, o que poderia ser relevante para o espectro clínico, ou mesmo para explicar aspectos histopatológicos diversos. Os primeiros estudos moleculares, que amplificaram, por reação em cadeia da polimerase (PCR), a subunidade 18S do rRNA de *R. seeberi* de DNA genômico extraído de tecido de cão infectado, permitiram análise filogenética após comparação da sequência obtida com a de organismos de outros diversos grupos taxonômicos, incluindo fungos (Friedricks e cols., 2000). De maneira interessante, a espécie filogeneticamente mais próxima, *Dermocystidium salmonis,* também apresenta grandes estruturas esféricas contendo endósporos. Nesse estudo, a filogenia molecular não significou, apenas, um estudo taxonômico, mas forneceu dados que podem ser úteis no conhecimento da patogênese, da epidemiologia e do diagnóstico da doença; o diagnóstico laboratorial de *Rhinosporidium seeberi* é, na atualidade, fundamentado, apenas, na observação desse agente no tecido, já que não há provas imunológicas padronizadas que demonstrem, acuradamente, antígenos ou anticorpos circulantes específicos para o agente.

A reação em cadeia da polimerase (PCR) foi empregada para amplificar a subunidade 18S rDNA de *Rhinosporidium* a partir de tecidos de pólipos nasais de 3 pacientes com rinosporidiose, evidenciando bandas bem definidas no gel de eletroforese, sugerindo alta especificidade da reação. O sequenciamento do produto da PCR demonstrou identidade completa, acima de 377 bp, com a sequência clonada do tecido canino. Posteriormente, amostras de DNA de 23 pólipos de 12 casos sem rinosporidiose foram submetidas a reação específica para *Rhinosporidium*, sem resultados falso-positivos. Esse é o único relato de sucesso de um teste que poderá se tornar útil para o diagnóstico molecular da rinosporidiose.

Duas observações independentes, quais sejam, de que rinosporidiose humana está associada à exposição a coleções de água e de que *R. seeberi* pertence à classe de parasitas aquáticos, levam à hipótese de que os hospedeiros naturais de *R. seeberi* são peixes, ou outros animais aquáticos, e que o homem adquire a infecção após contato com água contendo animais contaminados com esse parasita. Sob a perspectiva de saúde pública, a reação de PCR poderá ser representar ferramenta para avaliar a parasitose em peixes e delimitar áreas endêmicas do agente da rinosporidiose, com vistas a medidas de prevenção da doença.

CONSIDERAÇÕES FINAIS

Vários métodos baseados na tecnologia do DNA foram introduzidos e melhoraram a identificação de fungos patogênicos, além de encurtarem o tempo necessário para sua detecção. A maioria dos processos moleculares permite a identificação de uma ou de poucas espécies em uma hora, resultando em alto custo se todas as espécies forem consideradas. Uma abordagem ideal para superar essa limitação é dada pela aplicação da tecnologia de microarranjos, que permite a discriminação de uma ampla gama de patógenos em um único ensaio. De outro modo, quando se deseja analisar a expressão de apenas alguns genes, a técnica de PCR *real-time* é geralmente empregada: ela consegue analisar a expressão de até 4 genes simultaneamente.

Nos últimos anos, vários avanços tecnológicos contribuíram para a melhoria dos métodos baseados em PCR, tanto para detecção quanto para identificação e quantificação de fungos. Podem-se separar os testes em duas vertentes: qualitativos e quantitativos. Os testes qualitativos indicam presença, ou ausência, de infecção, provendo altíssima sensibilidade e especificidade. Os testes quantitativos, por sua vez, têm função de monitorar a terapêutica. Ambos os tipos de métodos podem servir como ferramentas em inquéritos epidemiológicos quanto à frequência e distribuição de espécies, de subtipos moleculares, de cepas resistentes e virulentas.

O uso de sondas específicas, nas técnicas de PCR e suas modalidades, permite rápida identificação de espécies de fungos patogênicos primários ou oportunistas. Essa ferramenta é relevante na prática médica, como no caso de fungemias e outras infecções sintomáticas que têm emergido como uma das principais causas de morbidade e mortalidade em pacientes de risco, em particular aqueles com neoplasias, doenças hematológicas e submetidos a grandes cirurgias. Além disso, a detecção rápida de fungos de crescimento lento, como *P. brasiliensis* e *H. capsulatum*, ao lado do menor biorrisco inerente aos procedimentos de cultivo desses agentes, fazem das técnicas moleculares um forte componente da microbiologia atual.

BIBLIOGRAFIA

Aizawa T, Kano R, Nakamura Y, Watanabe S, Hasegawa A. The genetic diversity of clinical isolates of *Malassezia pachydermatis* from dogs and cats. *Med. Mycol* 2001; 32:9-34.

Anthony RM, Howell SA, Lloyd DH, Pinter L. Application of DNA typing methods to the study of the epidemiology of *Malassezia pachydermatis*. *Microb Ecol Healt Dis* 1994; 7:161-8.

Arancia S, Sandini S, Cassone A, De Bernardis F, La Valle R. Construction and use of PCR primers from a 70 kDa heat shock protein gene for identification of *Candida albicans*. *Mol Cell Probes* 1997; 11:329-36.

Arseculeratne SN. Recent advances in rhinosporidiosis and *Rhinosporidium seeberi*. *Indian J Med Microbiol* 2002; 20:119-31.

Arseculeratne SN, Atapattu DN, Eriyagama NB. Human anti-rhinosporidial antibody does not cause metabolic inactivation or morphological damage in endospores of *Rhinosporidium seeberi* in vitro. *Indian J Med Microbiol* 2005; 23:14-9.

Badiee P, Kordbacheh P, Alborzi A, Malekhoseini S, Ramzi M, Mirhendi H, Mahmoodi M, Shakiba E. Study on invasive fungal infections in immunocompromised patients to present a suitable early diagnostic procedure. *Int J Infect Dis* 2009; 13(1):97-102.

Badiee P, Kordbacheh P, Alborzi A, Ramzi M, Shakiba E. Molecular detection of invasive aspergillosis in hematologic malignancies. *Infection* 2008; 36(6):580-4.

Baeza LC, Matsumoto MT, Almeida AMF, Mendes-Giannini MJS. Strain differentiation of Trichophyton rubrum by randomly amplified polymorphic DNA and analysis of rDNA nontranscribed spacer. *J Med Microbiol* 2006; 55:429-36.

Bailão AM, Schrank A, Borges CL, Dutra V, Molinari-Madlum EEWI, Felipe MSS, Mendes-Giannini MJS, Martins WS, Pereira M, Soares CMA. Differential gene expression by Paracoccidioides brasiliensis in host interaction conditions: representational difference analysis identifies genes associated to fungal pathogenesis. *Microbes Infection* 2006; 8:2686-97.

Balajee SA, Sigler L, Brandt M. DNA and the classical way: identification of medically important molds in the 21st century. Medical Mycology, 2007; 45:475-90.

Barnes RA, White PL, Bygrave C, Evans N, Healy B, Kell J. Clinical impact of enhanced diagnosis of invasive fungal disease in high-risk haematology and stem cell transplant patients. *J Clin Pathol*. January 1, 2009; 62(1):64-9.

Barreto de Oliveira MT, Boekhout T, Theelen B, Hagen F, Baroni FA, Lazera MS, Lengeler KB, Heitman J, Rivera IN, Paula CR. *Cryptococcus neoformans* shows a remarkable genotypic diversity in Brazil. *J Clin Microbiol* 2004; 42:1356-9.

Batra R, Boekhout T, Guého E, Cabañes JF, Dawson Jr. TL, Gupta AK. Mini review: *Malassezia baillon,* emerging clinical yeasts. *Fems Yeastres* 2005; 5:1101-13.

Belkum A, Boekhout T, Bosboom R. Monitoring spread of *Malassezia* infections in a neonatal intensive care unit by PCR-mediated genetic typing. *J Clin Microbiol* 1994; 32(10): 2528-32.

Benard G, Mendes-Giannini MJ. Paracoccidioidomycosis. *In*: Feigin RD, Cherry JD, Demmler GJ, Kaplan SL, editors. *Textbook of Pediatric Infectious Diseases*. 6th ed. Philadelphia, PA: Editora Elsevier, 2009. Chapter 214.

Bergmans AM, Schouls LM, Ent M, Klaassen A, Böhm N, Wintermans RG. Validation of PCR-reverse line blot, a method for rapid detection and identification of nine dermatophyte species in nail, skin and hair samples. *Clin Microbiol Infect* 2008; 14(8):778-88.

Bialek R, Ernst F, Dietz K, Najvar LK, Knobloch J, Graybill JR, Schaumburg-Lever G. Comparison of staining methods and a nested PCR assay to detect *Histoplasma capsulatum* in tissue sections. *Am J Clin Pathol* 2002; 117(4): 597-603.

Bialek R, Feucht A, Aepinus C, Just-Nubling G, Robertson VJ, Knobloch J, Hohle R. Evaluation of two nested PCR assays for detection of *Histoplasma capsulatum* DNA in human tissue. *J Clin Microbiol* 2002; 40(5):1644-7.

Bialek R, Fischer J, Feucht A, Najvar LK, Dietz K, Knobloch J, Graybill JR. Diagnosis and monitoring of murine histoplasmosis by a nested PCR assay. *J Clin Microbiol* 2001; 39(4):1506-9.

Boekhout T, Kaw M, Guého E. Molecular typing of *Malassezia* species with PFGE and RAPD. *Med Mycol* 1998; 36:365-72.

Boekhout T, Theelen B, Diaz M, Fell JW, Hop WCJ, Albertin ECA, Dromer F, Meyer W. Hibrid genotypes in patogenic yeast *Cryptococcus neoformans*. *Microbiology* 2001; 147:891-907.

Bohse ML, Woods JP. Expression and interstrain variability of the *Yps3* gene of *Histoplasma capsulatum*. *Eukaryot Cell* 2007; 6(4):609-15.

Botterel F, Curvale N, Foulet F, Poirot JL, Bretagne ET. Fréquence de la colonization des catheters vasculaires par *Malassezia sp* chez l'adulte. *J Mycol Med* 2000; 203.

Bracca A, Tosello ME, Girardini JE, Amigot SL, Gomez C, Serra E. Molecular detection of *Histoplasma capsulatum* var. *capsulatum* in human clinical samples. *J Clin Microbiol* 2003; 41(4):1753-5.

Brandt ME, Gaunt D, Iqbal N, McClinton S, Hambleton S, Sigler L. False-positive *Histoplasma capsulatum* gen-probe chemiluminescent test result caused by a *Chrysosporium* species. *J Clin Microbiol* 2005; 43(3):1456-8.

Cacere CR, Mendes-Giannini MJS, Fontes CJ, Kono A, Duarte AJ, Benard G. Altered expression of the costimulatory molecules CD80, CD86, CD152, PD-1 and ICOS on T-cells from paracoccidioidomycosis patients: lack of correlation with T-cell hyporesponsiveness. *Clinical Immunology (Orlando)* 2008; 129:341-9.

Carter DA, Burt A, Taylor JW, Koenig GL, and White TJ. Clinical isolates of *Histoplasma capsulatum* from Indianapolis have a recombining population structure. *J Clin Microbiol* 1996; 34:2577-84.

Carvalho VG, Terceti MS, Dias ALT, Paula CR, Lyon JP, Siqueira AM, Franco MC. Serotype and mating type characterization of *Cryptococcus neoformans* by multiplex PCR. *Revista do Instituto Med. Trop. São Paulo* 2007; 49:207-10.

Casadevall A, Perfect JR. *Cryptococcus neoformans*. Washington, DC: American Society for Microbiology, 1998, p. 1-541.

Casali AK, Goulart L, Silva LK *et al*. Molecular typing of clinical and environmental *Cryptococcus neoformans* isolates in the Brazilian state Rio Grande do Sul. *Fems Yeast Research* 2003; 3: 405-15.

Castro NS, Barbosa MS, Maia ZA, Báo SN, Felipe MSS, Santana JM, Mendes-Giannini, MJS, Pereira M, Soares CMA. Characterization of Paracoccidioides brasiliensis PbDfg5p, a cell-wall protein implicated filamentous growth. *Yeast (Chichester)* 2008; 25:141-54.

Centro de Vigilância Epidemiológica, Coordenadoria de Controle de Doenças, Secretaria de Estado da Saúde do Estado de São Paulo. Manual de Paracoccidioidomicose. Disponível em http://www.cve.saude.sp.gov.br/htm/tb/mat_tec/tb [último acesso em 12/04/2009].

Chavasco JK, Paula CR, Hirata MH, Aleva NA, Melo CE, Gambale W, Ruiz L da S, Franco MC, Paula CR. Molecular identification of Candida dubliniensis isolated from oral lesions of HIV-positive and HIV-negative patients in São Paulo, Brazil. *Revista do Inst. Med. Trop. São Paulo* 2006; 48:21-7.

Chemaly RF, Tomford JW, Hall GS, Sholtis M, Chua JD, Procop GW. Rapid diagnosis of *Histoplasma capsulatum* endocarditis using the accuprobe on an excised valve. *J Clin Microbiol* 2001; 39(7):2640-1.

Chen SCA, Halliday CL, Meyer W. A review of nucleic acid-based diagnostic tests for systemic mycoses with an emphasis on polymerase chain reaction-based assays. *Med Mycol* 2002; 40: 333-57.

Costa C, Costa J-M, Desterke C, Botterel F, Cordon-nier C, Bretagne S. Real-time PCR coupled with automated DNA extraction and detection of galac-tomannan antigen in serum by enzyme-linked im-munosorbent assay for diagnosis of invasive asper-gillosis. *J Clin Microbiol* 2002; 40:2224-7.

Coutinho SD, Paula CR. Proteinase, phospholipa-se, hyaluronidase and chondroitin-sulphatase pro-duction by *Malassezia pachydermatis*. *Med Mycol* 2000; 38:73-6.

Cuenca-Estrella M, Meije Y, Diaz-Pedroche C, Gomez-Lopez A, Buitrago MJ, Bernal-Martinez L, Grande C, Juan RS, Lizasoain M, Rodriguez-Tudela JL, *et al*. Value of serial quantification of fungal DNA by a real-time PCR-based technique for early diagnosis of invasive aspergillosis in pa-tients with febrile neutropenia. *J Clin Microbiol* 2009; 47(2):379-84.

Einsele H, Herbart H, Roller G, Loffler J, Rother-höfer I, Müller CA, Bowden RA, Van Burik J-A, Engelhard D, Kanz L, Schumacher U. Detection and identification of fungal pathogens in blood by using molecular probes. *J Clin Microbiol* 1997; 35:1353-60.

Fredericks DN, Jolley JA, Lepp PW, Kosek JC, Rel-man DA. *Rhinosporidium seeberi*: A human patho-gen from a novel group of aquatic protistan para-sites. *Emerg Infect Dis* 2000; 6:273-82.

Fusco-Almeida AM, Matsumoto MT, Baeza LC, Oliveira Silva RB, Kleiner AAP, Melhem MSC, Mendes-Giannini MJS & The Laboratory Group on Cryptococosis. Molecular typing and antifun-gal susceptibility of clinical sequential isolates of *Cryptococcus neoformans* from São Paulo State, Brazil. *FEMS Yeast* 2007; 7:152-64.

Gaitanis G, Velegraki A, Alexopoulos EC, Charafim V, Tsigonia T, Katsamba A. Distribution of *Malasse-zia* species in pityriasis versicolor and seborrhroeic dermatitis in Greece. Typing of the mayor pitiria-sis versicolor isolate *M. globosa*. *Br J Dermatol* 2006; 154:5, 854-9.

Gaitanis G, Velegraki A, Frangoulis E, Mitroussia A, Tsigoni A, Tzimogianni A, Katsambas A, Le-gakis NJ. Identification of *Malassezia* species from patients skin scales by PCR-RFLP. *Clin Microbiol Infect* 2002; 8(3):162-73.

Gandra RF, Simão RC, Matsumoto FE, Da Silva BC, Ruiz LS, Silva EG, Gambale W, Paula CR. Genotyping by RAPD-PCR analyses of Malassezia furfur strains from pityriasis versicolor and sebor-rhoeic dermatitis patients. *Mycopathologia* 2006; 162:273-80.

Giusiano GB, Bustillo S, Mangiaterra S, Deluca G. Identification of Malassezia species by PCR-REA. *Rev Argent Microbiol* 2003; 35:162-6.

Gomes GM, Cisalpino PS, Taborda CP *et al*. PCR for diagnosis of paracoccidioidomycosis. *J Clin Mi-crobiol* 2000; 38:3478-80.

Guedes, HLM, Guimaraes AJ, Muniz MM, Pizzini CV, Hamilton AJ, Peralta JM, Deepe Jr GS, Zan-cope-Oliveira RM. PCR assay for identification of *Histoplasma capsulatum* based on the nucleoti-de sequence of the M antigen. *J Clin Microbiol* 2003; 41:535-9.

Gueho E, Leclerc MC, De Hoog GS, Dupont B. Mo-lecular taxonomy and epidemiology of *Blastomyces* and *Histoplasma* species. *Mycoses* 1997; 40:69-81.

Guého E, Midgley G, Guillot J. *The Genus Malasse-zia With Description of Four New Species*. Antonie Van Leeuwenhoek. 1996; 69:337-55.

Guillot J, Deville M, Berthelemy M, Provost F, Guého E. A single PCR-restriction endonuclease analysis for rapid identification of *Malassezia* spe-cies. *Appl Microbiol* 2000; 31:400-3.

Guillot J, Guého E. The diversity of *Malassezia* yeast confirmed by RRNA sequence and nuclear DNA comparisons. Antonie Van Leeuwenhoek, 1995; 67:297-314.

Gupta AK, Kohli Y, Faergermann J, Summerbell RC. Epidemiology of *Malassezia* yeasts associated with pityriasis versicolor in Ontario, Canada. *Med Mycol* 2001; 199-206.

Gupta AK, Kohli Y, Summerbell RC. Molecular differentiation of seven *Malassezia* species. *J Clin Microbiol* 2000; 38:1869-75.

Herr RA, Ajello L, Taylor JW, Arseculeratne SN, Mendoza L. Phylogenetic analysis of *Rhinospo-ridium seeberi*'s 18s small-subunit ribosomal DNA groups, this pathogen among members of the pro-toctistan mesomycetozoa clade. *J Clin Microbiol* 1999; 37(9):2750-4.

Hoang LM, Maguire JA, Doyle P, Fyfe M, Ros-coe DL. *Cryptococcus neoformans* infections at Vancouver Hospital and Health Sciences Centre (1997-2002): Epidemiology, microbiology and his-topathology. *J Med Microbiol* 2004; 53:935-40.

Huang A, Li JW, Shen ZQ, Wang XW, Jin M. High-throughput identification of clinical pathogenic fungi by hybridization to an oligonucleotide microarray. *J Clin Microbiol* 2006; 44:3299-305.

Huffnagle KE, Gander RM. Evaluation of genprobe's *Histoplasma capsulatum* and *Cryptococcus neoformans* Accuprobes. *J Clin Microbiol* 1993; 31(2):419-21.

Igreja RP, Lazera MS, Wanke B *et al*. Molecular epidemiology of *Cryptococcus neoformans* isolates from AIDS patients of the Brazilian City, Rio de Janeiro. *Med Mycol* 2004; 42:229-38.

Kami M, Fukui T, Ogawa S, Kazuyama Y, Machida U, Tanaka Y, Kanda Y, Kashima T, Yamazaki Y, Hamaki T, Mori S, Akiyama H, Mutou Y, Sakamaki H, Osumi K, Kimura S, Hirai H. Use of real-time PCR on blood samples for diagnosis of invasive aspergillosis. *Clin Infect Dis* 2001; 33:1504-12.

Kaneko T, Makimura K, Abe M, Shiota R, Nakamura Y, Kano R, Hasegawa A, Sugita T, Shibuya S, Watanabe S, Yamaguchi H, Abe S, Okamura N. Revised culture based system for identification of Malassezia species. *J Clin Microbiol* 2007; 45: 3737-42.

Kaneko T, Makimura K, Sugita T, Yamaguchi H. Tween 40 based precipitate production observed on modified chromogenic agar and development of biological identification kit for Malassezia species. *Med Mycol* 2006; 44:227-31.

Karimi K, Wheat Lj, Connolly P *et al*. Differences in histoplasmosis in patients with acquired immunodeficiency syndrome in the United States and Brazil. *J Infect Dis* 2002; 186:1655-60.

Kasuga T, Taylor JW, White TJ. Phylogenetic relationships of varieties and geographical groups of the human pathogenic fungus *Histoplasma capsulatum* darling. *J Clin Microbiol* 1999; 37:653-63.

Kasuga T, White TJ, Koenig G, McEwen J, Restrepo A, Castañeda E, Lacaz CS, Heins-Vaccari EM, Freitas RS, Zancopé-Oliveira RM, Qin Z, Negroni R, Carter DA, Mikami Y, Tamura M, Taylor ML, Miller GF, Poonwan N, Taylor JW. Phylogeography of the fungal pathogen *Histoplasma capsulatum*. *Molecular Ecology* 2003; 12(12):33-83.

Kauffman CA. Histoplasmosis. *Clin Chest Med* 2009; 30:217-25.

Kawazu M, Kanda Y, Nannya Y, Aoki K, Kurokawa M, Chiba S, Motokura T, Hirai H, Ogawa S. Prospective comparison of the diagnostic potential of real-time PCR, double-sandwich enzyme-linked immunosorbent assay for galactomannan, and a (1->3)-beta-D-glucan test in weekly screening for invasive aspergillosis in patients with hematological disorders. *J Clin Microbiol* 2004; 42(6):2733-41.

Keath EJ, Kobayashi GS, Medoff G. Typing of *Histoplasma capsulatum* by restriction fragment length polymorphisms in a nuclear gene. *J Clin Microbiol* 1992; 30:2104-7.

Kidd SE, Hagen F, Tscharke RL, Huynh M, Bartlett KH, Fyfe M *et al*. A rare genotype of *Cryptococcus gattii* caused the cryptococcosis outbreak on Vancouver Island (British Columbia, Canada). *Proc Natl Acad Sci USA* 2004; 101:17258-63.

Kurzai O, Heinz WJ, Sullivan DJ, Coleman DC, Frosch M, Mühlschlegel FA. Rapid PCR test for discriminating between *Candida albicans* and *Candida dubliniensis* isolates using primers derived from the Ph-regulated Phr1 and Phr2 genes of C. albicans. *J Clin Microbiol* 1999; 37:1587-90.

Kwon-Chung KJ, Boekhout T, Fell JW, Diaz M. Proposal to conserve the name. *Cryptococcus gattii* against *C. Rondurians* and *C. basillispoms* (Basidiomycota, Hymenomycetes, Tremellomycetoidea). *Taxon* 2002; 51:804-6.

Kwon-Chung KJ, Wickes BL, Stockman L, Roberts GD, Ellis D, Howard DH. Virulence, serotype, and molecular characteristics of environmental strains of *Cryptococcus neoformans* var. *gattii*. *Infect Immun* 1992; 60:1869-74.

Leinberger DM, Schumacher U, Autenrieth IB, Bachmann TT. Development of a DNA microarray for detection and identification of fungal pathogens involved in invasive mycoses. *J Clin Microbiol* 2005; 43:4943-53.

Linscott AJ. Molecular diagnostics for infectious disease. *Pathol Case Rev* 2002; 7(2):64-9.

Liu D, Coloe S, Baird R, Pedersen J. Rapid differentiation of *Microsporum* dermatophytes based on arbitrarily primed PCR amplification. *Opportunistic Pathogens* 1997; 9:3-6.

Loeffler J, Herbart H, Bialek R, Hagmeyer L, Schmidt D, Serey FP, Hartmann M, Eucker J, Einsele H. Contaminations occurring in fungal PCR assays. *J Clin Microbiol* 2000; 38:3830-3.

Loftus BJ, Fung E, Roncaglia P. The genome of the basidiomycetous yeast and human pathogen *Cryptococcus neoformans*. *Science* 2005; 25:1321-4.

Makimura K, Tanuma Y, Kudo M, Uchida K, Saito H, Yamaguchi H. Species identification and strain typing of *Malassezia* species stock strains and clinical isolates based on the DNA sequences of nuclear ribosomal internal transcribed spacer 1 regions. *J Med Microbiol* 2000; 49:29-35.

Martagon-Villamil J, Shrestha N, Sholtis M, Isada CM, Hall GS, Byrne T, Lodge BA, Reller LB, Procop GW. Identification of *Histoplasma capsulatum* from culture extracts by real-time PCR. *J Clin Microbiol* 2003; 41:1295-8.

Martins MA, Melhem MSC, Pappalardo MCSM, Chioccola VL. Molecular analysis of serial *Cryptococcus neoformans* isolates from Brazilian AIDS patients. *Mem Inst Oswaldo Cruz* 2007; 102: 777-84.

Matsumoto MT, Fusco-Almeida AM, Baeza LC, Melhem MSC, Mendes-Giannini MJS. Genotyping, serotyping and determination of mating-type of *Cryptococcus neoformans* clinical isolates from São Paulo State, Brazil. *Rev Inst Med Trop São Paulo* 2007; 49:41-7.

McCracken D, Barnes R, Poynton C, White PL, Isik N, Cook D. Polymerase chain reaction AIDS in the diagnosis of an unusual case of Aspergillus niger endocarditis in a patient with acute myeloid leukaemia. *J Infect* 2003; 47:344-7.

Mendes-Giannini MJS, Benard G. Paracoccidioidomicosis. *In*: Ruiz VA, Moreno Guillén S. (org.). *Tratado SEIMC de Enfermedades Infecciosas y Microbiología Clínica*. 1ª ed. Madrid: Médica Panamericana, 2005; 1: 675-80.

Mendes-Giannini MJS, Baeza LC, Bailão AM, Borges CL, Pereira M, Soares CMA. cDNA representational difference analysis used in the identification of genes expressed by Trichophyton rubrum during contact with keratin. *Microbes Infection* 2007; 9:1415-21.

Mendes-Giannini MJS, Matsumoto MT, Fusco-Almeida AM, Baeza LC, Melhem MSC. Genotyping, serotyping and determination of mating-type of *Cryptococcus neoformans* clinical isolates from São Paulo State. *Rev Inst Med Trop São Paulo* 2007; 49:41.

Mendes-Giannini MJS, Melhem MSC. Fungos. *In*: Ferreira AW, Ávila S. (org.). *Diagnóstico Laboratorial das Principais Doenças Infecciosas e Autoimunes*. 2ª ed. Rio de Janeiro: Guanabara Koogan, 2001 p. 333-403.

Metwally L, Fairley DJ, Coyle PV, Hay RJ, Hedderwick S, McCloskey B, O'Neill HJ, Webb CH, Elbaz W, McMullan R. Improving molecular detection of Candida DNA in whole blood: comparison of seven fungal DNA extraction protocols using real-time PCR. *J Med Microbiol* March 1, 2008; 57(3): 296-303.

Meyer W, Castañeda AE, Jackson S, Huynh M, Castañeda E, Mendes-Giannini MJS; Melhem MSC; Ibero American Cryptococcal Study Group. Molecular typing of IberoAmerican Cryptococcus neoformans isolates. *Emerging Infectious Diseases* Estados Unidos, 2003; 9:189-95.

Meyer W, Marszewska K, Amirmostofian M, Igreja RP, Hardtke C, Methling K, Viviani MA, Chindamporn A, Sukroongreung S, John MA, Ellis DH, Sorrel TC. Molecular typing of global isolates of *Cryptococcus neoformans* var. *neoformans* by polymerase chain reaction fingerprinting and randomly amplified polymorphic DNA – a pilot study to standardize techniques on which to base a detailed epidemiological survey. *Electrophoresis* 1999; 20:1790-9.

Mirhendi H, Makimura K, Zomorodian T, Yamada T, Sugita T, Yamagushi H. A simple PCR-RFLP method for identification and differentiation of 11 Malassezia species. *J Microbiol Methods* 2005; 61:281-4.

Morace G, Sanguinetti M, Posteraro B, Lo Cascio G, Fadda G. Identification of various medically important Candida species in clinical specimens by PCR-restriction enzyme analysis. *J Clin Microbiol* 1997; 35:667-72.

Morishita N, Sei Y, Sugita T. Molecular analysis of Malassezia microflora from patients with pityriasis versicolor. *Mycophatologia* 2006; 161:61-5.

Muniz MM, Pizzini CV, Peralta JM, Reiss E, Zancope-Liveira RM. Genetic diversity of *Histoplasma capsulatum* strains isolated from soil, animals, and clinical specimens in Rio de Janeiro State, Brazil, by a PCR-based random amplified polymorphic DNA assay. *J Clin Microbiol* 2001; 39:4487-94.

Nagao K, Takashi S, Takashi O, Takeji N. Identification of *Trichophyton rubrum* by nested PCR analysis from paraffin embedded specimen in Trichophyton profunda acuta of the glabrous skin. *Nippon Ishinkin Gakkai Zasshi* 2005; 46(2): 129-32.

Nguyen VQ, Sil A. Temperature-induced switch to the pathogenic yeast form of histoplasma capsulatum requires Ryp1, a conserved transcriptional regulator. *Proc Natl Acad Sci USA* 2008; 105:4880-5.

Palacios G, Quan PL, Jabado OJ, Conlan S,. Hirschberg DL, Liu Y, Zhai J, Renwick N, Hui J, Hegyi H, Grolla A, Strong JE, Towner JS, Geisbert TW, Jahrling PB, Buchen-Osmond C, Ellerbrok H, Sanchez-Seco MP, Lussier Y, Formenty P, Nichol MS, Feldmann H, Briese T, Lipkin WI. Panmicrobial oligonucleotide array for diagnosis of infectious diseases. *Emerg Infect Dis* 2007; 13:73-81.

Pappalardo MCSM, Melhem MSC. Cryptococcosis: a review of the Brazilian experience for the disease. *Rev Inst Med Trop São Paulo* 2003; 45:299-305.

Paschoal RC, Hirata MH, Hirata, RC, Melhem MSC, Tranches AL, Paula CR. Neurocryptococcosis: diagnosis by PCR method. *Revista do Instituto de Medicina Tropical de São Paulo*, São Paulo 2004; 46:203-7.

Pereira LA, Báo SN, Barbosa MS, Monteiro da Silva JL, Felipe MSS, Santana JM, Mendes-Giannini MJS, Soares CMA. Analysis of the *Paracoccidioides brasiliensis* triosephosphate isomerase suggests the potential for adhesin function. *FEMS Yeast Research* 2007; 7:1381-8.

Perrotta D, Abrantes R, Canteros C, Rodero L, Davel G. Caracterización molecular de aislamientos clínicos autóctonos de Histoplasma capsulatum var. capsulatum mediante RAPD-PCR / molecular characterization of autochthonous clinical isolates of histoplasma capsulatum var. capsulatum using RAPD-PCR *Rev Argent Microbiol* 2001; 33(3):160-6.

Procop GW. Evaluation of molecular diagnostic assays for fungal infections. *J Mol Diagn* 2006; 8(3):297-8.

Puccia R, Mcewen JG, Cisalpino, PS. Diversity in *Paracoccidioides brasiliensis*. The Pb*gp* 43 gene as a genetic marker. *Mycopathologia* 2008; 165(4-5): 275-87.

Ribeiro M, Paula C, Paula CR. Up-regulation of ERG11 gene among fluconazole-resistant Candida albicans generated in vitro: is there any clinical implication? *Diagnostic Microbiology and Infectious Disease* 2007; 57:71-5.

Rickerts V, Bialek R, Tintelnot K, Jacobi V, Just-Nubling G. Rapid PCR-based diagnosis of disseminated histoplasmosis in an AIDS patient. *Eur J Clin Microbiol Infect Dis* 2002; 21(11):821-3.

Rodero L, Mellado E, Rodriguez AC *et al.* G484s amino acid substitution in lanosterol 14-alpha demethylase (*Erg11*) is related to fluconazole resistance in a recurrent *Cryptococcus neoformans* clinical isolated. *Antimicrob Agents Chemother* 2003; 47:3653-6.

Romano CC, Mendes-Giannini MJS, Duarte AJ, Benard G. The role of interleukin-10 in the differential expression of interleukin-12p70 and its beta2 receptor on patients with active or treated paracoccidioidomycosis and healthy infected subjects. *Clinical Immunology (Orlando)* 2005; 114:86-94.

San Blas G, Niño-Vega G. *Paracoccidioides brasiliensis*: chemical and molecular tools for research on cell walls, antifungals, diagnosis, taxonomy. *Mycopathologia* 2008; 165(4-5):183-95.

San Blas G, Niño-Vega G, Iturriaga T. *Paracoccidioides brasiliensis* and paracoccidioidomycosis: molecular approaches to morphogenesis, diagnosis, epidemiology, taxonomy and genetics. *Med Mycol* 2002; 40:225-42.

Sanguinetti M, Posteraro B, Pagano L, Pagliari G, Fianchi L, Mele L, La Sorda M, Franco A, Fadda G. Comparison of real-time PCR, conventional PCR and galactomannan antigen detection by enzymelinked immunosorbent assay using bronchoalveolar lavage fluid samples from hematology patients for diagnosis of invasive pulmonary aspergillosis. *J Clin Microbiol* 2003; 41:3922-5.

Senczek KD, Siesenop U, Böhm HK. Characterization of *Malassezia* species by mean of phenotypic characteristics and detection of electrophoretic karyotypes by pulsed-field gel electrophoresis (PFGE). *Mycoses* 1999; 42:409-14.

Silva EG, Gambale W, Paula CR. Genotyping by PAPD-PCR analyses of Malassezia furfur strains from pitiriasis versicolor and seborrhoeic dermatitis patients. *Mycopathology* 2006; 162(4):273-80.

Silva V, Pereira CN, Ajello L, Mendoza L. Molecular evidence for multiple host-specific strains in the genus *Rhinosporidium. J Clin Microbiol* 2005; 43:1865-8.

Skladny H, Buchheidt D, Baust C, Krieg-Schneider F, Seifarth W, Leib-Mösch C, Hehlmann R. Specific detection of aspergillus species in blood and bronchoalveolar lavage samples of immunocompromised patients by two-step PCR. *J Clin Microbiol* 1999; 37:3865-71.

Spencer WH, Chan CC, Shen De F, Rao NA. Detection of *Histoplasma capsulatum* DNA in lesions of chronic ocular histoplasmosis syndrome. *Arch Ophthalmol* 2003; 121(11):1551-5.

Spitzer ED, Lasker BA, Travis SJ, Kobayashi G, Medoff G. Use of mitochondrial and ribosomal DNA polymorphisms to classify clinical and soil isolates of *Histoplasma capsulatum*. *Infect Immun* 1989; 57:1409-12.

Steele PE, Carle GF, Kobayashi GS, Medoff G. Electrophoretic analysis of *Histoplasma capsulatum* chromosomal DNA. *Mol Cell Biol* 1989; 9:983-7.

Stephen C, Lester S, Black W, Fyfe M, Raverty S. Multispecies outbreak of cryptococcosis on southern Vancouver Island, British Columbia. *Can Vet J* 2002; 43:792-4.

Sugita T, Suto H, Unno T, Tsuboi R, Ogawa H, Shinoda T, Nishikawa A. Molecular analysis of *Malassezia* microflora on the skin of atopic dermatitis patients and healthy subjects. *J Clin Microbiol* 2001; 39:3486-90.

Sugita T, Tajima M, Amaya M, Tsuboi R, Nishikawa Y. Genotype analysis of Malassezia restricta as the mayor cutaneous flora in patients with atopic dermatitis and healthy subjects. *Microbiol Immunol* 2004; 48(10):755-9.

Sugita T, Takashima M, Shinoda T, Suto H, Unno, T, Tsuboi R, Ogawa H, Nishikawa A. New yeast species, *Malassezia dermatis*, isolated from patient with atopic dermatitis. *J Clin Microbiol* 2002; 40:1363-7.

Theelen B, Silvestri M, Gueho E, Van Belkum A, Boekhout T. Identification and typing of Malassezia yeasts using amplified fragment length polymorphism (AFLP), random amplified polymorphic DNA (RAPD) and denaturing gradient gel electrophoresis (DGGE). *FEMS Yeast Res* 2001; 1(2): 79-86.

Tian X, Shearer Jr G, The mold-specific MS8 gene is required for normal hypha formation in the dimorphic pathogenic fungus *Histoplasma capsulatum*. *Eukaryot Cell* 2002; 1:249-56.

Trilles L, Lazera M, Wanke B, Theelen B, Boekhout T. Genetic characterization of environmental isolates of the *Cryptococcus neoformans* species complex from Brazil. *Med Mycol* 2003; 41:383-90.

Uchida T, Makimura K, Ishihara K, Goto H, Tajiri Y, Okuma M, Fujisaki R, Uchida K, Abe S, Iijima M. Comparative study of direct polymerase chain reaction, microscopic examination and culture-based morphological methods for detection and identification of dermatophytes in nail and skin samples. *J Dermatol* 2009 Apr; 36(4):202-8.

Verweij PE, Figueroa J, van Burik J, Holdom MD, Del-Cas E, Gómez BL, Mendes-Giannini MJ. Clinical applications of non-culture based methods for the diagnosis and management of opportunistic and endemic mycoses. *Med Mycol* 2000; 38(Suppl. 1):161-71.

Verweij PE, Maertens J. Moulds: diagnosis and treatment. *J Antimicrob Chemother* May 1, 2009; 63(suppl 1):i31-i35.

Walsh TJ, Francesconi A, Kasai M, Chanock SJ. PCR and single-strand conformational polymorphism for recognition of medically important opportunistic fungi. *J Clin Microbiol* 1995; 33:3216-20.

White PL, Archer AE, Barnes RA. Comparison of non-culture-based methods for detection of systemic fungal infections, with an emphasis on invasive *Candida* infections. *J Clin Microbiol* 2005; 43(5):2181-7.

White PL, Shetty A, Barnes RA. Detection of seven Candida species using the Light-Cycler system. *J Med Microbiol* 2003; 52:229-38.

Williamson ECM, Leeming JP, Palmer HP, Steward CG, Warnock D, Marks DI, Millar MR. 2000; Diagnosis of invasive aspergillosis in bone marrow transplant recipients by polymerase chain reaction. *Br J Haematol* 108:132-9.

Yamada Y, Makimura K, Ueda K, Nishiyama Y, Uchida K, Yamaguchi H, Osumi M. DNA base alignment and taxonomic study of genus Malassezia based upon partial sequences of mitochondrial large subunit ribosomal RNA gene. *Microbiol Immunol* 2003; 47:6, 475-8.

Yamakami Y, Hashimoto A, Yamagata E, Kamberi P, Karashima R, Nagai H, Nasu M. Evaluation of PCR for detection of DNA specific for Aspergillus species in sera of patients with various forms of pulmonary aspergillosis. *J Clin Microbiol* 1998; 36:3619-23.

Yan D, Li L, Chen DY, Zhang YH, Hu CH, Deng ZH. Detection of fungi in liquor workers with tinea corporis and tinea cruris using arbitrarily primed polymerase chain reaction. *Zhonghua Lao Dong Wei Sheng Zhi Ye Bing Za Zhi* 2007; 25(3):133-5.

Yang G, Zhang M, Li W, An L. Direct species identification of common pathogenic dermatophyte fungi in clinical specimens by semi-nested PCR and restriction fragment length polymorphism. *Mycopathologia* 2008; 166(4):203-8.

Yeo SF, Wong B. Current status of nonculture diagnostic methods for invasive fungal infections. *Clin Microbiol Rev* 2002; 15:465-84.

Zancopé-Oliveira RM, Silva Tavares PM, de Medeiros Muniz M. Genetic diversity of *Histoplasma capsulatum* strains in Brazil. *FEMS Immunol Med Microbiol* 2005; 45(3):443-9.

Zarnowski R, Connolly PA, Wheat LJ, Woods JP. Production of extracellular proteolytic activity by *Histoplasma capsulatum* grown in *Histoplasma*-macrophage medium is limited to restriction fragment length polymorphism class 1 isolates. *Diagn Microbiol Infect Dis*. 2007; 59:39-47.

7 Sorologia das Micoses

Mônica Scarpelli Martinelli Vidal

O diagnóstico das micoses, como o de outras doenças infecciosas, é realizado por meio da demonstração do agente etiológico no material da lesão. Para tanto, realiza-se exame direto a fresco e com utilização de corantes, bem como o exame histopatológico em biópsias dos tecidos afetados, com colorações específicas para fungos. O cultivo em diversos meios de cultura com subsequente isolamento e identificação do fungo completa o diagnóstico das infecções fúngicas. Entretanto, em grande parte das micoses profundas, a demonstração do agente causal é dificultada tanto pela baixa positividade nos exames diretos quanto pelo longo período de tempo necessário para o crescimento em cultivo, que pode levar de 15 a 60 dias.[1]

As reações sorológicas contribuem para um resultado mais rápido, simples e de menor custo, além de apresentarem valor prognóstico e servirem de monitorização da eficácia terapêutica, já que os níveis de anticorpos diminuem com a melhora do quadro clínico. A eficiência dessas reações está relacionada à sensibilidade, especificidade e reprodutibilidade inerentes a cada metodologia, bem como ao tipo de antígeno utilizado. Os antígenos empregados rotineiramente são extratos brutos que conferem maior positividade com as diversas frações presentes, mas podem apresentar reatividade cruzada, pois os fungos apresentam componentes antigênicos comuns.

As reações utilizadas na rotina são as de precipitação em gel, como: imunodifusão dupla de Ouchterlony (IDD),[2] que promove a formação do complexo antígeno (Ag) e anticorpo (Ac) pela difusão em meio gelificado, em que a velocidade de difusão depende da concentração do antígeno e do anticorpo, do tamanho dos poros do gel, da temperatura, da concentração e pureza do gel. Ela permite avaliar simultaneamente vários sistemas antigênicos diante de um mesmo soro, bem como também o inverso, vários soros para o mesmo antígeno. A contraimunoeletroforese (CIE) tem como princípio a eletroforese horizontal com tampão, cuja força iônica é capaz de promover uma corrente de eletroendo-osmose, proporcionando a migração dos anticorpos para o cátodo e o antígeno no sentido contrário (ânodo), formando a linha de precipitação no local do encontro. As reações de IDD e CIE permitem uma avaliação semiquantitativa por meio de diluições seriadas dos soros (geralmente na razão 2), determinando o título de anticorpos, que é a maior diluição que apresenta linha de precipitação[3] (Fig. 7.1).

A reação imunoenzimática de ELISA (*enzyme linked immunosorbent assay*) apresenta elevada sensibilidade e tem como princípio a afinidade enzima-substrato com produção de cor, utilizada na revelação da interação Ag-Ac, na qual o antígeno é fixado em suporte inerte. Outra reação imunoenzimática utilizada é o *immunoblot* (IB), que reúne alta resolução da eletroforese em gel de poliacrilamida e alta sensibilidade do ELISA. No IB, as frações antigênicas são separadas por massa molecular e transferidas para papel de nitrocelulose, no qual ocorre a reação de ELISA.

É importante salientar a utilização de soros controles positivos e negativos em todas as reações, avaliando a reatividade dos antígenos e a presença de falsos resultados. O antígeno ideal deve ser de fácil preparo, estável, reprodutível, específico, e capaz de ser empregado nas diversas metodologias. Os mais utilizados são os de natureza proteica: 1) **antígeno metabólico**: para reações de precipitação em gel (ID e CIE), obtido pela concentração do filtrado de cultura do fungo que contém os metabólitos antigênicos; sua desvantagem é conter o meio de cultura. 2) **antígeno somático**: para provas imunoenzimáticas (ELISA e IB), extraído das células fúngicas por maceração, provocando o rompimento celular e a liberação de moléculas antigênicas. A desvantagem desse antígeno é a instabilidade por ação de enzimas proteolíticas liberadas nesse processo, sendo necessária a adição de inibidores enzimáticos ao antígeno para minimizar esse efeito.

Avanços na purificação de moléculas específicas a cada fungo vêm sendo relatados.[4-10] No entanto, a aplicação prática dessas metodologias na rotina laboratorial não é feita por elas não apresentarem vantagem signifi-

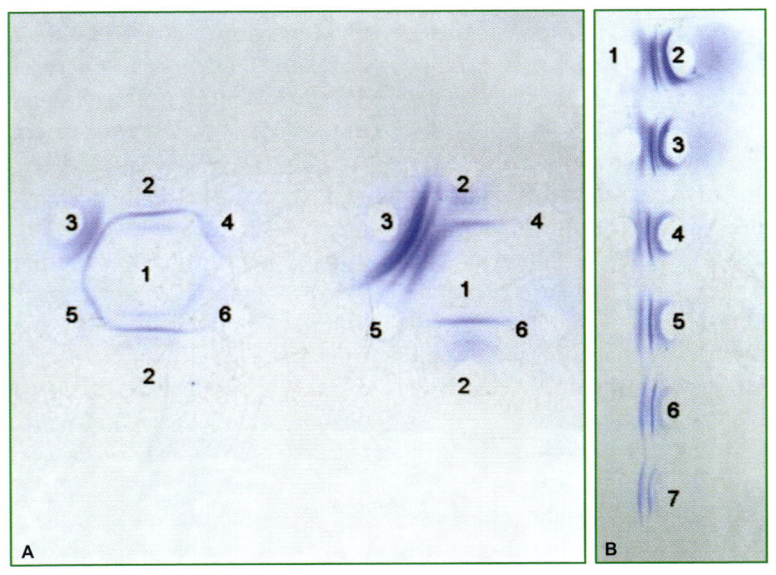

Fig. 7.1 Imunodifusão de Ouchterlony. **A.** Imunodifusão dupla de Ouchterlony, 1: antígeno; 2: soro controle positivo; 3-6: soro do paciente. **B.** Contraimunoeletroforese, 1: antígeno; 2-7: diluições do soro do paciente.

cativa em relação aos métodos clássicos, por falta de disponibilidade de *kits* comerciais que contenham esses reagentes e também, em alguns casos, por a molécula purificada não aumentar os valores de sensibilidade e especificidade.[11,12]

Infecção por fungos é a principal causa de morbidade e mortalidade em pacientes imunocomprometidos, e o diagnóstico precoce é decisivo e determinante para o sucesso terapêutico nesses casos. Mesmo estando disponíveis terapias efetivas para a maioria desses patógenos, o resultado continua deficiente, devido fundamentalmente à demora dos resultados. Os testes sorológicos para pesquisa de anticorpos apresentam sensibilidade diminuída pela própria deficiência imunológica desses pacientes. Já a pesquisa de antígeno permite a utilização de vários líquidos corpóreos, como soro, liquor, lavado broncoalveolar e urina, não necessitando de processos invasivos para obtenção de material. Métodos moleculares estão disponíveis em laboratórios de referência, porém o auxílio dessas metodologias para o diagnóstico nesses pacientes continua incerto, pela falta tanto de uma boa caracterização dos ensaios quanto de estudos para determinação da eficiência. A cultura, apesar de essencial ao diagnóstico, apresenta baixa sensibilidade e limitações na rapidez da determinação do agente nesses casos[13] (Fig. 7.2).

PARACOCCIDIOIDOMICOSE

Os primeiros estudos para o diagnóstico sorológico da paracoccidioidomicose (PCM) foram realizados por Moses (1916),[14] com a reação de fixação de complemento (RFC) alcançando boa correlação com a clínica. Em 1955, Fava Netto[15] avaliou a RFC com antígeno polissacarídeo da parede celular de *Paracoccidioides brasiliensis*. Em 1961, avaliou a prova de precipitação em tubos e RFC, elevando a positividade para 98,4%, utilizando os dois métodos.[16] Atualmente, nenhuma das duas reações é utilizada devido à instabilidade dos reagentes e à subjetividade na leitura dos resultados.

Várias técnicas são desenvolvidas com diversas metodologias na PCM, com valores diagnóstico e prognóstico.[17] Os níveis de anticorpos são mais elevados, na forma disseminada e multifocal dessa micose, do que na localizada e unifocal, e as imunoglobulinas envolvidas são principalmente do tipo IgG, com IgA elevada nos casos com comprometimento das mucosas e aumento da IgE nos casos de disseminação.[11]

O antígeno específico de *Paracoccidioides brasiliensis*, identificado com um arco de migração anódica, por meio da imunoeletroforese, denominado arco E_2 por Yarzábal (1977),[18] foi analisado imunoquimicamente por Pucchia (1986),[19] revelando ser uma glicoproteí-

Paracoccidioides brasiliensis	*Arco E_2* Yarzábal *et al.* (1977)[18] *gp43* Pucchia *et al.* (1986)[19]
Histoplasma capsulatum	**Fração H** → 120 kDa **Fração M** → 94 kDa Zancopé-Oliveira *et al.* (1993)[10]
Aspergillus spp.	**Galactomanana** – parede celular Reiss & Lehmann (1979)[57]
Cryptococcus neoformans	**Polissacarídeo** – cápsula Gadebusch (1960)[81]
Candida spp.	**Manana** – parede celular Reiss *et al.* (1974)[82]

Fig 7.2 Principais antígenos fúngicos.

na de massa molecular 43 quilodaltons (kDa), denominada gp43, que, juntamente com a gp70, é o componente antigênico imunodominante desse fungo, sendo reconhecidas, respectivamente, por 100% e 96% dos pacientes com paracoccidioidomicose.[7]

As reações de precipitação de IDD e CIE são amplamente utilizadas em laboratórios de rotina para o diagnóstico sorológico da PCM, demonstrando versatilidade na triagem sorológica e no diagnóstico;[20] com sensibilidade de 91,3% e 95,6%, respectivamente, e especificidade de 100% para ambas, apresentando elevada eficiência quando comparadas à RFC e à imunofluorescência indireta.[21] A IDD apresenta índices de sensibilidade entre 89 e 91%, na dependência do antígeno utilizado.[11] É reação de simples execução e alto desempenho, geralmente qualitativa, podendo ser utilizada em pequenos laboratórios de modo semiquantitativo, mas apresenta títulos mais baixos que a CIE. A realização apenas da IDD, principalmente com a gp43, tem seu valor diagnóstico discutível por apresentar resultados falso-negativos em alguns casos.[22,23] A reação de CIE é a mais adequada para o acompanhamento da eficácia terapêutica e melhora clínica dos pacientes com PCM, devido à maior sensibilidade em comparação à IDD, e os títulos ≥ 1:16 estão associados à atividade da doença.

A reação de ELISA para PCM apresenta boa correlação com a clínica, tem elevada sensibilidade e especificidade variável, por apresentar reatividade cruzada diante de soros de pacientes com histoplasmose, candidíase e doença de Jorge Lobo. As diferentes metodologias no preparo de antígenos e o tratamento especial dos soros observados nos diversos estudos dificultam a comparação dos dados obtidos, que mostram resultados heterogêneos.[24-26] O emprego de vários procedimentos, como o uso de anticorpos monoclonais e a detecção de anticorpos do tipo IgE, mostrou dificuldade em atingir índices maiores de 84% de especificidade.[27,28]

A reação de IB não é empregada rotineiramente nos laboratórios, devido ao alto custo dos reagentes, materiais e aparatos necessários. Apresenta elevada reatividade com a gp43 e gp70, sendo recomendada quando a IDD é negativa.[4,29,30] Recentemente, outra fração antigênica do *P. brasiliensis* de 28 kDa, denominada Pb 28, mostrou especificidade de 96,6%, elevando-se para 100% quando purificada.[31]

A detecção de antígeno circulante na PCM, descrito primeiramente por Arango e cols. (1982),[32] foi realizada em pacientes com deficiência da resposta celular do tipo linfocitária T. Diversas metodologias têm sido empregadas na pesquisa de frações antigênicas no soro para confirmação diagnóstica da PCM,[9] porém têm apresentado reações falso-positivas com soros de pacientes portadores de outras micoses sistêmicas.[6,33,34] As reações imunoenzimáticas, para detecção de frações antigênicas de *P. brasiliensis*, permitem utilizar como material biológico soro, líquido cefalorraquidiano, urina e lavado broncoalveolar, e são métodos promissores tanto para o diagnóstico e controle de tratamento quanto na detecção de recidivas da PCM, também em pacientes imunocomprometidos.[35-37]

Estudos sobre as diferentes reações sorológicas deixam evidente que, nem sempre, essas apresentam os mesmos resultados para o mesmo soro, consequentemente, é aconselhável o emprego de mais de um teste para o diagnóstico sorológico da PCM.[11] Em 2006, pesquisadores e especialistas em PCM reuniram-se para a elaboração do Consenso em Paracoccidioidomicose e definiram que seu diagnóstico sorológico seria realizado por meio da pesquisa de anticorpos séricos anti-*P. brasiliensis*, preferencialmente pela IDD quantitativa. A CIE foi considerada válida, no entanto está disponível apenas em centros de referência. A técnica de ELISA não deve ser empregada, por sua inespecificidade na PCM. Os critérios de cura imunológicos foram estabelecidos a partir da negativação dos títulos de IDD ou estabilização em valores menores ou iguais a 1:2, observadas em 2 amostras de soro com intervalos de 6 meses, após período de tratamento recomendado.[38]

HISTOPLASMOSE

O cultivo, o isolamento e a identificação de *Histoplasma capsulatum* em amostras de tecidos e/ou fluidos corpóreos são definitivos para o diagnóstico da histoplasmose, que pode demorar até 6 semanas. Os testes sorológicos desempenham importante papel no diagnóstico dessa micose por serem mais rápidos e eficazes, porém devem ser conhecidos seus valores e limitações, considerando-se as diversas formas clínicas da histoplasmose.[39] A pesquisa de anticorpos é útil no diagnóstico da forma crônica da doença, pois é necessário um período mínimo de 2 semanas para a formação das imunoglobulinas específicas.[40] A reação de IDD para detecção de anticorpos contra as frações denominadas H e M, específicas do *H. capsulatum*, apresenta 80% de sensibilidade e 100% de especificidade, e a CIE, por ser mais sensível e rápida, é recomendada para rotina laboratorial.[1, 41] Entretanto, essas duas reações têm valor limitado no acompanhamento e no controle de cura dos pacientes, pois os níveis de anticorpos específicos podem persistir por meses após a resolução da infecção.[42] Em ambas as provas de precipitação em gel há a presença de reações falso-negativas que são observadas em soros de pacientes com AIDS,[43] devido à hipogamaglobulinemia nesses pacientes.

A caracterização imunoquímica dos antígenos específicos de *H. capsulatum* revelou que a fração H tem massa molecular de 120 kDa, sendo mais específica e reconhecida por apenas 25% dos pacientes com histoplasmose. A fração M de massa molecular 94 kDa é reconhecida por 85% dos casos de histoplasmose aguda e crônica, porém indivíduos com reação intradérmica positiva para histoplasmina também são reativos.[10] A reação de IB com as frações H e M deglicosiladas mostrou sensibilidade e especificidade elevadas no diagnóstico da histoplasmose pulmonar, sendo positiva mais precocemente que as reações de IDD e CIE. A reação de ELISA para detecção de anticorpos mostrou que o emprego de antígeno deglicosilado eleva a sensibilidade, mas diminui a especificidade porque reage a soros de pacientes com outras infecções micóticas.[44]

No decorrer da infecção, moléculas antigênicas são liberadas pelo fungo nos tecidos e fluidos adjacentes às lesões. Esse fato, aliado a limitações na detecção de anticorpos nas formas aguda e disseminada, levou pesquisadores a padronizar e avaliar provas para a pesquisa de antígeno específico do *H. capsulatum* ao diagnóstico da histoplasmose. O estudo pioneiro de Wheat e cols. (1986),[45] detectando antígenos no soro e na urina, por meio de testes imunorradiométricos e imunoenzimáticos, apresentava resultados promissores. A detecção de antígeno na urina e no lavado broncoalveolar apresenta maior sensibilidade que no soro, principalmente utilizando a ultrafiltração do material, o que permitiu também a monitorização da resposta terapêutica, pois a elevação nos níveis de antígeno está associada a reativação da infecção.[46-50]

Recentemente, o emprego de imunoensaios quantitativos de segunda geração tem revelado índices de sensibilidade de 100%, especificidade de 99% em pacientes com AIDS e histoplasmose disseminada. Esses testes estão disponíveis comercialmente, e foram avaliados por diversos centros diagnósticos.[51-53]

ASPERGILOSE

O diagnóstico sorológico da aspergilose está relacionado às suas diferentes manifestações clínicas. Nos casos de aspergiloma, em que ocorre formação de "bola fúngica", a pesquisa de anticorpos por meio das provas de IDD e CIE revela alta positividade, com a presença de várias linhas de precipitação, tornando-se negativa no período de 3 meses a 1 ano após a remoção cirúrgica do aspergiloma.[54] Nos casos de aspergilose broncopulmonar alérgica, essas reações apresentam reatividade de apenas 75%, por detectarem anticorpos da classe IgG, e os mais envolvidos nesses casos são da classe IgE.[12]

A aspergilose invasiva é micose oportunista muito comum em pacientes imunocomprometidos. O diagnóstico clínico é dificultado, pois os sinais e sintomas são inespecíficos e a demonstração do agente, por meio do isolamento e da identificação, requer a positividade em 3 amostras consecutivas.[55] O exame histopatológico, demonstrando hifas típicas nos tecidos, requer procedimento invasivo não recomendado para esses pacientes. Assim, os testes sorológicos são de grande valia, mas a pesquisa de anticorpos, mesmo com o emprego de frações antigênicas específicas e reações sensíveis, ainda é falha para o diagnóstico por conta da gamaglobulinemia diminuída nesses casos.[56,57] A técnica de ELISA com anticorpos monoclonais para pesquisa de galactomanana, antígeno da parede celular de *Aspergillus spp.*, tem sido utilizada para o diagnóstico da aspergilose invasiva, com excelentes resultados, estando disponível comercialmente no *kit* Platelia-Aspergillus® (BiorRad, Manes Lacoquete, França), que é válido para a monitorização de pacientes com risco de desenvolver aspergilose invasiva, como por exemplo aqueles com neutropenia prolongada, permitindo o diagnóstico precoce, o que é determinante na eficácia do tratamento e na sobrevida desses pacientes. Estudos prospectivos na detecção da galactomanana mostraram alta sensibilidade e especificidade, facilidade na utilização de soro, plasma, lavado broncoalveolar e liquor cefalorraquidiano.[55] A avaliação do desempenho do *kit* Platelia-Aspergillus® foi realizada por Wheat,[58,59] a respeito da metodologia, limitações e indicações do teste. Com os dados obtidos, o autor recomenda a realização da prova 2 vezes por semana nos casos de risco para aspergilose invasiva e revela que o papel no acompanhamento do tratamento ainda não está bem definido. A reação deve ser realizada por técnicos capacitados e bem treinados para evitar a contaminação, tanto na execução quanto no armazenamento das amostras. Sobre a interpretação e o uso, o teste pode apresentar resultado falso-positivo e falso-negativo, não substituindo outros exames e devendo preceder a terapia antifúngica empírica para elevar a sensibilidade. Os resultados positivos devem ser repetidos em nova amostra.

A presença de galactomanana tem valor preditivo positivo para pacientes oncológicos pediátricos e precede as evidências clínicas, microbiológicas e radiológicas da aspergilose invasiva.[60] Mesmo com todas essas vantagens, os resultados devem ser interpretados com cautela, pois são heterogêneos, na dependência dos valores de corte da reação.[61] Foram observadas reações cruzadas nos soros de pacientes com histoplasmose e naqueles submetidos ao uso de alguns medicamentos.[13,62]

Recentemente, estudo com ensaio enzimático para pesquisa de (1-3)-β-D-glucana, presente na parede celular da maioria dos fungos, foi avaliado para casos de aspergilose invasiva com elevada sensibilidade, porém baixa especificidade, estando disponível comercialmente com o nome Fungitell® Assay (Associates of Cabe Cod. Inc., Falmouth, Massachusetts, EUA). Os resultados desse teste requerem a interação com outros exames clínicos e laboratoriais para o diagnóstico, apresentando falso-positivos em pacientes submetidos a hemodiálise, tratamento com imunoglobulinas, albumina e outros derivados de sangue filtrados em membrana de celulose. Entretanto, revelou ser ferramenta útil no acompanhamento dos pacientes com aspergilose invasiva e, em conjunto com a pesquisa de galactomanana, pode servir à elaboração de estratégias diagnósticas, após estudos adicionais focados na elevação da especificidade.[63]

CANDIDÍASES

Diversas formas clínicas podem ser observadas nos casos de infecção por *Candida spp.*, como candidíases superficial e mucocutânea, que têm o diagnóstico facilmente realizado, por meio das manifestações clínicas típicas e do exame micológico. A sorologia contribui com o diagnóstico de candidíase invasiva e sistêmica. Os testes clássicos de precipitação em gel, como ID e CIE, são pouco eficazes para detectar anticorpos, e esse tipo de infecção acomete principalmente pacientes imunocomprometidos, com baixa produção de imunoglobulina. Métodos mais sensíveis, como ELISA (Syscan

3 Rockeby Biomed Ltd, Western Australia, Austrália), são utilizados para detecção de anticorpos com bons resultados, quando realizado em múltiplas amostras.[64] Com o avanço das técnicas em biologia molecular, foi possível a produção de antígenos recombinantes, que elevam a eficácia das técnicas para detecção de anticorpos,[65] potencialmente úteis no diagnóstico de candidíase invasiva.[8,66,67] A reação de IB, com extratos antigênicos combinados de *Candida albicans*, mostrou sensibilidade de 90,2% e especificidade de 84,4%, para detecção de anticorpos contra as diversas frações presentes nesse antígeno, demonstrando valor no diagnóstico da candidíase invasiva e para distinguir pacientes com apenas colonização por esse fungo.[6] O recente avanço na detecção de anticorpos para o diagnóstico da candidíase invasiva foi a comercialização da reação de imunofluorescência indireta,[1] denominado *Candida albicans* IFA IgG (Laboratórios Vircell, Granada, Espanha), que mostrou ser rápido e simples, com sensibilidade de 84,4% e especificidade de 94,7%.[68]

A pesquisa de antígeno circulante, principalmente manana presente na parede celular de *Candida spp.*, tem sido descrita e avaliada por diversos centros de estudo com disponibilidade de *kits* comerciais, como teste de aglutinação por partículas de látex (Cand-Tec® RAMCO Laboratories, Stafford, TX, EUA) e ELISA para pesquisa de antígeno ou anticorpos (Pastorex-*Candida* – Fuji Rebio K. K., Tóquio, Japão) e Platelia-*Candida* (Bio-Rad Laboratories). Estudos comparativos envolvendo essas técnicas indicaram que a detecção de antígenos e anticorpos associados é mais eficiente para o diagnóstico e o acompanhamento dos pacientes com essa infecção.[69,70] A pesquisa de (1-3)β-D-glucana (Fungitell® – Associates of Cape Cod. Unc., Falmouth, Massachusetts, EUA) apresenta apenas 78% de sensibilidade para seu diagnóstico.[13] Todos esses testes apresentam resultados promissores no diagnóstico de pacientes com candidíase invasiva, assim como na diferenciação de colonização por *Candida spp.*, observando-se sempre suas limitações.[71-76]

CRIPTOCOCOSE

O diagnóstico sorológico da criptococose é realizado por meio da detecção de antígeno, presente na cápsula de *Cryptococcus neoformans*, que é constituída de polissacarídeos, fundamentalmente de glicuronoxilomanana e galactoxilomanana; a primeira é altamente antigênica.[77]

A reação de aglutinação por partículas de látex para pesquisa de antígeno em materiais como soro, liquor, lavado broncoalveolar e urina é amplamente utilizada na rotina diagnóstica da criptococose.[78] *Kits* comerciais (Latex-Cryptococcus Antigen Detection System, Immuno-Mycologics, Inc. Norman, OK, EUA; Cryptococcus Latex Agglutination Test, CALAS, Meridian Diagnostics, Inc. Cincinatti, Ohio, EUA; Pastorex™ Crypto Plus, Bio-Rad Laboratories, Coquete, França) estão disponíveis com sensibilidade e especificidade elevadas. Resultados falso-positivos podem ocorrer em infecção por *Trichosporon asahii* e *Capnocytophaga canimorsus*, fator reumatoide e uso de desinfetantes e sabões nas lâminas usadas.[13] Reações falso-negativas podem ocorrer essencialmente por três fatores importantes: 1) formação de imunocomplexos, facilmente eliminados após tratamento do soro com pronase; 2) amostras com concentração elevada de antígeno, bloqueando a aglutinação (pós-zona de equivalência), o que é solucionado diluindo-se a amostra; e 3) algumas amostras de *C. neoformans* produzem pouca ou nenhuma cápsula, principalmente em pacientes imunocomprometidos (SIDA), e o antígeno detectável é capsular.

O teste de ELISA (Premier *Cryptococcus* Antigen; Meridian Diagnostics, Inc, Cincinnatti, Ohio, EUA), também para detecção de antígeno no soro e liquor, foi avaliado comparativamente ao teste de aglutinação, revelando correlação de 99% entre os resultados[79,80] e apresentando maior custo sem oferecer vantagem. Esses testes não são úteis para o acompanhamento dos pacientes por permanecerem positivos durante longo período após a cura clínica da criptococose.[13]

REFERÊNCIAS BIBLIOGRÁFICAS

1. Picard JL, Kaufman CA, Schwarz J & Phair JP. Detection of precipitating antibodies to *Histoplasma capsulatum* by counterimmunoelectrophoresis. *Am Rev Respir Dis* 1976; 114: 171-176.

2. Ouchterlony O. Antigen-antibody reactions in gels. *Acta Path Microbiol Scand* 1949; 26:507-515.

3. Siqueira AM. Avaliação da sensibilidade e especificidade de algumas provas sorológicas no diagnóstico, prognóstico e controle de cura da paracoccidioidomicose. Caracterização imunoquímica do antígeno E_2 do *Paracoccidioides brasiliensis*. 1982. Tese de Doutoramento do Instituto de Ciências Biomédicas da Universidade de São Paulo.

4. Camargo ZP, Unterkircher C & Travassos LR. Identification of antigenic polypeptides of *Paracoccidioides brasiliensis* by immunoblotting. *J Med Vet Mycol* 1989; 27:407-412.

5. Diéz S, Gómez BL, Restrepo A, Hay RJ & Hamilton AJ. *Paracoccidioides brasiliensis* 87 kilodalton antigen, a heat shock protein useful in diagnosis: characterization, purification, and detection in biopsy material via immunohistochemistry. *J Clin Microbiol* 2002; 40:359-365.

6. Dojnov B, Bozic N, Bulajic N, & Vujcic Z. Preparation of combined extract of cell wall and cytosol antigens of *Candida albicans* for immunoblot analysis. *J Clin Lab Anal* 2007; 21:406-412.

7. Grosso DM, Lopes JD, Mariano M & Almeida SR. Characterization of gp70 and anti-gp70 monoclonal antibodies in *P. brasiliensis* pathogenesis. *Infect Immun* 2003; 71:6534-6542.

8. Laín A, Elguezabal N, Amutio E, Larrinoa IF, Moragues MD & Pontón J. Use of recombinant antigens for the diagnosis of invasive candidiasis. *Clin Develop Immunol* 2008, ID:721950, 1-7.

9. Ortega G, Villanueva E, Pereira J, Salma N & Abornóz MB. Characterization of *Paracoccidioides brasiliensis* antigens. Serological immunodiagnosis using Western blotting. *Acta Cient Venez* 1992; 43:355-359.

10. Zancopé-Oliveira RM, Bragg SL, Hurst SF, Peralta JM & Reiss E. Evaluation of cation exchange chromatography for the isolation of M glycoprotein from histoplasmin. *J Med Vet Mycol* 1993; 31:29-41.

11. Brummer E, Castaneda E & Restrepo A. Paracoccidioidomycosis: an update. *Clin Microbiol Reviews* 1993; 6:89-117.

12. De Repentigny L. Serodiagnosis of candidiasis, aspegillosis and cryptococosis. *Clin Infect Dis* 1992; 14 (Suppl 1):S11-22.

13. Wheat LJ. Antigen detection, serology, and molecular diagnosis of invasive mycoses in the immunocompromized host. *Transplant Infect Dis* 2006; 8:128-139.

14. Moses A. Fixação de complemento na blastomicose. *Mem Inst Oswaldo Cruz* 1916; 8:68-70.

15. Fava Netto C. Estudos quantitativos sobre a fixação de complemento na blastomicose sul-americana, com antígeno polissacarídeo. *Arq Cir Clin Exp* 1955; 18:197-253.

16. Fava Netto C. Contribuição para o estudo imunológico da blastomicose de Lutz (blastomicose sul-americana). *Rev Inst Adolfo Lutz* 1961; 21: 99-194.

17. Restrepo A. Procedimentos serológicos en la paracoccidioidomicosis. *Adel Microbiol Enf Infecc* 1984; 3:182-211.

18. Yarzábal LA, Bout D, Naquira F, Fruit J & Andrieu S. Identification and purification of the specific antigen of *Paracoccidioides brasiliensis* responsible for immunoelectrophoretic band E. *Sabouraudia* 1977; 15:79-85.

19. Pucchia R, Schenkman S, Gorin PA & Travassos LR. Exocellular components of *Paracoccidioides brasiliensis*: identification of a specific antigen. *Infec Immun* 1986; 53:199-206.

20. Ferreira da Cruz MF, Francesconi do Vale AC, Espinera MC, Wanke B & Galvão-Castro B. Study of antibodies in paracoccidioidomycosis: follow-up of patients during and after treatment. *J Med Vet Mycol* 1990; 28:151-157.

21. Del Negro GMB, Garcia NM, Rodrigues EG, Cano MIN, Vidal-Aguiar MSM, Lírio V de S. & Lacaz C. da S. The sensitivity, specificity and efficiency values of some serological tests used in the diagnosis of paracoccidioidomycosis. *Rev Inst Med Trop São Paulo* 1991; 33:277-280.

22. Del Negro GMB, Benard G, De Assis CM, Vidal MSM, Garcia NM, Otani CO, Shikanai-Yasuda MA & Lacaz C da S. Lack of reactivity of paracoccidioidomycosis sera in the double immunodiffusion test with the gp43 antigen: report of two cases. *J Clin Med Vet Mycol* 1995; 33:113-116.

23. Vidal MSM, Benard G, de Brito T, Dantas KC, Pereira CN, França FOS, da Silva AMG & Martins JEC. Atypical serology response marked by a lack of detectable anti-gp43 antibodies in a patient with disseminated paracoccidioidomycosis. *J Clin Microbiol* 2005; 43:3014-3016.

24. Albuquerque CF, Marques da Silva SH & Camargo ZP. Improvement of the specificity of an enzyme-linked immunosorbent assay for diagnosis of paracoccidioidomycosis. *J Clin Microbiol* 2005; 43:1944-1946.

25. Del Negro GMB, Pereira CN, Andrade HF, Palacios SA, Vidal MSM, Charbel CE & Benard G. Evaluation of tests for antibody response in the follow-up of patients with acute and chronic forms of paracoccidioidomycosis. *J Med Mycol* 2000; 49:37-46.

26. Mendes-Giannini MJS, Camargo ME, Lacaz C da S & Ferreira AW. Immunoenzymatic absorption test for serodiagnosis of paracoccidioidomycosis. *J Clin Microbiol* 1984; 20:103-108.

27. Camargo ZP, Gesztesi JL, Saraiva ECO, Taborda CP, Vicentini AP & Lopes JD. Monoclonal antibody capture enzyme immunoassay for detection of *Paracoccidioides brasiliensis* antibodies in paracoccidioidomycosis. *J Clin Microbiol* 1994; 32:2377-2381.

28. Mamoni RL, Rossi CL, Camargo ZP & Blotta MHSL. Capture enzyme-linked immunosorbent assay to detect specific immunoglobulin E in sera of patients with paracoccidioidomycosis. *Am J Trop Hyg* 2001; 65:237-241.

29. Blotta MHSL & Camargo ZP. Immunological response to cell-free antigens of *Paracoccidioides brasiliensis*: relationship with clinical forms of paracoccidioidomycosis. *J Clin Microbiol* 1993; 31:671-676.

30. Martins R, Marques S, Alves M, Fecchio D & de Franco MF. Serological follow-up of patients with paracoccidioidomycosis treated with itraconazole using dot-blot, ELISA and Western-blot. *Rev Inst Med Trop São Paulo* 1997; 39:261-269.

31. Reis BS, Bozzi A, Prado FL, Pereira MC, Ferreira FE, Godoy P, Moro L, Pedroso EP, Leite MF & Goes AM. Membrane and extracellular antigen of *Paracoccidioides brasiliensis* (mexo): identification of a 28-kDa protein suitable for immunodiagnosis of paracoccidioidomycosis. *J Immunol Methods* 2005; 307:118-126.

32. Arango MF, Oropeza F, Anderson O, Contreras C, Bianco M. & Yarzábal L. Circulating immune complexes and *in vitro* reactivity in paracoccidioidomycosis. *Mycophatol* 1982; 79:153-158.

33. Freitas da Silva G & Roque-Barreira MC. Antigenemia in paracoccidioidomycosis. *J Clin Microbiol* 1992; 30:381-385.

34. Mendes-Giannini MJS, Bueno JP, Shikanai-Yasuda MA, Ferreira AW & Masuda A. Detection of the 43,000 molecular-weight glycoprotein in sera of patients with paracoccidioidomycosis. *J Clin Microbiol* 1989; 27:2842-2845.

35. Da Silva SHM, Colombo A, Blotta MHSL, Queiróz-Telles F, Balthazar AB, Lopes J de D & Camargo ZP. Diagnosis of paracoccidioidomycosis by detection of antigen and antibody in bronchoalveolar lavage fluids. *Clin Vaccine Immunol* 2006; 13:1363-1366.

36. Da Silva SHM, Grosso DM, Lopes JD, Colombo AL, Blotta MHSL, Queiróz-Telles F & Camargo ZP. Detection of *Paracoccidioides brasiliensis* gp70 circulating antigen and follow-up of patients undergoing antimycotic therapy. *J Clin Microbiol* 2004; 42:4480-4486.

37. Salina MA, Shikanai-Yasuda MA, Mendes RP, Barraviera B & Mendes-Giannini MJS. Detection of circulating *Paracoccidioides brasiliensis* antigen in urine of paracoccidioidomycosis patients before and during treatment. *J Clin Microbiol* 1998; 36:1723-1728.

38. Consenso em Paracoccidioidomicose 2006. *Rev Soc Bras Med Trop* 2006; 39:297-310.

39. Leimman B, Pizzini CV, Miniz MM, Albuquerque PC, Monteiro PCF, Reis RS, Almeida-Paes R, Lazera MS, Wanke B, Pérez MA & Zancopé-Oliveira RM. Histoplasmosis in a Brazilian Center: clinical forms and laboratory tests. *Rev Iberoam Mico* 2005; 22:141-146.

40. Pizini C, Zancopé-Oliveira RM, Reiss E, Hajjeh R, Kaufman L & Peralta JM. Evaluation of Western blot test in an outbreak of acute pulmonary histoplasmosis. *Clin Diagn Lab Immunol* 1999; 6:20-23.

41. Kleger B & Kaufman L. Detection and identification of diagnostic *Histoplasma capsulatum* precipitates by counterelectrophoresis. *Appl Microbiol* 1973; 26:231-238.

42. Kaufman CA. Diagnosis of histoplasmosis in immunosuppressed patients. *Curr Opin Infect Dis* 2008; 21:421-425.

43. Alves K. Histoplasmose disseminada e síndrome da imunodeficiência adquirida. Estudo clí-

nico laboratorial de 28 casos. São Paulo, 1996. Dissertação de Mestrado – Faculdade de Medicina da Universidade de São Paulo.

44. Guimarães AJ, Pizzini CV, Guedes HL de M, Albuquerque PC, Peralta JM, Hamilton AJ & Zancopé-Oliveira RM. ELISA for early diagnosis of histoplasmosis. *J Med Micol* 2004; 53:509-514.

45. Wheat LJ, Kohler RB & Tewari RP. Diagnosis of disseminated histoplasmosis by detection of *Histoplasma capsulatum* antigen in serum and urine specimens. *N Engl J Med* 1986; 314:83-88.

46. Egan L, Connolly PA, Fuller D, Davis TE, Witt III, J, Knox KS, Hage CA & Wheat JL. Detection of *Histoplasma capsulatum* antigenuria by ultrafiltration of samples with false-negative results. *Clin Vaccine Immunol* 2008; 15:726-728.

47. Hage CA, Davis TE, Egan L, Parker M, Fuller D, Lemont AM, Durkin M, Connely P, Wheat JL, Blue-Hindy D & Knox KS. Diagnosis of pulmonary histoplasmosis and blastomycosis by detection of antigen n bronchoalveolar lavage fluid using an improved second-generation enzyme-linked immunoassay. *Resp Med* 2007; 101:43-47.

48. Wheat JL. Improvements in diagnosis of histoplasmosis. *Expert Opin Biol Ther* 2006; 6:1207-1221.

49. Wheat LJ, Connolly-Stringfield P, Blair R, Connoly K, Garringer T & Katz BP. Histoplasmosis relapse in patients with AIDS: detection using *Histoplasma capsulatum* var. *capsulatum* antigen levels. *Ann Intern Med* 1991; 115:936-941.

50. Wheat LJ, Connolly-Stringfield P, Willians B, Connoly K, Blair R, Barlett M & Durkin M. Diagnosis of histoplasmosis in patients with the acquired immunodeficiency syndrome by detection of *Histoplasma capsulatum* polysaccharide antigen in bronchoalveolar lavage fluid. *Am Rev Respir Dis* 1992; 145:1421-1424.

51. Cloud JL, Bauman SK, Neary BP, Ludwig KG & Ashwood ER. Performance characteristics of a polyclonal enzyme immunoassay for the quantization of *Histoplasma* antigen in human urine samples. *Am J Clin Pathol* 2007; 128:18-22.

52. Connolly PA, Durkin MM, Le Monte AM, Hackett EJ & Wheat JL. Detection of *Histoplasma* antigen by a quantitative enzyme immunoassay. *Clin Vaccine Immunol* 2007; 14:1587-1591.

53. Le Monte A, Egan L, Connolly P, Durkin M & Wheat JL. Evaluation of the IMMY ALPHA *Histoplasma* antigen enzyme immunoassay for diagnosis of histoplasmosis marked by antigenuria. *Clin Vaccine Immunol* 2007; 14:802-803.

54. Lacaz C da S, Porto E, Martins JEC, Heins-Vaccari EM & Melo NT. *Micologia Médica*. São Paulo Sarvier, 2002.

55. Mennink-Kersten MASH, Donnely JP & Verweij P. Detection of circulating galactomannan for the diagnosis and management of invasive aspergilosis. *Infect Dis* 2004, 4:349-357.

56. Matthews R, Burnie JP, Fox A & Tabaqchali S. Immunoblot analysis of serological responses in invasive aspergilosis. *J Clin Pathol* 1985; 38:1300-1303.

57. Reiss E & Lehmann PF. Galactomannan antigenemia in invasive aspergillosis. *Infect Immun* 1979; 25:357-365.

58. Wheat LJ. Galactomannan antigenemia detection for diagnosis of invasive aspergilosis, Part I. *Clin Microbiol Newsletter* 2005; 27:51-57.

59. Wheat LJ. Galactomannan antigenemia detection for diagnosis of invasive aspergilosis, Part II. *Clin Microbiol Newsletter* 2005; 27:59-63.

60. Hayden R, Pounds S, Knapp K, Petraitiene R, Schaufele RL & Walsh TJ. Galactomannan antigenemia in pediatric oncology patients with invasive aspergilosis. *Pediatr Infect Dis J* 2008; 27:815-819.

61. Leeflang MM, Debets-Ossenkopp YJ, Visser CE, Scholten RJPM, Hooft L, Bijlmer HA, Reitsma JB, Bossuyt PMM & Vandenbroucke-Grauls CM. Galactomannan detection for invasive aspergilosis in immunocompromised patients. *Cochrane Database of Systematic Reviews*, issue 4, 2008.

62. Wheat LJ, Hackett E, Durkin M, Connolly P, Petraitiene R, Walsh TJ, Knox K & Hage C. Histoplasmosis-associated cross-reactivity in the Bio-Rad Platelia *Aspergillus* enzyme immunoassay. *Clin and Vaccine Immunol* 2007; 14:638-640.

63. Marty FM & Koo S. Role of (1-3)-β-D-glucanna in the diagnosis of invasive aspergilcsis. *Med Mycol* 2008; Informa: S1-S8.

64. Philip A, Odabasi Z, Matiuzzi G, Paetznick V, Tan SW, Warmington J, Rex JH & Ostrosky-Zeichner L. Syscan3, a kit for detection of anti-*Candida* antibodies for diagnosis of invasive

candidiasis. *J Clin Microbiol* 2005; 43:4834-4835.

65. Pontón J & Palacio A Del. Avances y limitaciones del diagnóstico precoz de las infecciones invasoras causadas por levaduras. *Rev Iberoam Micol* 2007; 24:181-186.

66. Clancy CJ, Nguyen ML, Cheng S, Huang H, Fan G, Jaber RA, Wingard JR, Cline C & Nguyen MH. Immunoglobulin G responses to a panel of *Candida albicans* antigens as accurate and early markers for the presence of systemic candidiasis. *J Clin Microbiol* 2008; 46:1647-1654.

67. Laín A, Moragues MD, Ruiz JCG, Mendoza J, Camacho A, Palacio A & Pontón J. Evaluation of a novel enzyme-linked immunosorbent assay to detect immunoglobulin G antibody to enolase for serodiagnosis of invasive candidiasis. *Clin Vaccine Immunol* 2007; 14:318-319.

68. Moragues MD, Ortiz N, Iruretagoyena JR, Garcia-Ruíz JC, Amutio E, Rojas A, Mendoza J, Quindós G & Emeterio JPS. Evaluación de una nueva técnica comercializada (*Candida albicans* IFA IgG) para el diagnóstico de la candidiasis. *Enferm Infecc Microbiol Clin* 2004; 22:83-88.

69. Bär W & Hecker H. Diagnosis of systemic *Candida* infections in patients of the intensive care unit. Significance of serum antigens and antibodies. *Mycoses* 2002; 45:22-28.

70. Sendid B, Caillot D, Baccouch-Humbert B, Klingspor L, Grandjean M, Bonnin A & Poulain D. Contribution of the Platelia *Candida*-specific antibody and antigen tests to early diagnosis of systemic *Candida tropicalis* infection in neutropenic adults. *J Clin Microbiol* 2003; 41:4551-4558.

71. Fugita S, Takamura T, Nagahara M & Hashimoto T. Evaluation of a new developed downflow immunoassay for detection of serum mannan antigens in patients with candidemia. *J Med Mycol* 2006, 55:537-543.

72. Fung CJ, Donta ST & Tilton RC. *Candida* detection system (Cand-Tec) to differentiate between *Candida albicans* colonization and disease. *J Clin Microbiol* 1986, 24:542-547.

73. Lemieux C, St-Germain G, Vincelette J, Kaufman L & de Repentigny L. Collaborative evaluation of antigen detection by a commercial latex agglutination test and enzyme immunoassay in the diagnosis of invasive candidiasis. *J Clin Microbiol* 1990; 28:249-253.

74. Mitsutake K, Miyazaki T, Tashiro T, Yamamoto Y, Kakeya H, Otsubo T, Kawamura S, Hossain MA, Noda T, Hirakata Y & Kohno S. Enolase antigen, mannan antigen, Cand-Tec antigen, and beta-glucan in patients with candidemia. *J Clin Microbiol* 1996; 34:1918-1921.

75. Oliveri S, Trovato L, Betta P, Romeo MG & Nicolett G. Experience with the Platelia *Candida* ELISA for the diagnosis of invasive candidosis in neonatal patients. *Clin Microbiol Infect* 2008; 14:391-393.

76. Persat F, Topenot R, Piens MA, Thiebaut A, Dannaoui E & Picot S. Evaluation of different commercial ELISA methods for the serodiagnosis of systemic candidosis. *Mycoses* 2002; 45:455-460.

77. De Jesus M, Nicola AM, Rodrigues ML, Janbon G & Casadevall A. Capsular localization of the *Cryptococcus neoformans* polysaccharide component galactoxylomannan. *Eukaryo Cell* 2008; out. 24 [epub ahead of print].

78. Consenso em Criptococose 2008 – Guidelines in Cryptococosis – 2008. *Rev Soc Bras Med Trop* 2008; 41(5):524-544.

79. Frank UK, Stephen L, Nishimura NC, Sugai K, Yajko DM, Harley WK & Valerie LNG. Evaluation of an enzyme immunoassay for detection of cryptococcal capsular polysaccharide antigen in serum and cerebrospinal fluid. *J Clin Microbiol* 1993; 31:97-101.

80. Saha DC, Xess I & Jain N. Evaluation of conventional & serological methods for rapid diagnosis of cryptococosis. *Indian J Med Res* 2008; 127:483-488.

81. Gadebusch HH. Immunization against *Cryptococcus neoformans* by capsular polysaccharide. *Nature* 1963; 199:710.

82. Reiss E, Stone SH & Hasenclever HF. Serological and cellular immune activity of peptidoglucomannan fraction of *Candida albicans* cell walls. *Infect Immun* 1974; 9:881-890.

8 Morfologia, Reprodução e Taxonomia dos Fungos

Walderez Gambale

Por muito tempo, os fungos foram classificados como pertencentes ao Reino Vegetalia, apesar de apresentarem características conflitantes com as típicas desse Reino.

Diferentemente dos vegetais, eles não possuem clorofila nem pigmentos fotossintéticos, obtendo sua energia por absorção de nutrientes; não armazenam o amido e não apresentam celulose na parede celular, com exceção de alguns fungos aquáticos inferiores. Por outro lado, os fungos têm algumas semelhanças com o Reino Animalia, ou seja, armazenam glicogênio e possuem quitina na parede celular.

Alguns fungos apresentam, no processo de reprodução sexuado, a dicariofase, que é um fenômeno encontrado apenas entre esses organismos. Logo após a plasmogamia, não ocorre imediatamente a cariogamia, mas, sim, uma fase dicariótica prolongada na qual a frutificação é composta de células binucleadas com presença simultânea de dois núcleos haploides sexualmente opostos. Eventualmente, a cariogamia pode não ocorrer e o dicário se perpetuar na espécie.

Os fungos são heterotróficos e eucarióticos. Essas características resumidas justificaram a criação de um Reino separado, o Reino Fungi ou Mycetalia.

CÉLULA FÚNGICA

Os fungos podem ser uni ou pluricelulares. A célula fúngica é constituída pelos principais componentes encontrados nos organismos eucarióticos.

Parede celular

A parede celular é responsável pela rigidez da célula fúngica. É composta basicamente por glucanas, mananas, quitina, proteínas e lipídios. As glucanas e mananas estão combinadas com proteínas, formando as glicoproteínas, manoproteínas e glicomanoproteínas. A parede celular pode apresentar variações em sua composição, dependendo da espécie e da idade do fungo, da composição do substrato de crescimento, do pH e da temperatura. Nos fungos termodimórficos a fase M (de *mold* = bolor), obtida em cultivo a 25°C, apresenta na parede celular uma quantidade maior de alfaglucana, enquanto a fase Y (de *yeast* = levedura), obtida a 37°C, apresenta uma quantidade maior de betaglucana, diferenças que parecem estar relacionadas com a patogenicidade desses fungos. A quitina é o principal componente estrutural da parede celular dos fungos.

Membrana plasmática

A membrana plasmática dos fungos tem as mesmas funções da membrana encontrada em outras células. Está ligada ao citoplasma e é composta de duas camadas de fosfolipídios revestidas por proteínas. Apresenta uma série de invaginações que dão origem a um sistema de vacúolos ou vesículas, responsáveis pelo contato entre o meio externo e o íntimo da célula. A membrana citoplasmática dos fungos contém esteróis na forma de ergosterol, diferentemente da membrana citoplasmática da célula animal, que contém colesterol. Essa diferença se constitui em importante sítio de ação de antifúngicos que atuam na síntese do ergosterol e que têm, portanto, toxicidade seletiva para o fungo.

Citoplasma

O citoplasma é onde ocorrem as sínteses e o metabolismo energético e plástico. No citoplasma são encontrados: inclusões de glicogênio, que é a principal substância de reserva de energia dos fungos; vacúolos de alimentos e gorduras; mitocôndrios responsáveis pelos mecanismos energéticos; condrioma, ribossomos e retículo endoplasmático, responsáveis pela síntese de proteínas.

Os vacúolos são de vários tamanhos e podem ter a função de reserva, armazenando glicogênio, ou digestiva. Os mitocôndrios contêm DNA e, dependendo do grupo de fungos, podem ter várias formas, tamanho e relação com outras organelas celulares. O retículo endoplasmático é um sistema comunicante que se espalha pela célula e que pode ou não ser revestido externamente por ribossomos. O aparelho de Golgi é um sistema de vesículas, canalículos e estruturas tubulares, envolvido em processos de síntese e secreção, e ligado à química de carboidratos.

Núcleo

Os fungos podem ter um, dois ou mais núcleos envoltos por uma carioteca de natureza lipídica. No interior do núcleo encontra-se o nucléolo, que contém DNA, RNA e proteínas, e que é o local de produção do RNA ribossomal.

Cápsula

Alguns fungos, como *Cryptococcus neoformans*, apresentam uma cápsula mucopolissacarídica com estrutura fibrilar composta de amilose e de um poliosídeo semelhante à goma arábica. A cápsula é importante na patogênese desse fungo por dificultar a fagocitose.

MORFOLOGIA DOS FUNGOS

A identificação da maioria das espécies fúngicas é realizada considerando-se suas variadas características morfológicas. Os fungos incluem, basicamente, as leveduras, os bolores ou mofos, que são fungos microscópicos, e os cogumelos, que são considerados fungos superiores, macroscópicos.

As particularidades morfológicas dos microfungos podem ser observadas tanto no seu aspecto macroscópico – quando uma célula fúngica se reproduz em um substrato adequado, multiplica-se, cresce e forma uma colônia, tornando-se visível a olho nu – quanto nos aspectos microscópicos, quando se coleta um fragmento da colônia e observa-se ao microscópio.

LEVEDURAS

As leveduras, de maneira geral, são unicelulares, esferoidais ou ovais, e podem se reproduzir assexuada ou sexuadamente.

A reprodução assexuada nas leveduras pode ocorrer por:

Cissiparidade ou divisão direta: quando o núcleo das células em desenvolvimento se divide em dois, por amitose, e um septo divide a célula original em duas células filhas exatamente iguais à célula de origem.

Brotamento ou gemulação: quando ocorre a formação de um broto ou gêmula num determinado ponto da célula. O núcleo se divide em dois, por amitose, e um deles migra para o broto, que cresce e se separa da célula mãe.

Algumas espécies de leveduras reproduzem-se também por processo sexuado, dando-se a fusão celular de duas células compatíveis (plasmogamia) e posterior fusão nuclear (cariogamia) seguida de meiose, como ocorre em *Saccharomyces cerevisiae*.

Espécies do gênero *Candida*, em determinadas condições de cultivo, reproduzem-se por sucessivos brotamentos em cadeia, formando um filamento semelhante ao dos bolores, denominado pseudo-hifa ou pseudomicélio filamentoso (Fig. 8.1).

Em meios de cultivo, as leveduras apresentam colônias pastosas ou cremosas, de cor

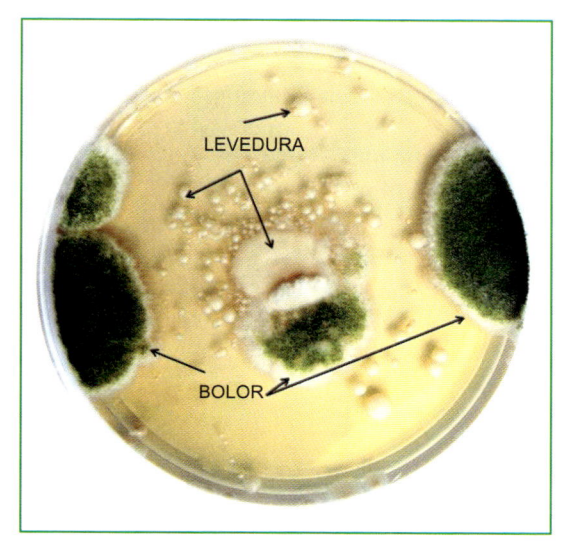

Fig. 8.2 Colônia de levedura e de bolor.

branca, creme, rosa, laranja ou preta, dependendo da espécie (Fig. 8.2).

Os diferentes tipos de reprodução, assexuada ou sexuada, e as características de gemulação, tipo de colônia, pigmentação e outras traduzem-se em diferentes aspectos morfológicos que, em última análise, podem ser importantes na identificação presuntiva das leveduras.

Entretanto, a identificação final é feita, principalmente, através de provas bioquímicas ou, mais recentemente, com o auxílio das técnicas de biologia molecular.

BOLORES

Os bolores são filamentosos, multicelulares, com células tubulares denominadas hifas, cujo conjunto é denominado micélio.

Em cultivo, esses fungos apresentam colônias filamentosas, que podem ser algodonosas, aveludadas, pulverulentas ou com outras características e com os mais variados tipos de pigmentação, aspectos esses que são importantes na identificação presuntiva dos bolores.

O micélio dos bolores pode ser dividido em duas partes morfologicamente distintas: o **micélio vegetativo**, que cumpre as fun-

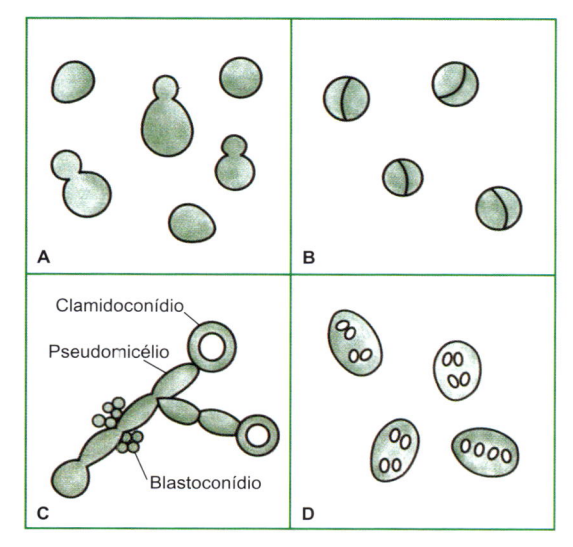

Fig. 8.1 Leveduras: reprodução por brotamento (**A**), cissiparidade (**B**), pseudomicélio (**C**) e levedura ascosporada (**D**).

ções de crescimento da espécie, e o **micélio reprodutivo**, estrutura morfológica diferenciada produzida em muitos setores do micélio vegetativo e que tem funções de reprodução e disseminação da espécie, através da formação de esporos (propágulos).

Embora seja feita essa divisão entre micélio vegetativo e reprodutivo, qualquer fragmento do micélio vegetativo, desde que contenha um núcleo, pode se reproduzir e perpetuar a espécie.

Micélio vegetativo

O micélio vegetativo pode apresentar septos ou não, e nesse caso é denominado cenocítico; dependendo da espécie fúngica, pode apresentar outras estruturas de propagação ou resistência com morfologias específicas:

Artrósporo ou artroconídio: fragmentação do micélio em elementos retangulares com formação de parede espessa ao redor. Essas células são encontradas nos gêneros *Trichosporon* e *Geotrichum* e em algumas espécies de dermatófitos quando em parasitismo.

Clamidósporo ou clamidoconídio: célula geralmente arredondada, de volume aumentado, com parede dupla e espessa, podendo ter localização apical ou intercalar ao micélio. Os clamidoconídios são observados em várias espécies de bolores como, por exemplo, em *Fusarium spp.* e, dentre as leveduras, em *Candida albicans,* constituindo-se nesse caso importante estrutura morfológica de identificação dessa espécie.

Esclerócio: corpúsculo duro e parenquimatoso de coloração escura, formado pelo entrelaçamento de hifas, encontrado em várias espécies de fungos.

Rizoides: prolongamentos semelhantes a uma raiz vegetal, com a função de absorver alimentos, e encontrados em espécies de *Rhizopus* e *Absidia*.

Além dessas, muitas outras estruturas morfológicas podem ser observadas no micélio vegetativo, algumas vezes caracterizando uma determinada espécie fúngica (Fig. 8.3).

Micélio reprodutivo

O micélio reprodutivo, importante na identificação morfológica de muitas espécies de fungos, cumpre as funções de preservação e disseminação da espécie. É caracterizado por estrutura morfológica diferenciada, responsável pela formação de células especiais, denominadas esporos (propágulos). Em algumas espécies, os esporos são produzidos também ao longo do micélio vegetativo e são denominados esporos sésseis.

Os esporos podem ser cilíndricos, elípticos, fusiformes, ovoides, baciliformes, piriformes e de outras formas; hialinos ou pigmentados; simples ou septados, com septos transversais, longitudinais; lisos, verrucosos ou ciliados; grandes, pequenos, apresentando várias formas, que muitas vezes definem morfologicamente um gênero ou espécie.

Os esporos, de acordo com sua origem, podem ser **assexuados** ou **sexuados**.

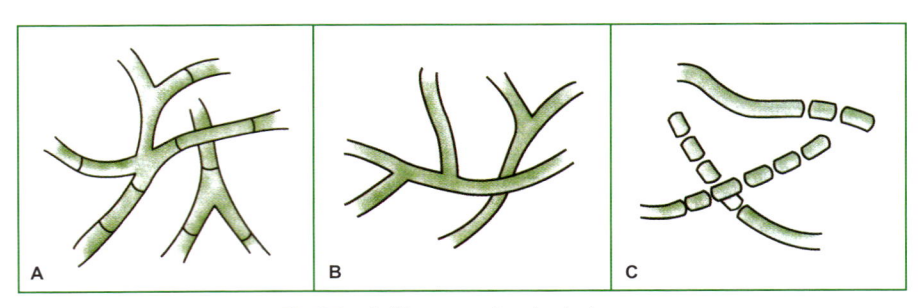

Fig. 8.3 Micélio vegetativo dos bolores.

Esporos de origem assexuada

A reprodução assexuada dos bolores ocorre com a formação de esporos endógenos ou exógenos e tem grande importância na dispersão dos fungos, pois origina grande número de propágulos.

Endósporos: os esporos endógenos são formados em hifas especiais denominadas esporangióforos, que aumentam de volume na extremidade, originando o esporângio. Dentro do esporângio, os núcleos que migraram a partir das hifas se dividem por clivagens sucessivas, com a formação de uma membrana em volta, constituindo o **esporangióspor**o.

Essas estruturas são encontradas em representantes da divisão *Zygomycota* (*Rhizopus, Absidia e Mucor*).

Ectosporos: são esporos que se formam na extremidade de hifas especiais denominadas conidióforos e que recebem o nome de **conídios**. Os conídios podem ser agrupados, simples ou catenulados, hialinos ou pigmentados, com parede lisa ou rugosa, com várias formas: esféricos, elípticos, fusiformes, cilíndricos, piriformes. As células que dão origem ao conídio, denominadas células conidiogênicas, são formadas em hifa especial denominada conidióforo.

Algumas vezes, os conídios são formados em qualquer parte do micélio vegetativo, sendo denominados sésseis. Em alguns fungos, o conjunto conidióforo-conídio é formado dentro de estruturas denominadas picnídios.

O conídio caracteriza o grupo dos fungos da antiga divisão *Deuteromycota*, atualmente agrupados sob a denominação fungos anamorfos (fungos que não têm a fase sexuada conhecida). É encontrado também na fase assexuada de representantes da divisão *Ascomycota* (Fig. 8.4).

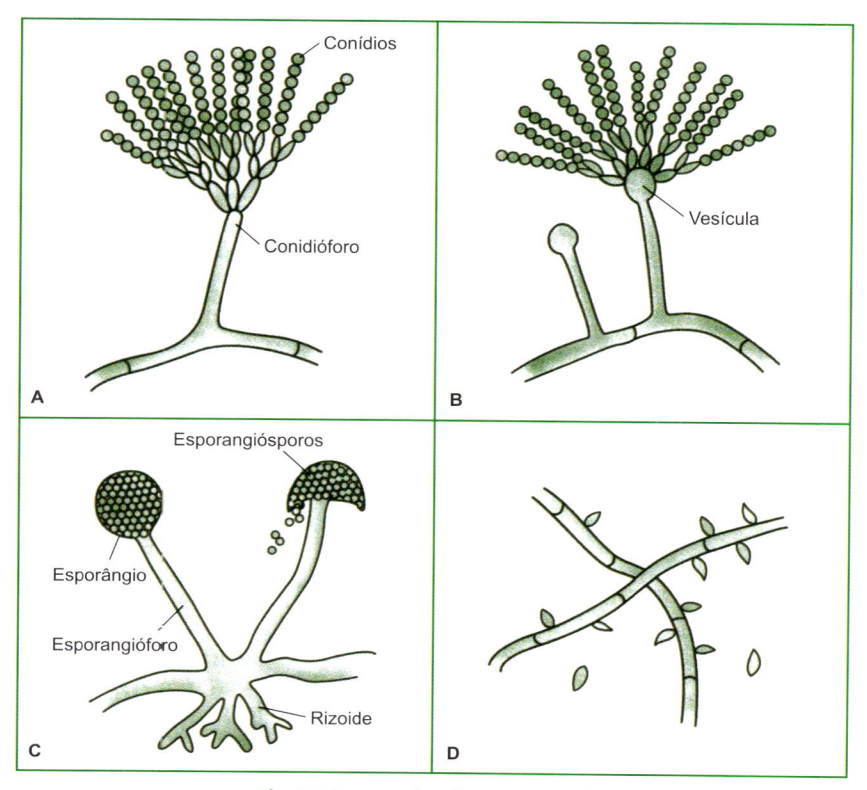

Fig. 8.4 Esporos de origem assexuada.

Esporos de origem sexuada

A reprodução sexual entre os fungos é extremamente variada em detalhes e assegura a flexibilidade que permite a adaptação a condições adversas, ou seja, a variabilidade genética necessária à manutenção das espécies.

De forma geral, a reprodução sexual dos bolores ocorre em estruturas morfológicas diferenciadas (micélio de reprodução) e inicia-se com a plasmogamia ou fusão de duas células compatíveis haploides (n cromossomas). Após a plasmogamia, ocorre a cariogamia ou fusão dos núcleos, mas os cromossomos não se fundem, permanecendo separados. A célula resultante fica assim com o dobro de cromossomos (2n) e inicia um processo de divisão por mitose. O bolor cresce, formando o micélio vegetativo e de reprodução. Nos órgãos de reprodução, ocorre um processo meiótico que reduz o número de cromossomos ao haploide (n).

A reprodução sexuada ocorre entre fungos filamentosos, cogumelos e também entre algumas espécies de leveduras.

Os esporos de origem sexuada também podem ser, morfologicamente, **endósporos**, quando estão no interior de alguma estrutura, ou **ectósporos**, quando estão livres.

Endósporos de origem sexuada: são denominados **ascósporos** e formados no interior de células especiais denominadas ascos. Os ascos com os ascósporos são encontrados no interior de receptáculos, os ascocarpos, que recebem, de acordo com sua morfologia, as seguintes denominações:

- **peritécio:** ascocarpo esférico com uma abertura, o ostíolo;
- **cleistotécio:** ascocarpo fechado sem ostíolo;
- **apotécio:** ascocarpo totalmente aberto, em forma de taça.

A maior parte dos fungos de interesse médico, inclusive as leveduras, reproduz-se na fase sexuada pela formação de ascos com ascósporos, estruturas características da divisão *Ascomycota*.

Ectosporos de origem sexuada

Esporos formados na extremidade de uma hifa fértil chamada basídio, denominam-se basidiósporos e caracterizam representantes da divisão *Basidiomycota*, que engloba os cogumelos.

VARIAÇÕES MORFOLÓGICAS

Os fungos apresentam muitas variações morfológicas que dificultam a sua identificação.

Alguns grupos, como os dermatófitos, quando mantidos em cultivo durante muito tempo, pleomorfizam-se, perdendo as características que permitem a sua identificação morfológica. Outros, por uma série de fatores, perdem a capacidade de esporular, tornando difícil ou quase impossível a sua identificação por meio de características morfológicas. Alguns fungos mudam da forma filamentosa para a leveduriforme ou vice-versa, na dependência da temperatura e de outros fatores. A 25°C, apresentam-se na forma de bolores, e a 37°C, na forma de levedura. Esses fungos são denominados termodimórficos e incluem os patogênicos como *Paracoccidioides brasiliensis, Histoplasma capsulatum* e *Sporothrix schenckii*.

Ainda na dependência de condições ambientais, os fungos reproduzem-se de maneira diversa durante o seu ciclo de vida.

Grande parte das espécies fúngicas utiliza, para sua manutenção e disseminação, a reprodução assexuada, que possibilita a formação de grande quantidade de esporos, facilitando a dispersão e a reprodução sexual, que possibilita a variabilidade genética necessária para enfrentar as adversidades ambientais, em constantes modificações. Essa dualidade de reprodução altera totalmente suas características morfológicas. Como exemplo, temos espécies de dermatófitos, identificados praticamente pelo aspecto morfológico da fase assexuada, recebendo as denominações genéricas de *Trichophyton* e *Microsporum*. Taxonomicamente, várias espécies desses dermatófitos são classificadas pela sua fase de reprodução sexuada, com morfologia totalmente diferente, enquadrando-se na divisão Ascomycota, gênero *Arthroderma*.

CICLO PARASSEXUAL

No processo assexual, uma vez que não ocorre a fusão de núcleos, não ocorre a variabilidade genética que deve ser obtida pelo processo sexual ou por formas alternativas. Muitos fungos têm os dois tipos de reprodução, mas muitos deles são encontrados sempre na fase assexuada e não têm sua fase sexuada detectada. Na década de 50 foi descrito um ciclo em *Aspergillus nidulans*, denominado parassexual. Nesse ciclo, a plasmogamia, a cariogamia e a haploidização não ocorrem em estrutura especializada, nem em tempo determinado, no ciclo biológico do fungo. O ciclo parassexuado se inicia com a heterocariose ou formação de um micélio heterocário, por anastomose de hifas somáticas de diferente constituição genética, ou por mutação de núcleos do homocário. Os núcleos de genótipos diferentes se dividem e se distribuem por todo o micélio vegetativo, e a cariogamia ocorre de maneira acidental entre vários núcleos, originando diploides hetero ou homozigotos que se multiplicam. Os núcleos passam para os esporos, germinam e originam micélio diploide, e alguns núcleos sofrem haploidização, originando conídios haploides e, consequentemente, colônias haploides. Basicamente, após algum tempo de ciclo parassexual, o micélio contém: núcleos haploides semelhantes ao dos progenitores; núcleos haploides com várias recombinações genéticas novas; núcleos diploides homozigóticos e heterozigóticos.

Esse ciclo já foi verificado em outras espécies de fungos e, eventualmente, constitui-se numa forma possível de variabilidade genética para aqueles fungos que não têm um ciclo sexuado convencional e que sempre são encontrados em fase assexuada.

TAXONOMIA

A classificação taxonômica dos fungos é feita pelas características morfológicas, e eles são agrupados, de acordo com as características comuns, em níveis taxonômicos que recebem sufixos especiais: divisão: sufixo mycota; classe: mycetes; ordem: ales; família: aceae; gênero e espécie: não têm radical específico.

Exemplo:

Reino	Fungi
Divisão	Ascomycota
Classe	Hymenomycetes
Ordem	Tremellales
Família	Filobasidiaceae
Gênero	*Filobasidiella*
Espécie	*neoformans*

A taxonomia dos fungos é extremamente complexa e dinâmica, e a nomenclatura desses organismos, regida pelo Código Internacional de Nomenclatura Botânica, tem mudado ao longo dos últimos anos, principalmente em relação aos fungos de interesse médico.

A base de classificação taxonômica é o estágio sexual. Grande parte dos fungos de interesse médico não apresenta essa fase, quando em meios de cultivo utilizados rotineiramente no laboratório, ou simplesmente não tem esse estágio conhecido, como acontece com os fungos anamorfos, grupo colocado à parte em termos de classificação taxonômica.

Outro problema taxonômico é o verificado com as leveduras, que, pelo fato de serem unicelulares, são identificadas principalmente por características fisiológicas, dificultando o seu enquadramento taxonômico.

Essa complexidade dos fungos reflete-se na taxonomia e explica as várias classificações propostas, não havendo ainda um consenso entre os vários autores especialistas.

Atualmente, técnicas de biologia molecular têm sido aplicadas em estudos de taxonomia dos fungos, e novas informações têm sido acrescentadas. Eventualmente, num futuro próximo, mudanças devem ocorrer na sistemática tradicional, baseada exclusivamente na morfologia.

Várias chaves de classificação já foram propostas para o Reino Fungi, e o assunto é até hoje complexo e dinâmico, não havendo ainda um consenso entre os vários autores especialistas. Uma das classificações atuais apresenta quatro divisões para o Reino Fungi:

Chytridiomycota: Os representantes dessa divisão não têm interesse clínico. Os gametas e esporos assexuais são móveis com um único flagelo.

Zygomycota: Ausência de esporos móveis. Micélio vegetativo sem septo ou com poucos septos. Reprodução sexuada com formação de zigósporos. Fase assexuada caracterizada por esporos denominados esporangiósporos, contidos no interior de estruturas chamadas esporângios.

Basidiomycota: Reprodução sexuada por basidiósporos (esporos exógenos que nascem em basídios). Reprodução assexuada por conídios. Incluem os conhecidos cogumelos.

Ascomycota: Essa divisão engloba a maioria dos bolores e leveduras de interesse médico. Seus representantes têm reprodução sexuada por ascósporos (esporos contidos em estruturas denominadas ascos) e reprodução assexuada por conídios.

A antiga divisão **Deuteromycota,** que agrupava fungos unicelulares ou filamentosos, com micélio septado, reprodução assexuada por conídios (esporos exógenos) e que não apresentam reprodução sexuada, atualmente não é aceita pelos taxonomistas.

Esses fungos são tratados como um grupo à parte, denominado fungos mitospóricos, fungos anamorfos ou fungos imperfeitos.

Muitos fungos desse grupo, à medida que sua fase sexual era descoberta, eram classificados pelas características morfológicas, principalmente na divisão **Ascomycota,** e alguns poucos na divisão **Basidiomycota,** permanecendo com denominação dupla, uma para a fase assexuada e outra para a fase sexuada. Atualmente, com o auxílio de técnicas de biologia molecular, muitos desses fungos, mesmo não tendo sua fase sexuada detectada morfologicamente, estão sendo enquadrados, por similaridades, principalmente na divisão **Ascomycota.**

Para os fungos anamorfos, não se utilizam atualmente níveis taxonômicos como divisões, subdivisões, classe, ordem e família. Alguns autores utilizam ainda a denominação agrupando-os apenas nas antigas classes, *Hyphomycetes* e *Coelomycetes*.

Os Quadros 8.1 a 8.4 apresentam o enquadramento taxonômico de alguns dos principais fungos citados neste livro.

Quadro 8.1

Classificação taxonômica dos principais gêneros de fungos de interesse médico – Divisão Zygomycota

CLASSE	ORDEM	FAMÍLIA	GÊNERO
Zygomycetes	Mucorales	Mucoraceae	*Absidia*
			Mucor
			Rhizopus
	Entomophthorales	Anylistaceae	*Conidiobolus*
		Basidiobolaceae	*Basidiobolus*

Quadro 8.2

Classificação taxonômica dos principais gêneros de fungos de interesse médico – Divisão Basidiomycota

FASE SEXUADA				FASE ASSEXUADA
CLASSE	ORDEM	FAMÍLIA	GÊNERO	GÊNERO
Hymenomycetes	Tremellales	Filobasidiaceae	*Filobasidiella*	*Cryptococcus*
Urediniomycetes	Sporidiales	Sporidiobolaceae	*Rhodosporidium*	*Rhodotorula*

Quadro 8.3

Classificação taxonômica das principais espécies de fungos de interesse médico – Divisão Ascomycota

CLASSE	ORDEM	FAMÍLIA	GÊNERO	GÊNERO
		FASE SEXUADA		**FASE ASSEXUADA**
Archiascomycetes	Pneumocystidales		*Pneumocystis carinii*	
Hemiascomycetes	Saccharomycetales	Saccharomycetaceae	*Pichia guilliermondii*	*Candida guilliermondii*
			P. norvegensis	*C. norvegensis*
			Issatchenkia orientalis	*C. krusei*
			Saccharomyces cerevisiae	
		Metschnikowiaceae	*Clavispora lusitaneae*	*C. lusitaneae*
		Dipodascaceae	*Galactomyces geotrichum*	*Geotrichum candidum*
Euascomycetes	Onygenales	Onygenaceae	*Ajellomyces capsulatus*	*Histoplasma capsulatum*
			A. dermatitidis	*Blastomyces dermatitidis*
		Arthrodermataceae	*Arthroderma spp.*	*Microsporum spp.*
				Trichophyton spp.
	Dothideales	Didymosphaeriaceae	*Neotestudina rosatii*	
		Piedraiaceae	*Piedraia*	
	Microascales	Microascaceae	*Pseudoallescheria boydii*	*Scedosporium apiospermum*
	Hypocreales	Hypocreacea	*Nectria haematococca*	*Fusarium solani*

Quadro 8.4

Principais fungos anamorfos de interesse médico

CLASSE	GÊNERO
Coelomycetes	*Nattrassia mangiferae*
	Phoma spp.
	Pyrenochaeta romeroi
Hyphomycetes	*Acremonium spp.*
	Alternaria alternata
	Aspergillus flavus
	Aspergillus fumigatus
	Coccidioides immitis

(continua)

Quadro 8.4

Principais fungos anamorfos de interesse médico

(*continuação*)

CLASSE	GÊNERO
	Epidermophyton floccosum
	Exophiala spp.
	Fonsecaea spp.
	Fusarium spp.
	Madurella spp.
	Microsporum audouinii
	Paracoccidioides brasiliensis
	Penicillium spp.
	Phialophora verrucosa
	Pyrenochaeta romeroi
	Rhinocladiella aquaspersa
	Sporothrix schenckii
	Trichophyton concentricum
	T. mentagrophytes
	T. rubrum
	T. schoenleinii
	T. tonsurans
Blastomycetes	*Candida albicans*
	Malassezia spp.
	Trichosporon spp.

BIBLIOGRAFIA

Ainsworth GC, Sparrow FK, Sussman AS. *The Fungi*. New York: Academic Press, 1973.

Barron GL. *The Genera of Hyphomycetes from Soil*. New York: Krieger Publishing Co., 1972.

Guarro J, Gené J, Stchigel AM. Developments in fungal taxonomy. *Clin Microbiol Rev* 1999;12:454-500.

Hoog GS de, Guarro J, Gene J, Figueras MJ. *Atlas of Clinical Fungi* 2nd ed. Centraalbureau voor Schimmelcultures/Universitat Rovira i Virgili, 2000.

Lacaz C da S, Minami P, Purchio A. *O grande mundo dos fungos*. São Paulo: Edusp/Ed. Polígono, 1970.

Lacaz C da S, Porto E, Martins JEC, Heins-Vaccari EM, Melo NT. *Tratado de Micologia Médica*. São Paulo: Sarvier, 2002.

Lacaz C da S, Porto E, Heins-Vaccari EM, Melo NT. *Guia para identificação: fungos, actinomicetos, algas de interesse médico*. São Paulo: Sarvier, 1998.

Silveira VD. *Micologia*. Rio de Janeiro: Âmbito Cultural Ed., 1995.

9 Fungos Contaminantes

Walderez Gambale

ECOLOGIA DOS FUNGOS

Os fungos habitam os mais variados substratos. A maioria das espécies vive no solo, tendo um importante papel, ao lado de outros organismos, na reciclagem dos materiais na natureza, mas há fungos que vivem nos vegetais, na água, e alguns fazem parte da microbiota normal do homem e de outros animais.

No seu *habitat* natural, os fungos, a partir de nutrientes e condições ambientais adequadas, como temperatura e umidade, entre outras, multiplicam-se, crescem e reproduzem-se, assexuada e/ou sexuadamente, de acordo com a espécie e com as necessidades de seu ciclo de vida.

Os fungos dispersam-se na natureza por várias vias, como ar atmosférico, água, insetos, homem e animais. A eficiência na dispersão dos fungos está estreitamente relacionada à alta produção de propágulos de disseminação, principalmente os esporos de origem assexuada. No processo assexuado de reprodução, os fungos produzem grande quantidade desses esporos. A título de exemplo: uma colônia de 2 cm de diâmetro de *Penicillium spp.* produz mais de 400.000 esporos (conídios). Esses propágulos entram em contato, de várias maneiras, com as vias de dispersão e são espalhados na natureza. Além dos esporos, fragmentos de micélio vegetativo ou outras estruturas fúngicas podem também se constituir em elementos de disseminação dos fungos.

Propágulos podem ser levados por grandes distâncias, pelos ventos, quando a via de dispersão é o ar atmosférico. Embora seja essa a forma de espalhamento mais frequente, outras vias podem ser utilizadas, de acordo com as circunstâncias.

Quando as estruturas disseminadas atingem um substrato com condições adequadas, elas germinam e iniciam um novo ciclo do fungo.

A Fig. 9.1 esquematiza o ciclo de dispersão dos fungos a partir do *habitat*, as vias de dispersão, os substratos e os fatores interferentes no processo.

Os propágulos fúngicos são encontrados em altas concentrações nas vias de dispersão.

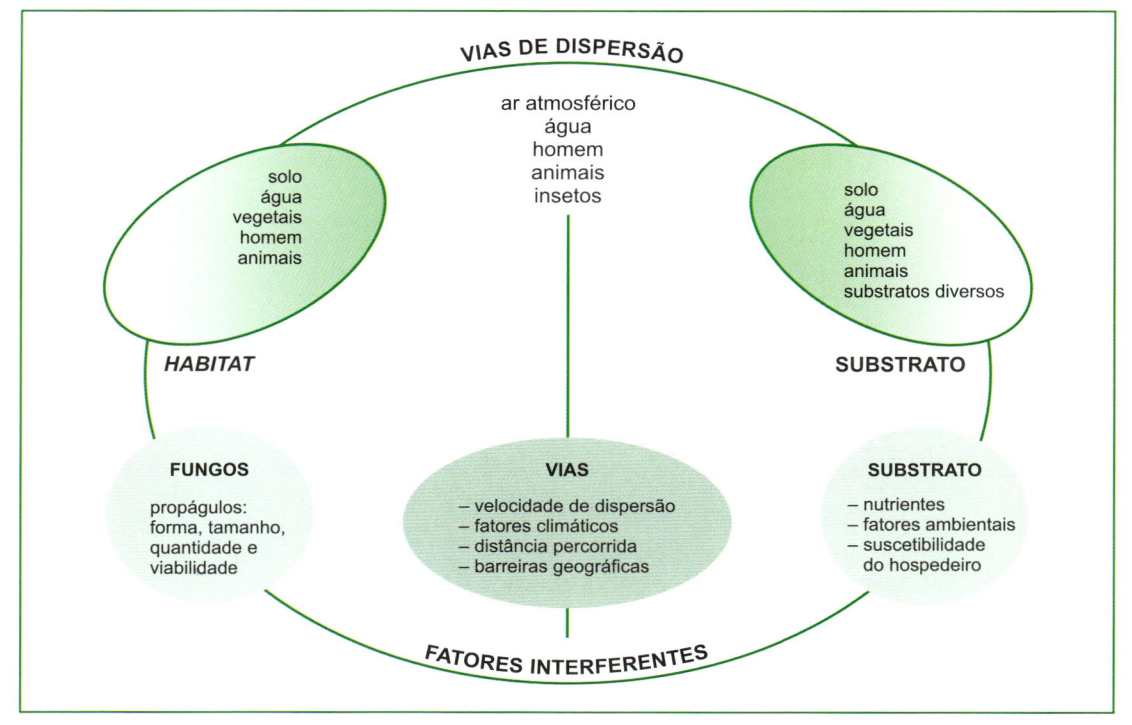

Fig. 9.1 Vias de dispersão dos fungos.

Quando encontram um substrato adequado e condições ambientais favoráveis, eles germinam, multiplicam-se e colonizam. Os fungos apresentam uma variabilidade enzimática muito grande e, em consequência disso, podem colonizar os mais variados substratos, como: madeiras, vidros, tintas, papel, borracha, roupas, alimentos e outros, eventualmente deteriorando esses materiais. Quando não encontram condições adequadas para colonizar, podem, dependendo da espécie, permanecer invisíveis por longos períodos sem a perda da viabilidade.

O homem e os animais, além de terem uma microbiota fúngica endógena, são importantes vias de dispersão de fungos. Na sua superfície corpórea, pele, pelos, unhas, mucosa bucal e nasal, são encontradas várias espécies de fungos em processo de dispersão, constituindo uma microbiota transitória. Muitas vezes, num processo de isolamento do agente etiológico para diagnóstico laboratorial de uma mi-

cose superficial ou cutânea, eles podem crescer rapidamente no meio de cultivo e atrapalhar o isolamento do agente em questão.

FUNGOS CONTAMINANTES

Fungos "contaminantes" são fungos que habitam o solo ou vegetais e são dispersos principalmente pelo ar atmosférico, embora possam utilizar outra via de dispersão. Esses fungos, especializados na dispersão pelo ar atmosférico, são também chamados de fungos anemófilos.

Além de serem importantes como contaminantes de substratos diversos, o conhecimento desses fungos interessa a várias áreas da medicina humana, principalmente como desencadeantes de alergias respiratórias, asma brônquica e rinites alérgicas (Quadro 9.1) e, eventualmente, como agentes primários de lesões oculares, otites, onicomicoses, entre outras micoses.

Quadro 9.1

Frequência de positividade de testes cutâneos
com alérgenos de fungos anemófilos
em pacientes com asma brônquica
e rinite alérgica

EXTRATO ALERGÊNICO	% POSITIVOS
Candida	58,6
Aureobasidium	37,1
Penicillium	30,0
Curvularia	28,6
Fusarium, Mucor, Phoma	24,3
Aspergillus, Epicoccum, Pestalotia	22,9
Alternaria, Trichoderma, Helminthosporium	21,4
Cladosporium, Geotrichum, Rhodotorula, Rhizopus, Scopulariopsis	20,0
Chaetomium	18,5
Circinella, Nigrospora	17,1
Neurospora	15,7
Cephalosporium, Paecilomyces	14,3

Recentemente, esses fungos assumiram importância na denominada síndrome dos edifícios doentes, definida em 1982 pela Organização Mundial de Saúde, e relacionada principalmente a ambientes climatizados artificialmente. Os principais sintomas de reconhecimento dessa síndrome são: fadiga, letargia, cefaleia, prurido e ardor nos olhos, anormalidades na pele, irritação do nariz e garganta e falta de concentração em trabalhadores desses ambientes. Essa síndrome é multicausal, e os fungos anemófilos participam, junto com outros agentes, do desencadeamento dessa síndrome. No Brasil, esse assunto tem sido estudado a partir de 1998, quando a Agência Nacional de Vigilância Sanitária (Anvisa) publicou a Portaria 3.523 MS/GM (28/8/98) e em 2000, com a publicação da Resolução 176, que estabeleceu a utilização de fungos como marcadores epidemiológicos de qualidade do ar interior. Nessa resolução, a contagem de fungos dispersos pelo ar não pode ultrapassar 750 UFC/m^3 ar (UFC = unidades formadoras de colônias), sendo inaceitável a presença de fungos patogênicos e toxigênicos. A relação I/E deve ser menor ou igual a 1,5 (I = quantidade de UFC fungos/m^3 ar no ambiente interior e E = quantidade de UFC fungos/m^3 ar no ambiente exterior).

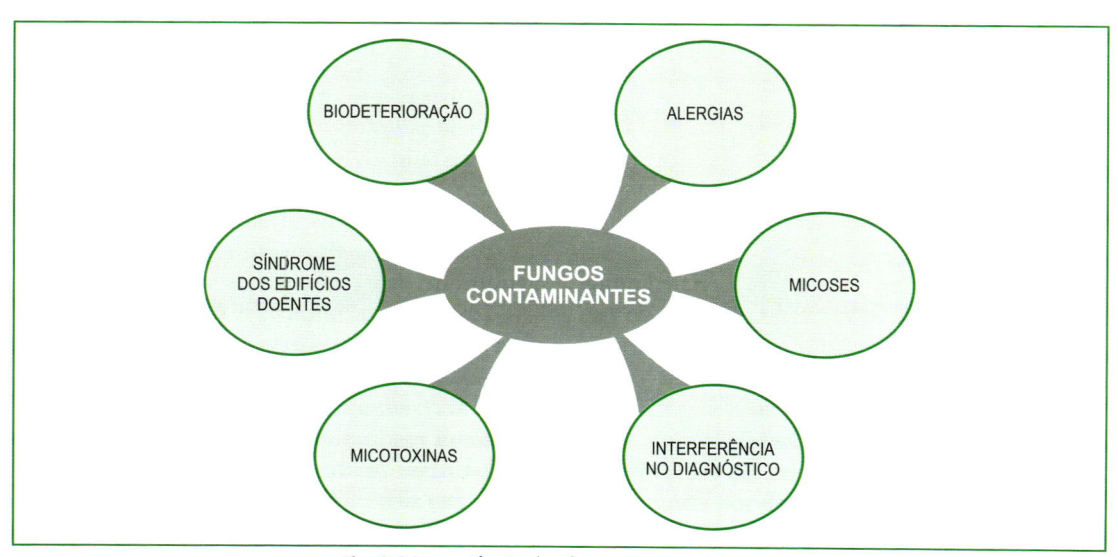

Fig. 9.2 Importância dos fungos contaminantes.

ISOLAMENTO DE FUNGOS CONTAMINANTES

O conhecimento dos principais fungos contaminantes de uma determinada região pode ser feito através do isolamento desses fungos nas vias de dispersão: ar atmosférico, água, homem e animais, insetos; ou do isolamento em determinados substratos.

As técnicas de isolamento desses fungos variam de acordo com a via de dispersão pesquisada ou o substrato.

Os Quadros 9.2 a 9.5 mostram a frequência de isolamento desses fungos em várias

Quadro 9.2

Via de dispersão: ar atmosférico – frequência (%) de fungos anemófilos em algumas cidades brasileiras

GÊNEROS	SP	RE	BH	BE	RJ	BS	PI	PA	CO	PP	MA
Cladosporium	65	21	90	18	15	49	50	–	33	74	14
Epicoccum	52	–	31	–	–	24	–	–	15	16	–
Rhodotorula	49	7	28	8	10	–	13	–	–	22	38
Penicillium	41	42	65	37	20	51	62	–	43	18	38
Aspergillus	23	59	59	64	10	24	44	47	43	56	29
Aureobasidium	20	11	32	–	–	16	–	–	7	37	31
Phoma	18	19	30	–	–	9	–	–	–	14	–
Alternaria	17	–	21	–	–	7	–	–	11	16	17
Candida	15	31	17	7	–	–	31	–	5	21	55
Fusarium	14	20	–	15	–	17	–	–	5	27	–
Trichoderma	11	8	6	15	–	–	–	–	–	24	24
Cephalosporium	11	6	–	–	–	6	–	–	11	–	29
Curvularia	8	19	–	68	–	11	–	–	–	10	9
Helminthosporium	9	6	19	7	–	6	–	–	–	–	–
Mucor	–	–	–	27	–	–	–	–	–	17	64
Paecilomyces	–	6	8	10	–	–	–	–	–	–	12
Rhizopus	–	8	6	–	–	10	18	–	11	27	29
Monilia	–	13	–	9	–	12	21	–	29	36	–
Pestalotia	–	6	–	–	–	6	–	–	–	–	–
Geotrichum	–	6	–	–	–	–	–	–	–	–	2
Nigrospora	8	8	–	–	–	–	–	–	5	–	–
Verticillium	–	–	8	–	–	–	–	–	–	–	–
Trichocladium	–	–	8	–	–	–	–	–	–	–	–
Hyalopus	–	–	–	11	–	–	–	–	–	–	–
Sirodesmium	–	–	–	6	–	–	–	–	–	–	–
Absidia	–	–	–	5	–	–	–	–	–	–	21
Monascus	–	–	–	–	–	–	–	–	6	44	–
Botrytis	–	–	–	–	–	–	–	–	5	–	–
Trichotecium	–	–	–	–	–	–	–	–	–	10	–
Cryptococcus	–	–	–	–	–	–	–	–	–	10	–
Gliocladium	–	–	–	–	–	–	–	–	–	10	4
Neurospora	–	–	–	–	–	–	–	–	–	10	17
Não esporulados	68	1	–	13	–	33	–	–	–	–	–

SP, São Paulo; RE, Recife; BH, Belo Horizonte; BE, Belém; RJ, Rio de Janeiro; BS, Baixada Santista; PI, Piracicaba; PA, Porto Alegre; PI, Piracicaba; CO, Curitiba; PP, Presidente Prudente; MA, Manaus.

Quadro 9.3

Via de dispersão: água salgada e doce – frequência (%) de fungos em
Santos, Bertioga e rio Jacaré-Pepira, SP

FUNGOS	SANTOS	BERTIOGA	JACARÉ–PEPIRA
Aspergillus	12	23	04
Trichoderma	21	12	15
Fusarium	07	03	18
Phoma	06	01	03
Penicillium	24	15	13
Cephalosporium	03	05	03
Curvularia	01	01	–
Helminthosporium	01	–	–
Aureobasidium	02	–	–
Cladosporium	11	15	18
Alternaria	02	–	–
Paecilomyces	04	–	–
Mucor	01	–	02
Chaetomium	01	01	
Geotrichum	01	03	02
Nigrospora	01	–	–
Epicoccum	05	10	–
Neurospora	06	04	–
Candida	33	12	–
Rhodotorula	17	12	–
Monascus	–	–	01
Não esporulados	36	26	20

vias de dispersão e substratos, de algumas regiões do Brasil.

AR ATMOSFÉRICO

Uma das técnicas mais utilizadas é a da sedimentação, que consiste na exposição, ao ambiente, de placa de Petri com ágar Sabouraud, ágar-malte ou outro meio de cultivo, durante 15 minutos. Os propágulos depositam-se no meio de cultivo, multiplicam-se e crescem, formando colônias. Essa técnica, embora qualitativa, é muito utilizada, fornecendo algumas informações como variação sazonal, fungos mais frequentes e isolamento dos fungos para preparo de alérgenos utilizados no diagnóstico de alergias (Fig. 9.3).

Além dessa, há outras técnicas quantitativas com utilização de aparelhos de sucção do ar atmosférico, como por exemplo o de Andersen de seis estágios, que permite selecionar também os propágulos pelo tamanho. Esse aparelho é muito utilizado no estudo das partículas alergênicas.

Quadro 9.4

Vias de dispersão: homem e animais – frequência (%) de fungos isolados da superfície corporal

GÊNEROS	HUMANOS	CÃES	GATOS	EQUINOS	PRIMATAS
Trichosporon	0,9	0,9	3,0	0,5	12,1
Candida	10,0	0,9	–	–	–
Geotrichum	–	0,9	–	–	1,1
Cephalosporium	–	1,9	–	1,0	6,6
Scopulariopsis	0,9	4,7	18,0	0,5	–
Cladosporium	7,0	–	72,0	14,0	24,2
Penicillium	8,0	–	48,0	19,0	47,3
Aspergillus	2,0	–	22,0	10,0	46,2
Alternaria	4,0	–	19,0	2,0	3,0
Rhodotorula	3,0	–	7,0	2,0	25,3
Aureobasidium	2,0	–	7,0	2,0	4,4
Nigrospora	–	–	4,0	0,5	–
Mucor	1,0	–	4,0	2,0	13,2
Phoma	–	–	3,0	–	19,8
Chaetomium	–	–	1,0	–	–
Rhizopus	3,0	–	–	16,0	13,2
Fusarium	3,0	–	–	14,0	17,6
Trichoderma	–	–	–	7,0	69,2
Epicoccum	3,0	–	–	5,0	12,1
Neurospora	3,0	–	–	2,0	–
Monascus	–	–	–	1,0	–
Paecilomyces	–	–	–	1,0	3,3
Não esporulados	3,0	–	19,0	2,0	6,6

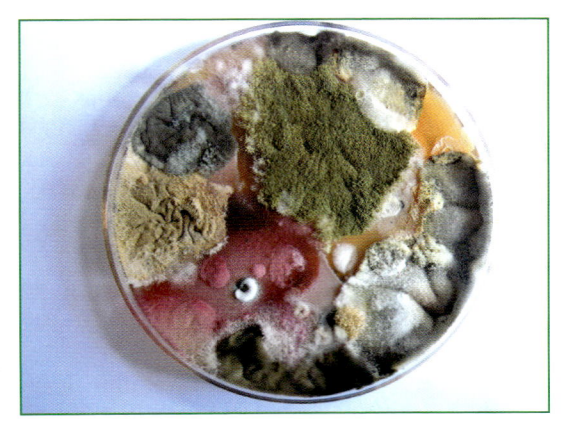

Fig. 9.3 Placa da ágar Sabouraud com fungos anemófilos.

OUTRAS VIAS DE DISPERSÃO E SUBSTRATOS

O isolamento de fungos que utilizam a água como via de dispersão pode ser feito através de várias técnicas, geralmente quantitativas. Coleta-se a água em determinados volumes, que é então semeada em meios de cultivo adequados, através de diluições seriadas. Após o crescimento das colônias, fazem-se a contagem, o isolamento e a identificação.

No homem e nos animais, dentre as várias técnicas, uma das mais utilizadas é a do carpete, que consiste em se friccionar a superfície

Quadro 9.5
Substratos: alimentos – frequência (%) de isolamento de fungos em alimentos – *sp.*

FUNGOS	MANTEIGA	SUCO DE LARANJA	ARROZ	RAÇÕES	MILHO
Candida	62	22	–	–	–
Cladosporium	18	3	19	6	1
Rhodotorula	18	16	5	–	–
Penicillium	12	15	35	29	68
Geotrichum	8	14	–	8	–
Aspergillus	6	10	42	22	72
Cryptococcus	6	–	–	–	–
Trichoderma	6	–	–	5	–
Hansenula	2	–	–	–	–
Aureobasidium	–	10	–	–	–
Phoma	–	3	–	–	–
Rhizopus	–	2	7	17	8
Mucor	–	1	–	28	–
Torulopsis	–	344	–	–	–
Saccharomyces	–	5	–	–	–
Pichia	–	2	–	–	–
Kloeckera	–	2	–	–	–
Cephalosporium	–	–	–	15	2
Syncephalastrum	–	–	–	2	–
Absidia	–	–	–	2	–
Fusarium	–	–	–	–	62
Não esporulados	–	–	27	–	6

corpórea com um quadrado de carpete estéril, colocá-lo em contato com um meio de cultivo adequado e retirá-lo. Após o crescimento das colônias, fazem-se o isolamento e a identificação.

O estudo desses fungos contaminantes em substratos também pode ser feito através de várias técnicas, de acordo com o substrato. Em alimentos, por exemplo, pesa-se certa quantidade, de acordo com o substrato em questão, dilui-se em água destilada estéril e semeia-se em meio de cultura apropriado. Após crescimento, fazem-se a contagem das colônias, o isolamento e a identificação.

INIBIÇÃO DO ISOLAMENTO DE FUNGOS CONTAMINANTES

Na sequência laboratorial de diagnóstico micológico, no item isolamento do agente etiológico, muitas vezes há necessidade de inibição da microbiota transitória (fungos contaminantes), principalmente em locais em que eles se encontram em altas concentrações, como nas superfícies corpóreas. Uma das substâncias utilizadas para isso é o antibiótico Actidione (ciclo-heximida), que, incorporado nos meios de isolamento em concentrações adequadas, inibe o crescimento da maioria desses fungos, permitindo o isolamento do agente etiológico em questão.

CARACTERÍSTICAS MORFOLÓGICAS RESUMIDAS DE ALGUNS GÊNEROS DE FUNGOS CONTAMINANTES

Esses fungos são, em sua maioria, anamorfos, ou encontrados apenas na sua fase assexuada.

Os detalhes morfológicos para uma identificação específica desses fungos contaminantes são muitos e requerem, na maioria das vezes, o auxílio de taxonomistas especializados ou de bibliografia pertinente. Porém, algumas características morfológicas, descritas a se-guir, podem auxiliar na identificação presuntiva genérica de alguns fungos contaminantes comuns (Fig. 9.4).

A. *Alternaria*: conídios escuros com sep-tos transversais e longitudinais dispostos em cadeia.

B. *Aspergillus*: conidióforo com dilatação na extremidade (vesícula). Na vesícula estão dispostas as fiálides ou esterigmas, de onde saem os conídios unicelulares, globosos, em cadeia.

C. *Cladosporium*: conidióforo escuro, ra-mificado no ápice, conídios catenulados, escu-ros, ovoides ou cilíndricos e ramificados com um ou dois septos.

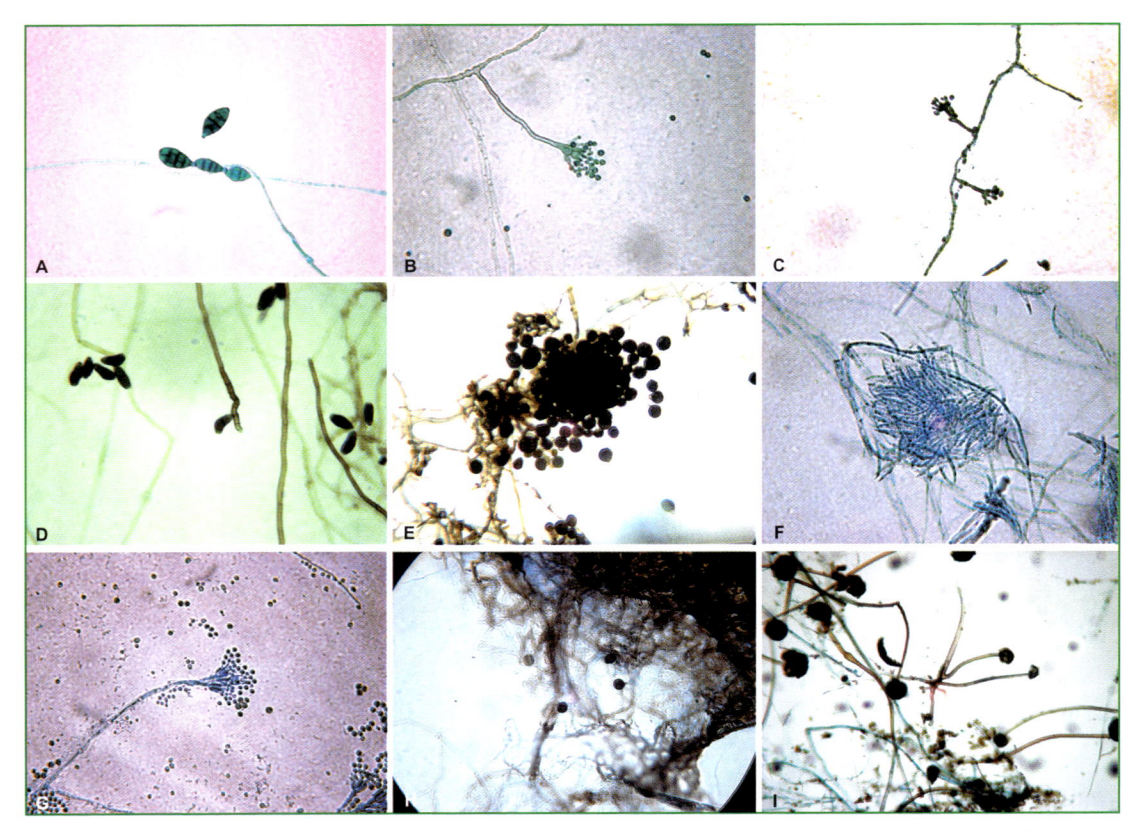

Fig. 9.4 Microscopia de alguns fungos contaminantes frequentes no Brasil. **A**. *Alternaria*. **B**. *Aspergillus*. **C**. *Cladosporium*. **D**. *Curvularia*. **E**. *Epicoccum*. **F**. *Fusarium*. **G**. *Penicillium*. **H**. *Nigrospora*. **I**. *Rhizopus*. (Fotos de Shirley A.V. Marques e W. Gambale.)

D. *Curvularia*: conídios escuros com 3 a 5 septos, encurvados, com a célula central maior que as outras.

E. *Epicoccum*: conidióforos agrupados em esporodóquios escuros. Conídios grandes, esféricos ou piriformes e muriformes.

F. *Fusarium*: conidióforos em esporodóquio, com conídios alongados, grandes, falciformes, com vários septos. Eventualmente podem ser observados clamidoconídios.

G. *Penicillium*: o conidiófiro não apresenta vesícula. As fiálides ou esterigmas saem do conidióforo, apresentando em conjunto um aspecto de pincel. Conídios catenulados (em cadeia).

H. *Nigrospora*: conidióforos com ápice dilatado, conídios isolados, unicelulares, globosos e negros.

I. *Rhizopus*: micélio sem septos; esporangióforo (hifa que carrega o esporângio) formado sobre um rizoide.

BIBLIOGRAFIA

Cole GT, Kendrick B. *Biology of Conidial Fungi*. New York: Academic Press, 1985.

Degobbi CM, Gambale W. Síndrome dos edifícios doentes. *Microbiologia in Foco* 2008; 4:19-32.

Fidalgo O. Fitopatologia e fungos. *In*: Lacaz C da S, Minami P, Purchio A. *O grande mundo dos fungos*. São Paulo: Edusp/Ed. Polígono, 1970.

Hoog GS de, Guarro J, Gene J, Figueras MJ. *Atlas of Clinical Fungi*. 2nd ed. Centraalbureau voor Schimmelcultures/Universitat Rovira i Virgili, 2000.

Lacaz C da S, Porto E, Heins-Vaccari EM, Melo NT. *Guia para identificação: fungos, actinomicetos, algas de interesse médico*. São Paulo: Sarvier, 1998.

Lacaz C da S, Porto E, Martins JEC, Heins-Vaccari EM, Melo NT. *Tratado de Micologia Médica*. São Paulo: Sarvier, 2002.

Silveira VD. *Micologia*. Rio de Janeiro: Âmbito Cultural Ed., 1995.

10 Imunologia das Micoses

Eva Burger

APRESENTAÇÃO

Em uma definição imunológica, micoses são condições nas quais os fungos ultrapassam as barreiras de resistência de animais e estabelecem infecções, compreendendo doenças com manifestações clínicas bastante variadas.

Neste capítulo, abordaremos os mecanismos de resistência de hospedeiros para controlar infecções ou doenças causadas por fungos, levando em conta que a evolução de uma doença é o resultado dos mecanismos patogênicos do fungo e dos de resistência do hospedeiro, levando ao controle da infecção ou à sua progressão, dependendo do equilíbrio que se estabelece em cada situação.

INTRODUÇÃO

Os agentes etiológicos de micoses são organismos eucarióticos que não segregam em um grupo taxonômico, mas sim estão espalhados pelo Reino Micota, o qual compreende um número de espécies que estão associadas a um amplo espectro de doenças em humanos e animais, incluindo manifestações alérgicas, autoimunes e infecções que ameaçam a vida. É importante compreender que os fungos não causam as mesmas doenças e que a biopatologia de cada doença depende da espécie fúngica.

INTERAÇÃO HOSPEDEIRO-FUNGO DO PONTO DE VISTA IMUNOLÓGICO

A maioria dos fungos (tais como *Histoplasma capsulatum*, *Paracoccidioides brasiliensis*, *Coccidioides immitis*, *Blastomyces dermatitidis*, *Cryptococcus neoformans*, *Aspergillus fumigatus* e *Pneumocystis jirovecii*) é ubíqua no meio ambiente. Alguns, inclusive *Candida albicans*, estabelecem uma relação duradoura de comensalismo na superfície do corpo humano. A maioria das espécies de fungos que causam doenças em humanos é saprófita. Em sua maioria, são oportunistas e causam infecção apenas quando o hospedeiro apresenta resposta imune comprometida.

Na biopatologia das micoses invasivas, deve-se levar em conta que o estabelecimento de uma infecção por um fungo e sua invasão e disseminação em tecidos do hospedeiro requerem que o fungo seja agressivo em um momento no qual a resposta imune do hospedeiro está debilitada.

As relações entre fungos patogênicos ou oportunistas e o hospedeiro vertebrado são complexas e incomuns devido a algumas características. Fungos saprófitas ou fungos comensais são filamentosos em qualquer temperatura, e durante sua evolução devem ter desenvolvido mecanismos sofisticados de evasão do sistema imune que lhes permite sobreviver sob diferentes condições ambientais, inclusive no meio ambiente do hospedeiro.

Em contraste, os fungos patogênicos desenvolveram a capacidade de se alternar reversivelmente entre duas formas morfológicas distintas, o que é conhecido como dimorfismo. Tais fungos adaptaram-se para sobreviver na temperatura e no meio ambiente proporcionados pelo corpo humano. A capacidade de viver na forma saprofítica a 25°C no solo ou associados a vegetais e também na forma parasitária, em tecidos a 37°C, alterando sua morfologia, permite-lhes escapar dos repertórios de respostas antifúngicas existentes em diferentes sítios do organismo e produzir as doenças micóticas sistêmicas mais sérias, após instalação no corpo por inalação de partículas infectantes.

Micoses e déficit imunológico

As infecções causadas por espécies comensais (*Candida*) ou totalmente saprófitas (*Aspergillus*) ocorrem quase exclusivamente em hospedeiros imunocomprometidos. Os patógenos oportunistas são normalmente erradicados pela imunidade inata do hospedeiro imunocompetente. A imunossupressão é de fato o fator-chave que desencadeia o estabelecimento de infecções fúngicas disseminadas. Um exemplo extremamente didático é que um camundongo imunocompetente é capaz de sobreviver à inalação de determinado número de conídios de *A. fumigatus*, ao passo que um paciente, com peso mil vezes maior, se exposto ao mesmo inóculo, terá sério risco de desenvolver aspergilose invasiva.

Outro dado interessante é que o tipo e a gravidade da condição imunossupressiva, associada com as propriedades biológicas do fungo, irão determinar qual espécie fúngica irá invadir o hospedeiro. Por exemplo, a radioterapia e a quimioterapia empregadas para o tratamento de leucemia ou o transplante de órgãos estão associadas a infecções por *Aspergillus*, enquanto a presença do vírus HIV está mais associada a infecções por *C. albicans*, *C. neoformans*, *Pneumocystis carinii*. Na realidade, a referência a essas micoses é como doenças que definem AIDS.

Apesar de diminuição acentuada de infecções fúngicas associadas à AIDS, como por exemplo a criptococose em países desenvolvidos, a ocorrência de tais doenças em países em desenvolvimento é muito comum. Infecções fúngicas cutâneas em pacientes oncológicos também vêm sendo cada vez mais frequentes. As espécies de *Candida* constituem-se na quarta causa mais importante de septicemias adquiridas em hospital. A aspergilose invasiva, principalmente causada por *A. fumigatus* e *A. terreus*, e outras infecções por esses tipos de fungos são uma causa importante de morte relacionada por infecção em recipientes de células hematopoéticas.

Há diferenças no grau e na natureza do imunocomprometimento entre os pacientes de leucemias e outros cânceres hematológicos. Um dos principais déficits que predispõem a infecções por fungos oportunistas é a neutropenia prolongada. Nesses pacientes, o grau e a duração da neutropenia permitem predizer o risco de infecções fúngicas potencialmente fatais.

ALERGIAS CAUSADAS POR FUNGOS

As doenças fúngicas incluem a hipersensibilidade do tipo I, que é a doença mais prevalente causada por fungos do ar, como por exemplo por espécies de *Alternaria*, *Aspergillus*, *Cla-*

dosporium e *Penicillium*, além de um grande número de doenças, incluindo micose broncopulmonar alérgica, sinusite crônica alérgica, pneumonite e dermatite atópica. Foi relatada sensibilização a fungos oportunistas em pacientes com asma, aspergilose broncopulmonar alérgica e fibrose cística. Há evidências de que a sensibilização a fungos também contribui para a autorreatividade devido a epítopos homólogos a alérgenos fúngicos. Esses mecanismos são imunológicos, porém, ao invés de induzirem o estabelecimento de imunidade protetora, são causadores de reações alérgicas.

Na grande maioria das interações entre fungos e hospedeiros, porém, a imunidade é protetora. Os mecanismos de defesa do hospedeiro contra fungos são numerosos e abrangem a imunidade inata e a adquirida.

MECANISMOS EFETORES DA IMUNIDADE INATA EM MICOSES

Barreiras naturais

O primeiro dos mecanismos da resposta imune inata é constituído pelas barreiras físicas que separam o organismo do meio, quais sejam, a pele e membranas mucosas dos tratos respiratório, gastrointestinal e geniturinário. A pele e as mucosas são barreiras físicas e apresentam substâncias antimicrobianas em sua superfície, algumas delas sintetizadas pelas células epiteliais e endoteliais. Além disso, apresentam uma biota comensal de micro-organismos saprofíticos que impedem a colonização por micro-organismos patogênicos.

Uma vez ultrapassadas as barreiras físicas, os fungos encontrarão uma série de mecanismos inatos de defesa, incluindo receptores presentes em membranas e diversos fatores humorais.

Reconhecimento na imunidade inata

Tradicionalmente, a imunidade inata era considerada simplesmente a primeira linha de defesa contra infecções, apresentando uma série de comportamentos estereotipados diante de qualquer estímulo.

No entanto, recentemente, foi estabelecido que a imunidade inata, apesar de apresentar razoável falta de especificidade, é capaz de distinguir eficientemente entre antígenos próprios e não próprios e de ativar os mecanismos da imunidade adquirida através do fornecimento de sinais específicos. Assim, a resposta imune inata confere reconhecimento rápido de infecção microbiana através de um repertório limitado de receptores que reconhecem um grupo de estruturas moleculares conservadas durante a evolução, comuns a amplos grupos de espécies microbianas, inclusive fungos.

A maior parte dos mecanismos da imunidade inata é induzida pela infecção, e sua ativação requer o reconhecimento específico dessas estruturas (padrões) moleculares, conhecidas por PAMPs por uma série de receptores de reconhecimento desses padrões (PPRs), presentes em diferentes células do organismo, como por exemplo monócitos, macrófagos, células dendríticas (DC), linfócitos T, linfócitos B e células endoteliais. Os PPR incluem receptores *toll-like* (TLRs), uma família de receptores proteicos que medeiam o reconhecimento de patógenos microbianos e as subsequentes respostas inflamatórias em vertebrados.

TLRs e outros PRRs conferem reconhecimento de PAMPs, e sua sinalização ativa a síntese, seguida da liberação de citocinas proinflamatórias, e induz a expressão de moléculas coestimulatórias a promover a ativação da resposta imune adaptativa durante a apresentação antigênica. A ativação simultânea de múltiplos PRRs por um patógeno fúngico habilita o sistema imune com um amplo espectro de possibilidades para resposta imune específica e efetiva. Assim, a importância das PRRs e dos receptores TLR está não apenas em direcionar a resposta imune inata, mas também em orquestrar a resposta imune adaptativa.

Foi relatada a participação de PAMPs na defesa contra *C. albicans*, *A. fumigatus*, *C. neo-*

formans, *Pneumocystis* e *Coccidioides*. Muitos componentes de paredes de fungos são reconhecidos por TLR expressos em fagócitos e em células dendríticas. A sinalização por TLR leva à produção preferencial de citocinas inflamatórias como o fator de necrose tumoral alfa (TNF-α), apesar de a citocina regulatória IL-10 também ser induzida. TRL4 reconhece hifas, mas não conídios de *Aspergillus*. Esse receptor medeia o reconhecimento de mananas de *C. albicans* e glicoxilmanana da cápsula de *C. neoformans*.

Esses e outros resultados sugerem que tanto TLR2 quanto TLR4 estão envolvidos na indução da defesa dos hospedeiros perante a fungos. De fato, verificou-se também que uma via dependente de MYD88 é necessária para o estabelecimento de imunidade adaptativa envolvendo linfócitos Th1 contra *C. albicans* e *A. fumigatus*.

O quadro geral que se visualiza é que a sinalização através dos receptores TLR é morfotipoespecífica e que os TLR têm efeitos diferentes em relação à ativação da resposta inata e da resposta adquirida via Th1 para cada fungo, conforme sua capacidade de ativar atividades antifúngicas especializadas em diversas populações celulares da resposta imune inata.

Subversão da imunidade inata pelos fungos

Em contraste, estudos demonstraram que esses patógenos são capazes de manipular e escapar do reconhecimento pela resposta imune inata. Algumas estratégias de evasão são: modular as funções microbicidas de leucócitos, escapar ao reconhecimento imunológico ou induzir um perfil de citocinas anti-inflamatórias. Por exemplo, *C. albicans* induz imunossupressão por liberação de IL-10 mediada por TLR2, o que leva à geração de linfócitos T regulatórios CD4+CD25+ com potencial imunossupressor. *A. fumigatus* evade a resposta imune por germinar em hifas e por perda subsequente de reconhecimento TLR-4 enquanto a via de IL-10 mediada por TLR2

permanece intacta, indo assim para um desequilíbrio para Th2, permissivo para o crescimento fúngico.

Papel de diversas populações celulares na imunidade inata

Um ponto crítico nessa etapa da defesa é a produção de fatores quimiotáticos no local da infecção fúngica para recrutamento efetivo de leucócitos para o local. Esses fatores são vários e incluem peptídeos originados da ativação do sistema complemento, leucotrienos, citocinas e quimiocinas, produzidos por uma variedade de células após a infecção fúngica, além de produtos sintetizados pelos próprios fungos. Nos tecidos, fagócitos consistindo em neutrófilos, monócitos e macrófagos e células dendríticas têm um papel essencial, e células *natural killer* (NK), linfócitos Tγδ, além de outras populações celulares não hematopoéticas, estão envolvidos na defesa do hospedeiro.

As células NK são um componente importante da resposta imune. Normalmente presentes no sangue periférico, medula e baço, podem migrar para sítios de inflamação em resposta a quimiocinas. Quando ativadas por IL-12 e IL-18 derivados de macrófagos, podem secretar citocinas, principalmente interferon-gama (IFN-γ), da qual são a maior fonte durante a resposta inata a fungos.

Os macrófagos constituem uma população heterogênea de células presentes em vários tecidos e que, além de serem fagócitos eficientes com propriedades fungicidas, têm importante papel na apresentação de antígenos fúngicos, na fase de ativação da resposta imune adquirida.

As células dendríticas são importantes células apresentadoras de antígenos, com papel fundamental na imunidade inata e adquirida. Após a infecção, células precursoras de DCs são recrutadas do sangue para sítios inflamatórios e se transformam em DC imaturas. O fungo liga-se a elas através de receptores TLR, o que leva à indução de citocinas proinflamatórias, que incluem TNF-α, IL-1, IL-6 e IL-8.

Os mecanismos de defesa do hospedeiro adaptam-se a infecções por fungos diferentes. Por exemplo, macrófagos constituem as células primárias envolvidas na lise de fungos durante a infecção por *Cryptococcus* e *Pneumocystis*, enquanto neutrófilos são as células efetoras primárias que controlam a infecção por *C. albicans* e *A. fumigatus*.

Há vários mecanismos efetores pelos quais fagócitos de hospedeiros imunocompetentes destroem fungos; entre eles se incluem a lise e a inibição do crescimento fúngico. Em geral, os macrófagos constituem a célula central da resposta imune inata, além das células dendríticas e dos neutrófilos.

Esses últimos têm um papel fundamental, erradicando espécies de *Candida* da circulação. Além disso, citocinas e quimiocinas têm importante função regulatória, inibindo ou estimulando os fagócitos.

Uma observação interessante é que quase todos os tipos celulares humanos com os quais o fungo invasor entra em contato inicialmente (células dendríticas, macrófagos, neutrófilos, células epiteliais e endoteliais) são capazes de interiorizar leveduras ou conídias, o que não significa obrigatoriamente que essas serão lisadas, pois elementos fúngicos endocitados poderiam representar um inóculo latente que poderia ser reativado em um momento de alteração imunológica ou terapêutica. Infecções fúngicas por reativação de um inóculo dormente poderiam explicar a histoplasmose pulmonar crônica. De fato, vários fungos desenvolveram mecanismos para evadirem-se de algumas etapas da fagocitose, incluindo a lise intracelular, o que possibilita sua sobrevivência após serem interiorizados por macrófagos. Dessa forma, os macrófagos passam a constituir nichos protegidos para o fungo, permitindo sua multiplicação e tornando-se um meio para sua disseminação a partir do pulmão para outros órgãos. *Histoplasma capsulatum* é um exemplo de parasitismo intracelular de macrófagos bem-sucedido.

INTERAÇÃO ENTRE MECANISMOS DE IMUNIDADE NATURAL E ADQUIRIDA EM MICOSES – INDUÇÃO DA RESPOSTA ADQUIRIDA

A inflamação é uma característica marcante de infecções e doenças causadas por fungos. A resposta inflamatória tem provavelmente a função de limitar a infecção fúngica.

Como as doenças fúngicas são raras, um equilíbrio hospedeiro-fungo estável é uma condição provável para a maioria dos fungos potencialmente patogênicos. Isso requer que a resposta imune despertada seja suficientemente forte para permitir a sobrevivência do hospedeiro com ou sem a eliminação do fungo e para estabelecer uma relação de comensalismo ou persistência sem excessiva patologia proinflamatória.

Assim, o balanço entre sinais pró e anti-inflamatórios é um pré-requisito para interações hospedeiro-fungo bem-sucedidas e requer ação coordenada da resposta imune inata e adquirida, a qual é essencial para a eliminação de fungos do organismo.

As respostas imunes inatas e adquiridas estão intimamente ligadas e são controladas por várias moléculas e receptores, os quais atuam no sentido de gerar a resposta imune mais efetiva para proteção contra fungos.

O reconhecimento de fungos pela imunidade inata leva à imediata mobilização de mecanismos efetores e regulatórios que aparelham o hospedeiro com uma rápida iniciação da resposta imune e montagem de um ambiente inflamatório para o reconhecimento do patógeno; ou seja, o estabelecimento de uma primeira linha de defesa que controla o fungo durante o desenvolvimento da resposta imune adquirida, levando à ativação da resposta imune humoral ou celular mais apropriada para a proteção em micoses.

Investigações recentes demonstraram que cada receptor presente em fagócitos, que se constituem nas primeiras células com as quais os fungos entram em contato após a infecção, tem papel determinante não apenas diretamente nos eventos relacionados com a lise do fungo por essas células, mas também com a ativação da imunidade adquirida. Desse modo, receptores para componentes do sistema complemento, para manose e para β-glucana (como a dectina 1) ativam vias diversas, e, portanto, o destino dos fungos que as utilizarem será totalmente diferente após sua interiorização nos fagócitos.

Como já visto, os fagócitos têm capacidade antifúngica intrínseca, mas essa é em muito aumentada por ação de opsoninas (componentes da resposta adquirida humoral) e de linfócitos T (participante da resposta, de forma que a resposta imune inata e a adquirida não operam independentemente, mas, sim, em harmoniosa colaboração).

MECANISMOS EFETORES DA IMUNIDADE ADQUIRIDA EM MICOSES

Papel relativo da imunidade celular e da imunidade humoral

A contribuição da imunidade humoral e celular na defesa de hospedeiros contra infecções fúngicas vem se constituindo em um campo controverso da micologia médica.

Foi consistentemente demonstrado em várias micoses, através de estudos de transferência adotiva de proteção por meio de linfócitos, que a imunidade celular confere proteção contra infecções causadas por muitos fungos sobre o aumento de suscetibilidade do hospedeiro em hospedeiros apresentando deficiência de imunidade mediada por células e os achados de que a inflamação granulomatosa é frequentemente essencial para o controle da infecção fúngica nos tecidos. Em contraste, a gravidade da doença correlaciona-se com o grau de comprometimento da resposta imune celular e com níveis elevados de anticorpos específicos. O papel da imunidade humoral é de difícil demonstração através da transferência de soro imune ou por tentativas de correlacionar títulos de anticorpos com proteção. Apesar de alguns poucos estudos sugerirem o papel protetor da imunidade humoral, seu papel é incerto devido a resultados inconsistentes.

Assim, até recentemente, acreditava-se que a resposta imune adquirida mediada por células era essencial para a proteção contra infecções fúngicas e que a imunidade humoral tinha papel pouco relevante ou nenhum. No entanto, atualmente, o debate a respeito da importância relativa da resposta imune celular e da resposta humoral chegou ao consenso de que a resposta imune celular é o mecanismo principal, mas que certos tipos de anticorpos podem também ser protetores, ou seja, o sistema imune trabalha como um todo e diversos componentes contribuem na defesa contra fungos, mesmo que alguns integrantes do sistema contribuam mais que outros.

Resumindo, o sistema imune confere proteção contra infecções causadas por fungos através de redundância e sobreposição de mecanismos efetores protetores contra fungos, sejam eles da imunidade inata ou da adquirida, compreendendo imunidade celular e humoral.

Mecanismos da imunidade humoral; papel de anticorpos específicos

Na última década, demonstrou-se que a imunidade humoral pode ser protetora contra infecções fúngicas se determinados tipos de anticorpos protetores estiverem presentes em quantidade suficiente.

As principais funções protetoras de anticorpos em infecções causadas por fungos incluem prevenção da aderência, neutralização de toxinas, opsonização por anticorpos, citotoxicidade celular mediada por anticorpos (ADCC) e ativação do sistema complemento, o qual pode originar tanto moléculas produtos que opsonizam fungos como outras com potencial efeito lítico sobre eles. Esses achados foram corroborados pela identificação de anticorpos tanto protetores quanto não protetores contra *C. neoformans* e *C. albicans*, indicando que a resposta imune humoral poderia resultar em anticorpos de variada eficácia, com a prevalência desses tipos variando de fungo para fungo.

Mecanismos da imunidade celular; papel de citocinas

Inquéritos epidemiológicos empregando testes de reatividade cutânea indicam que infecções fúngicas são mais comuns que doenças fúngicas, o que é condizente com o desenvolvimento de uma resposta imune protetora. Para fungos dimórficos a exposição inicial ou é assintomática ou resulta em uma infecção branda que confere imunidade protetora. Linfócitos obtidos de indivíduos saudáveis apresentam fortes respostas proliferativas após estímulo com antígenos fúngicos, produzindo numerosas citocinas. Em muitas micoses, a resposta tissular eficaz contra invasão fúngica é a inflamação granulomatosa, que é uma característica de resposta imune celular.

Os mecanismos efetores através dos quais linfócitos T participam do controle de infecções fúngicas são múltiplos e redundantes, podendo incluir atividade antifúngica direta, apoptose e outros mecanismos efetores complexos. A resistência contra infecções causadas por fungos está baseada na indução de forte resposta imune celular mediada por linfócitos T auxiliares (Th, com fenótipo CD4$^+$), citocinas e fagócitos efetores. Apesar de essa população de linfócitos ter o papel central na proteção contra fungos, dados recentes da literatura relatam a participação de linfócitos T citotóxicos (CTL, com fenótipo CD8$^+$), principalmente em situação de deficiência de células CD4$^+$.

Devido ao seu efeito sobre leucócitos circulantes, as citocinas produzidas por linfócitos T específicos para um determinado fungo são instrumentais na mobilização e ativação de células efetoras antifúngicas, provendo assim controle efetivo após o fungo ter se disseminado para tecidos e órgãos internos. A resistência de hospedeiros parece ser dependente da indução de imunidade celular mediada por linfócitos T, citocinas e vários fagócitos efetores.

Linfócitos Th1 produzem predominantemente citocinas tais como o IFN-γ e promovem imunidade mediada por células e ativação de fagócitos, induzindo nesses uma ativação do metabolismo conhecida como explosão (*burst*) respiratória, iniciada por enzimas como a nicotinamida adenina dinucleotídeo fosfato (NADP) e óxido nítrico sintase indutível (iNOS), que produzem intermediários reativos do oxigênio e do nitrogênio que têm a capacidade de lesar fungos. Em contraste, células Th2 sintetizam predominantemente citocinas tais como as interleucinas IL-3 e IL-4 e tendem a promover a produção de anticorpos. O tipo de imunidade celular induzida é crítico para conferir resistência ou suscetibilidade a micoses. Em geral, imunidade celular do tipo Th1 é necessária para controle e esterilização da infecção fúngica, enquanto a imunidade do tipo Th2 geralmente resulta em suscetibilidade a infecção ou a respostas alérgicas.

A geração de uma resposta dominante Th1 direcionada por IL-12 é requisito essencial para a expressão de imunidade protetora a fungos. Através da produção da citocina IFN-γ, a qual tem papel importante na mudança de classe de anticorpo (*switch*) de linfócitos B para a síntese de anticorpos opsonizantes (IgG), os linfócitos Th1 são fundamentais para a ativação de fagócitos no sítio da infecção fúngica.

O IFN-γ estimula a migração, a aderência, a fagocitose e a lise oxidativa por parte de neutrófilos e macrófagos, sustenta a resposta Th1, através da via da citocina IL-12, e potencializa os efeitos de terapias com drogas antifúngicas. A produção de IFN-γ é regulada por IL-12, que é considerada o indutor primário da resposta inflamatória. Em um modelo experimental, essas citocinas potencializam a atividade antifúngica de macrófagos contra *C. neoformans* por induzirem a produção de IFN-γ. A deficiência dessas duas citocinas acarreta o agravamento dos quadros de micoses, pois uma incapacidade de liberar sinais de ativação para fagócitos efetores poderia predispor os pacientes a infecções descontroladas, limitar a eficácia terapêutica de drogas antifúngicas e favorecer a persistência ou o comensalismo dos fungos.

A citocina IL-4 age como o mais potente sinal autócrino para o comprometimento para uma reatividade Th2 que modula negativamente as respostas protetoras Th1 e favorece a alergia a fungos. Em indivíduos atópicos e em neonatos, a supressão da resposta de hipersensibilidade do tipo tardio a fungos está associada a níveis elevados de IgE, IgA e IgG com especificidade antifúngica. No entanto, nem sempre uma maior suscetibilidade a fungos está associada a maior produção de IL-4.

Assim, várias observações clínicas sugerem uma relação inversa entre produção de IFN-γ e de IL-10 nos pacientes de micoses. Altos níveis de IL-10, modulando negativamente a produção de IFN-γ, são detectados em candidíases crônicas, em formas graves de micoses sistêmicas endêmicas e em pacientes de aspergilose que apresentam neutropenia. Há comprovação de que polissacarídeos e mananas de origem fúngica modulam negativamente a resposta imune celular através da síntese de IL-10, mas não se confirmou ainda o papel dessas citocinas em aumentar a suscetibilidade a infecções fúngicas.

A IL-12, citocina iniciadora e mantenedora das respostas Th1, era considerada responsável por respostas imunes exacerbadas e manifestações autoimunes, uma vez que na resposta imune a micoses verificou-se a necessidade de se regular a resposta inflamatória e a resposta Th1-Th2 antifúngica descontrolada.

Recentemente, o campo da imunologia sofreu alterações, com o reconhecimento de que o paradigma da dicotomia Th1-Th2 não explicava a grande flexibilidade da produção de citocinas por linfócitos T. Assim, linfócitos T CD4+ T *naïve*, em presença de citocinas TGF-β e IL-2, expressam o fator de transcrição Foxp3 e se diferenciam em linfócitos iTregs (regulatórios indutíveis), que suprimem a resposta imune; em contraste, na presença de TGF-β e IL-6, expressam o fator de transcrição RORγt e se tornam linfócitos Th17, que são estabilizados pela citocina IL-23, produzida por células dendríticas. Existe uma relação

recíproca entre desenvolvimento de células regulatórias Tregs Foxp3+ e efetoras Th17. Recentemente foi aventada a hipótese de que a IL-10 secretada por Tregs seja responsável pelo estabelecimento do comensalismo, da latência e da persistência fúngicas que frequentemente são observados em pacientes.

Esses linfócitos Th17, agora reconhecidos como uma linhagem separada de linfócitos Th efetores e que contribuem para aspectos patológicos anteriormente atribuídos aos linfócitos Th1, são induzidos em infecções fúngicas causadas por *Candida spp.*, *P. carinii* e *H. capsulatum*, podendo estar envolvidos nas respostas granulomatosas a fungos.

RESPOSTAS IMUNES PROTETORAS IMPORTANTES EM CADA MICOSE

Apesar de a imunidade protetora contra infecções fúngicas compreender um conjunto de mecanismos semelhantes, o papel de cada componente da resposta imune depende do fungo causador da infecção. A seguir apresentamos os mecanismos imunes atuantes em algumas das micoses que foram maiores objetos de estudo nos últimos anos.

Aspergillus fumigatus

A aspergilose humana é uma doença de origem pulmonar adquirida por inalação de conídios e que afeta indivíduos imunocomprometidos. Em pacientes normais, porém, a resposta imune inata é suficiente para eliminar esse fungo.

O papel de fagócitos na defesa contra *Aspergillus* é essencial para evitar o desenvolvimento da doença. As primeiras células de defesa que os conídios inalados encontram são os macrófagos, que matam 90% delas após 24 horas. Apesar de não eliminar 100% dos conídios, esse primeiro mecanismo reduz em muito a patogenicidade, por impedir a germinação e o desenvolvimento de fungos.

Neutrófilos polimorfonucleares são capazes de destruir hifas de *A. fumigatus* e de matar os conídios que escapam da lise por macrófagos. As células NK têm papel efetor importante na aspergilose, principalmente em pacientes neutropênicos.

Os fatores estimuladores de colônias G-CSF, GM-CSF e M-CSF potencializam a atividade antifúngica de fagócitos e promovem a diferenciação, proliferação e ativação dessas células, acelerando a recuperação de neutropenia e assim encurtando o período de risco de aspergilose pulmonar invasiva.

Células dendríticas são capazes de fagocitar conídios e hifas de A. fumigatus. O destino de cada forma fúngica difere depois de serem englobadas por essas células. As hifas são degradadas progressivamente, e os conídios sobrevivem durante certo tempo, por serem de natureza mais resistente.

A resposta imune adquirida contra infecção por A. fumigatus é geralmente uma resposta mista tanto humoral como celular, mas, para ser protetora, deve apresentar uma resposta imune celular com aumento de linfócitos CD4 e elevação dos níveis de citocinas IL-2, TNF-α, IFN-γ e IL-12. O IFN-γ é potente ativador de fagócitos contra patógenos fúngicos, e a IL-12 aumenta a atividade oxidativa de células mononucleares através de uma via independente de IFN-γ. O TNF-α estimula a atividade de neutrófilos contra hifas Aspergillus hyphae, aumenta a fagocitose de conídios e aumenta o metabolismo oxidativo e a desgranulação induzida por fungos opsonizados. Linfócitos ativados não evitam o crescimento ou lesam A. fumigatus, mas afetam a sua aderência a superfícies plásticas; dado que essa é uma etapa inicial da virulência, esse efeito pode afetar a patogenicidade de A. fumigatus. Em etapas mais tardias, os linfócitos T têm um papel importante na defesa, juntamente com macrófagos.

Se a resposta adquirida for principalmente humoral, com aumento da produção de anticorpos e das citocinas IL-4, IL-5 e IL-10, ele estará geralmente associada a progressão da doença, uma vez que a IL-10 suprime a atividade antifúngica de células mononucleares contra as hifas de Aspergillus.

Em resumo, a defesa contra Aspergillus está baseada no reconhecimento do fungo e no estabelecimento rápido de uma resposta imune inata efetora eficaz, seguida de uma resposta imune adaptativa mais tardia, porém robusta, baseada na resposta celular.

Candida albicans

O espectro clínico das infecções por C. albicans vai de infecções mucocutâneas a infecções que ameaçam a vida. O principal fator de risco que predispõe a infecções graves com Candida são defeitos congênitos ou adquiridos da resposta imune celular, incluindo alterações qualitativas e quantitativas de neutrófilos e reatividade desregulada de linfócitos T auxiliares (Th).

Os neutrófilos são considerados as células efetoras primárias para a lise de C. albicans in vivo, apesar de os macrófagos estarem envolvidos na imunidade celular no controle da infecção. Recentemente verificou-se que os neutrófilos, além de seu papel efetor, desempenham uma função imunorregulatória no desenvolvimento de respostas Th1, pois se encontram em número elevado nos locais de infecção por C. albicans e produzem seletivamente citocinas IL-12 e IL-10, sendo, assim, importantes na determinação do tipo de resposta Th anti-Candida.

Queratinócitos, neutrófilos, macrófagos eosinófilos e basófilos são as populações celulares que constituem a primeira linha de defesa do hospedeiro contra infecções mucosas por C. albicans, enquanto neutrófilos, monócitos, macrófagos tissulares (alveolares, esplênicos e células de Kupffer) são as células efetoras atuantes na candidíase invasiva.

As citocinas TNF-α, IL-6, G-CSF e GM-CSF têm papel importante no recrutamento de neutrófilos durante a candidíase, e o GM-CSF acelera a hematopoese, acarretando produção aumentada de neutrófilos e eosinófilos, além de aumentar a atividade fungicida dos neutrófilos e monócitos já diferenciados contra várias formas de C. albicans. O M-CSF acelera a proliferação e a diferenciação de progenitores mononucleares-macrófagos; recruta monócitos aos sítios da infecção e ativa os macrófagos maduros, além de ser também um potente modulador da atividade antifúngica dessas populações celulares contra *Candida spp*.

Quanto à imunidade celular, a presença de reações de hipersensibilidade do tipo tardio específica para antígenos desse fungo em adultos imunocompetentes evita a progressão de colonização mucocutânea para infecção sintomática.

As citocinas têm um papel fundamental na candidíase, não apenas como mediadores das funções efetoras, mas também como moléculas-chave na diferenciação das subpopulações de linfócitos T que atuam na imunidade protetora contra essa micose.

Várias observações clínicas mostraram uma relação inversa na produção de IFN-γ e de IL-10 nos pacientes, e a presença de altos níveis de IL-10, que afeta a produção de IFN-γ, foi detectada em pacientes com candidíase crônica.

Em modelos experimentais murinos, verificou-se que o desenvolvimento de respostas anti-*Candida* protetoras tipo Th1 requer o efeito conjunto de várias citocinas, tais como IFN-γ, IL-6, TNF-α e IL-12, em um contexto de relativa ausência de citocinas inibitórias Th2 como IL-4 e IL-10.

No início da infecção por esse fungo, a neutralização das citocinas Th1 (IFN-γ e IL-12) leva a uma resposta Th2 em vez de Th1, ao passo que a neutralização de citocinas Th2 (IL-4 e IL-10) permite o desenvolvimento de respostas Th1 em vez de Th2. No entanto, em camundongos extremamente suscetíveis, IL-12 exógena não teve efeitos benéficos no curso de infecções tanto disseminadas quanto mucosas. Além disso, a administração de IL-4 não converteu uma resposta Th1 em Th2, e depleção de IL-4 em uma fase mais tardia exacerbou a infecção crônica. Esses achados ilustram as complexas interações imunorregulatórias na candidíase murina.

Esse conceito foi confirmado por estudos empregando animais geneticamente deficientes em citocinas. Deficiência em TNF-α e IL-6 aumenta a suscetibilidade de camundongos à infecção por *C. albicans*. Deficiência em IL-12, IL-4, ou IFN-γ, apesar de não afetar a resistência a infecções primárias, tornou os animais suscetíveis a reinfecção. Resistência ou suscetibilidade se correlacionam com os níveis de crescimento de *Candida* nos órgãos-alvo, assim como com os tipos de citocinas Th produzidos por linfócitos T CD4+ específicos.

Foi observada produção reduzida de IL-4 e IL-10, assim como produção aumentada de IFN-γ e IL-2, em camundongos que resistiam a infecções primárias ou secundárias por *C. albicans*. Ao contrário, altos níveis de IL-4 e IL-10 e baixos níveis de citocinas Th1 foram detectados em animais que não resistiam a infecções primárias ou secundárias por esse fungo.

No conjunto, essas observações demonstram que a suscetibilidade a infecção primária ou secundária a *C. albicans* em camundongos deficientes em citocinas correlaciona-se à incapacidade de desenvolver uma resposta Th1 protetora e com a tendência de estabelecer uma resposta Th2 não protetora. Também permitiram verificar que a produção de citocinas proinflamatórias como TNF-α e IL-6 no início da infecção é importante para o desenvolvimento de uma resposta protetora Th1 e consequente controle da infecção por *C. albicans*. A produção de IL-12, assim como um equilíbrio entre IL-4, IL-10 e IL-12, é necessária para o desenvolvimento das respostas Th1 protetoras na candidíase murina.

O papel protetor da imunidade humoral contra *C. albicans* é controverso, mas recentemente vem sendo demonstrado que anticorpos específicos para determinados epítopos na superfície celular podem ter efeitos benéficos ao hospedeiro.

Portanto, a resistência à infecção por *C. albicans* está associada a imunidade celular do braço Th1, enquanto a suscetibilidade a infecção sistêmica está associada a uma resposta imune celular Th2.

Cryptococcus neoformans

As células de resposta imune inata responsável pela eliminação de *Cryptococcus* são os neutrófilos e os macrófagos. A criptococose humana disseminada é caracterizada pela ocorrência de uma resposta inflamatória muito limitada nos tecidos nos quais se encontra o fungo. O reduzido infiltrado leucocitário que se forma em resposta à infecção por *C. neoformans* é constituído de vários tipos de células com capacidade fungistática ou fungicida, como verificado em experimentos *in vitro*.

Na resposta imune celular do tipo Th1, as citosinas IFN-γ, TNF-α, IL-2, IL-12, IL-15, IL-18, MCP-1, MIP-1α e NO têm papel importante no modelo experimental murino. O GM-CSF tem papel no recrutamento de leucócitos ao pulmão e na formação dos focos inflamatórios que aí se desenvolvem.

Um componente de *C. neoformans* (glicuronoxilomanana circulante) é o responsável pelo reduzido número de neutrófilos nos tecidos inflamatórios, por interferir no processo de sua emigração dos vasos sanguíneos.

Linfócitos T CD4+ são críticos no controle do fungo *Cryptococcus*, o qual é reconhecido no contexto de moléculas de MHC II, levando essas células a secretarem citocinas e proliferarem. No entanto, ambas as populações celulares, CD4+ e CD8+ T, são necessárias para controlar a infecção criptocócica. Imunidade celular mediada por linfócitos T CD4+ é atuante na defesa da criptococose cerebral, o que se comprova com o dado de que depleção de células T CD8+ não causou imunidade protetora à infecção cerebral, em contraste com o que se verificou na criptococose pulmonar, na qual linfócitos T CD8+ T têm papel importante na contenção da infecção.

Para *C. neoformans*, a detecção de altos títulos de anticorpos específicos em indivíduos normais sugere que uma infecção primária é seguida por restrição do crescimento fúngico e resposta imune estabelecida. Por outro lado, inibição da proliferação de linfócitos T por polissacarídeos de *C. neoformans* ocorre em pacientes com infecções criptocócicas persistentes, indicando o seu papel na imunidade protetora a essa micose.

Em resumo, a resolução da infecção por *Cryptococcus* requer o desenvolvimento de uma resposta imune celular do tipo Th1 e em seguida o recrutamento e a ativação de leucócitos pulmonares.

Coccidioides immitis

Em relação às células da resposta imune inata, atuantes na defesa contra essa micose, os neutrófilos constituem as primeiras células a chegar ao local da infecção, em resposta a fatores quimiotáticos liberados pelos fungos. Tanto artroconídios quanto esférulas são fagocitados, e, apesar de serem sensíveis aos produtos do metabolismo oxidativo que é desencadeado após sua ingestão, 20% dos artroconídios e, ainda, menor proporção das esférulas são lisados.

Alguns autores relatam que monócitos e macrófagos não imunes, apesar de capazes de fagocitar, são ineficazes em lisar artroconídios e endósporos de *Coccidioides* eventualmente devido a inibição da fusão fagossomo-lisossomo pelos fungos, enquanto outros mostraram que monócitos de indivíduos saudáveis inibiam ou lisavam artroconídios.

Em relação a outras células da imunidade natural, foi relatada citotoxicidade direta por células NK sobre *Coccidioides*. O antígeno derivado de esférulas de *Coccidioides* induzia a maturação de células dendríticas (DC) de indivíduos saudáveis, demonstrado pela expressão celular das moléculas HLA-DR, CD40, CD54, CD80, CD83 e CD86. A anergia observada em pacientes com a forma disseminada da coccidioidomicose podia ser revertida através de DC pulsados com antígeno específico de *Coccidioides*.

Indivíduos com doença primária, assintomática ou benigna caracteristicamente apresentam-se com forte reatividade cutânea para coccidioidina e níveis baixos ou ausentes de anticorpos específicos. O inverso é observado em pacientes com as formas grave, crônica, pulmonar progressiva ou sistêmica da micose. Particularmente aqueles que apresentam envolvimento de dois ou mais órgãos ou sistemas (pulmões, sistema nervoso central, ossos ou articulações) são hiporresponsivos ou anérgicos ao teste cutâneo com coccidioidina, mas produzem altos níveis de anticorpos IgG. A recuperação do paciente, quer espontânea, quer em resposta a tratamento com drogas antifúngicas, é acompanhada pela diminuição dos títulos de anticorpos e pelo restabelecimento e manutenção da resposta imune celular, conferindo proteção contra reinfecção.

A porcentagem de pacientes com reação cutânea positiva (HTT) é tanto maior quanto mais localizada e com menor número de órgãos afetados a apresentarem coccidioidomicose. A anergia que se estabelece é específica ao *Coccidioides*, com exceção dos pacientes com as formas graves disseminadas da doença.

Quanto à secreção de citocinas, tanto esférulas quanto artroconídias de *Coccidioides* induziram a produção de TNF-α por parte de monócitos de indivíduos saudáveis, produção essa que é aumentada e mais marcante em pessoas saudáveis, HTT[+].

Monócitos de sangue periférico de indivíduos HTT positivos e não de HTT negativos secretaram IL-2 e IFN-γ em resposta a estímulo com antígeno de *Coccidioides*. Verificou-se que a produção de IFN-γ era mais baixa em pacientes com doença disseminada que nos saudáveis, mas análoga nos pacientes com a forma pulmonar. Coincubação de monócitos-macrófagos com linfócitos T imunes ou com IFN-γ e TNF-α recombinantes aumentou a fusão fagossomo-lisossomo e sua atividade anticoccidioica.

As formas crônicas ou progressivas de coccidioidomicose estão associadas a ativação policlonal de linfócitos B, como evidenciado pelos níveis elevados de IgG, IgA e IgE séricas. Detectaram-se anticorpos específicos anti-*Coccidioides* de todos os isótipos, e os títulos de IgG específica se correlacionaram diretamente aos envolvimento da doença. Hiperprodução de IgE, condizente com resposta preferencial Th2, ocorre em ¼ dos pacientes, e em proporção tanto maior quanto maior a gravidade do quadro clínico.

Em resumo, a imunidade protetora na coccidioidomicose está associada ao estabelecimento de resposta imune Th1, a qual compreende o processamento e a apresentação dos antígenos fúngicos por macrófagos ou células dendríticas, seguidos de produção de IFN-γ e de outras citocinas Th1, as quais são responsáveis pelos sinais para recrutamento e ativação de células imunes efetoras.

Paracoccidioides brasiliensis

O papel de neutrófilos na paracoccidioidomicose ainda é controverso. Foi relatada atividade fungicida de neutrófilos de indivíduos infectados, mas também incapacidade dessas células de lisar os *P. brasiliensis* ingeridos. Em modelos experimentais, o papel dessas células vem sendo comprovado. Neutrófilos não ativados são fungistáticos e podem se transformar em fungicidas por efeito de IFN-γ. Essas células podem ser ativadas por um mecanismo dependente de H_2O_2 e ânion superóxido por meio de algumas citocinas, como por exemplo IFN-γ, GM-CSF e IL-1, mas não por TNF-α e IL-8.

Resultados recentes sugerem que *P. brasiliensis* utiliza os receptores TLR2 e TLR4 para invadir macrófagos e iniciar a infecção. Os macrófagos são ativados por mecanismos que envolvem TLR, mas são incapazes de controlar o crescimento e a disseminação do fungo. Macrófagos normais são permissivos ao crescimento de *P. brasiliensis*, enquanto macrófagos ativados por citocinas são capazes de controlar o fungo por um mecanismo fungicida que envolve óxido nítrico.

Numerosos estudos confirmam que as respostas imunes dos pacientes que apresentam formas benignas da paracoccidioidomicose estão associadas à produção de baixos títulos de anticorpos específicos com respostas positivas de hipersensibilidade do tipo tardio, ao passo que as formas graves disseminadas estão associadas a altos títulos de anticorpos e anergia em reações cutâneas de hipersensibilidade. Os pacientes com as formas polares da doença apresentam associação entre reatividade preferencial Th1 e as formas assintomáticas ou brandas da infecção e entre pacientes com a forma disseminada da infecção com comprometimento da produção de IFN-γ e anergia de respostas de HTT, associadas à produção de níveis elevados de citocinas Th2 (IL-4 e IL-5), de anticorpos dos isótipos IgE, IgG4 e IgA e eosinofilia. Além disso, pacientes com defeitos da imunidade mediada por IL-12, IL-23 e IFN-γ são suscetíveis à paracoccidioidomicose disseminada.

Em modelo murino, a doença progressiva de linhagens suscetíveis foi associada a anergia de resposta HTT, ausência de ativação de macrófagos, secreção de algumas citocinas Th2 e presença de numerosos fungos viáveis em lesões granulomatosas pouco organizadas. A doença controlada se apresentou nos animais resistentes caracterizada por imunidade celular preservada, presença de poucos granulomas fechados, controle do número e da disseminação fúngica e síntese preferencial de citocinas Th1 em paralelo a baixos níveis de anticorpos específicos (Figs. 10.1 a 10.5).

Outro mecanismo protetor é o confinamento de *P. brasiliensis* em granulomas, o que evita a disseminação do fungo pelos tecidos. Foi relatada associação entre formação de granulomas fechados e doença controlada e de granulomas abertos e progressão da doença.

Em resumo, a imunidade celular preferencialmente do tipo Th1 em consonância com granulomas bem organizados tem um papel fundamental na defesa dos hospedeiros contra *P. brasiliensis*, enquanto altos títulos de anticorpos específicos e granulomas desestru-

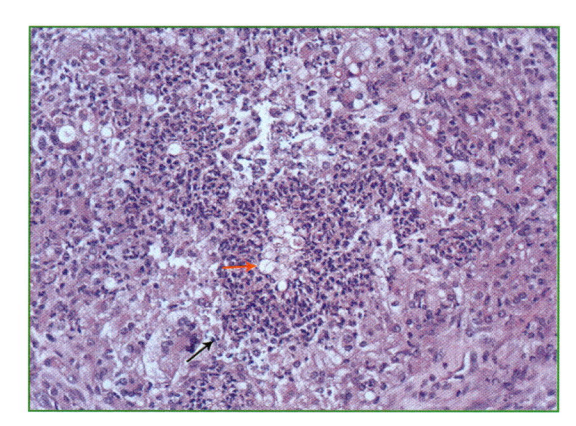

Fig. 10.2 Infiltrado de células inflamatórias (seta preta), circunscrevendo o fungo *Paracoccidioides brasiliensis* (seta vermelha) como mecanismo para impedir a disseminação dessa doença. Coloração HE. Aumento de 400×. (Fotografia: Raphael Fagnani Sanchez Molina e José Vicente Alves.)

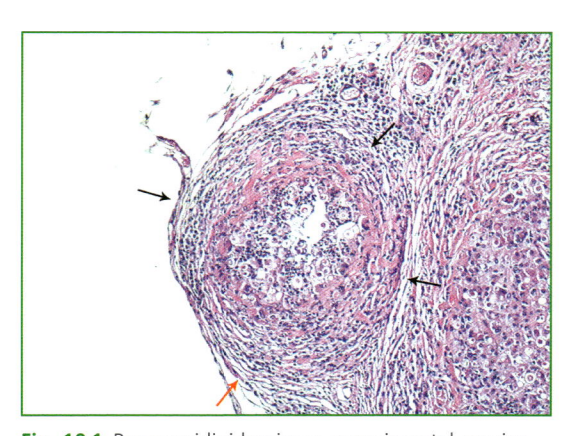

Fig. 10.1 Paracoccidioidomicose experimental murina – granuloma compacto (seta preta), composto por fibras colágenas (seta vermelha), infiltrado de células inflamatórias circunscrevendo a forma leveduriforme do fungo *Paracoccidioides brasiliensis*. Coloração HE. Aumento de 200×. (Fotografia: Raphael Fagnani Sanchez Molina e Eva Burger.)

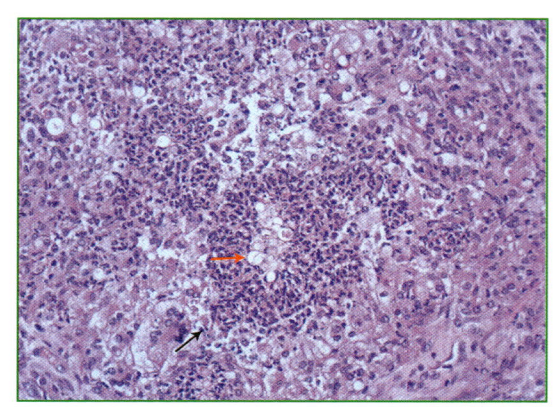

Fig. 10.3 Infiltrado de neutrófilos polimorfonucleares na lesão proveniente do fungo *Paracoccidioides brasiliensis*. Os neutrófilos se agrupam (seta vermelha) e migram para o contato com a superfície da célula fúngica (seta preta). Coloração HE. Aumento de 400×. (Fotografia: Raphael Fagnani Sanchez Molina e Eva Burger.)

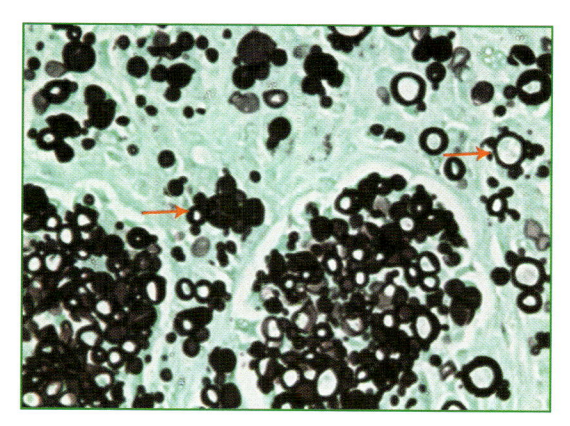

Fig. 10.4 Formas leveduriformes do fungo *Paracoccidioides brasiliensis* com sua morfologia típica preservada (setas), disseminados nas lesões de camundongos suscetíveis à infecção. Coloração Grocott. Aumento de 400×. (Fotografia: Raphael Fagnani Sanchez Molina e Eva Burger.)

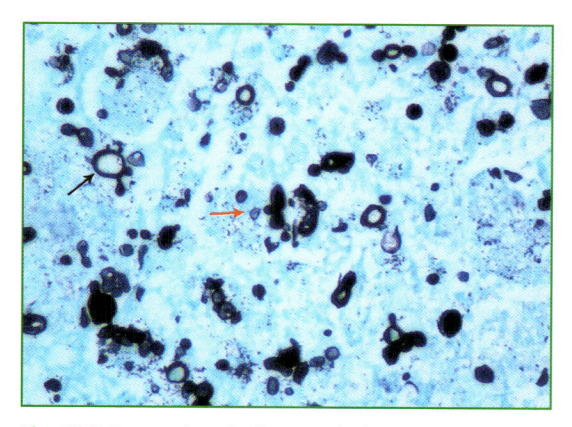

Fig. 10.5 Formas leveduriformes do fungo *Paracoccidioides brasiliensis* com sua morfologia alterada (seta vermelha), sugerindo que esteja inviável, e com sua morfologia preservada (seta preta), sugerindo que esteja viável, em lesões de camundongos resistentes à infecção. Coloração Grocott. Aumento de 400×. (Fotografia: Raphael Fagnani Sanchez Molina e Eva Burger.)

turados estão associados às formas graves da doença. As formas benignas da doença apresentam imunidade celular preservada, do tipo Th1, e baixos títulos dos anticorpos específicos, em oposição às formas graves, que têm perda da imunidade celular e exacerbação da resposta imune humoral específica.

VISÃO GERAL DOS PRINCIPAIS MECANISMOS IMUNOLÓGICOS PROTETORES QUE ATUAM EM MICOSES

Os mecanismos imunológicos atuantes na defesa contra infecções causadas por fungos são numerosos e compreendem imunidade inata e imunidade adquirida.

Diferentes tipos de fungos estimulam diferentes respostas linfocitárias e diferentes mecanismos efetores. Dado que os fungos diferem muito no que se refere a padrões de invasão e colonização do hospedeiro, sua eliminação requer sistemas efetores diversos.

A proteção contra infecções causadas por fungos depende da combinação de vários mecanismos de defesa, os quais incluem a resposta imune natural e adquirida.

A primeira linha de defesa da imunidade inata é representada pela presença de barreiras mecânicas, como por exemplo a pele íntegra e as membranas mucosas, complementados por membranas e receptores celulares e fatores humorais.

Os mecanismos envolvidos diferem entre as várias micoses. O papel relativo, dentro da imunidade adquirida, da imunidade humoral e celular na defesa do hospedeiro a infecções fúngicas vem sendo objeto de discussão. Até recentemente, admitia-se que a imunidade mediada por células tinha papel fundamental e que a imunidade humoral tinha pouca ou nenhuma importância. Atualmente, porém, o conceito mais aceito é de que a imunidade celular do tipo Th1 é necessária para a resolução da infecção fúngica, sendo, portanto, o principal mecanismo de proteção, porém alguns tipos de anticorpos são protetores.

Nas últimas duas décadas, a imunopatogênese de infecções fúngicas foi explicada primariamente no contexto de balanço Th1-Th2. O modelo dicotômico de linfócitos T auxiliares (Th) mostrou-se útil, proporcionando o quadro global que permite a compreensão dos princípios gerais dos vários mecanismos efetores necessários para a erradicação de diferentes infecções fúngicas.

As descobertas mais recentes no campo da imunologia de micoses fornecem melhor compreensão das células e vias imunológicas presentes em pacientes com infecções fúngicas.

É consenso que respostas Th1 despertadas pelo eixo IL-12 – IFN-γ são centrais para a proteção contra fungos. No entanto, a via Th17 foi descrita como tendo um papel inflamatório anteriormente atribuído a reatividade Th1 descontrolada. Um balanço delicado entre sinais ativadores e inibitórios é fundamental para a capacidade do sistema imune de atacar eficazmente e eliminar fungos patogênicos e/ou coexistir com fungos comensais sem reagir com antígenos próprios. Assim, é essencial o papel de linfócitos T regulatórios (Tregs) no controle das respostas inflamatórias Th1-Th2. As interações entre TLR e outros PRRs na fase de resposta inata são responsáveis por originar respostas dominadas por vias efetoras (Th1, Th2 e Th17) ou regulatórias (Treg), o que, em última instancia, irá determinar o desfecho da doença.

A eliminação de uma única população de células efetoras não afeta dramaticamente o número de fungos nos tecidos, como seria de se esperar em um sistema múltiplo, que é fundamentalmente o que ocorre na resposta imune em micoses.

BIBLIOGRAFIA

Blanco JL, Garcia ME. Immune response to fungal infections. *Vet Immunol Immunopathol* 2008; 15:125(1-2)-47-70.

Calich VLG, Pina A, Felonato M, Bernardino S, Costa TA, Loures FV. Toll-like receptors and fungal infections: the role of TLR2, TLR4 and MyD88 in paracoccidioidomycosis. *FEMS Immunol Med Microbiol* 2008; 53:1-7.

Casadevall A, Pirofski L-A, Antibody-mediated protection through cross-reactivity introduces a fungal heresy into immunological dogma. *Infection and Immunity* 2007; 11:5074-5078.

Clemons KV, Calich VLG, Burger E, Filler SG, Graziutti M, Murphy J, Roilides E, Campa A, Dias MR, Edwards JE, Fu Y, Fernandes-Bordignon G, Ibrahim A, Katsifa H, Lamaignere CG, Meloni-Bruneri LH, Rex J, Savary CA, Xidieh C. Pathogenesis I: interactions of host cells and fungi *Med Mycol* 2000; (Suppl. 1):99-111.

Cox RA, Magee DM. Coccidioidomycosis: host response and vaccine development. *Clinical Microbiology Reviews* 2004; 17:4-804-839.

Cutler JE, Deepe Jr. GS, Klein BS. Advances in combating fungal diseases: vaccines on the threshold. *Nat Rev Microbiol* 2007; 5(1):13-28.

Kwon-Chung KJ, Sorrell TC, Dromer F, Fung E, Levitz SM. Cryptococcosis: clinical and biological aspects *Med. Mycol.* 2000; (Suppl. 1):205-213.

Latgé J-P, Calderone R. Host-microbe interactions: fungi invasive human fungal opportunistic infections, *Current Opinion in Microbiology* 2002; 5:355-358.

Netea MG, Ferwerda G, Van der Graaf CAA, Van der Meer JW, Kullberg BJ. Recognition of fungal pathogens by toll-like receptors, *Curr Pharm Des* 2006; 12:4195-4201.

Netea MG, Van der Graaf CAA, Vonk AG, Verschveren I, Van der Meer JW, Kullberg BJ. The role of toll-like receptor (TLR) 2 and TLR 4 in the host defense against disseminated candidiasis. *J Infect Dis* 2002; 185:1483-1489.

Polonelli L, Casadevall A, Han Y, Bernardis F, Kirkland TN, Matthews RC, Adriani D, Boccanera M, Burnie JP, Cassone A, Conti S, Cutler JE, Frazzi R, Gregory C, Hodgetts S, Illidge C, Magliani W, Rigg G, Santoni G. The efficacy of acquired humoral and cellular immunity in the prevention and therapy of experimental fungal infections. *Med Mycol* 2000; 38 (Suppl. 1):281-292.

Roilides E. Walsh T. Recombinant cytokines in augmentation and immunomodulation of host defenses against *Candida spp. Med Mycol* 2004; 42:1-13.

Romani L. Cell mediated immunity to fungi: a reassessment. *Medical Mycology* 2008; 46:6, 515-529.

Romani L. Immunity to *Candida albicans*: Th1, Th2 cells and beyond. *Curr Opin Microbiol* 1999; 2:363-367.

Romani L. Immunity to fungal infections. *Nat Rev Immunol* 2004; 4:123.

Romani L. Innate and adaptive immunity in *Candida albicans* infections and saprophytism. *Journal of Leukocyte Biology* 2000; 68:175-179.

Segal H. Role of macrophages in host defense against Aspergillosis and strategies for immune augmentation, *The Oncologist* 2007; 12 (suppl 2):7-13.

Walsh TJ, Roilides E, Cortez K, Kottilil S, Bailey J, Lyman CA. Control, immunoregulation, and expression of innate pulmonary host defenses against *Aspergillus fumigatus*. *Med Mycol* 2005; (Suppl. I); 43:S165-S167.

11

Micologia Médica Molecular: Impacto na Epidemiologia e Ecologia dos Fungos

Eduardo Bagagli • **Sílvio Alencar Marques**

INTRODUÇÃO

A micologia médica, semelhantemente a outras áreas da biologia e da medicina, vem se beneficiando enormemente dos avanços da biologia molecular. Uma compreensão muito mais clara sobre o grupo dos fungos está emergindo, com esclarecimentos de suas origens evolutivas, relações filogenéticas, conceitos de espécies, organização dos genomas, manipulação de genes de interesse e desenvolvimento de novos alvos terapêuticos, com importantes repercussões e/ou consequências na atuação clínica.

A constatação de que os fungos representam um grande reino de organismos, filogeneticamente mais próximos dos animais que dos vegetais, longe de ser uma mera curiosidade acadêmica, forneceu as bases biológicas para um correto entendimento da grande dificuldade de tratamento das infecções sistêmicas. A razão fundamental de existirem poucas drogas, e muitas delas serem tóxicas ao hospedeiro humano, se deve exatamente ao fato de que tanto a célula fúngica quanto a animal compartilham muitas características comuns relacionadas ao funcionamento celular.

As diversas evidências moleculares indicam que os fungos verdadeiros e os organismos do reino animal divergiram de um mesmo ancestral comum há cerca de 1 bilhão de anos. Compreender um pouco mais sobre o fascinante reino dos fungos é um grande desafio, visto que o número estimado de espécies desse reino é superior a 1 milhão, sendo muitas delas úteis a toda vida na terra, enquanto outras representam verdadeiras ameaças a espécies de plantas e animais. Essa compreensão inicia-se com o entendimento dos fungos como um grupo bem antigo de eucariotos, heterotróficos como nós, que foram exaustivamente lapidados na arte da sobrevivência, numa estratégia que reuniu simplicidade morfológica, além de uma enorme eficiência na maneira de interação, tanto com o ambiente físico quanto com seus distintos hospedeiros, incluindo o próprio homem.

Origem e Evolução dos Fungos e seus Grandes Grupos Naturais

O entendimento das relações entre os diversos grupos de organismos sempre se baseou no uso de caracteres fenotípicos e, quando possível, também de caracteres genéticos, apresentados em comum nas diversas linhagens. Válido relembrar que o fenótipo é sempre a resultante do genótipo mais a interação do organismo com o ambiente. Nesse sentido, os estudos filogenéticos dos fungos foram, por muito tempo, prejudicados devido à característica peculiar do grupo, já mencionada, que é a de apresentar uma estratégia evolutiva de simplicidade morfológica e, por consequência, poucos caracteres fenotípicos diferenciáveis.

Obviamente que o advento da microscopia óptica, assim como os conhecimentos bioquímicos e a microscopia eletrônica, proporcionou importantes avanços na nossa capacidade de "ver" e interpretar os fungos. Mas foram os avanços no campo da genética, em especial na área da genômica e/ou biologia molecular dos últimos 20 anos, que abriram um novo horizonte para esses estudos de filogenia. A possibilidade de se obter a sequência exata de nucleotídeos de cada gene em particular, bem como de todo o seu conjunto, o genoma completo, proporcionou que inúmeros caracteres fossem agora analisados. A combinação quase explosiva desses novos caracteres moleculares, aliada ao aumento da capacidade de processamento desses dados pelo desenvolvimento da bioinformática, vem proporcionando uma visão muito mais consistente sobre a taxonomia, a filogenia e a evolução dos fungos.

Confirmaram-se como corretos vários grupos taxonômicos, alguns novos foram estabelecidos, assim como foram demolidos alguns antigos (Berbee & Taylor, 2001). Além desses aspectos básicos conceituais, esse enorme conjunto de dados também representa uma importante fonte para o uso aplicado, como no desenvolvimento de métodos moleculares de detecção e de auxílio à identificação das espécies de interesse.

Genes ribossomais

Todo o genoma é potencialmente informativo em seus aspectos filogenéticos. Algumas regiões, entretanto, vêm sendo mais empregadas nesses estudos, como os genes ribossomais, ou simplesmente rDNA, os quais são fundamentais na síntese proteica, tanto de procariotos quanto de eucariotos. Esses genes nucleares normalmente se apresentam na forma de multicópias idênticas, arranjados em agregados de cerca de 200 repetições em sequência (Butler & Metzenberg, 1989). Dessa forma, cada núcleo contém cerca de 200 cópias idênticas da região, o que facilita muito a sua obtenção para estudo, mesmo em preparações pobres de extração de DNA, como os provenientes de materiais ambientais (solo) ou clínicos, ou em casos de fungos biotróficos obrigatórios (não cultiváveis), como *Pneumocystis carinii* e *Lacazia loboi*.

As regiões de rDNA permitem comparações filogenéticas em vários níveis taxonômicos (Bruns *et al.*, 1992). Dentro de cada unidade de transcrito (*repeat*) de rDNA existem três genes envolvidos na codificação da síntese proteica (18S, 5.8S e 28S) e os espaçadores ITS1 e ITS2 (*internal transcribed spacer*), os quais são transcritos em conjunto e posteriormente clivados para a formação dos três produtos de rRNA (Fig. 11.1). Os rRNAs codificados pelos genes 18S, 5.8S e 28S farão parte da estrutura dos ribossomos, sendo assim essenciais para a síntese proteica celular. Dessa forma, esses genes são altamente conservados e estão universalmente presentes nos seres vivos celulares, permitindo diferentes comparações, tanto entre reinos distintos e filogeneticamente distantes quanto entre grupos mais restritos e próximos entre si.

Foi utilizando-se dessa região de rDNA 18S que Wainright e cols. (1993) determinaram, de forma bem convincente, que fungos e animais tiveram um mesmo ancestral comum, representado por um protista flagelado. As regiões espaçadores (ITS1 e ITS2), por sua vez, são muito mais livres para sofrer variações, pois seus transcritos são excisados (cortados)

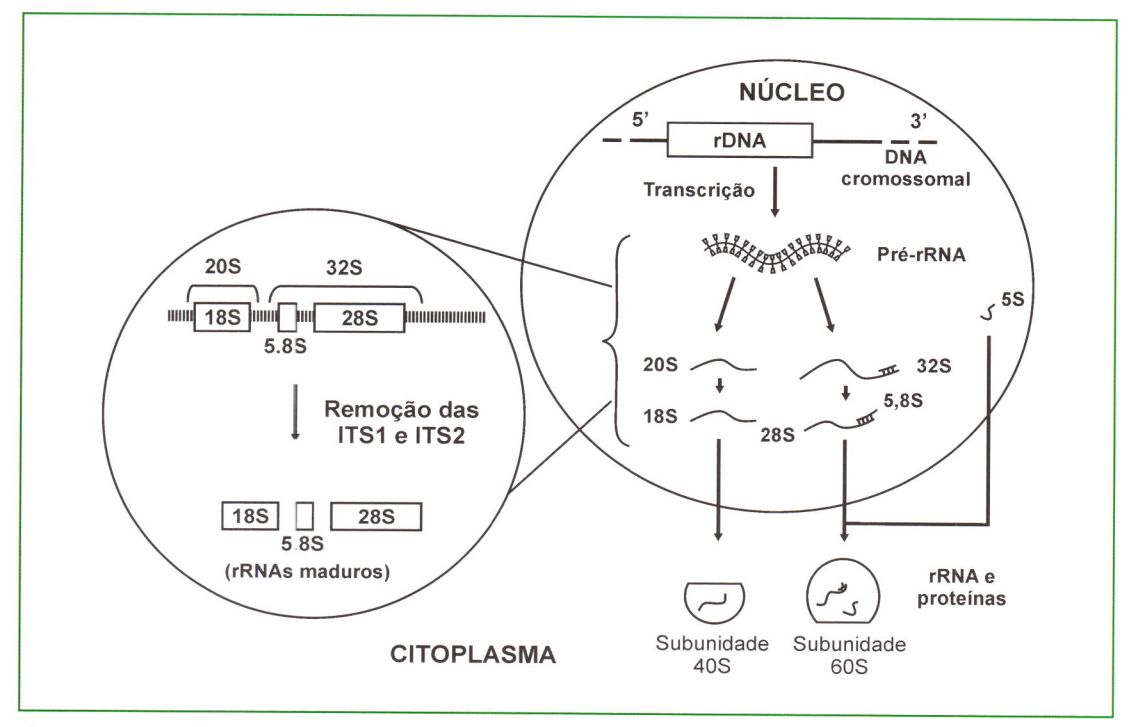

Fig. 11.1 Esquema da região gênica de rDNA, transcrição, processamento e função na síntese proteica, segundo Iwen e cols. (2002).

e descartados, ao invés de fazerem parte do ribossomo. Por outro lado, essas regiões (ITS1 e ITS2) são valiosas por permitirem comparações taxonômicas e filogenéticas entre espécies ou gêneros proximamente relacionados e ainda representam um local bastante adequado para se fazer o desenho de *primers* espécie-específicos para uso no diagnóstico clínico e ambiental (Iwen *et al*., 2002).

Um terceiro espaçador, denominado IGS (espaçador intergênico), que separa as unidades de transcritos de rRNA, não é transcrito e é altamente variável. Os fragmentos denominados ETS1 e ETS2 (*external transcribed spacer*) ficam nas extremidades 5' e 3', respectivamente, e são transcritos e processados no núcleo de forma semelhante aos ITS. Existe ainda outra subunidade de rDNA que codifica o rRNA 5S, que nos basidiomicetos está junto ou entre os IGS, ou seja, no nucléolo, enquanto nos demais grupos fúngicos ela está localizada em outros lugares do genoma (Fig. 11.2).

Genes codificadores de proteínas (mitocondriais e nucleares)

Genes codificadores de proteínas oferecem algumas vantagens sobre os de rRNA para análises filogenéticas. Homologias e convergências são mais facilmente observadas nas sequências proteicas construídas por 20 aminoácidos do que nas sequências de quatro nucleotídeos. Alterações no tamanho das sequências são bem menos frequentes nos genes codificadores de proteínas, pois a ocorrência de inserção ou deleção frequentemente leva a alterações fatais na sequência de leitura, sendo por isso eliminadas pela seleção natural.

Outro ponto importante é que o genoma de eucariotos proporciona um grande leque de opções de genes codificadores para análises filogenéticas. Baldauf & Palmer (1993) empregaram as sequências dos genes nucleares altamente conservados codificadores para a actina, alfa e betatubulina, histonas e o fator

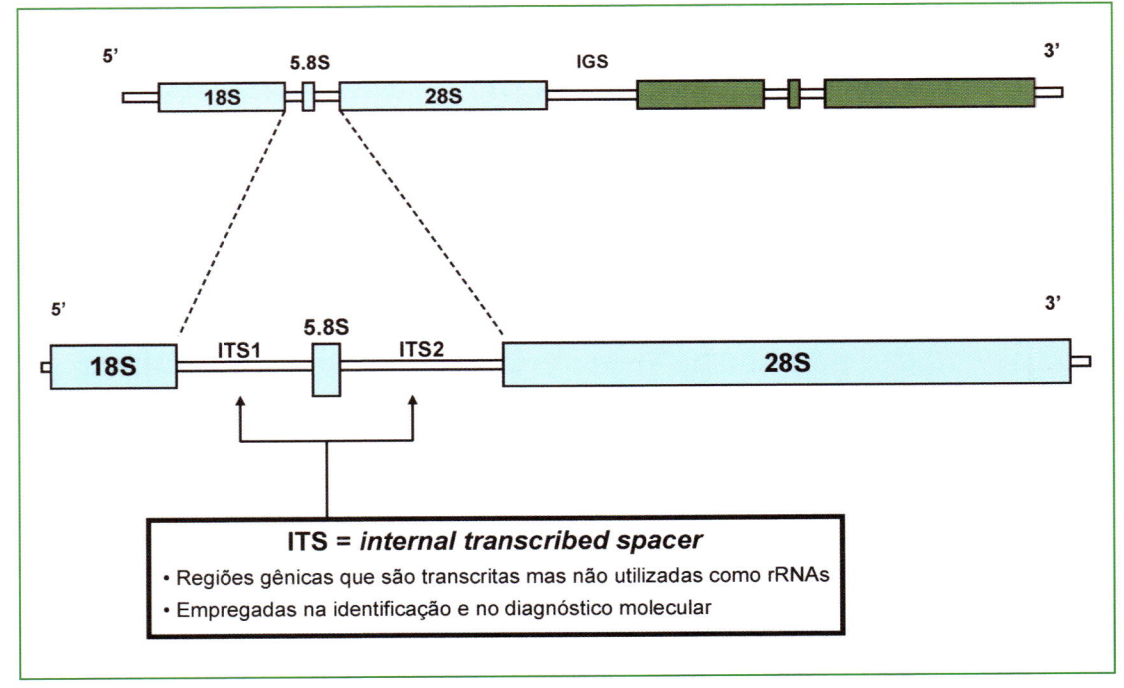

Fig. 11.2 Organização da região de rDNA, IGS e ETS (Iwen *et al.*, 2002).

de alongamento da transcrição Ef-1-alfa, em que puderam também demonstrar que fungos e animais representam grupos irmãos, ou seja, tiveram um mesmo ancestral no passado. Com esse mesmo tipo de abordagem, demonstrou-se também que os microsporídeos, parasitas intracelulares obrigatórios ainda pouco compreendidos, também devem ser incluídos no reino dos fungos (Baldauf *et al.*, 2000). Doolittle e cols. (1996), analisando um total de 53 genes codificadores para diferentes enzimas, de sequências obtidas das bases de dados internacionais, puderam inferir que o grupo fungo divergiu do grupo animal há cerca de 965 milhões de anos.

Genes mitocondriais codificadores de proteínas, semelhantes às sequências de rRNA, também se apresentam em multicópias na maioria das células, o que também facilita a amplificação desses genes nesses estudos, desde que empregando os *primers* adequados. Paquin e cols. (1997) empregaram os genes mitocondriais codificadores das subunidades 1-3 e citocromo b para a análise filogenética e novamente obtiveram forte suporte de que fungos e animais representam grupos irmãos (*sister taxa*).

Árvores filogenéticas temporais obtidas aplicando-se o princípio dos relógios moleculares

A taxa de substituição dos nucleotídeos tende a ser aproximadamente constante para as diversas linhagens ao longo do tempo evolutivo. Alguns genes e/ou regiões são mais conservados, portanto com menor taxa de substituição, enquanto em outros genes menos conservados a taxa de substituição é maior. Essa taxa de substituição dos nucleotídeos pode ser calibrada para cada região gênica, utilizando-se principalmente de evidências fósseis de grupos mais conhecidos, e dessa forma, torna-se possível utilizar a porcentagem de substituição entre pares de espécies para estimar o tempo em que essas divergiram evolutivamente. Essa abordagem vem sendo utilizada em diferentes grupos de organismos, incluindo bactérias, animais, inclusive o homem, e agora também com fungos. Berbee & Taylor (1992; 2001) realizaram esse tipo de estudo utilizando-se do gene 18S rDNA em 49 espécies fúngicas pertencentes aos diversos grupos e três espécies não fúngicas, protistas flagelados, consideradas primitivas do reino animal. Para a calibragem do relógio molecular desse gene, esses autores consideraram os seguintes pontos: 1) o tempo de divergência entre fungos e animais como sendo de 965 milhões de anos (Ma), já estimado anteriormente por Doolitte e cols. (1996); 2) a taxa de substituição dos fungos micorrízicos Endogonales, Glomales, Ascomicetos e Basidiomicetos, com os respectivos períodos geológicos dos achados fósseis dessas associações entre o fungo e as raízes das plantas (460-390 Ma), bem como das evidências fósseis do surgimento de hifas septadas (390 Ma) e de alças de conexão (290 Ma); e 3) a taxa de substituição no grupo dos quitridiomicetos simbiontes de estômagos de mamíferos em relação ao tempo estimado do surgimento dos mamíferos placentários (150-200 Ma), e em particular o grupo *Neocallimastix*, associados especificamente aos mamíferos grandes ruminantes (40 Ma). Utilizando-se desses diversos pontos em conjunto para a calibração do relógio molecular, esses autores estimaram que a taxa de substituição do gene 18S é de cerca de 1,26% para cada 100 Ma.

Origem dos fungos

Alguns organismos considerados basais (mais primitivos) entre os animais, como *Dermocystidium* e *Ichthyophonus*, apresentam flagelos e o hábito de parasitar outros organismos (peixes e invertebrados) (Ragan *et al.*, 1996). Alguns protistas flagelados marinhos, como os flagelados filtradores de colar, compartilham com os quitridiomicetos a característica não usual nos protistas de ter o flagelo inserido na parte posterior da célula. Dentre os fungos verdadeiros, apenas os quitridiomicetos

apresentam flagelos com a típica organização conservada dos demais eucariotos, indicando, portanto, que se trata de uma característica preservada dos protistas. A perda de flagelo deve ter ocorrido independentemente mais de uma vez no surgimento evolutivo dos diversos grupos de fungos. A árvore obtida pelo gene 18S não coloca os quitridiomicetos flagelados em sua base, ou seja, como ancestrais de todos os demais grupos de fungo.

Os dados de rDNA 18S indicam que todos os grupos de fungos não flagelados que se agrupam abaixo dos quitridiomicetos, ou que se agrupam como grupos irmãos (*sister taxa*) dos quitridiomicetos, originaram-se de um mesmo ancestral flagelado que também deu origem aos quitridiomicetos. O fungo tricomiceto não flagelado *Smitium culisetae* está posicionado mais na base da árvore do que o quitrideomiceto *Blastocladiella emersonii*, o que indica uma perda de flagelo nesse ramo. *Entomophthora muscae* e *Conidiobolus coronatus*, que constituem um grupo irmão do quitrideomiceto *B. emersoni*, provavelmente sofreram uma segunda perda de flagelo. O zigomiceto *Basidiobolus ranarum*, que é um grupo irmão de *Chytridium confervae*, deve ter sofrido uma terceira perda de flagelo. Esse padrão filogenético sugere que os fungos zigomicetos colonizaram a terra e perderam o flagelo pelo menos três vezes distintas no grupo associado a hospedeiros animais. A ordem Glomales, dessa vez associada a hospedeiros vegetais, deve representar uma quarta perda de flagelo.

Os fungos associados a hospedeiros animais estão mais na base da árvore filogenética (mais antigos) do que os associados às plantas, como os grupos terrestres monofiléticos que incluem os Endogonales, Glomales e os Ascomicetos e Basidiomicetos. Os dados moleculares com rDNA 18S sugerem que a divergência evolutiva dos primeiros fungos terrestres, com o estabelecimento das ordens Endogonales e Glomales, tenha ocorrido há cerca de 600 Ma, ou mesmo antes. Esse tempo é cerca de 140 Ma antes da existência de evidências fósseis de plantas vasculares, que hoje são as hospedeiras desses fungos micorrízicos obrigatórios. Isso pode ser interpretado de várias formas: i) erro na estimativa da taxa de variação; ii) as plantas vasculares serem na verdade mais antigas do que os registros fósseis indicam; iii) ou, então, esses fungos terem se estabelecido inicialmente associados aos ancestrais das plantas vasculares atuais, acompanhando-os na conquista do ambiente terrestre.

Irradiação evolutiva dos fungos terrestres

Os dados com rDNA 18S sugerem que os Ascomicetos e Basidiomicetos divergiram entre si há cerca de 500 Ma. Dentre os Ascomicetos, o primeiro ramo evolutivo a se estabelecer parece ter sido o dos Archiascomicetos. Esse grupo é morfologicamente bem diverso e inclui a levedura *Schizosaccharomyces pombe* (reproduz-se por fissão e não por brotamento), o patógeno humano *Pneumocystis carinii* (apenas recentemente considerado fungo, pensava-se ser um protozoário), o fitopatógeno *Taphrina deformans* (causador da "crespeira" do pessegueiro) e outros. Os dados de 18S, no entanto, não formam um agregado único bem definido nesse grupo.

Os dois outros grupos primários de Ascomicetos, o das leveduras Hemiascomicetos (também conhecidas como Sacharomicetales) e o dos Ascomicetos filamentosos (Euascomicetos), são ambos claramente monofiléticos. Entre os Hemiascomicetos, são encontrados fungos leveduriformes típicos, como a levedura da cerveja *Saccharomyces cerevisiae,* leveduras do gênero *Candida* e alguns fungos filamentosos com tendência à formação de leveduras, como as espécies *Dipodascopsis uninucleata* e *Galactomyces geotrichum*. Essas espécies filamentosas estão posicionadas mais na base da árvore, sugerindo assim que as espécies leveduriformes são derivadas de ancestrais com hifas.

Os dados de 18S indicam que entre os Euascomicetos os diversos grupos surgiram no Mesozoico, há cerca de 240 Ma. Entre eles

inclui a Classe Plectomicetos, produtora de ascos em forma de cleistotécio contendo asco com paredes finas, a qual representa um grupo monofilético bem definido e comporta fungos que vão desde falsas trufas da ordem Elaphomicetales, passando pela ordem Onigenales dos fungos patogênicos dimórficos e dos dermatófitos, como pela Ordem Eurotiales das diversas espécies de *Aspergillus* e *Penicillium*.

Entre os Basidiomicetos, a árvore filogenética dos genes ribossomais indica a existência de três ramos (grupos), os quais divergiram bem no início da história evolutiva do grupo, que são os Uredinomicetos (das ferrugens), Ustilaginomicetos, que comporta fungos conhecidos como carvões, causadores de doenças em plantas, e também as leveduras do gênero *Malassezia*, que causam pitiríase versicolor, e os Himenomicetos, que contêm os característicos cogumelos, além de *Filobasidiella neoformans*, forma sexuada de *Cryptococcus neoformans*, e as leveduras do gênero *Trichosporon*. A presença das alças de conexões em vários membros dos três grupos indica que essa característica surgiu antes da primeira irradiação do grupo, há cerca de 440 Ma. Dessa forma, se essa estimativa de filogenia e de tempo estiver correta, é possível que encontre estruturas de alça de conexão fossilizada muito mais antigas do que as de 290 Ma encontradas até agora (Berbee & Taylor, 2001).

Relógio molecular de fungo com genes codificadores de proteínas

Outro estudo semelhante sobre o uso do conceito de relógio molecular para obtenção de dados filogenéticos temporais em fungos foi realizado por Heckman e cols. (2001), porém empregando as sequências de aminoácidos de proteínas. Esses autores empregaram 119 sequências proteicas, obtidas juntos ao GenBank, para os diversos grupos de fungos, muito semelhantes aos utilizados por Berbee & Taylor (2001), além de algas verdes e plantas terrestres. Os dados obtidos nesse trabalho com as sequências proteicas indicam que o estabelecimento do grupo Fungi é ainda mais antigo do que o estimado com as sequências do gene 18S, ou seja, de cerca de 1.458 a 966 Ma. As datas sobre o estabelecimento dos diversos grupos também foram consideravelmente maiores, como o da divergência entre *Candida* e *Saccharomyces* (841 Ma) e da divergência entre Pyrenomycetes e Plectomycetes (670 Ma). Nesse trabalho, os autores salientam a importância dos fungos na colonização do ambiente terrestre, principalmente na forma de simbiose com as plantas e respectivas implicações nas mudanças da atmosfera e clima terrestres, bem como na evolução animal do Pré-cambriano (Fig. 11.3).

Esses trabalhos de relógio molecular demonstram claramente que o reino Fungi é extremamente antigo. Os seres fúngicos atuais são sobreviventes de uma longa jornada evolutiva, que se iniciou nos primórdios do surgimento das diferentes formas de vida animal e vegetal, permanecendo ativos durante toda a colonização do ambiente terrestre e irradiação dos diferentes grupos biológicos atuais. Importante ressaltar que os fungos, apesar de suas simplicidades morfológicas, sobreviveram e foram participantes ativos em todas essas transformações biológicas da crosta terrestre, que culminaram com a biodiversidade atual.

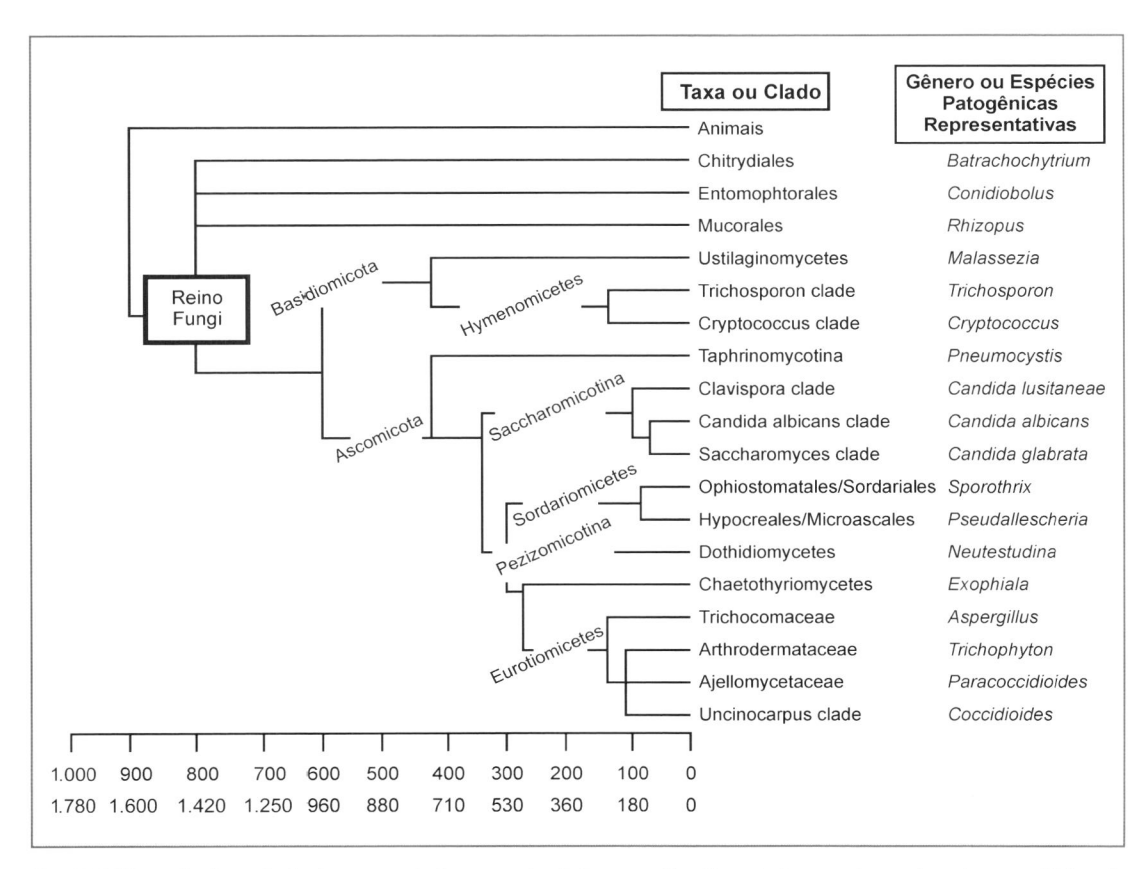

Fig. 11.3 Filogenia dos principais grupos de fungos patogênicos e estimativas do tempo de surgimento em milhões de anos atrás, obtidas pela análise de rDNA 18S (Berbee & Taylor, 2001) e por genes codificadores de proteínas (Heckman *et al.*, 2001), que indicam a separação entre fungos e animais em 900 e 1.600 Ma, respectivamente. (Extraído de Taylor, 2006.)

Principais grupos de fungos verdadeiros e falsos fungos

A maioria das espécies importantes em micologia médica é encontrada principalmente entre os fungos tipicamente terrestres (Ascomicetos e Basidiomicetos) e numa menor escala entre alguns Zigomicetos das ordens Mucorales e Entomophthorales. Todos esses grupos taxonômicos, assim como os pertencentes aos quitridiomicetos, fungos flagelados com afinidade aquática, com uma espécie (*Batrachochytrium dendrobatidis*) importante por causar doenças em anfíbios, são hoje considerados fungos verdadeiros por apresentarem um grupo monofilético natural, ou seja, com uma mesma ascendência evolutiva.

Com uso das ferramentas moleculares e comparações filogenéticas, a existência do antigo grupo dos fungos Deuteromicetos deixou de fazer sentido, uma vez que esse grupo artificial continha as espécies cujas fases sexuadas não haviam sido descritas. A biologia molecular também contribuiu para a correta classificação de espécies consideradas "problemas", como por exemplo *Pneumocystis carinnii* (*P. jiroveci*) e *Lacazia loboi*, as quais provaram ser fungos verdadeiros, do grupo ascomiceto, enquanto outros organismos importantes em micologia médica, como *Rhinosporidium seeberi* e *Pythium insidiosum*, mostraram ser falsos fungos, por terem origens evolutivas de outros grupos naturais, como os Mezomycetozoea e Straminopilae (Kwon-Chung, 1994, Fredricks *et al.*, 2000, Herr *et al.*, 2001, Mendoza *et al.*, 2002, Stringer *et al.*, 2002). Essa distinção entre fungos verdadeiros e falsos poderá proporcionar bases mais adequadas para o tratamento das manifestações causadas por esses organismos, uma vez que o metabolismo e toda a base genética desses organismos são muito diferentes.

ESPÉCIES CRÍPTICAS EM FUNGOS PATOGÊNICOS

A biologia molecular também forneceu ferramental metodológico e bases teóricas para uma correta definição das espécies fúngicas, inclusive com indicação de que o que antes se imaginava ser uma única entidade biológica é na verdade composto de diferentes espécies biologicamente relacionadas, até então "escondidas", tecnicamente denominadas crípticas. A forma ideal para diagnosticar espécies crípticas é pelo reconhecimento filogenético de espécie, utilizando-se de ferramentas de análises moleculares como por concordância de genealogias de genes ou MLST (*multilocus sequence typing*) (Taylor, 2006). O reconhecimento morfológico de espécie, embora ainda muito usado para diagnosticar espécie em fungos, pode englobar em um só grupo espécies que na verdade diferem geneticamente, podendo estar até mesmo isoladas reprodutivamente. Já o reconhecimento biológico de espécie, cujo critério é a capacidade de intercruzamento, além de apenas ser aplicável às espécies sexuadas, incorre em um conflito entre fluxo gênico real e fluxo gênico potencial. O reconhecimento filogenético de espécie, por sua vez, detecta divergência genética e passa a ser o método mais efetivo de definição de espécie em micro-organismos, uma vez que muitos caracteres podem diferir entre duas espécies antes mesmo da perda do potencial de intercruzamento (Taylor *et al.*, 2000).

Espécies crípticas já foram detectadas, por concordância de genealogias de genes, em diversos fungos patogênicos como, por exemplo, em *Coccidioides immitis* (separado em duas espécies sexuadas, *C. immitis* e *C. posadasii*, segundo a concordância de três genealogias de genes) (Koufopanou *et al.*, 2001) e em *Histoplasma capsulatum* (separado em sete espécies filogenéticas mais uma espécie da Eurásia que emergiu do clado da América do Sul, segundo a concordância de quatro genealogias de genes) (Kasuga *et al.*, 1999, 2003). Diferenças morfológicas e fisiológicas puderam ser detectadas entre isolados pertencentes às diferentes espécies crípticas de *H. capsulatum* (Kasuga *et al.*, 2003). E, no caso do *Coccidioides spp.*, observou-se que a espécie *C. posadasii* cresce mais lentamente em meio que contém alta concentração de sais quando comparada com a espécie *C. immitis*, porém esse fenótipo não é usado como diagnóstico (Fisher *et al.*, 2002).

Trabalhos recentes realizados com *P. brasiliensis* também demonstraram que a variabilidade genética existente vai além de um simples polimorfismo intraespecífico, caracterizando a presença de espécies crípticas, ou seja, espécies em divergência cujos caracteres fenotípicos até então conhecidos não são suficientes para distingui-las. Matute e cols. (2006) analisaram sequências de DNA de oito regiões a partir de cinco genes nucleares codificadores (quitina sintase, β-glucana sintase, fator de ribosilação de ADP, α-tubulina e PbGP43). Foram estudados 65 isolados de *P. brasiliensis*, abrangendo seis áreas endêmicas de PCM. Através da análise por concordância de genealogia de genes, foi possível detectar três espécies crípticas: S1, encontrada no Brasil, Argentina, Paraguai, Peru e Venezuela; PS2, encontrada no Brasil e na Venezuela, e PS3, encontrada apenas na Colômbia. S1 e PS2 são simpátricas, portanto a divergência genética entre as duas sugere a existência de uma barreira não geográfica ao fluxo gênico. E a dimensão real da diversidade genética existente no complexo *P. brasiliensis* está ainda longe de ser totalmente reconhecida. Esse fato é particularmente evidenciado à medida que novos isolados provenientes de outras regiões endêmicas são incorporados nesses estudos, como o recentemente demonstrado por Carrero e cols. (2008). Esses autores aplicaram a metodologia de MLST (*multilocus sequence typing*) para reconhecimento filogenético de espécies em um número representativo de isolados de diversas regiões da América Latina, que incluiu, além dos três grupos de genótipos já detectados anteriormente por Matute e cols. (2006), um outro isolado em particular (Pb01), proveniente da região do Brasil Central, o qual mostrou ser um clado totalmente distinto dos demais já conhecidos. Esse isolado é geneticamente bem distante dos demais grupos de *P. brasiliensis*, e isso pode também ser evidenciado em outro estudo no qual se realizou a análise filogenética da região gê-

nica denominada intein PRP8 (Theodoro *et al.*, 2008). Mais recentemente, novos isolados desse grupo, denominado Pb01-símile, foram estudados, e o tempo de divergência desse grupo em relação aos grupos S1/PS3 e PS2 foi estimado em cerca de 31 e 33 Ma, respectivamente (Teixeira *et al.*, 2009). Nesse trabalho, os autores ainda sugerem uma nova denominação taxonômica para o grupo Pb01-símile, e propõem a denominação *P. lutzii,* como um tributo a Adolfo Lutz pela descoberta do *P. brasiliensis*, cerca de 100 anos atrás (Teixeira *et al.*, 2009).

O conceito de espécies crípticas também se aplica ao *Sporothrix schenckii*. Desde estudos moleculares (Ishizaki *et al.*, 1998; Izhizaki *et al.*, 2002), tomando por base análise de DNA mitocondrial através de análise de polimorfismos de fragmentos gênicos (*restriction fragment length polymorphism* – RFLP), de amostras de isolados ambientais ou clínicos, de inúmeras regiões geográficas, havia sido demonstrado a existência de vários grupos, geneticamente distintos, dentro do conhecido como *S. schenckii*. Os mesmos autores (Izhizaki *et al.*, 2004), utilizando RFLP para análise da região ITS1 (*internal transcribed spacer*) de 204 amostras de isolados, construíram uma árvore filogenética baseada na sequência de pares de bases: Grupo I, com cepas predominante na América do Sul e África, e Grupo II, com cepas procedentes da Austrália e Ásia. Mais recentemente, Marimon e cols. (2006), em estudo com 60 espécies de *S. schenckii* oriundas de diferentes regiões geográficas de três continentes, 26 das quais oriundas do Brasil, e utilizando como metodologia o sequenciamento de DNA de três regiões, β-tubulina, quitina sintase e calmodulina, promoveram a análise filogenética baseada naqueles três *loci*. E, com base na identificação de diferentes genótipos, concluíram pela existência de três clados referentes ao *S. schenckii*: clado I, constituído por todos os isolados provenientes do Brasil; clado II, constituído por isolados de países da América do Sul, principalmente do Peru, mas também com amostras da Argentina, Colômbia e Bolívia e uma amostra da África do Sul; e clado III, constituído de amostras da Espanha. Nesse estudo, os autores concluíram pela existência de especificidade geográfica do *S. schenckii* e antecipavam a possibilidade da existência de espécies crípticas do *S. schenckii*. Entretanto, os mesmos autores (Marimon *et al.*, 2007), ampliando o espectro geográfico e trabalhando com 127 isolados do *S. schenckii*, das quais 30 espécies oriundas do Brasil, e não apenas daquelas relacionadas ao surto de esporotricose zoonótica então vigente, e utilizando como metodologia o sequenciamento gênico da calmodulina, mais o estudo de testes nutricionais e caracterização fenotípica em distintos meios de cultura e velocidade de crescimento a diferentes temperaturas, concluíram pela existência de diferentes espécies do *S. schenckii* fenotipicamente distinguíveis. Com base na correlação entre dados de análises moleculares e fenotípicas, os autores concluíram pela existência de três novas espécies, assim denominadas: *S. brasiliensis*, *S. globosa* e *S. mexicana*. Na mesma investigação, e utilizando a mesma metodologia, os autores reavaliaram as proposições existentes de espécies distintas do *S. schenckii* oriundas de isolamentos a partir de amostras ambientais. A saber: a espécie *Dolichoascus schenckii*, assim denominada e correspondente a isolado clínico realizado na França, sob essa nova análise, se mostrou idêntica às características fenotípicas e genotípicas do *Sporothrix schenckii*, e, portanto, não deve ser considerada uma espécie individualizada. No entanto, *S. albicans*, correspondendo a isolado ambiental da Inglaterra e da Alemanha, foi considerada consistente como espécie isolada e distinta do *S. schenckii*; o mesmo ocorreu com amostra ambiental da Alemanha, denominada *S. inflata*, que se mostrou condizente com espécie isolada e distinta do *S. schenckii*. Em estudo posterior (Marimon *et al.*, 2008), reavaliaram a variedade descrita em 1956 de caso clínico humano na África do Sul e denominada variedade *luriei* do *S. schenckii*. Dispondo de única amostra conservada no Centraalbureau voor Schimmelculture (CBS), de Utrecht, Holan-

da, os autores a reconheceram como espécie distinta do *S. schenckii*, por características fenotípicas e genotípicas, e a propuseram como nova espécie, denominada *Sporothrix luriei*.

Dessas observações, consubstanciadas por análises morfológicas, fisiológicas e genotípicas, emerge a conclusão de que o *Sporothrix schenckii* não pode mais ser considerado a única espécie, e novas espécies, até então crípticas, devem ser reconhecidas, a saber: *Sporothrix schenckii, S. albicans, S. brasiliensis, S. globosa, S. mexicana* e *S. luriei*.

Os passos futuros seriam estabelecer correlação entre características clínicas e os diferentes isolados e estabelecer correlação entre espécies e suscetibilidade às drogas antifúngicas disponíveis. Essas últimas observações renovam a importância da cuidadosa descrição clínica e epidemiológica dos casos clínicos humanos ou veterinários e a importância da obtenção e manutenção dos cultivos obtidos.

Detecção e identificação molecular – aplicação no diagnóstico clínico e ambiental

A biologia molecular abriu novas possibilidades de detecção e identificação de um determinado patógeno, sem a necessidade de cultivo, com o uso da PCR (reação em cadeia da polimerase) (Saiki *et al.*, 1985). A sensibilidade e a especificidade dessas técnicas são apontadas como significativamente maiores do que as dos métodos tradicionais que empregam meios seletivos para a amplificação celular do patógeno. Na PCR, apenas um fragmento de DNA específico do micro-organismo é amplificado por processos químicos. Essa sequência-alvo é designada por um par de *primers* (sequências iniciadoras que se anelam à fita molde de DNA a ser amplificada), deduzidos a partir do conhecimento da sequência de genes específicos do patógeno. Protocolos específicos para identificação molecular dos diversos grupos de patógenos encontram-se em grande fase de desenvolvimento, com especial ênfase aos organismos não cultiváveis ou de cultivo difícil ou demorado (Persing *et al.*, 1993).

Variações da PCR de forma a aumentar sua especificidade e sensibilidade vêm sendo propostas, como por exemplo a PCR Nested, na qual são usados dois pares de *primers*, em dois ciclos de reação. O primeiro par (*outer primers*) amplifica uma região maior do gene, enquanto o segundo par de *primers* (*inner primers*) amplifica uma região menor e mais interna. Com essa estratégia, a sensibilidade do método aumenta, e, se os *primers* forem bem selecionados, o mesmo acontece com a especificidade.

As regiões gênicas de rDNA demonstram ser de grande utilidade para os protocolos de identificação rápida pela reação da PCR, devido exatamente ao fato de apresentarem, concomitantemente, regiões constantes ou não variáveis presentes em todos os fungos e regiões variáveis (única para cada espécie). Empregando essa estratégia, Bowman (1993) desenvolveu um sistema de identificação molecular nas espécies patogênicas *C. immitis*, *H. capsulatum*, *B. dermatitidis* e *Trichophyton rubrum*, fazendo uso de *primers* derivados das regiões não variáveis (universais) de rDNA, os quais amplificam fragmentos de cerca de 600 pb em praticamente todas as espécies fúngicas.

A discriminação entre as várias espécies pôde então ser realizada pela hibridização com *probes* (sondas marcadas) específicas, derivadas das regiões variáveis. Estratégia semelhante foi também desenvolvida em *Crytococcus neoformans* (Mitchell *et al.*, 1993) e outras diversas espécies fúngicas patogênicas e oportunistas, incluindo as pertencentes aos gêneros *Aspergillus*, *Blastomyces*, *Candida*, *Coccidioides*, *Cryptococcus*, *Filobasidiella*, *Histoplasma*, *Pseudallescheria* e *Sporothrix* (Haynes *et al.*, 1995, Sandhu *et al.*, 1995).

Por apresentarem alta especificidade e sensibilidade, os *primers* específicos também demonstraram ser úteis na detecção e na monitorização de fungos patogênicos, em amostras tanto clínicas como ambientais, incluindo as espécies biotróficas não cultiváveis em meios artificiais, como *P. carinii* e *P. jiroveci* (Durand-Joly *et al.*, 2005). Reid & Schafer (1999)

desenvolveram uma metodologia de PCR Nested para a detecção ambiental de *Histoplasma capsulatum*, utilizando-se de *primers* deduzidos da região ITS1-5.8S rDNA-ITS2. Enquanto na primeira reação os *primers* ITS-1/ITS-4, genéricos para fungos, amplificam um fragmento de cerca de 600 pares de bases, a segunda reação com *primers* específicos (HC-1/HC-2) amplifica um fragmento de 400 pares de base. A metodologia foi descrita como bastante sensível (capaz de detectar 10 esporos por amostra ambiental), específica e rápida, pois, enquanto a metodologia de isolamento por inoculação animal seguido de cultivo necessita de no mínimo 2 meses, a PCR Nested pode ser realizada em 2 dias. Estratégia semelhante foi adotada na padronização de um sistema de detecção molecular do *P. brasiliensis* em amostras ambientais de solo (Diez *et al.*, 1999, Theodoro *et al.*, 2005, Terçarioli *et al.*, 2007), contribuindo assim para os estudos de determinação do nicho ecológico desses patógenos e monitorização das áreas de risco para infecção.

Nos últimos anos, com o grande aprimoramento e disseminação dos processos de sequenciamento de DNA e de bioinformática, chegou-se a uma nova fase em relação aos métodos de identificação de fungos e outros micro-organismos. Informações de sequências gênicas e de genomas completos vêm sendo geradas em crescimento exponencial e depositadas nos respectivos bancos de dados (GenBank, EMBL-EBI, Broad Institute, Sanger Institute e outros). Espécies podem ser agora discriminadas com base nas suas sequências de nucleotídeos, e as ferramentas de bioinformática para a realização das análises comparativas evoluíram para um grande poder de análise, associadas também a relativa simplicidade para o usuário, como por exemplo a ferramenta BLAST (http://blast.ncbi.nlm.nih.gov/Blast).

A aplicabilidade dessas tecnologias nos laboratórios de micologia médica vem sendo confirmada por diversos estudos. Como exemplo, Leaw e cols. (2006) realizaram a amplificação e o sequenciamento das regiões ITS1 e ITS2 em uma coleção de 375 cepas de levedura, pertencentes a 86 espécies diferentes, sendo 299 cepas de referência e 74 isolados clínicos. A região denominada D1/D2, localizada no rDNA 26S, foi também sequenciada nos casos em que essas duas regiões proporcionavam dados conflitantes. A taxa de identificação correta pela análise da sequência de ITS1 e ITS2 foi de 96,8% (361/373) e 99,7% (372/373), respectivamente. Apenas uma cepa (*Rhodotorula glutinis* BCRC 20576) não pôde ser identificada pela sequência de ITS2, confirmando-se assim a utilidade dessas regiões, em particular a ITS2, na identificação de leveduras. Resultados semelhantes também foram obtidos por Ciardo e cols. (2006), os quais realizaram um estudo prospectivo, no qual compararam o método de identificação molecular por sequenciamento de ITS com os métodos fenotípicos baseados no sistema API ID32C (BioMérieux) e crescimento em CHROMagar e meio de arroz. De um total de 113 isolados avaliados, 98% puderam ser corretamente identificados até nível de espécie pelo método molecular, enquanto o sistema ID32C proporcionou identificação de 87% até nível de espécie e/ou apenas gênero. Linton e cols. (2007) também realizaram um criterioso estudo sobre a utilidade do método de amplificação e sequenciamento da região hipervariável (D1/D2) de 26S rDNA, na identificação de uma significativa coleção de leveduras submetidas ao United Kingdom Mycology Reference Laboratory, de um período de 2 anos, que totalizou 3.033 isolados clínicos pertencentes a 50 diferentes espécies de leveduras. Enquanto mais de 90% dos isolados, pertencentes às principais espécies do gênero *Candida*, puderam ser identificados pelo sistema AUXACOLOR2 (BioRad) (baseado em provas bioquímicas de auxanograma e fermentação), cerca de 5% deles (153 isolados), pertencentes a 47 espécies diferentes, não puderam ser identificados por esse sistema, e foram então avaliados pelo método molecular. O sequenciamento da região D1/D2 de rDNA permitiu identificar todos os isolados, a identidade molecular se correlacionou bem com os dados

bioquímicos dos isolados, e puderam ainda identificar algumas novas espécies potencialmente patogênicas.

Qualquer espécie fúngica pode ser identificada molecularmente, inclusive os falsos fungos como *Pythium insidiosum*, cuja experiência obtida em nossos laboratórios também exemplifica o potencial dessas ferramentas. De um paciente com extensa lesão subcutânea, previamente diagnosticada como zigomicose por histopatologia e que não respondia adequadamente aos tratamentos, obteve-se a cultura fúngica que foi processada molecularmente (amplificação e sequenciamento de ITS1 e ITS2) e se obteve o diagnóstico definitivo no que foi considerado o primeiro caso de pitiose humana descrita na América do Sul (Bosco *et al.*, 2005, Marques *et al.*, 2006).

Por serem métodos promissores, intensos esforços vêm sendo dedicados a esse campo da identificação molecular de fungos e outros micro-organismos, com a estreita cooperação entre a pesquisa básica acadêmica e a aplicada desenvolvida pelas empresas, o que tem permitido o surgimento de sistemas cada vez mais simples, rápidos e eficientes. Além dos tradicionais *kits* de extração e purificação de DNA, recentemente foi introduzido um sistema para extração e estocagem de DNAs de leveduras baseado na lise da célula e preservação do DNA em uma matriz de papel, o qual vem se mostrando bastante eficiente e prático para a identificação e estocagem molecular das amostras (BORMAN *et al.*, 2006). Avanços e/ou aprimoramentos nos métodos de sequenciamento também vêm ocorrendo, como o surgimento da técnica de pirossequenciamento (Biotage™), a qual permite sequenciar regiões informativas (polimórficas) de um número grande de amostras em curto período de tempo e sem necessidade de grandes investimentos em equipamentos como os tradicionais sequenciadores. A utilidade dessas metodologias já foi demonstrada na identificação de leveduras e de outros fungos patogênicos (Borman *et al.*, 2008). Novos métodos de amplificação de DNA que facilitam a rotina laboratorial também surgiram, como a LAMP (*loop-mediated isothermal DNA amplification*), que consiste na amplificação de DNA em condições isotérmicas, mediadas por "laços" de DNA, e que também mostrou ser útil na identificação de diversos grupos de micro-organismos, incluindo leveduras do gênero *Candida* (Inácio *et al.*, 2008). Por esse procedimento, relativamente simples, grandes quantidades de uma sequência-alvo de DNA do patógeno são geradas, e a identidade da espécie pode então ser confirmada pela hibridização com sondas específicas ou por sequenciamento.

BIBLIOGRAFIA

Baldauf SL, Palmer JD. Animals and fungi are each other's closest relatives: congruent evidence from multiple proteins. *Proc Natl Acad Sci USA* 1993; 90:11558-11562.

Baldauf SL, Roger AJ, Wenk-Siefert I, Doolittle WF. A kingdom-level phylogeny of eukaryotes based on combined protein data. *Science*. 2000; 290(5493):972-7.

Berbee ML, Taylor JW. Detecting morphological convergence in true fungi, using 18S rRNA gene sequence data. *Biosystems* 1992; 28(1-3):117-25.

Berbee ML, Taylor JW. Fungal molecular evolution: gene trees and geologic time. In: McLaughlin, DJ, McLaughlin EG, Lemke PA (eds.). *The Mycota: VII Part B. Systematics and Evolution*. Berlin: Springer Verlag, 2001. Cap. 10, p. 229-45.

Borman, AM, Linton CJ, Miles SJ, Campbell CK, Johnson EM. Ultra-rapid preparation of total genomic DNA from isolates of yeast and mould using Whatman FTA filter paper technology – a reusable DNA archiving system. *Med Mycol* 2006; 44:389-398.

Borman AM, Linton CJ, Palmer MD, Johnson EM. Molecular identification of pathogenic fungi. *J Antimicrob Chemother* 2008; 61(1):7-12.

Bosco SM, Araujo JP Jr, Candeias JM, de Franco MF, Alencar Marques ME, Mendoza L, de Camargo RP, Alencar Marques S. Human pythiosis, Brazil. *Emerg Infect Dis* 2005; 11(5):715-8.

Bowman BH. A model PCR/probe system for the identification of fungal pathogens. *In*: Persing DH, Smith TF, Tenover FC, White TJ (eds.). *Diagnostic Molecular Microbiology – Principles and Applications*. Washington, D.C.: American Society for Microbiology, 1993. p. 423-30.

Bruns TD, Vilgalys R, Barns SM, Gonzalez D, Hibbett DS, Lane DJ, Simon L, Stickel S, Szaro TM, Weisburg WG *et al.* Evolutionary relationships within the fungi: analyses of nuclear small subunit rRNA sequences. *Mol Phylogenet Evol* 1992; 1(3):231-41.

Butler DK, Metzenberg RL. Premeiotic change of nucleolus organizer size in Neurospora. *Genetics* 1989; 122:783-91.

Carrero LL, Niño-Vega G, Teixeira MM, Carvalho MJ, Soares CM, Pereira M, Jesuino RS, McEwen JG, Mendoza L, Taylor JW, Felipe MS, San-Blas G. New Paracoccidioides brasiliensis isolate reveals unexpected genomic variability in this human pathogen. *Fungal Genet Biol* 2008; 45(5):605-12.

Ciardo DE, Schär G, Böttger EC, Altwegg M, Bosshard PP. Internal transcribed spacer sequencing versus biochemical profiling for identification of medically important yeasts. *J Clin Microbiol* 2006; 44:77-84.

Díez S, Garcia EA, Pino PA, Botero S, Corredor GG, Peralta LA, Castano JH, Restrepo A, McEwen JG. PCR with *Paracoccidioides brasiliensis* specific primers: potential use in ecological studies. *Rev Inst Med Trop São Paulo* 1999; 41(6):351-8.

Doolittle RF, Feng DF, Tsang S, Cho G, Little E. Determining divergence times of the major kingdoms of living organisms with a protein clock. *Science* 1996; 271(5248):470-7.

Durand-Joly I, Chabé M, Soula F, Delhaes L, Camus D, Dei-Cas E. Molecular diagnosis of Pneumocystis pneumonia. *FEMS Immunol Med Microbiol* 2005; 45(3):405-10.

Fisher MC, Koenig GL, White TJ, Taylor JW. Molecular and phenotypic description of *Coccidioides posadasii* sp. nov., previously recognized as the non-California population of *Coccidioides immitis*. *Mycologia* 2002; 94(1):73-84.

Fredricks DN, Jolley JA, Lepp PW, Kosek JC, Relman DA. Rhinosporidium seeberi: a human pathogen from a novel group of aquatic protistan parasites. *Emerg Infect Dis* 2000; 6(3):273-82.

Haynes KA, Westerneng TJ, Fell JW, Moens W. Rapid detection and identification of pathogenic fungi by polymerase chain reaction amplification of large subunit ribosomal DNA. *J Med Vet Mycol* 1995; 33(5):319-25.

Heckman DS, Geiser DM, Eidell BR, Stauffer RL, Kardos NL, Hedges SB. Molecular evidence for the early colonization of land by fungi and plants. *Science* 2001; 293:1129-33.

Herr RA, Tarcha EJ, Taborda PR, Taylor JW, Ajello L, Mendoza L. Phylogenetic analysis of *Lacazia loboi* places this previously uncharacterized pathogen within the dimorphic Onygenales. *J Clin Microbiol* 2001; 39(1):309-14.

Inácio J, Flores O, Spencer-Martins I. Efficient identification of clinically relevant *Candida* yeast species by use of an assay combining panfungal loop-mediated isothermal DNA amplification with hybridization to species-specific oligonucleotide probes. *J Clin Microbiol* 2008; 46:713-720.

Iwen PC; Hinrichs SH; Rupp ME. Utilization of the internal transcribed spacer regions as molecular targets to detect and identify human fungal pathogens. *Medical Mycology* 2002; 40:87-109.

Ishizaki H, Kawasaki M, Aoki M *et al*. Mithocondrial DNA analysis of *Sporothrix schenckii* from China, Korea, Japan and Spain. *Nippon Ishinkin Gakkai Zasshi* 2004; 45:23-25.

Ishizaki H, Kawasaki M, Aoki M *et al*. Mithocondrial DNA analysis of *Sporothrix schenckii* in North and South America. *Mycopathologia* 1998; 142:115-118.

Ishizaki H, Kawasaki M, Mochizuki MT, Jin XZ, Kagawa S. Environmental isolates of *Sporothrix schenckii*. *Nippon Ishinkin Gakkai Zasshi* 2002; 43:257-260.

Kasuga T, Taylor JW, White TJ. Phylogenetics relationships of varieties and geographical groups of the human pathogenic fungus Histoplasma capsulatum darling. *J Clin Microbiol* 1999; 37:653-63.

Kasuga T, White TJ, Koenig G, McEwen J, Restrepo A, Castañeda E, Lacaz CS, Heins-Vaccari EM, Freitas RS, Zancopé-Oliveira RM, Qin Z, Negroni R, Carter DA, Mikami Y, Tamura M, Taylor ML, Miller GF, Poonwan N, Taylor JW. Phylogeography of the fungal pathogen *Histoplasma capsulatum*. *Mol Ecol* 2003; 12:3383-401.

Koufopanou V, Burt A, Szaro T, Taylor JW. Gene genealogies, cryptic species, and molecular evolution in the human pathogen *Coccidioides immitis* and relatives (Ascomycota, Onygenales). *Mol Biol Evol* 2001; 18:1246-58.

Kwon-Chung, KJ. Phylogenetic spectrum of fungi that are pathogenic to humans. *Clin Infect Dis* 1994; 19(Suppl 1):S1-7.

Leaw SN, Chang HC, Sun HF, Barton R, Bouchara JP, Chang TC. Identification of medically important yeast species by sequence analysis of the internal transcribed spacer regions. *J Clin Microbiol* 2006; 94:693-699.

Linton CJ, Borman AM, Cheung G, Holmes AD, Szekely A, Palmer MD, Bridge PD, Campbell CK, Johnson EM. Molecular identification of unusual pathogenic yeast isolates by large ribosomal subunit gene sequencing: 2 years of experience at the United Kingdom Mycology Reference Laboratory. *J Clin Microbiol* 2007; 45:1152-1158.

Marimon R, Cano J, Gené J, Sutton DA, Kawasaki M, Guarro J. *Sporothrix brasiliensis*, *S. globosa* and *S. mexicana*, three new *Sporothrix* species of clinical interest. *J Clin Microbiol* 2007; 54:3198-3206.

Marimon R, Gené J, Cano J, Guarro J. *Sporothrix luriei*: a rare fungus from clinical origin. *Med Mycol* 2008; 46:621-625.

Marimon R, Gené J, Cano J, Trilles L, Lázera MS, Guarro J. Molecular phylogeny of *Sporothrix schenckii*. *J Clin Microbiol* 2006; 44:3251-3256.

Marques SA, Bagagli E., Bosco SMG, Camargo RP, Marques MEA. *Pythium insidiosum*: relato do primeiro caso de infecção humana no Brasil. *Anais Brasileiros de Dermatologia* 2006; 81:483-485.

Matute DR, McEween JG, Montes BA, San-Blas G, Bagagli E, Rauscher JT, Restrepo A, Morais F, Nino-Veja G, Taylor JW. Cryptic speciation and recombination in the fungus *Paracoccidioides brasiliensis* as revealed by gene genealogies. *Mol Biol Evol* 2006; 23:65-73.

Mendoza L, Taylor JW, Ajello L. The Class Mesomycetozoea: A heterogeneous group of microorganisms at the animal-fungal boundary. *Ann. Rev. Microbiol* 2002; 56:315-44.

Mitchell TG, Freedman EZ, Meyer W, White TJ, Taylor, JW. PCR identification of *Cryptococcus neoformans*. *In:* Persing DH, Smith TF, Tenover FC, White TJ (eds.). *Diagnostic Molecular Microbiology – Principles and Applications*. Washington, D.C.: American Society for Microbiology, 1993. p. 431-36.

Myer EM, de Beer ZW, Summerbell RC *et al*. Taxonomy and phylogeny of new wood-and soil-inhabiting *Sporothrix* species in the *Ophiostoma stenocera-Sporothrix schenckii* complex. *Mycologia* 2008; 100:647-661.

Nyera E, Fonteyne P, Swinne D, Fauche F, Bustamante B, Nolard N. Epidemiology of human sporotrichosis investigated by amplified fragment length polymorphism, *J Clin Microbiol* 2005; 43:1348-1352.

Paquin B, Laforest MJ, Forget L, Roewer I, Wang Z, Longcore J, Lang BF. The fungal mitochondrial genome project: evolution of fungal mitochondrial genomes and their gene expression. *Curr Genet* 1997; 31(5):380-95.

Persing DH, Smith TF, Tenover FC, White TJ. *Diagnostic Molecular Microbiology – Principles and Applictions*. Washington, D.C.: American Society for Microbiology, 1993. p. 641.

Ragan MA, Goggin CL, Cawthorn RJ, Cerenius L, Jamieson AV, Plourde SM, Rand TG, Söderhäll K, Gutell RR. A novel clade of protistan parasites near the animal-fungal divergence. *Proc Natl Acad Sci USA* 1996: 93(21):11907-12.

Reid MT; Schafer MP. Direct detection of *Histoplasma capsulatum* in soil suspensions by two-stage PCR. *Molecular and Cellular Probes* 1999; 13:269-73.

Saiki RK, Scharf S, Faloona F, Mullis KB, Horn GT, Erlich HA, Arnheim N. Enzymatic amplification of beta-globin genomic sequences and restriction site analysis for diagnosis of sickle cell anemia. *Science* 1985; 230:1350-4.

Sandhu GS, Kline BC, Stockman L, Roberts GD. Molecular probes for diagnosis of fungal infections. *J Clin Microbiol* 1995; 33(11):2913-9.

Stringer JR, Beard CB, Miller RF, Wakefield AE. A new name (Pneumocystis jiroveci) for Pneumocystis from humans. *Emerg Infect Dis* 2002; 8(9):891-6.

Taylor JW. Evolution of human-pathogenic fungi: Phylogenies and species. Pp. 113-132 and Color Plate 5. *In*: Heitman J *et al.* (eds.). *Molecular Principles of Fungal Pathogenesis* Washington, D.C.: ASM Press, 2006.

Taylor JW, Jacobson DJ, Kroken S, Kasuga T, Geiser DM, Hibbett DS, Fisher MC. Phylogenetic species recognition and species concepts in fungi. *Fungal Gen Biol* 2000; 31(1):21-32.

Teixeira MM, Theodoro RC, de Carvalho MJ, Fernandes L, Paes HC, Hahn RC, Mendoza L, Bagagli E, San-Blas G, Felipe MS. Phylogenetic analysis reveals a high level of speciation in the Paracoccidioides genus. *Mol Phylogenet Evol* 2009; 52(2): 273-83.

Terçarioli GR, Bagagli E, Reis GM, Theodoro RC, Bosco SMG, Macoris SAG, Richini-Pereira VB. Ecological study of *Paracoccidioides brasiliensis* in soil: growth ability, conidia production and molecular detection. *BMC Microbiology* (Online) 2007; 7:92.

Theodoro RC, Bagagli E, Oliveira C. Phylogenetic analysis of PRP8 intein in Paracoccidioides brasiliensis species complex. *Fungal Genet Biol* 2008; 45(9):1284-91.

Theodoro RC; Candeias JMG, Araújo JP Jr, Bosco SMG, Macoris SAG, Padula LO Jr. Molecular detection of *Paracoccidioides brasiliensis* in soil. *Med Mycol* 2005; 43(8):725-9.

Wainright PO, Hinkle G, Sogin ML, Stickel SK. Monophyletic origins of the metazoa: an evolutionary link with fungi. *Science* 1993; 260(5106): 340-2.

12 Micoses: Classificação Clínica

Ligia Rangel Barboza Ruiz

INTRODUÇÃO

São encontradas na literatura diversas formas de classificação clínica das micoses, agrupando-as de acordo com a localização da infecção, estado imunológico do hospedeiro, gênero dos fungos envolvidos, entre outras.[1]

A classificação clínica proposta por Odds e cols. em 1992,[2] baseada na recomendação da Sociedade Internacional de Micologia Humana e Animal (ISHAM), é apropriada, por englobar as infecções ocasionadas por fungos, actinomicetos e algas.

Classificação das micoses (Odds e cols.)
I. Micoses superficiais
II. Micoses profundas
III. Actinomicoses e nocardioses
IV. Prototecoses e infecções por *Chlorella spp.*
V. Infecções oportunistas
VI. Doenças respiratórias por fungos e actinomicetos
VII. Micetismo
VIII. Micotoxicoses

Neste Compêndio, propomos uma classificação bastante didática, que é baseada na classificação recomendada pela Sociedade Internacional de Micologia Humana e Animal (ISHAM). Engloba todas as infecções atualmente estudadas em micologia médica, além do micetismo e da micotoxicose.

A) fungos – **REINO FUNGI**;
B) actinomicetos aeróbios e anaeróbios – **REINO MONERA**;
C) algas do gênero *Prototheca* e *Chlorella* e protozoário *Rhinosporidium seeberi* – **REINO PROTISTA.**
D) Micetismo
E) Micotoxicoses

INFECÇÕES POR FUNGOS – REINO FUNGI

Micoses superficiais
Conceito

Micoses superficiais são infecções fúngicas que acometem as camadas superficiais da pele, os pelos e as unhas. Podem ser classificadas em micoses superficiais propriamente ditas e micoses superficiais cutâneas e cutaneomucosas.

Micoses superficiais propriamente ditas

Micoses superficiais propriamente ditas são infecções fúngicas da camada córnea ou cutícula do pelo, em que a resposta imune celular do hospedeiro é mínima ou ausente. A presença do fungo raras vezes é sintomática, o que torna a infecção crônica. Incluem pitiríase versicolor, piedra branca, piedra preta e tinha negra.

Micoses superficiais propriamente ditas
Pitiríase versicolor
Piedra branca
Piedra preta
Tinha negra

Micoses superficiais cutâneas

São micoses superficiais que acometem a pele, os pelos e as unhas, causadas por dermatófitos, leveduras do gênero *Candida* e fungos filamentosos não dermatófitos hialinos ou demácios, além de leveduras exógenas.

Micoses superficiais cutâneas
Dermatofitoses
Candidíases ou candidoses
Dermatomicoses (fungos filamentosos não dermatófitos, hialinos ou demáceos)

Micoses profundas

Conceito

Micoses profundas são infecções fúngicas que podem acometer as camadas mais profundas da pele (micoses subcutâneas) ou disseminar-se para outros órgãos (micoses sistêmicas).

Micoses profundas subcutâneas

Nas micoses subcutâneas, a inoculação do fungo é feita através de trauma.

Micoses profundas subcutâneas
Esporotricose
Cromomicose
Eumicetoma
Doença de Jorge Lobo
Entomoftoromicose
Feo-hifomicose
Hialo-hifomicose

Micoses profundas sistêmicas

Nas micoses sistêmicas, a inoculação é feita através de inalação do fungo. Se o fungo inalado for dimórfico, a micose é profunda sistêmica por fungos patogênicos. Se houver inalação de um fungo anemófilo, a micose é profunda sistêmica por fungo oportunista.

Micoses profundas sistêmicas por fungos patogênicos
Paracoccidioidomicose
Histoplasmose
Blastomicose
Coccidioidomicose
Esporotricose

Micoses profundas sistêmicas por fungos oportunistas
Candidíase
Criptococose
Mucormicose
Feo-hifomicose
Hialo-hifomicose

INFECÇÕES POR ACTINOMICETOS – REINO MONERA

Os actinomicetos, apesar de pertencerem ao Reino Monera, são tradicionalmente estudados dentro da micologia médica. São denominados "fungos radiados".

Infecções por actinomicetos
Actinomicetoma endógeno (actinomicose)
Actinomicetoma exógeno (nocardiose)
Eritrasma
Tricomicose axilar
Queratólise plantar
Dermatofilose

INFECÇÕES POR ALGAS OU PROTOZOÁRIOS – REINO PROTISTA

Infecções por algas

As algas eucariotas são representadas por várias divisões, com destaque maior para a *Clorophyta*, em que estão as algas verdes *(Chlorella)* e as aclorofiladas *(Prototheca)*. Infecções localizadas ou sistêmicas têm sido descritas, principalmente pelo gênero *Prototheca*.

Infecções por algas
Gênero *Prototheca* – Prototecose
Gênero *Chlorella*

Infecções por *Rhinosporidium seeberi*

Rhinosporidium seeberi é um protista aquático relacionado a um grupo de parasitas de peixes e anfíbios denominado DRIP (*Dermocystidium*, agente Rosette, *Ichthyophonus* e *Psorospermium*).

Infecções por *Rhinosporidium seeberi*
Rinosporidiose

MICETISMOS

Micetismos são intoxicações por ingestão de cogumelos. O quadro clínico é variável, levando a distúrbios gastrointestinais, disfunção hepática, perturbações neuropsíquicas, distúrbios eletrolíticos ou até mesmo ao óbito.

MICOTOXICOSES

Micotoxinas constituem metabólitos secundários, tóxicos, produzidos por fungo filamentoso (bolor), por cuja ingestão, contato ou inalação se contraem doenças de gravidade variável (micotoxicoses). São produzidas por fungos passíveis de contaminar alimentos de origem vegetal, tais como grãos de cereais.

BIBLIOGRAFIA

Lacaz C da S, Porto C, Martins JEC. Introdução à micologia médica. Seus objetivos. Resumo histórico. Métodos utilizados para a identificação dos fungos de interesse médico. Algumas chaves de classificação. In: *Micologia Médica*. 9ª ed. São Paulo: Sarvier, 2002, p. 1-41.

Odds FC *et al*. Nomenclature of fungal diseases: a report and recommendations from a Sub-Committee of the International Society for Human and Animal Mycology (ISHAM). *J Med Vet Mycol* 1992; 30:1-10.

13 Micotoxicoses Humanas e Micetismos

Benedito Corrêa

MICOTOXINAS E MICOTOXICOSES

Introdução

Micotoxina é palavra originária da língua grega que se compõe dos termos *mikes* (fungos) e *toxikon* (toxina ou veneno). Constitui, portanto, metabólito secundário, tóxico, produzido por fungo filamentoso (bolor), por cuja ingestão, contato ou inalação se contraem doenças ou mesmo se chega à morte. São produzidas por fungos passíveis de contaminar alimentos de origem vegetal, tais como grãos de cereais, por exemplo, desde o cultivo, passando pela colheita, pelo transporte, até o armazenamento, lembrando que devem ser satisfeitas as condições ideais de umidade e de temperatura ambientes para a proliferação desses fungos.

Estima-se a existência de 100.000 espécies fúngicas; considera-se que, dessas, somente 250 sejam capazes de produzir micotoxinas. Em geral, são fungos ubiquitários, e as doenças por eles produzidas são observadas em todas as partes do mundo. De tal informação, pode-se inferir a presença de diversos fatores responsáveis pela presença de micotoxinas, destacando-se os fatores climáticos, as técnicas agrícolas regionais e as práticas de armazenagem; essas últimas são as mais importantes. No Brasil, as micotoxinas mais detectadas em alimentos são as aflatoxinas, as fumonisinas, a zearalenona, as ocratoxinas e o deoxinivalenol.

Existem várias espécies fúngicas associadas à contaminação de produtos agrícolas; contudo, os gêneros *Aspergillus*, *Penicillium*, *Fusarium* e *Alternaria* são os de maior relevância.

Dependendo dos teores de micotoxinas ingeridos, quatro tipos básicos de toxicidade são verificados: aguda, crônica, mutagênica ou teratogênica. O efeito agudo mais frequente é o da deterioração das funções hepáticas e renais, fatal em alguns casos. Algumas micotoxinas agem primariamente, interferindo na síntese proteica, produzindo necrose dérmica e imunodeficiência extrema. O efeito crônico de muitas micotoxinas é o da indução de neoplasias, principalmente no fígado. Algumas interferem na replicação do DNA, e, consequentemente, podem resultar em efeitos mutagênicos e teratogênicos.

Os principais fungos toxigênicos associados à produção de micotoxinas são: *Alternaria*, *Aspergillus*, *Cladosporium*, *Claviceps*, *Fusarium*, *Myrothecium*, *Paecilomyces*, *Penicillium*, *Phoma*, *Pithomyces*, *Stachybotrys*, *Trichoderma* e *Trichothecium*. Entretanto, os gêneros *Aspergillus*, *Fusarium*, *Penicillium* e *Alternaria* são considerados os mais importantes.

Os quatro grandes grupos de micotoxinas e seus respectivos fungos produtores podem ser assim distribuídos: (1) aflatoxinas, metabólitos biossintetizados, principalmente por *Aspergillus flavus*, *Aspergillus parasiticus* e *Aspergillus nomius*; (2) ocratoxinas, produzidas por *Aspergillus ochraceus* (*Aspergillus alutaceus*) e algumas espécies do gênero *Penicillium;* (3) fusariotoxinas, produzidas por *Fusarium spp.*, tendo como principais representantes as fumonisinas, a zearalenona, a moniliformina e os tricotecenos; (4) alternariol e alternariol monometil éter, produzidos por *Alternaria alternata*.

Todos esses fungos, bem como as micotoxinas por eles produzidas, desenvolvem-se de maneira adequada, dependendo da presença de algumas condições, tais como: a) suscetibilidade do substrato (alimento); b) colonização do fungo produtor; c) existência de condições de temperatura apropriadas; d) umidade do substrato; e) umidade relativa do ar durante o armazenamento do alimento; f) capacidade do fungo produzir micotoxinas; e g) presença de insetos e ácaros. Dos aspectos enumerados, são apontados como os mais influentes na contaminação o substrato, a umidade e a temperatura. Em geral, os fungos começam a se proliferar em grãos de cereais armazenados à medida que os teores de umidade atingem níveis superiores a 13,5%, com atividade de água mínima para as principais espécies de fungos toxigênicos superior a 0,76. Temperaturas abaixo de 10ºC inibem o crescimento de fungos toxigênicos. Para seu crescimento, as temperaturas ideais são em torno dos 25 a 30ºC, ainda que algumas espécies de *Aspergillus* se desenvolvam melhor em temperaturas acima dos 30ºC.

De modo geral, os produtos passíveis de veicular micotoxinas aos animais e ao homem são: produtos agrícolas, como cereais sementes oleaginosas, frutas e vegetais; produtos de origem animal (leite e seus derivados, carnes, embutidos e queijos curados por fungos); alimentos orientais fermentados; produtos fermentados, tais como cervejas e vinhos; além das rações animais industrializadas.

ASPECTOS HISTÓRICOS E CONTEMPORÂNEOS

Desde a remota era cristã, tem-se conhecimento das micotoxinas e micotoxicoses, encontrando-se citações no Antigo Testamento relacionadas às 10 pragas do Egito, descritas nos livros do Êxodo e de Jó. Segundo Schoental (1980/1984), em seus artigos "Moses and mycotoxins" e "Mycotoxins and the Bible", há indícios da presença de micotoxinas na peste que exterminou os rebanhos, provocou tumores e úlceras nos animais e no povo do Egito, na época em que Moisés lutava para libertar os hebreus da escravidão e do poder do Faraó.

Sobre as micotoxicoses que acometem os seres humanos, a mais antiga e mais conhecida é o ergotismo, ou "fogo de santo antão", cujos sintomas típicos datam de centenas de anos (mais precisamente do ano 900). Sensações como extremidades do corpo frias, queimação, necrose e gangrena caracterizavam os episódios de ergotismo daquela ocasião. Na Idade Média, a doença chegou a atingir proporções endêmicas, quando provocou mais de 40.000 mortes. Nesse tempo eram comuns as promessas buscando os milagres da cura, nas romarias que se destinavam ao túmulo de Santo Antão. Daí a razão de a moléstia denominar-se "fogo de santo antão", relação popularizada talvez porque os efeitos curativos das viagens resultassem em afastamento do paciente das áreas sujeitas a contaminação. O ergotismo foi então associado ao consumo de pão preparado com farinha de centeio e de outros grãos contaminados com *Claviceps purpurea* e *Claviceps paspalii*; nesses alimentos, o fungo desenvolvia-se nas partes femininas das plantas sob a forma de *ergot* (massas endurecidas de filamentos micelianos de cor negra a avermelhada).

No século XX, surtos de ergotismo foram descritos na Rússia (1926), na Irlanda (1929), na França (1953) e na Etiópia (1978); nesse último país, mais de 140 pessoas foram afetadas por ergotismo gangrenoso relacionado ao consumo de aveia.

Em 1930, foram isoladas as substâncias responsáveis pelo envenenamento pelo *ergot*, alcaloides derivados do ácido D-lisérgico, como a ergotamina, a ergocriptina e a ergocristina. Essas estimulam a musculatura lisa e causam vasoconstrição e contrações uterinas. No transcorrer da Segunda Guerra Mundial, episódios de intoxicações se fizeram presentes na população de determinadas regiões da Rússia. Na época, os cereais, cobertos por espessa camada de gelo, eram atacados por fungos (*Fusarium sporotrichioides* e *Fusarium poae*), que, por sua vez, deram origem a metabólitos tóxicos causadores da chamada aleucia tóxica alimentar (ATA), cujos efeitos primários manifestavam-se sob a forma de inflamação das mucosas (oral e gastrointestinal) e gastroenterite aguda. A moléstia evoluía com alterações do quadro sanguíneo, como diminuição do número de leucócitos, alterações da medula óssea e petéquias hemorrágicas na pele, culminando com síndrome hemorrágica dos genitais. Paralelamente, foram observados distúrbios dos sistemas nervoso, autônomo e central. Na dependência da resistência individual, das condições gerais de nutrição e da concentração de micotoxina ingerida, inúmeros óbitos foram assinalados. Vale ressaltar que os tricotecenos são também produzidos por outras espécies de fungos, como *Cephalosporium*, *Myrothecium*, *Trichoderma* e *Stachybotrys*. São grupo de substâncias que apresentam alto grau de toxicidade, e, por isso, é

empregado na guerra química como produtor de hemorragias difusas e lesões disseminadas que levam o indivíduo rapidamente à morte. Recentemente, soube-se do uso de chuva amarela (*yellow rain*) por tricotecenos provenientes de fungos, no Sudeste da Ásia.

Contudo, o ano de 1960, inegavelmente, representa um marco histórico em relação ao conhecimento das micotoxinas, que até então pouca atenção despertavam, através do episódio que revelou as aflatoxinas. Naquele ano, aproximadamente 100.000 pequenos perus em diversas regiões da Inglaterra morreram após a ingestão de torta de amendoim mofada, importada do Brasil. O mesmo extrato, obtido da ração envolvida com o surto, inoculado experimentalmente em marrecos jovens, reproduziu lesões hepáticas semelhantes à doença natural. Essas substâncias isoladas, que demonstraram ser extremamente tóxicas, foram apontadas como responsáveis pelo episódio e denominadas aflatoxinas.

Constatou-se que *Aspergillus flavus* e *Aspergillus parasiticus* são produtores dessas micotoxinas, cujas variações moleculares permitem caracterizar uma dezena de compostos. Os principais são as aflatoxinas B_1, B_2, G_1 e G_2 (segundo as fluorescências emitidas: B = *blue* e G = *green*). O fígado é o maior sítio de biotransformação das aflatoxinas em vários outros metabólitos, ressaltando-se as aflatoxinas M_1 e M_2 (produtos de biotransformação das aflatoxinas B_1 e B_2), que aparecem no leite de vacas alimentadas com rações contaminadas, a aflatoxina 8,9 epóxido, que se une com DNA e RNA, e o aflatoxicol, que pode servir como reservatório de toxicidade para aflatoxina B_1 no espaço intracelular. Tais alterações moleculares ocorrem no sistema enzimático citocromo P450.

Das quatro principais aflatoxinas, a aflatoxina B_1 é a mais tóxica do grupo, tendo o fígado como principal órgão-alvo. Por sua alta toxicidade, as aflatoxinas foram incluídas na classe 1 dos carcinógenos humanos pela International Agency for Research on Cancer (IARC). Além de serem hepatotóxicas, as aflatoxinas são também altamente mutagênicas carcinogênicas e, possivelmente, teratogênicas para os animais. Podem causar danos como hemorragias, edemas, imunossupressão e carcinoma celular.

A exposição humana em relação à aflatoxina pode ocorrer através da ingestão de alimentos diretamente contaminados, principalmente com AFB_1; ou também através de outros produtos como leite e carne, originários de animais que tenham consumido ração contaminada.

Apesar da baixa incidência, alguns trabalhos têm demonstrado a presença de aflatoxina M_1 no leite humano.

No Brasil, o Ministério da Saúde e o Ministério da Agricultura estabeleceram o limite de 20 μg/kg para a soma das aflatoxinas B_1, B_2, G_1 e G_2. Em relação ao leite, o limite máximo tolerado é de 0,5 μg/L (ppb) para leite líquido e de 5,0 μg/L (ppb) para leite em pó.

A partir da verificação da atividade cancerígena da aflatoxina B_1 em primatas (macacos *Cinomolgus* e *Rhesus*), procurou-se correlacionar a contaminação de alimentos por essa micotoxina à frequência de hepatomas primários em habitantes de determinadas regiões. Verificou-se que em Uganda, no Quênia, em Moçambique e na Tailândia havia frequências consideradas elevadas (até 25,4 casos por 100.000 habitantes por ano). Nesses locais, a ingestão de alimentos embolorados é uma constante (milho, arroz, etc.), justificando-se as especulações feitas e que levantam a possibilidade de a aflatoxina ser um dos agentes responsáveis.

Já em 1963, na Austrália, Reye relatou 21 casos de uma moléstia infantil, geralmente fatal, com sintomas de febre, convulsões, vômitos, alterações na frequência respiratória e tônus muscular, com modificações nos reflexos, tudo acompanhado por hipoglicemia, diminuição da taxa de glicose no líquido cefalorraquidiano, acrescida de transaminases séricas. Desse relato, ocorreram 17 autópsias, nas quais se constataram degeneração maciça do fígado e dos rins e edema cerebral. Posteriormente, também foram observadas ocorrências semelhantes em que a aflatoxina

teria funcionado como principal agente contaminante (Nova Zelândia, Inglaterra, Escócia, África do Sul, antiga Tchecoslováquia, Canadá e Tailândia).

Autores ingleses trabalhando no Sudão estudaram amostras de sangue e urina de 252 crianças portadoras de quadros graves de desnutrição (*kwashiorkor*), tendo encontrado teores 10 vezes mais altos de aflatoxina no soro do que nos grupos-controle. Esse quadro clínico, devido à fome crônica, predomina em zonas úmidas e quentes, mas nunca em regiões quentes e secas. Com a umidade ambiental elevada, há maior contaminação fúngica dos alimentos. Esse fato foi assinalado pelos autores, que evidenciaram aflatoxina em 40% dos alimentos, bem como no fígado autopsiado de crianças doentes. Fato que à primeira vista parece paradoxal é que, no transcorrer da dieta hiperproteica ministrada aos doentes, houve piora das condições. Como a aflatoxina lesa a célula hepática, o fígado é incapaz de metabolizar a suplementação proteica maciça. Portanto, ao que tudo indica, as aflatoxinas estão diretamente relacionadas à existência do *kwashiorkor* nas regiões tropicais, onde impera o subdesenvolvimento.

A nefropatia endêmica dos Bálcãs é uma moléstia renal crônica de etiologia desconhecida, observada nas populações rurais da Bulgária, Romênia e Iugoslávia. Os sintomas iniciais são anemia e edema, seguidos por danos progressivos das funções glomerulares e tubulares renais. Devido à semelhança entre a nefropatia endêmica e a nefropatia em suínos induzida por ocratoxina A, essa toxina foi citada como possível determinante da doença no homem. Estudos preliminares realizados em regiões endêmicas também revelaram a contaminação de alimentos por ocratoxina A.

Beribéri é uma doença causada por deficiência de tiamina (vitamina B_1) que afeta muitos sistemas do corpo humano, incluindo os músculos, coração, nervos e sistema digestivo. É doença comum no Sudeste da Ásia, onde o arroz é o principal alimento. A substância capaz de produzir doença similar ao beribéri

Tabela 13.1

Algumas doenças humanas cujos dados analíticos e epidemiológicos são sugestivos de micotoxicoses

Doença	Substrato	Fungo	Toxina
Aflatoxicoses aguda e crônica	Grãos de cereais Amendoim	*A. flavus* *A. parasiticus*	Aflatoxinas
Aleucia tóxica alimentar (ATA)	Grãos de cereais	*F. sporotrichioides* *F. poae*	Toxina T2
Beribéri cardíaco	Arroz	*P. citreonigrum*	Citreoviridina
Ergotismo	Grãos de cereais	*Claviceps purpurea* *Claviceps paspalii*	Alcaloides do ergot
Kwashiorkor	Grãos de cereais Amendoim	*A. flavus* *A. parasiticus*	Aflatoxinas
Nefropatia balcânica	Cereais	*A. ochraceus*	Ocratoxina A
Síndrome de Reye	Grãos de cereais	*A. flavus* *A. parasiticus*	Aflatoxinas
Estaquibotriotoxicose	Grãos de cereais	*Stachybotrys atra*	Tricotecenos

é a citreoviridina, metabólito produzido por *Penicillium citeonigrum* (= *P. citreviride*).

Mais recentemente, em 1988, ocorreram o isolamento e a caracterização das fumonisinas B_1 e B_2, metabólitos produzidos, principalmente, por *Fusarium verticillioides* e *Fusarium proliferatum*, fungos contaminantes de cereais, em particular o milho. Embora não haja ainda uma constatação, alguns autores associam a elevada incidência de câncer de esôfago em algumas regiões da África do Sul, China e Itália ao consumo de alimentos que contêm elevados níveis de fumonisinas. Com base nas evidências toxicológicas, a IARC tem declarado a citada toxina como potencialmente carcinogênica para humanos (Classe 2B).

Embora a estaquibotriotoxicose seja uma doença conhecida por causar sintomas neurológicos em equinos e bovinos alimentados com feno contaminado por *Stachybotrys chartarum* (= *S. atra*), mais recentemente uma micotoxina (tricotecenos macrocíclicos) produzida pelo mesmo fungo foi associada à chamada síndrome do edifício doente. Nesse sentido, muitos estudos têm relacionado a contaminação de ambientes internos por *Stachybotrys chartarum* a sintomas de fadiga, dor de cabeça, náusea, vômitos, hemorragia, depressão, distúrbio do sono e perda de memória. O fungo pode crescer e produzir micotoxinas em materiais que contêm celulose úmida, tais como papel de parede ou gesso, com níveis elevados de umidade (atividade de água de 0,98).

Por serem os achados clinicopatológicos apenas sugestivos de micotoxicoses, são fundamentais a detecção e a quantificação da toxina no alimento suspeito e, quando possível, a detecção de resíduos nos tecidos, leite, urina, soro, fezes e sangue através de métodos cromatográficos e imunoensaios (ELISA e radioimunoensaio).

MICETISMOS

As intoxicações por cogumelos, conhecidas como micetismos, podem ser agrupadas da seguinte forma:

Micetismo faloidiano

Ocasionado pelas toxinas faloidianas, ciclopeptídeos tóxicos encontrados nas espécies *Amanita phalloides*, *Amanita verna*, *Amanita bisporigena* e *Amanita virosa*.

Os três grupos de toxinas faloidianas podem ser assim distribuídos:

1) amatoxinas – composto de α, β, γ, ε amanitinas, amanina, amaninamida, amanulina, ácido amanulínico e proamanulina;
2) falotoxinas – composto de faloidina, faloína, profaloína, falisina, falacina, falacidina e falisanina;
3) virotoxinas – composto de viroidina, aloviroidina, desoxiviroidina, viroisina

O micetismo faloidiano é de fundamental importância, pois representa aproximadamente 90% dos casos fatais de intoxicação por cogumelos. O período de latência é longo, podendo variar de 6 a 48 horas, mas usualmente é de 8 a 12 horas. O quadro clínico envolve distúrbios gastrointestinais, disfunção hepática progressiva, perturbações neuropsíquicas, distúrbios eletrolíticos e morte.

O tratamento do micetismo faloidiano consiste, essencialmente, em três aspectos: 1) remoção da toxina do trato gastrointestinal; 2) prevenção da absorção da toxina pelas células do fígado (quimioterapia); e 3) tratamento sintomático da perda de água e eletrólitos, assim como dos consequentes danos hepáticos.

Micetismo orelano

Ocasionado pela ingestão do fungo *Cortinarius orellanus*, que apresenta a orelanina como princípio tóxico. É uma intoxicação que se caracteriza por apresentar um período de latência extremamente longo (2 a 17 dias). O quadro clínico consiste em lesões renais que conduzem a glomerulonefrite de evolução crônica, que pode levar ao óbito. O tratamento obedece à mesma conduta nos casos de insuficiência renal crônica.

Micetismo nervoso ou micetismo muscarínico

Produzido por toxinas muscarínicas, encontradas nas espécies de *Inocybe* e pequenas espécies brancas do gênero *Clitocybe*. Os sintomas típicos do micetismo muscarínico são: curto período de latência (frequentemente 14 a 30 minutos após a ingestão do cogumelo), salivação, lacrimejamento, distúrbios de visão, vômitos, diarreia, cólicas intestinais, sudorese intensa, dispneia e convulsão. Geralmente, esse tipo de intoxicação não é muito grave e raramente leva ao óbito, exceto nos casos de ingestão excessiva dos cogumelos mencionados. O tratamento é feito com atropina, que funciona como antídoto da muscarina.

Micetismo gastrointestinal

Bastante frequente (40% dos casos), inclui todas as intoxicações por cogumelos, cujos distúrbios predominantes são os do trato gastrointestinal. Apresenta três modalidades de distúrbios: benigno, mais ou menos grave e mortal. Vários são os fungos causadores dessa intoxicação.

Micetismo cerebral

Desencadeado por fungos que afetam o sistema nervoso central, pertencentes, principalmente, aos gêneros *Psilocibe* (*Psilocibe mexicana*) e *Amanita* (*A. muscaria*). Geralmente, os fungos causadores de micetismo cerebral são denominados alucinógenos, pois apresentam como principal característica quadros de alucinações.

BIBLIOGRAFIA

Beardall JM, Miller JD. Diseases in humans with mycotoxins as possible causes. *In*: Miller JD, Trenholm HL (eds.). *Mycotoxins in Grain Compounds other than Aflatoxin*. Minnesota; Eagan Press, 1994. p. 487-539.

Brasil. Ministério da Agricultura. Portaria MAARA nº 183 de 21 de março de 1996, publicada no Diário Oficial da União de 25 de março de 1996. Seção I, página 4929.

Brasil. Ministério da Saúde. Resolução RDC nº 274, da Anvisa, de 15 de outubro de 2002, publicada no Diário Oficial da União, de 16/10/2002.

Bresinski A, Besl H. *A Colours Atlas of Poisonous Fungi. A Handbook for Pharmacists, Doctors and Biologists*. London: Wolfe Publishing, 1990. 295p.

Council for Agricultural Science and Technology (CAST) – Mycotoxins: Risks in Plants, Animal, and Human Systems. Task Force Report, № 139, USA, 2003. 199p.

Herrera T, Ulloa M. *El Reino de los Hongos. Micologia Básica y Aplicada*. México: Universidade Nacional Autônoma de México, 1990. 550p.

Purchio A. Fungos responsáveis por intoxicações. *In*: Scavone O, Panizza S. *Plantas Tóxicas*. São Paulo: Codac-USP, 1980. p. 103-10.

Shephard GS, Thiel, PE, Stockenstrom S, Sydenham EW. Worldwide survey of fumonisin contamination of corn and corn-based products. *Journal of AOAC International* 1996; 79(3):671-87.

Smith JE, Moss MO. *Mycotoxins – Formation, Analysis and Significance*. Chichester: Wiley & Sons, 1985. 148p.

Swanson SP, Corley RA. The distribution, metabolism, and excretion of Trichothecene mycotoxins. *In*: Beasley VR (ed.). *Trichothecene Mycotoxicosis: Pathophisiologic Effect*. Vol. 1. Boca Raton, Flórida: CRC Press, 1989. p. 37-61.

World Health Organization Environmental Health Criteria 11, Mycotoxins, Geneva, 1979.

14 Micoses em Imunodeprimidos

Sinésio Talhari • Carolina Chrusciak Cortez Talhari

INTRODUÇÃO

No homem, as principais causas de imunodepressão são a infecção pelo vírus da imunodeficiência humana (HIV), as doenças linfoproliferativas (linfomas, leucemias), corticoterapia, tratamentos com drogas citostáticas, diabetes, cânceres sólidos, alcoolismo, desnutrição, uso de drogas endovenosas e outras.

Neste capítulo, serão abordados os aspectos relacionados às micoses superficiais e profundas em doentes HIV-positivos, evoluindo para AIDS (síndrome da imunodeficiência adquirida) ou que já definiram critérios para serem classificados como portadores de AIDS.

De acordo com o CDC (Centers for Diseases Control and Prevention, dos Estados Unidos), são condições definidoras de AIDS: presença de contagem de linfócitos T-CD4-positivos inferior a 200 células/mm^3 ou porcentagem do número total de células T-CD4-positivas inferior a 14 ou condição definidora de AIDS.

MICOSES SUPERFICIAIS

Micoses superficiais propriamente ditas

Dentre as micoses superficiais restritas à camada córnea, tais como pitiríase versicolor, tinha negra e piedras, não se observam aumento da frequência ou aspectos clínicos atípicos em pacientes coinfectados pelo HIV.

No início da pandemia de AIDS, alguns autores sugeriam que poderia haver aumento do número de casos de pitiríase versicolor em pacientes HIV-positivos. No entanto, mesmo em pacientes gravemente imunodeprimidos, são raros os casos de pitiríase versicolor. É possível que a xerodermia observada na maioria desses enfermos esteja relacionada com a baixa incidência dessa micose.

Dermatofitoses e onicomicoses

As dermatofitoses ou tinhas são muito comuns nos pacientes HIV-positivos, com diminuição da contagem de células T-CD4-positivas ou critérios definidores de AIDS.

Em geral, os aspectos clínicos das tinhas não são diferentes nesses enfermos. Um aspecto importante nesses casos porém é a dificuldade de se tratar pacientes com dermatofitose apresentando contagens de células T-CD4-positivas abaixo de 100 células/mm^3. Em geral, esses pacientes não respondem aos medicamentos tópicos e/ou orais convencionais. Entretanto, graças aos atuais esquemas antirretrovirais (ARV), denominados *highly active antiretroviral treatment*, ou seja, tratamento antirretroviral altamente ativo (HAART), verifica-se aumento expressivo da contagem dos linfócitos T-CD4-positivos nos primeiros 2 a 3 meses – nessa fase, o tratamento específico da micose passa a ser eficaz.

A dermatofitose do couro cabeludo (tinha do couro cabeludo) é relativamente frequente em crianças com imunidade normal, porém, ocasionalmente, pode ser extensa em casos com AIDS (Fig. 14.1). Sabe-se que pacientes adultos com imunidade normal raramente apresentam dermatofitose do couro cabeludo. Sempre que se diagnosticar tinha do couro cabeludo em adulto, a possibilidade de imunodepressão necessita ser considerada.

Nos exames dermatológicos de rotina, as onicomicoses são diagnosticadas com relativa frequência em pacientes sem alteração da imunidade.

Nos pacientes com AIDS, as onicomicoses são muito comuns. Um aspecto que chama a atenção é o acometimento de várias unhas, das mãos ou pés, mesmo em pacientes jovens (Figs. 14.2 e 14.3). Um dos quadros clínicos clássicos observados na AIDS é a onicomicose branca subungueal. Nesses casos, o agente etiológico mais frequentemente isolado é o *Trichophyton rubrum*. O comprometimento da unha inicia-se a partir da parte proximal, subungueal, e, progressivamente, pode envolver toda a lâmina ungueal – em geral com a

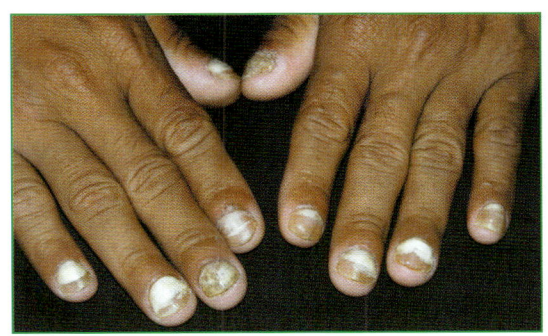

Fig. 14.2 Onicomicose branca, com início subungueal. Paciente portador de AIDS.

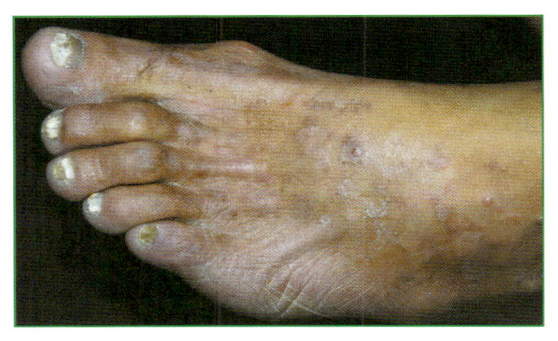

Fig. 14.3 Onicomicose em várias unhas. Em três observa-se a cor esbranquiçada típica de pacientes com AIDS. Há também lesões de dermatofitose no dorso do pé.

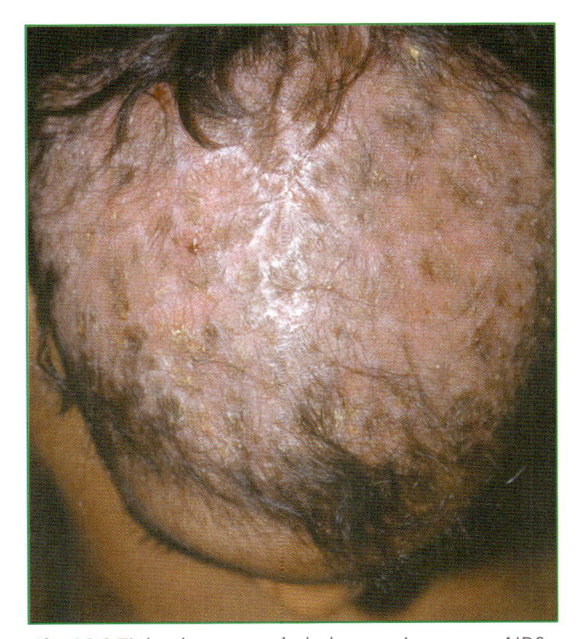

Fig. 14.1 Tinha do couro cabeludo em criança com AIDS.

coloração esbranquiçada. É comum haver onicorrexe e destruição parcial ou quase total da unha (Fig. 14.4). Os aspectos clínicos clássicos das onicomicoses, observados em doentes não imunodeprimidos, são também frequentes.

É comum as onicomicoses associarem-se a dermatofitoses disseminadas ou a outras doenças cutâneas relacionadas à AIDS.

No diagnóstico diferencial das onicomicoses associadas à AIDS, são importantes a psoríase, o líquen plano, a distrofia das 20 unhas e outras afecções ungueais. O exame micológico é essencial para a comprovação diagnóstica e identificação do agente etiológico, tanto nas onicomicoses quanto nas tinhas. Leveduras e diversos outros fungos podem ocasionar onicomicoses.

Para o tratamento das dermatofitoses, é preciso considerar as possíveis interações medicamentosas com os ARV e outros medicamentos utilizados para eventuais coinfecções. Na rotina de alguns serviços, a griseofulvina, nas doses habitualmente recomendadas (500 mg/após o almoço e jantar – 40 a 60 dias, para adultos), é segura e eficaz no tratamento da dermatofitose em doentes com AIDS. Pode-se associar ainda a terbinafina ou o cetoconazol, em aplicações tópicas. Em geral, as onicomicoses não respondem à griseofulvina, sendo importante o isolamento do agente etiológico.

No tratamento das onicomicoses de pacientes com queda importante das células T-CD4 (abaixo de 100), é fundamental o isolamento do agente etiológico. Em geral, o tratamento oral não dá resultados adequados, sendo preferíveis os esmaltes antimicóticos, fórmulas tradicional ou modificadas (ácido salicílico 1,0 g; ácido benzoico 2,0 g; xilol 50,0 mL e álcool 50,0 mL), em 2 aplicações diárias, durante vários meses, dependendo da extensão do acometimento ungueal. Itraconazol, fluconazol ou terbinafina, por via oral, também podem ser considerados. As onicomicoses tendem a regredir à medida que a imunidade dos enfermos melhora.

Candidíase

Sem tratamento com ARV, calcula-se que 90% dos enfermos HIV-positivos desenvolverão alguma manifestação oral em algum momento da evolução clínica. Portanto, é fundamental que no exame dos pacientes dermatológicos o exame da cavidade oral faça parte da rotina.

A candidíase oral está entre as doenças mais frequentemente observadas nos pacientes com AIDS. É um dos importantes marcadores de AIDS, equivalendo a cinco pontos no Critério do Rio de Janeiro/Caracas.

As mucosas da genitália masculina e feminina e as regiões de dobras cutâneas são também acometidas. Porém, na experiência clínica diária, a frequência e os aspectos clínicos da candidíase cutânea e dos órgãos genitais não parecem ser diferentes em relação ao que se observa em doentes com imunidade normal. Entretanto, sempre que a candidíase das áreas genitais, perianais ou de dobras for muito extensa, é importante considerar a possibilidade de doença metabólica (diabetes) ou imunodepressão (Fig. 14.5).

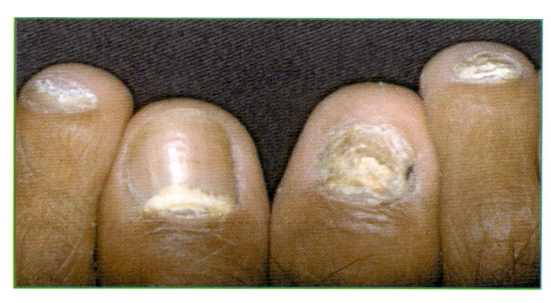

Fig. 14.4 Onicomicose branca com destruição da lâmina ungueal em paciente com AIDS.

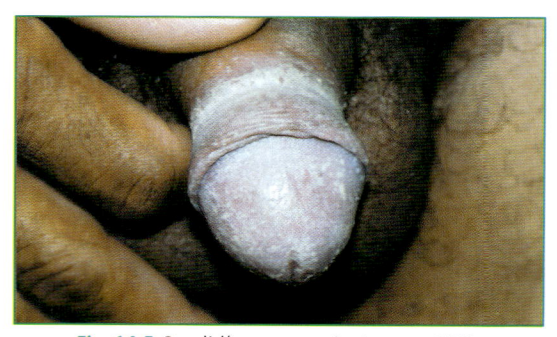

Fig. 14.5 Candidíase em paciente com AIDS.

A candidíase oral do adulto pode ser similar ao "sapinho" do recém-nato, principalmente na sua fase inicial.

O aspecto clínico da candidíase oral em pacientes imunodeprimidos é caracterizado por placas esbranquiçadas, puntiformes ou maiores, isoladas ou confluentes, que podem ocupar extensas áreas da língua ou qualquer parte da cavidade oral; esse quadro é denominado candidíase pseudomembranosa (Fig. 14.6). São também descritas algumas variedades de candidíase oral – língua despapilada, intensamente eritematosa, com sintomas de ardência, é observada com relativa frequência.

Outras formas clínicas de candidíase oral em indivíduos com infecção pelo HIV são: atrófica (eritema e atrofia localizada principalmente no palato) e queilite angular (com aspecto membranoso, esbranquiçado, e/ou fissuras nas comissuras labiais). A queilite angular é conhecida sob a denominação popular "boqueira" e pode ser de origem bacteriana.

É importante lembrar que a candidíase oral é excepcional em adultos com imunidade normal. Comprometimento imunológico secundário a neoplasias malignas, diabetes, desnutrição ou outras enfermidades debilitantes podem estar associados à candidíase oral. Atualmente, a AIDS está entre as principais causas de candidíase oral, e a sorologia para HIV deve ser sempre solicitada. A presença de candidíase oral em pacientes com AIDS, sob tratamento regular, pode indicar resposta inadequada ao esquema HAART.

Nos casos com grave imunodepressão, pode haver acometimento da faringe, laringe, esôfago, ou disseminação sistêmica, a qual pode levar ao êxito letal. É, também, comum, a presença de esofagite, com disfagia e dor retroesternal.

No diagnóstico diferencial são considerados o líquen plano oral, lúpus e áreas esbranquiçadas secundárias a erosões e ulcerações ocasionadas por doenças bolhosas, entre outras.

A língua despapilada e eritematosa é frequente na pelagra. É, também, muito comum nos doentes portadores de AIDS em fases avançadas e acentuada queda dos linfócitos T-CD4+ (Fig. 14.7).

A candidíase oral pode ocorrer em associação com a leucoplasia oral pilosa; essa também apresenta coloração esbranquiçada e características projeções filiformes nas bordas da língua (Fig. 14.8). A leucoplasia oral pilosa é um importante marcador de imunodepressão, equivalendo a cinco pontos no Critério do Rio de Janeiro/Caracas.

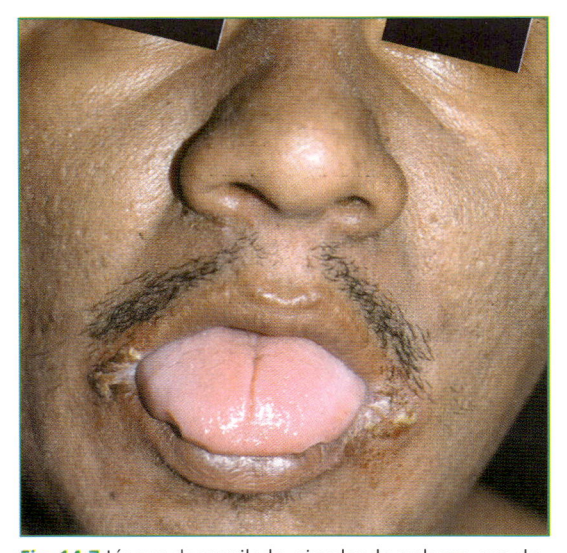

Fig. 14.7 Língua despapilada, simulando pelagra, em doente com AIDS. Observar a presença de queilite nos cantos da boca e discreta dermatite seborreica.

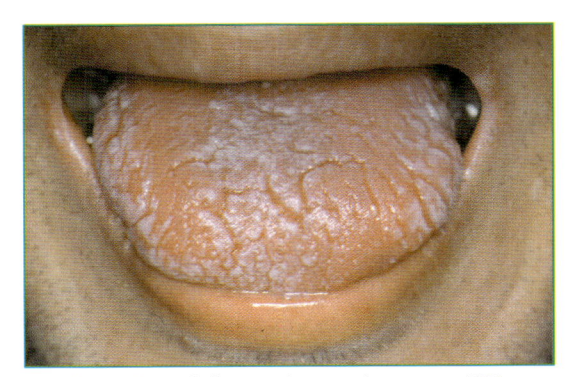

Fig. 14.6 Candidíase oral em paciente com AIDS.

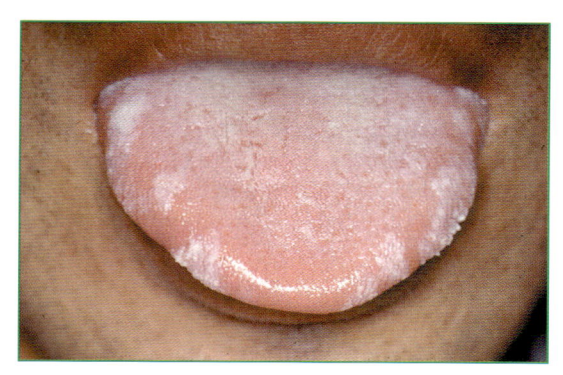

Fig. 14.8 Leucoplasia oral pilosa típica nas bordas da língua e extensa candidíase em toda a sua superfície.

Para a comprovação diagnóstica da candidíase oral, é importante o exame micológico. O agente etiológico mais frequentemente isolado é a *Candida albicans*; porém, outras espécies ou gêneros de leveduras também podem ocasionar as candidíases ou leveduroses.

Em geral, o tratamento é feito com derivados azólicos, por via oral – itraconazol (200 a 400 mg/dia) e, particularmente, o fluconazol (150 a 450 mg/dia). O cetoconazol é pouco utilizado e, em face dos efeitos colaterais, não é recomendado. Para melhor absorção desses fármacos, recomenda-se a administração após as principais refeições. Medicações antifúngicas tópicas, tais como a nistatina e o clotrimazol, também podem ser empregadas.

São relativamente frequentes os casos de leveduras resistentes aos derivados azólicos, e, portanto, outros antifúngicos, tais como a anfotericina B e a caspofungina, podem ser necessários em casos de resposta inadequada ao tratamento. É possível a realização de antifungigramas em alguns laboratórios de micologia.

MICOSES SUBCUTÂNEAS E PROFUNDAS

Histoplasmose

O principal agente etiológico é o fungo dimórfico *Histoplasma capsulatum* var. *capsula-*

tum. Os reservatórios animais são os morcegos, galinhas e outras aves gregárias. O fungo é adquirido através da inalação de esporos em suspensão, na poeira, em locais contaminados pelas fezes desses animais – ambientes de cavernas, forros de casas e outros. Em indivíduos com imunidade normal, pode ocorrer doença respiratória, na maioria das vezes autolimitada.

Nos pacientes HIV-positivos previamente infectados com o fungo, pode surgir doença, principalmente quando a contagem de células T-CD4 positivas estiver em níveis inferiores a 50 células/mm^3.

Em nosso meio, a histoplasmose e a criptococose são as micoses sistêmicas mais comuns em doentes com AIDS. É, também, uma importante causa de óbito entre esses pacientes, principalmente quando o diagnóstico é tardio.

Clinicamente, na histoplasmose podem ocorrer febre, hepatoesplenomegalia e manifestações pulmonares, cutaneomucosas e do sistema nervoso central. Aproximadamente 40% desses pacientes apresentam linfonodomegalia. Na maioria dos casos, o envolvimento cutâneo é caracterizado por lesões papulosas, papuloceratósicas, papulonecróticas, ulceradas ou ulcerovegetantes, muitas vezes com aspecto necrótico (Figs. 14.9 e 14.10). Em alguns casos, com predomínio de lesões papulosas na face e no tronco, o quadro clínico pode simular acne medicamentosa. As manifestações cutâneas descritas podem ser isoladas ou confluir, formando placas hiperceratósicas (Figs. 14.11 e 14.12). Lesões molusco-símile são frequentemente encontradas em pacientes com AIDS. O acometimento palmoplantar pode simular sífilis secundária (Fig. 14.13). É comum a disseminação das lesões cutâneas, envolvendo extensas áreas do tegumento.

A confirmação do diagnóstico é feita através do exame anatomopatológico e do exame micológico. Devido à gravidade da maioria dos casos de histoplasmose associados a AIDS, o exame micológico direto, através do *imprint* de fragmentos da biópsia ou do escarro, pode evidenciar a presença do *Histoplasma* em pouco tempo. No exame direto, o fungo pode

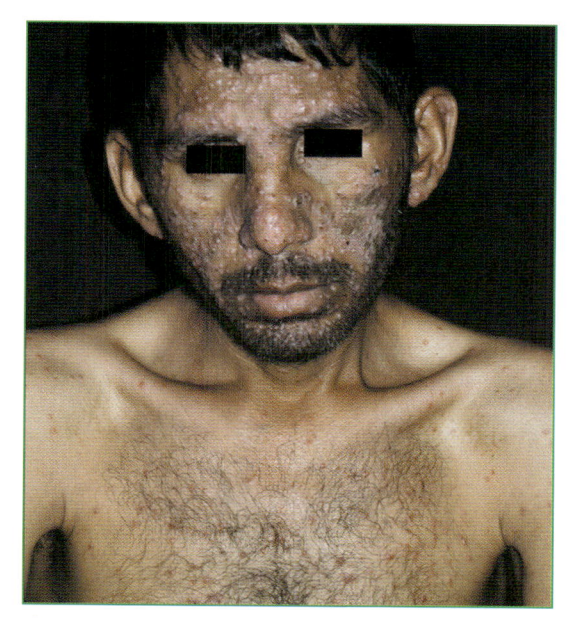

Fig. 14.9 Histoplasmose em dcente com AIDS. Presença de lesões papulosas e algumas ulcerocrostosas na face. Nas regiões nasogenianas e malares, presença de dermatite seborreica. Lesões papulosas, acneiformes, no tronco.

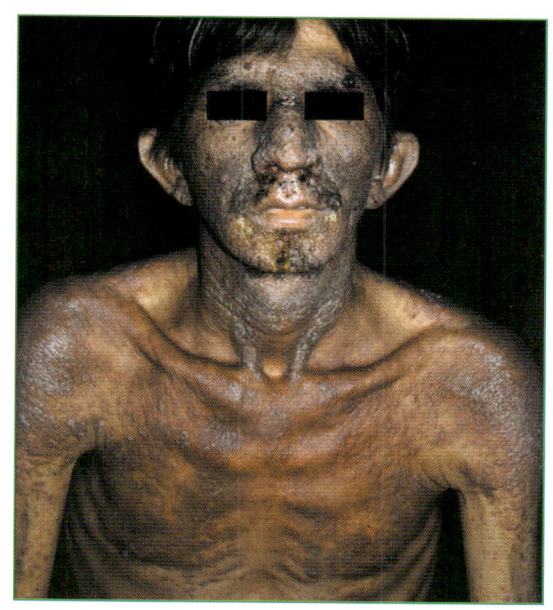

Fig. 14.11 Histoplasmose e AIDS. Lesões papuloceratósicas isoladas e confluentes, formando placas com aspecto verrucoso. O doente apresentava rinorreia e importante comprometimento do estado geral.

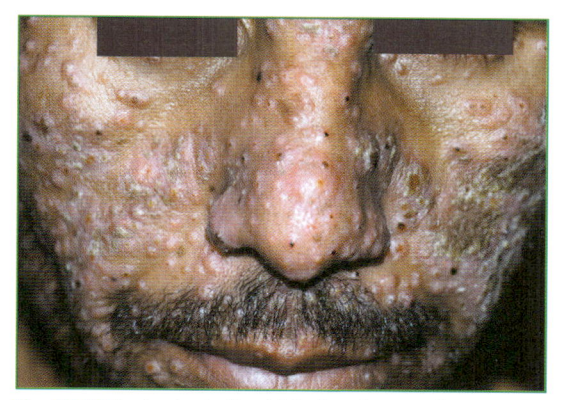

Fig. 14.10 Paciente da Fig. 14.9. Em algumas áreas, as lesões lembram molusco contagioso.

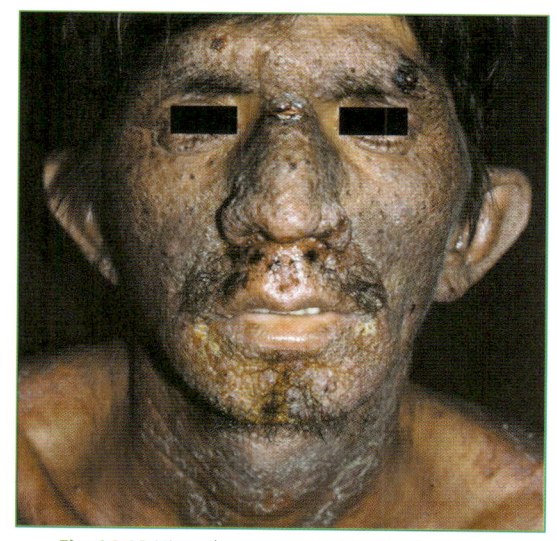

Fig. 14.12 Histoplasmose. Detalhe da Fig. 14.11.

ser encontrado na pele, no escarro, no sangue, na medula óssea e no sedimento urinário através da coloração de Giemsa ou de métodos de coloração para fungos. São visualizados como pequenas células arredondadas ou ovais, com dimensões de 2 a 5 μm. A cultura é feita através da inoculação dos espécimes em meios de ágar-BHI, ágar Sabouraud-glicose e ágar-sangue. Em temperatura ambiente, as colônias são algonodosas ou pulverulentas,

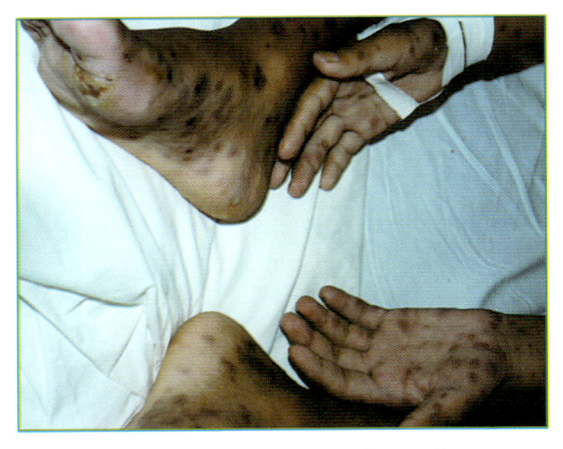

Fig. 14.13 Histoplasmose disseminada em doente com AIDS. Lesões palmoplantares, simulando sífilis secundária.

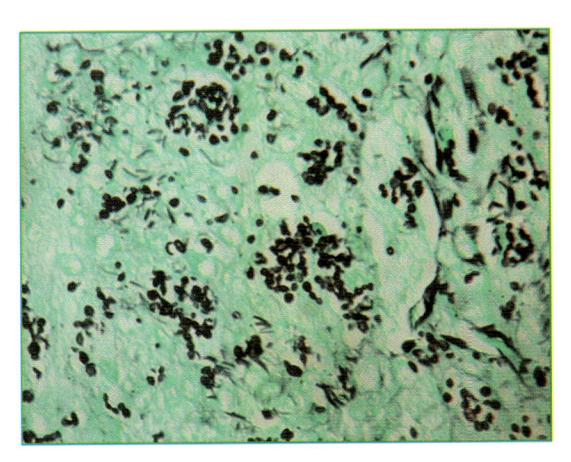

Fig. 14.14 Histoplasmose. Coloração pelo método de Grocott.

brancas, com reverso amarelado, evidenciando à microscopia hifas, microconídios globosos de 3 a 5 μm e macroconídios mamilonados de 8 a 20 μm. Em temperatura de 37°C, são cremosas, membranosas e úmidas, de coloração bege ou branco-amarelada, apresentando estruturas leveduriformes de 1 a 5 μm.

O exame anatomopatológico evidencia dermatite granulomatosa crônica com a presença de leveduras dentro dos macrófagos, as quais são visualizadas como estruturas arredondadas basofílicas cercadas por halo artefatual.

É frequente a confusão diagnóstica entre *Leishmania* e *Histoplasma* no exame direto ou mesmo no exame anatomopatológico. As colorações especiais para fungos são fundamentais quando houver dúvida (Fig. 14.14). A presença do cinetoplasto nos amastigotas de *Leishmania* auxilia na diferenciação.

Clinicamente, no diagnóstico diferencial da histoplasmose são importantes a criptococose, o molusco contagioso, a sífilis secundária, as farmacodermias, a leishmaniose cutânea e outras.

Recentemente, têm-se descrito várias enfermidades que podem ocorrer na vigência do tratamento HAART e consequente aumento das taxas de células T-CD4+, entre as quais casos de hanseníase e leishmaniose que tam-

bém podem simular a histoplasmose. A esse quadro clínico denomina-se *síndrome inflamatória de restauração da imunidade* (tradução da sigla inglesa IRIS, *immune reconstitution inflammatory syndrome*).

Para o tratamento dos casos graves de histoplasmose, ou seja, pacientes com contagem de células T-CD4+ muito baixa e estado geral muito comprometido, indica-se a anfotericina B, nas doses habituais de 1 mg/kg de peso/dia, por via endovenosa, até a regressão do quadro clínico. Após a melhora clínica do paciente, pode-se substituir a anfotericina pelo itraconazol ou pelo fluconazol, nas doses de 200 a 300 mg/dia, por via oral, até que a contagem de linfócitos T-CD4-positivos atinja nível superior a 150 células/mm^3; nesse momento, recomenda-se suspender o itraconazol ou o fluconazol e acompanhar o paciente. Antes dos tratamentos com HAART, recomendava-se a manutenção dos antimicóticos por toda a vida.

Nos pacientes sob tratamento ambulatorial com diagnóstico de histoplasmose, pode-se optar pelo tratamento inicial com itraconazol, na dose de 300-400 mg/dia, até a regressão das manifestações cutâneas e, posteriormente, redução da dose e retirada do medicamento, dependendo da contagem de células T-CD4+ (Fig. 14.15).

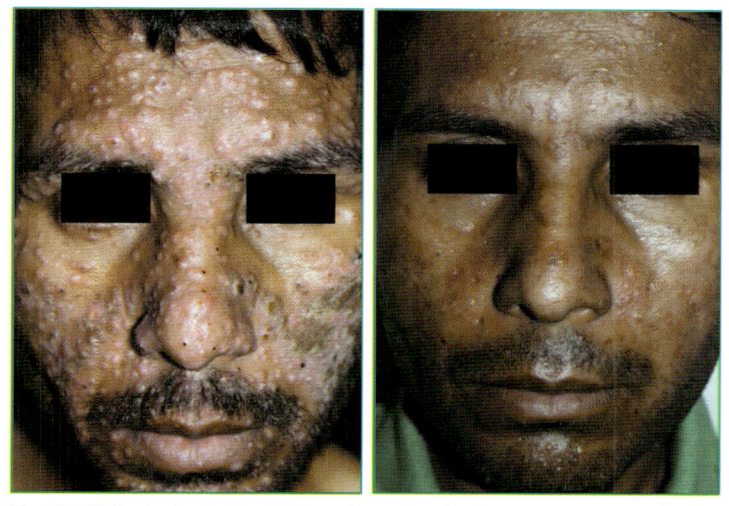

Fig. 14.15 Paciente da Fig. 14.9, antes e depois do tratamento com itraconazol.

Criptococose

A criptococose é ocasionada por *Cryptococcus neoformans* var. *neoformans* e, com menor frequência, por *C. neoformans* var. *gatti*.

O *C. neoformans* é subdividido em quatro serotipos: A, B, C e D. Geralmente é adquirido através da inalação, havendo infecção pulmonar primária e, frequentemente, infecção secundária das meninges. No pulmão, pode ocasionar pneumonite crônica. A criptococose meningoencefálica é o quadro clínico mais frequente e importante. Em geral, as principais manifestações clínicas ocorrem com a seguinte frequência: cefaleia, sinais meníngeos, convulsão e sinal neurológico de localização.

Lesões cutâneas, similares às da histoplasmose, muitas vezes confundindo-se com molusco contagioso, são encontradas em 10-15% dos casos.

Ulcerações com aspectos atípicos também podem ser encontradas (Fig. 14.16).

Em face das múltiplas causas das manifestações cutaneomucosas em doentes com AIDS, é importante lembrar da possibilidade de micose e, sempre que possível, realizar o exame anatomopatológico de rotina, com coloração para fungos, e o exame micológico – direto e cultura.

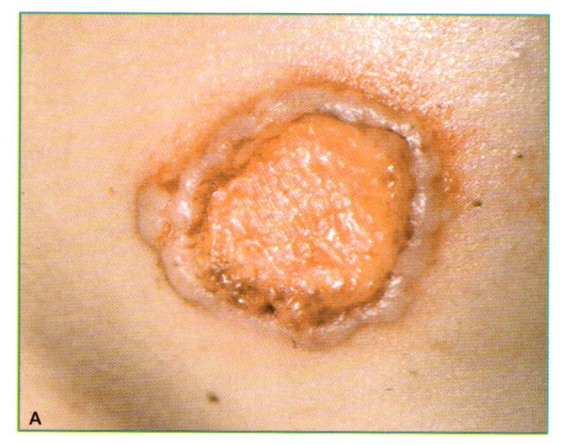

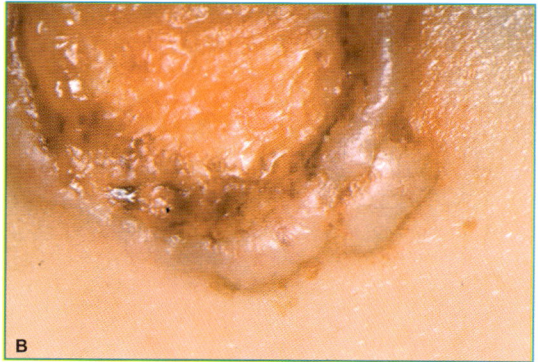

Fig. 14.16 A e B. Criptococose em mulher com 21 anos, portadora de AIDS. As bordas elevadas da úlcera com aspecto gelatinoso são sugestivas de criptococose.

Através do exame micológico direto e coloração por nanquim de material obtido da biópsia cutânea, sangue, material de medula óssea ou liquor, é possível confirmar o diagnóstico quando se visualiza a cápsula gelatinosa, típica do fungo. Colorações especiais como o PAS, mucicarmim ou azul alcião também possibilitam a visualização dessa cápsula nos cortes de tecidos.

Paracoccidioidomicose, esporotricose e micoses ocasionadas por diversos fungos podem manifestar-se com doença sistêmica, disseminada e grave, em doentes portadores de AIDS.

BIBLIOGRAFIA

Aguirre-Urizar JM, Echebarria-Goicouría MA, Eguia-del-Valle A. Acquired immunodeficiency syndrome: manifestations in the oral cavity. *Med Oral Patol Oral Cir Bucal* 2004; 9 Suppl:153-7: 148-53.

Assi M *et al*. Risk factor analysis of Histoplasma capsulatum fungemia. *Med Mycol* 2009; 12:1-6.

Baran R *et al*. Review of antifungal therapy and the severity index for assessing onychomycosis: part I. *J Dermatolog Treat* 2008; 19:72-81.

Filho A *et al*. Histoplasmosis in the Northeast of Brazil. Report of three cases. *Rev Port Pneumol* 2009; 15:109-14.

Lindenberg AS *et al*. Clinical and epidemiological features of 123 cases of cryptococcosis in Mato Grosso do Sul, Brazil. *Rev Ins Med Trop São Paulo* 2008; 50:75-8.

Lindsley MD *et al*. Production and evaluation of reagents for detection of Histoplasma capsulatum antigenuria by enzyme immunoassay. *Clin Vaccine Immunol* 2007;14(6):700-9.

Marques S. Micoses em imunodeprimidos. *In*: Zaitz C. *et al*. *Compêndio de Micologia Médica*. Rio de Janeiro: Medsi Editora Médica e Científica, 1998.

Moreira TA *et al*. Cryptococosis: clinical epidemiological laboratory study and fungi varieties in 96 patients. *Rev Soc Bras Med Trop* 2006; 39:255-8.

Morejón KM *et al*. Paracoccidioidomycosis in patients infected with and not infected with human immunodeficiency virus: a case-control study. *Am J Trop Med Hyg* 2009; 80:359-66.

Nacher M. Increased incidence of cutaneous mycoses after HAART initiation: a benign form of immune reconstitution disease? *AIDS* 2007; 21: 2248-50.

Nacher M *et al*. Increased incidence of mucosal candidiasis after HAART initiation: a benign form of immune reconstitution disease? *AIDS* 2007; 21:2534-6.

Negroni R. Interruption of antifungal secondary prophylaxis in AIDS-related histoplasmosis. Interrupción de la profilaxis secundaria antifúngica en la histoplasmosis asociada a sida. *Rev Iberoam Micol* 2004; 21(2):75-8.

Patton LL *et al*. Prevalence and classification of HIV-associated oral lesions. *Oral Dis* 2002; 8 Suppl 2:98-109.

Perfect JR, Cox MC. Cryptococcosis. *In: Medical Mycology. Topley & Wilsons microbiology & microbial infections*. Merz WG & Ray RJ (eds.) 10th ed. Hodder Arnold, 2005.

Rodwell GE *et al*. The prevalence of dermatophyte infection in patients infected with human immunodeficiency virus. *Int J Dermatol* 2008; 47:339-43.

Schneider E, Whitmore S, Glynn KM, Dominguez K, Mitsch A, McKenna MT. Centers for disease control and prevention (CDC). Revised surveillance case definitions for HIV infection among adults, adolescents, and children aged <18 months and for HIV infection and AIDS among children aged 18 months to <13 years – United States, 2008. *MMWR Recomm Rep* 2008; 57 (RR-10):1-12.

Severo LC *et al*. Histoplasmose disseminada no Rio Grande do Sul. *Rev Soc Bras Med Trop* 2004, 3:483-468.

Shen YZ *et al*. Invasive fungal infections among inpatients with acquired immune deficiency syndrome at a Chinese university hospital. Mycoses 2007; 50:475-80.

Souza-Santos SL *et al*. Causas de óbito em pacientes com síndrome da imunodeficiência adquirida necropsiados na Fundação de Medicina Tropical de Manaus. *Rev Soc Bras Med Trop* 2008; 41: 247-251.

15 Dermatofitoses

Clarisse Zaitz

CONCEITO

Dermatofitoses são micoses superficiais cutâneas determinadas pela infecção superficial por dermatófitos. Podem acometer pele, pelos e unhas.

INTRODUÇÃO

Dermatófitos constituem grupos de fungos ceratinofílicos que possuem semelhanças taxonômicas, morfológicas, fisiológicas e imunológicas. São capazes de invadir os tecidos ceratinizados do homem e de animais, causando as dermatofitoses.

Baseados no crescimento centrífugo da lesão de dermatofitose em pele glabra, que assume aspecto circular, os gregos denominavam-na *herpes*. Os romanos chamavam a infecção de *tinea,* que significa larva de pequenos insetos, pois relacionavam a doença a picadas de insetos. No Brasil, usamos o termo tinha ou dermatofitose (micose causada por dermatófitos).[1]

Dermatófitos pertencem a um dos três gêneros dos fungos anamorfos ou imperfeitos, isto é, que não apresentam reprodução sexuada: *Microsporum,* descrito por David Gruby em 1843; *Trichophyton,* descrito por Malmsten em 1845; e *Epidermophyton,* descrito por Sabouraud em 1907. Quando são descobertos estados sexuados ou perfeitos desses fungos, eles são reclassificados no gênero *Arthroderma* da divisão *Ascomycota* (Weitzman e cols., em 1986, descrito por Currey, em 1854).[2,3,4]

ECOLOGIA

Algumas espécies de dermatófitos vivem no solo e ocasionalmente infectam o homem; são denominadas espécies geofílicas. As espécies zoofílicas parasitam animais e raramente o homem, enquanto as espécies antropofílicas parasitam preferencialmente o homem.

A distribuição da biota dermatofítica é variável, tanto de região para região como no decorrer do tempo. É influenciada por fatores como variações climáticas, aspectos socioeconômicos, modo de vida, presença de animais domésticos e idade. O conhecimento da ecologia dos dermatófitos permite melhor entendimento da história natural das dermatofitoses.[1]

EPIDEMIOLOGIA

A distribuição das dermatofitoses varia por influência de fatores populacionais, como: *sexo* (mais comum no sexo masculino); *idade* (a tinha de couro cabeludo é mais comum em crianças, e a tinha do pé e a inguinocrural são mais comuns em adultos); *imunidade* (maior incidência no imunocomprometido); *hábitos* (sociais, culturais, religiosos e econômicos); *populações fechadas* (tripulações de navios e creches têm maior incidência de dermatofitoses); *migrações* (*Trichophyton violaceum* teve alta incidência no Brasil, na década de 1930, devido à imigração da orla do Mediterrâneo e Portugal).

Fatores temporais, como sazonalidade (as dermatofitoses são mais comuns no verão e no outono), e a distribuição dos dermatófitos no ecossistema (tinhas por *T. violaceum* eram frequentes na década de 1930 e são raras atualmente) têm influência na distribuição das dermatofitoses.

ETIOLOGIA

Dermatofitoses são causadas por dermatófitos anamorfos. Dermatófitos são fungos ceratinofílicos capazes de parasitar tecidos ceratinizados do homem e de animais e restos de ceratina (pelo, unhas, plumas) encontrados no solo, e são divididos em antropofílicos, zoofílicos e geofílicos, segundo Georg (1964).[1,2,3]

Os dermatófitos geofílicos têm distribuição irregular nos diferentes solos, relacionada às suas características físico-químicas (umidade, pH, composição química e grau de aeração do solo, entre outras). Os dermatófitos zoofílicos podem ter hospedeiros específicos ou ser infectantes universais, tanto de homens como de animais, como o *Trichophyton mentagro-*

phytes e o *Microsporum canis*. Os animais infectados por dermatófitos servem como fonte para a dermatofitose humana. Os dermatófitos antropofílicos sofrem influência de fatores étnicos, sociológicos, ambientais, antropogênicos (higiene e modo de vestir) e afinidade por diferentes tipos de ceratina. Estão em equilíbrio com o hospedeiro (homem).[1]

PATOGÊNESE

Avanços recentes, principalmente no campo da imunologia, têm permitido o melhor conhecimento da relação dermatófito-hospedeiro na infecção cutânea. O contágio pode ser feito por contato direto com seres humanos, animais ou solo contaminado, ou indiretamente, por exposição a fomites contaminados. A colonização começa na camada córnea da pele, pelo ou unha, e sua progressão depende de vários fatores.[1]

Fatores inerentes ao dermatófito

Os vários gêneros e espécies de dermatófitos têm afinidade seletiva com as diferentes classes de ceratina. Sabe-se que o gênero *Microsporum* tem predileção por pele e pelo, o *Epidermophyton,* por pele e unha, e o *Trichophyton,* tanto por pele como por pelo e unha. No entanto, foram descritas espécies de *Microsporum* afetando a unha. Outros fatores inerentes ao fungo são a sua virulência e adaptação (dermatófitos geofílicos são menos adaptados do que os antropofílicos). A presença de dermatófitos fazendo parte da microbiota normal da pele também influencia a relação parasita-hospedeiro.[1,2,5]

Fatores inerentes ao hospedeiro

A integridade da epiderme comporta-se como barreira natural. A umidade local é pré-requisito para a inoculação e a sobrevivência do dermatófito na pele. A presença de fatores séricos com ação antifúngica impede a invasão das camadas mais profundas da epiderme pelos dermatófitos. A transferrina insaturada ligada ao ferro inibe o crescimento do dermatófito,[5] e a alfa-2-macroglobulina inibe a queratinase.[6] Fatores genéticos também podem influenciar a suscetibilidade do indivíduo a contrair uma infecção dermatofítica.[7] Hábitos como higiene, tipo de calçado, populações fechadas e fatores imunológicos também influenciam na instalação, perpetuação e disseminação de uma infecção dermatofítica.[1,8]

IMUNOLOGIA

A resposta imunológica inespecífica, a imunidade mediada por células e a imunidade humoral tentam bloquear a infecção dermatofítica.

A resposta imunológica inespecífica é constituída pela descamação epidérmica e pelos fatores séricos inibitórios (transferrina insaturada e alfa-2-macroglobulina inibidora de queratinase).[5,6,7] A imunidade mediada por células, expressa por reação tardia aos antígenos de dermatófitos (tricofitina), é indicativa de dermatofitose prévia ou atual. A reação tardia positiva indica atividade do sistema imune e capacidade de erradicar a infecção. É encontrada em pacientes infectados por diferentes dermatófitos e em pacientes com dermatofítides (mícides). A reação tardia negativa é associada a infecções crônicas, principalmente por *Trichophyton rubrum*.[7,8] A imunidade humoral é pouco expressiva.

MANIFESTAÇÕES CLÍNICAS

As dermatofitoses apresentam variantes clínicas denominadas conforme a topografia do acometimento: tinha do couro cabeludo, tinha da barba, tinha do corpo, tinha inguinocrural, tinha da unha, tinha do pé, tinha da mão e tinha imbricada. Existe ainda a doença alérgica: dermatofítide.[1,2]

Tinha do couro cabeludo

A alta incidência das tinhas do couro cabeludo geralmente está ligada a pobreza e a hábitos precários de higiene.[5] A tinha do couro cabeludo afeta principalmente crianças e pode ser: **microspórica** – lesão única, causada por dermatófito zoofílico ou geofílico, e **tricofítica** – múltiplas lesões, causada por dermatófitos antropofílicos. As duas formas são tonsurantes. A etiologia da tinha do couro cabeludo muda periodicamente e varia conforme a região estudada. Nas regiões Sul e Sudeste do Brasil, o agente mais frequente em tinhas do couro cabeludo é o *M. canis*.[9] A contaminação ocorre no ambiente doméstico, a partir do contato com animais infectados. Nas regiões Nordeste e Norte, o agente mais isolado é o *Trichophyton tonsurans*. Outros dermatófitos acometem menos frequentemente o couro cabeludo. São descritos casos em pós-púberes, principalmente imunocomprometidos. Adultos (pais, avós, empregados, etc.) podem ser portadores subclínicos e assintomáticos para a tinha do couro cabeludo da criança, principalmente por dermatófitos adaptados (antropofílicos). Fomites como escovas, travesseiros, brinquedos e telefones podem ser reservatórios do fungo. As tinhas tonsurantes (microspórica e tricofítica) são crônicas e caracterizam-se pela descamação de cotos pilosos (Figs. 15.1 e 15.2). Quando o fungo determinante é não adaptado (zoofílico ou geofílico), pode haver um processo inflamatório agudo que deixa

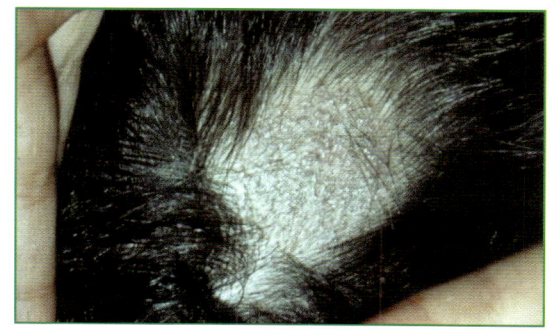

Fig. 15.1 Dermatofitose. Tinha microspórica tonsurante do couro cabeludo em criança.

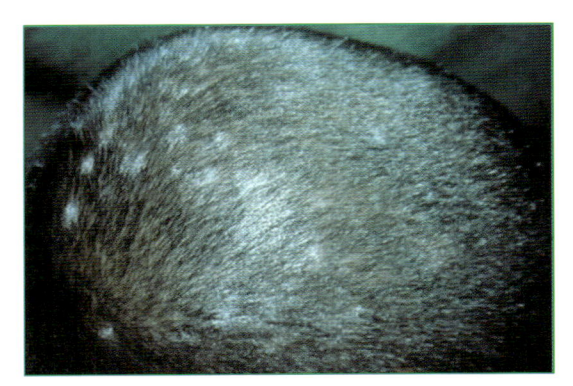

Fig. 15.2 Dermatofitose. Tinha tricofítica tonsurante do couro cabeludo em criança.

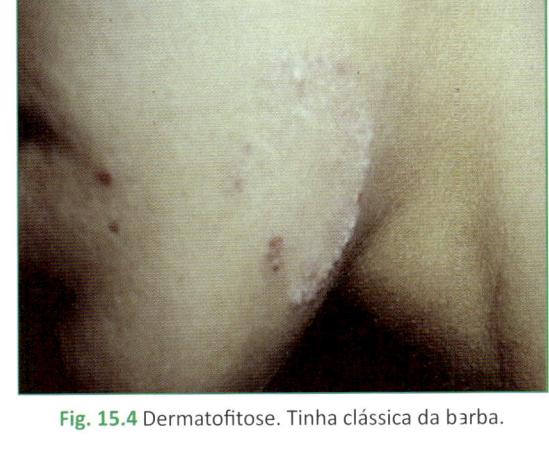

Fig. 15.4 Dermatofitose. Tinha clássica da barba.

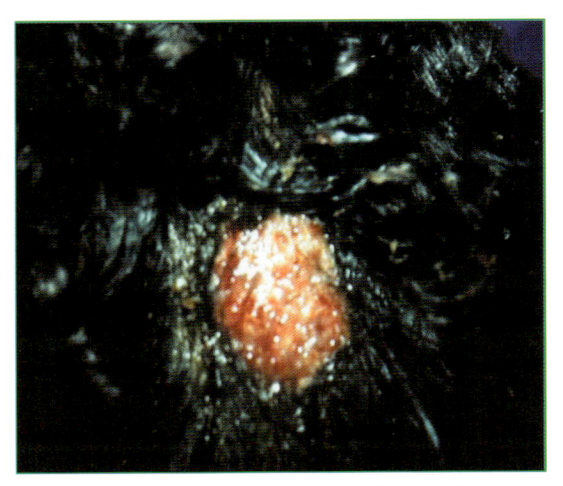

Fig. 15.3 Dermatofitose. Quérion *celsi* em criança.

cicatriz: Quérion *celsi* (Fig. 15.3). A tinha favosa, causada por *Trichophyton schoenleinii*, é hoje muito rara, tendo ocorrido como microendemias em pequenas comunidades de baixo nível socioeconômico. Não cura na puberdade e é cicatricial.[1,4]

Tinha da barba

Pode apresentar-se como tinha clássica na região da barba, forma sicosiforme semelhante à foliculite bacteriana, ou forma inflamatória, lembrando um quérion (Fig. 15.4).

Tinha do corpo

Pode acometer qualquer região de pele glabra do corpo. A forma mais comum é a anular, de crescimento centrífugo e cura central. A confluência das lesões anulares leva à formação de placas sem tendência à cura central. Pode também se manifestar como vesículas inflamatórias, semelhantes ao quérion (Fig. 15.5).

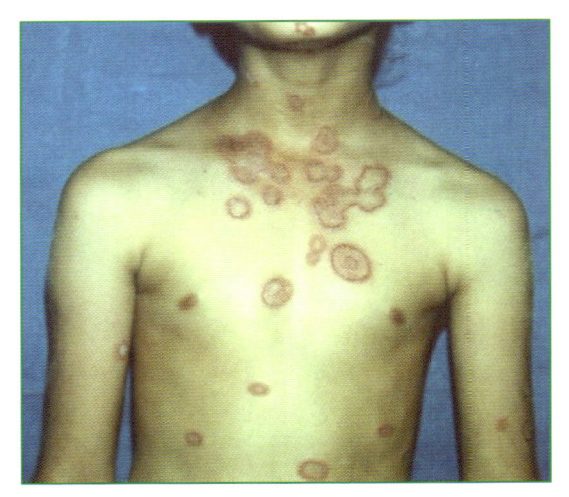

Fig. 15.5 Dermatofitose. Tinha do corpo. Forma anular, lesões circinadas múltiplas em criança.

Tinha inguinocrural

Mais comum em homens adultos, tem as mesmas características da tinha do corpo anular. Existem as formas endêmica, crônica, causada por *T. rubrum,* e epidêmica, determinada pelo *Epidermophyton floccosum* (Fig. 15.6).

Tinha da unha

O termo onicomicoses engloba outros agentes além dos dermatófitos, como as leveduras do gênero *Candida* e os fungos filamentosos não dermatófitos hialinos ou demácios, além de leveduras exógenas. Quando o agente é um dermatófito, estamos diante de uma tinha da unha. O acometimento da unha tanto por dermatófitos como por fungos não dermatófitos pode ser: subungueal distal e/ou lateral (Fig. 15.7), subungueal proximal e superficial branca. Todas as três formas podem evoluir para distrofia parcial ou total da unha (Fig. 15.8). Em imunodeprimidos, as unhas podem sofrer acometimento múltiplo, agudo, subungueal proximal e branco (Fig. 15.9).

O diagnóstico diferencial da tinha da unha deve ser feito com outras onicopatias (psoríase, líquen plano, etc.). A contaminação secundária por dermatófitos de lesão preexistente,

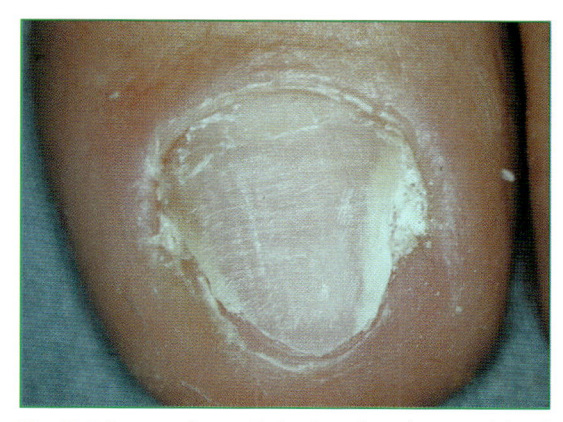

Fig. 15.7 Dermatofitose. Tinha da unha subungueal distal e lateral.

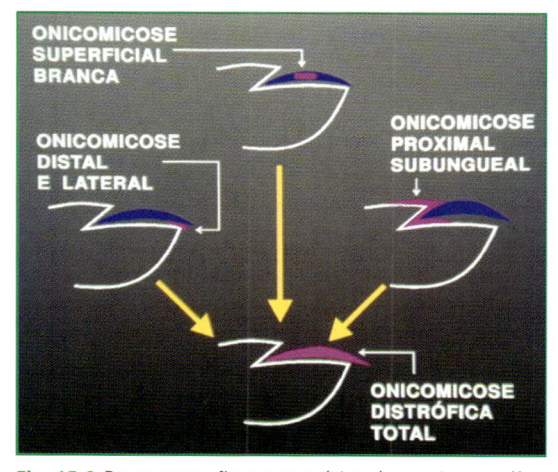

Fig. 15.8 Representação esquemática das variantes clínicas de onicomicose/tinha da unha.

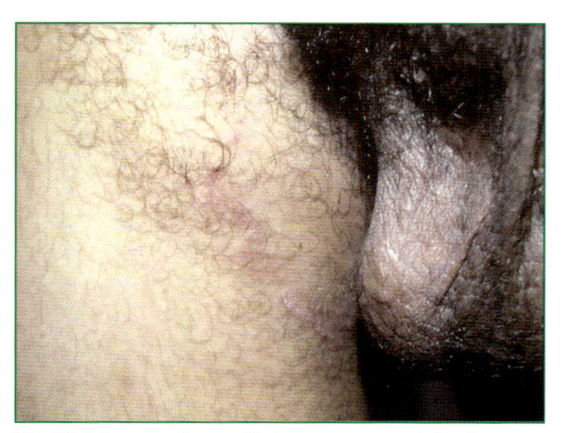

Fig. 15.6 Dermatofitose. Tinha inguinocrural. Lesões anulares circinadas.

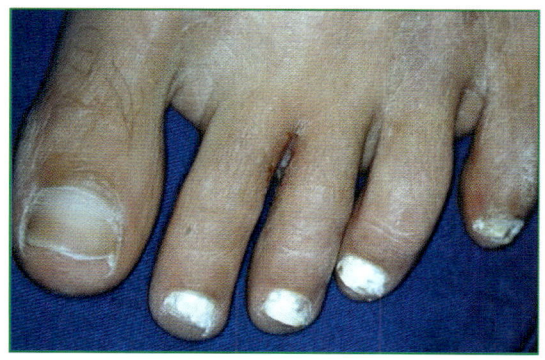

Fig. 15.9 Dermatofitose. Tinha da unha subungueal proximal branca. Acometimento de várias unhas em imunodeprimido.

principalmente onicólises de várias etiologias, é comum, e é chamada de onicomicotização.

Tinha do pé

O acometimento do pé por dermatófitos é muito frequente. Quatro tipos de lesões podem ser encontradas: *vesiculosas* – agudas, geralmente por fungos não adaptados (Fig. 15.10); *interdigitais* – muitas vezes associadas a leveduras e bactérias; *escamosas* – crônicas, por *T. rubrum*; e *em placas* – anulares, com crescimento centrífugo e cura central.

Tinha da mão

A tinha da mão é rara. Pode aparecer ao mesmo tempo nos pés e nas mãos, ou acometer somente as mãos, em pacientes que trabalham com terra e flores. Assume aspecto anular, com crescimento centrífugo, e muitas vezes é necessário o diagnóstico diferencial com dermatite de contato.

Tinha do ouvido

Não é rara. Acomete o pavilhão auricular e, às vezes, o conduto auditivo. As lesões são descamativas e muitas vezes sem bordas ativas. Pode ser confundida com dermatite seborreica do ouvido. O principal agente em crianças é

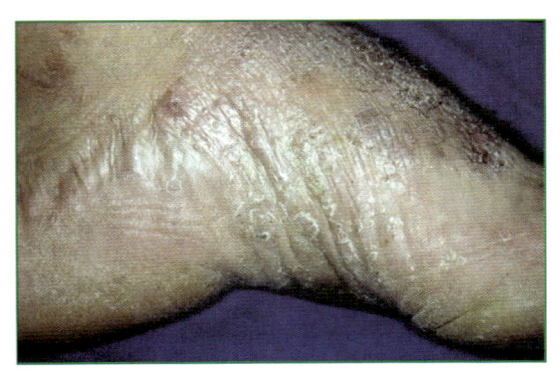

Fig. 15.10 Dermatofitose. Tinha do pé vesiculosa por *T. mentagrophytes*.

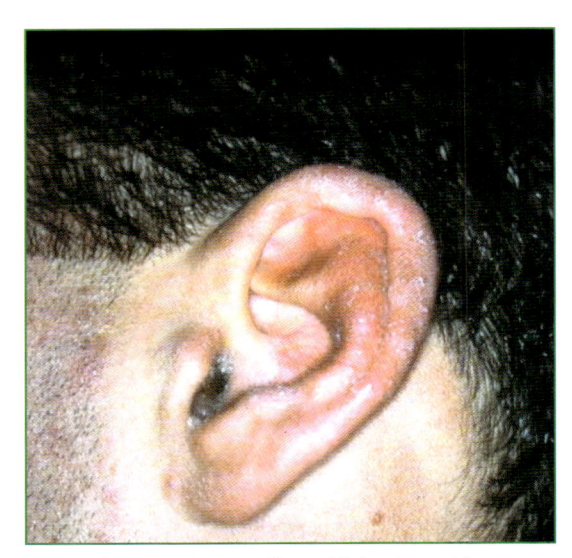

Fig. 15.11 Dermatofitose. Tinha do ouvido.

o *M. canis*, mas outros fungos já foram isolados tanto em adultos como em crianças (Fig. 15.11).

Tinha imbricada

Dermatofitose causada por *Trichophyton concentricum*, também chamada de *tokelau* ou *chimberê*, acomete principalmente populações indígenas da América Central, Pacífico e norte do Brasil. É doença crônica e parece sofrer influência de fatores genéticos. As lesões são escamosas e imbricam-se, formando desenhos bizarros, que servem como adorno aos aborígines.

Dermatofítide

Também chamada de mícide, é forma de doença alérgica. Constitui reação de hipersensibilidade a distância, de um foco principalmente de dermatofitose causada por fungo não adaptado. Ocorre como lesões vesiculosas na lateral dos dedos da mão consequentes a tinha do pé vesiculosa, ou como pápulas foliculares no dorso, consequentes a tinha do couro cabeludo (Fig. 15.12).

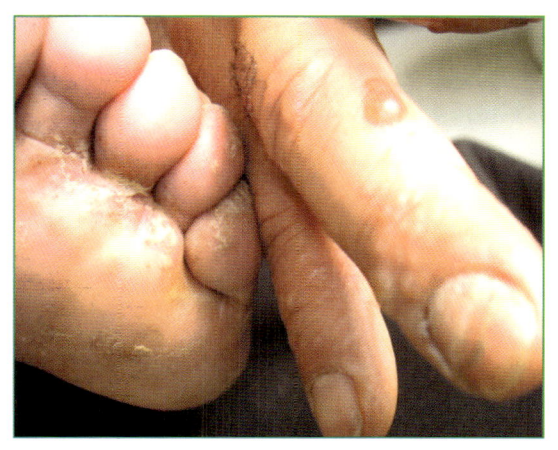

Fig. 15.12 Dermatofitose. Dermatofítide ou mícide.

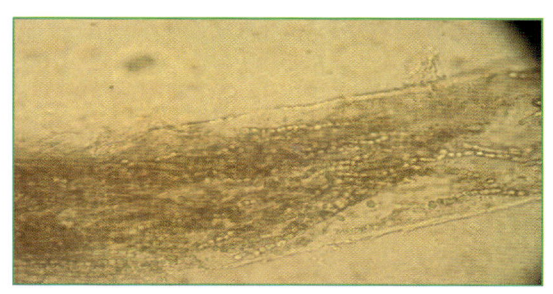

Fig. 15.13 Dermatofitose. Exame direto de pelo. Contaminação endotrix (hifas artrosporadas e esporos dentro do pelo).

DIAGNÓSTICO LABORATORIAL

Exame micológico

O exame direto pode ser realizado a partir de pelos na tinha do couro cabeludo ou escamas nas outras variantes de tinha. O material é clarificado pelo KOH.

O comprometimento do pelo pode ser: endotrix (esporos e/ou hifas dentro do pelo) e ectotrix (esporos fora do pelo + hifas ou esporos dentro do pelo). Os pelos tonsurados devem ser colhidos com pinça (Figs. 15.13 e 15.14).

Escamas devem ser colhidas da borda ativa das lesões. Se a lesão é vesiculosa, examina-se o teto da vesícula.

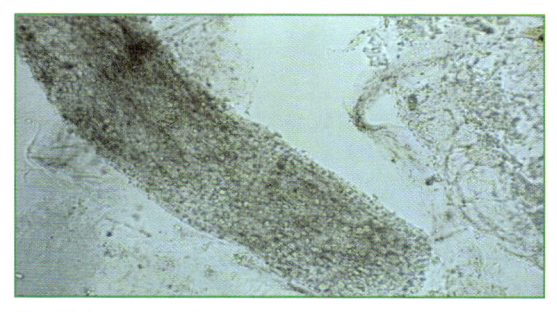

Fig. 15.14 Dermatofitose. Exame direto de pelo. Contaminação ectotrix (esporos e hifas dentro do pelo e esporos fora do pelo).

Em tinhas da unha, o material é colhido do limite entre a unha lesada e a sadia, entre a lâmina e o leito ungueal. Apenas na onicomicose superficial branca as escamas devem ser obtidas por raspagem da lâmina ungueal sobre a lesão branca. Em todos os casos positivos, encontram-se hifas hialinas septadas (Fig. 15.15).[1,2]

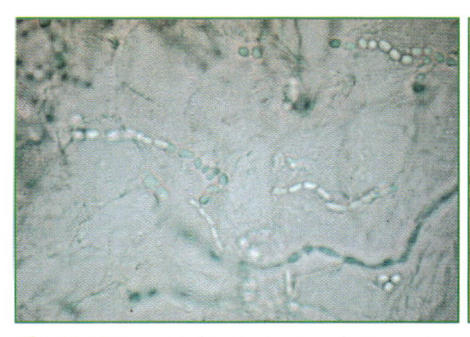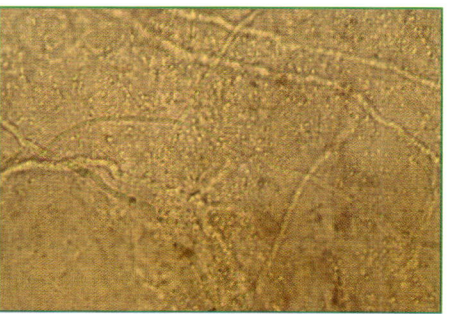

Fig. 15.15 Dermatofitose. Exames diretos, escamas clarificadas com KOH. Hifas hialinas septadas.

O crescimento do fungo em cultura ocorre em aproximadamente 2 semanas. Utiliza-se o meio de Sabouraud acrescido de ciclo-heximida e clo-ranfenicol. Os dermatófitos mais comuns podem ser identificados pela macromorfologia associada à micromorfologia (Figs. 15.16 a 15.22).[1,2]

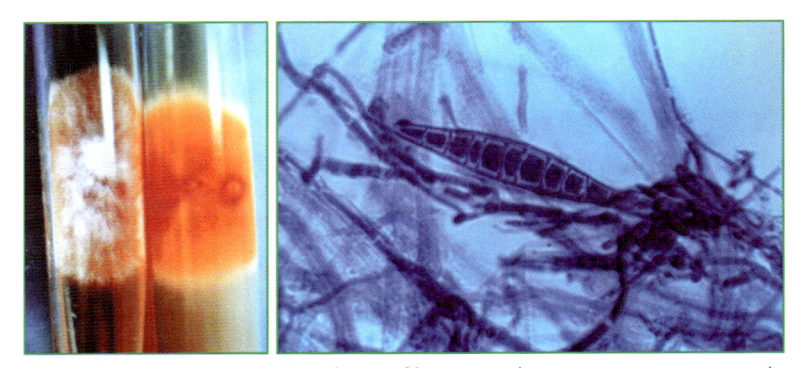

Fig. 15.16 *Microsporum canis*. Cultura – filamentosa branca com reverso amarelo gema de ovo. Microcultivo – macroconídio fusiforme, afilado nas pontas, com mais de seis divisões celulares.

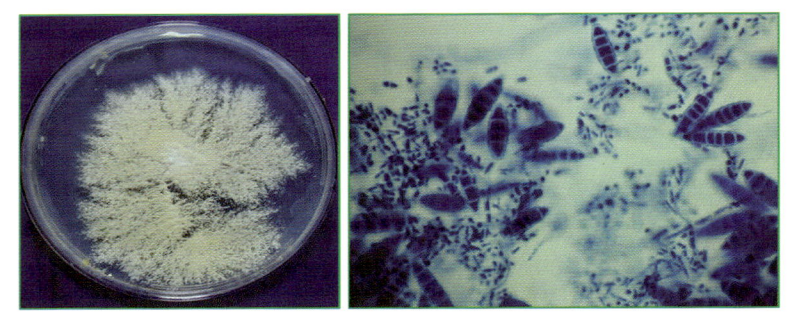

Fig. 15.17 *Microsporum gypseum*. Cultura – pulverulenta cor de canela. Microcultivo – macroconídeos elipsoides com quatro a seis divisões celulares.

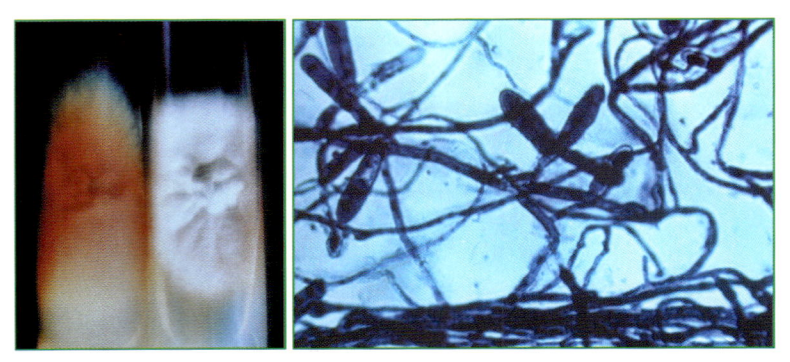

Fig. 15.18 *Epidermophyton floccosum*. Cultura – filamentosa branca com reverso claro. Microcultivo – conidióforo que carrega pelo menos dois conídios com duas a três células.

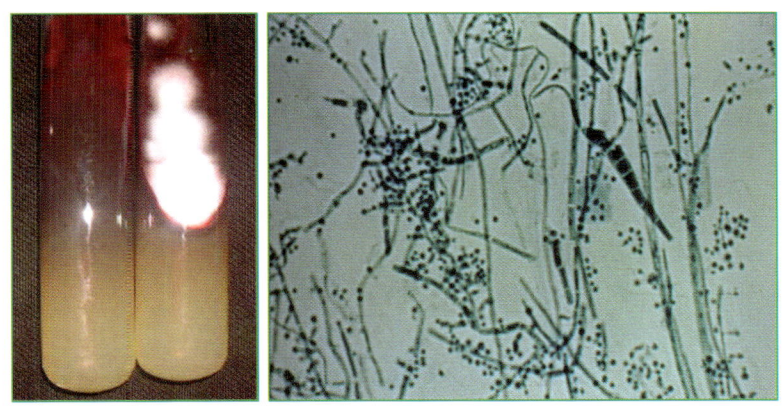

Fig. 15.19 *Trichophyton rubrum*. Cultura – filamentosa branca com reverso verme-lho sangue venoso. Microcultivo – grande quantidade de microconídios e macroco-nídios em forma de "lápis".

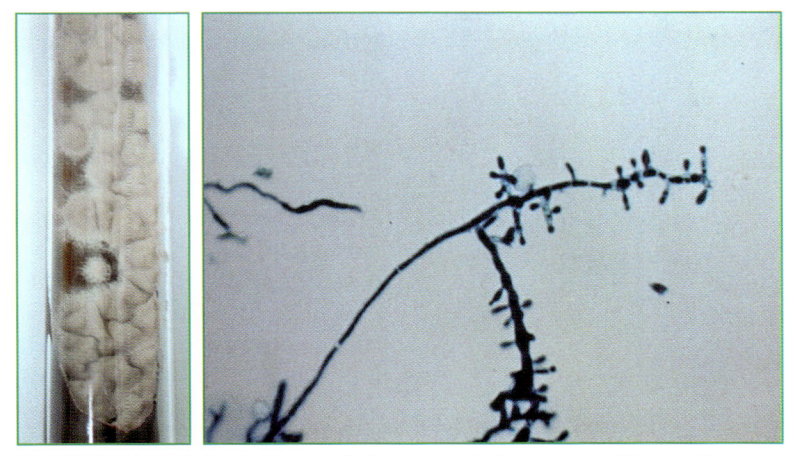

Fig. 15.20 *Trichophyton tonsurans*. Cultura – cerebriforme bege. Microcultivo – mi-croconídios abundantes dispostos lateralmente, lembrando "centopeia", e clamido-conídios intercalares.

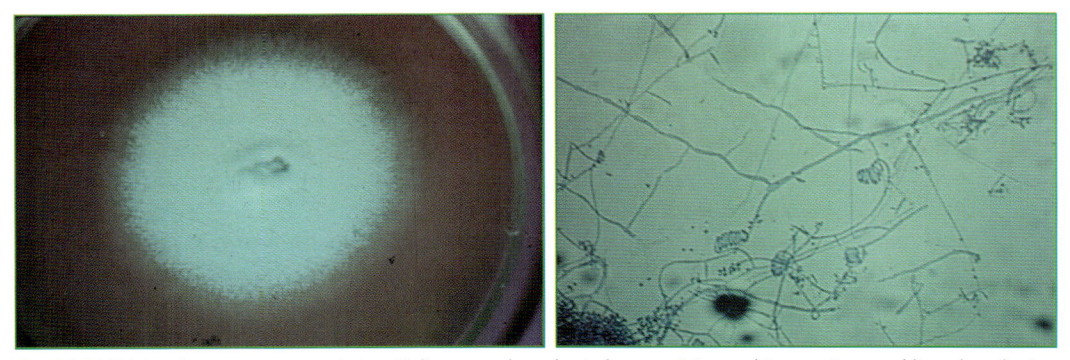

Fig. 15.21 *Trichophyton mentagrophytes*. Cultura – pulverulenta branca. Microcultivo – microconídios abundantes e hifas em espiral.

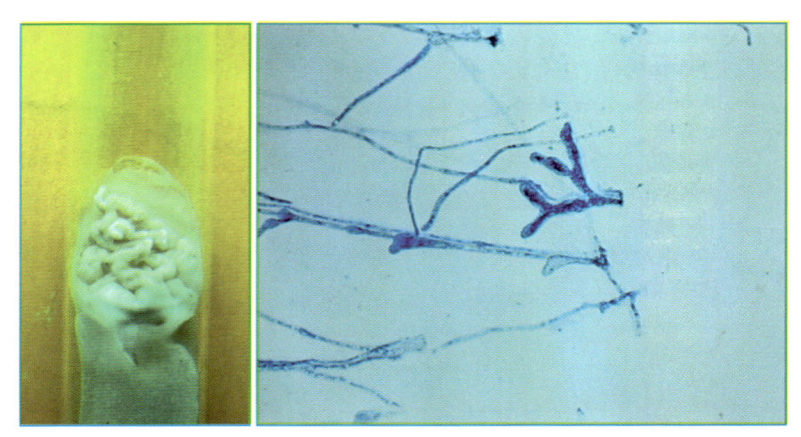

Fig. 15.22 *Trichophyton schoenleinii*. Cultura – aspecto de cera. Microcultivo – ausência de conídios e hifas que terminam em candelabros fávicos.

Lâmpada de Wood

O exame com a luz de Wood é importante na tinha do couro cabeludo. As tinhas causadas pelos gênero *Microsporum* apresentam fluorescência esverdeada. As tinhas determinadas pelo gênero *Trichophyton* não fluorescem, com exceção da tinha favosa por *T. schoenleinii,* que hoje é rara.[1]

Histopatologia

Os cortes histológicos podem ser corados pelo PAS ou impregnados pela prata. Visualizam-se hifas septadas hialinas, principalmente na camada córnea.

Provas imunológicas

A imunidade mediada por células, medida pela intradermorreação à tricofitina, tem valor principalmente para detectar as tinhas crônicas por *T. rubrum,* cujo resultado é negativo. Para o diagnóstico de dermatofítides, além da intradermorreação, devem ser utilizados testes *in vitro* com a mesma finalidade.[8] Apesar de a imunidade mediada por células ser a principal responsável pela defesa do hospedeiro contra o fungo, anticorpos circulantes específicos têm sido detectados por vários pesquisadores, porém parecem não ter expressividade.

TRATAMENTO E PROGNÓSTICO

Genties, em 1958, publicou pela primeira vez a cura de infecção dermatofítica em porquinho-da-índia pela griseofulvina oral. Williams, no mesmo ano, mostrou resultados semelhantes com a administração oral de griseofulvina em criança com tinha do couro cabeludo. Várias drogas de uso tópico foram introduzidas: tolnaftato, derivados imidazólicos e haloprogina. Depois, surgiram os imidazólicos orais de amplo espectro e a ciclopirox olamina, para uso tópico. Finalmente, foram desenvolvidas outras drogas, como derivados triazólicos orais e de amplo espectro, alilaminas orais e para uso tópico e, mais recentemente, os derivados morfolínicos.[1,2,10]

A terapêutica das dermatofitoses pode ser tópica, sistêmica ou combinada. Os antifúngicos de uso tópico são, em geral, de amplo espectro, como os derivados imidazólicos, a amorolfina, a terbinafina e a ciclopirox olamina, entre outros. Os sistêmicos, como a griseofulvina, são específicos para dermatófitos. A terbinafina age sabidamente contra dermatófitos, necessitando de doses muito altas para outros fungos. Cetoconazol, itraconazol e fluconazol têm amplo espectro de ação. Lesões isoladas de dermatofitoses devem ser tratadas topicamente. Indicações absolutas de terapêutica sistêmica são: tinha do couro cabeludo (griseofulvina: 15 a 20 mg/kg/dia; terbinafina: 250 mg/dia, acima de 40 kg, 125 mg/dia, entre 20 e 40 kg e 62,5 mg/dia em crianças com menos de 20 kg; derivados azólicos: 10 mg/kg/dia; derivados triazólicos: 3 a 5 mg/kg/dia) e micoses em imunodeprimidos (doses maiores e tempo prolongado). Indicações relativas da terapêutica sistêmica são: tinha da unha de acometimento médio ou grave, dermatofitoses extensas e refratárias a terapêutica tópica e dermatofitoses crônicas por *T. rubrum* (os antifúngicos e as doses para crianças são os mesmos utilizados na tinha do couro cabeludo, e, para o adulto, a griseofulvina é utilizada, na dose de 500 mg a 1 g/dia, terbinafina: 250 mg/dia, cetoconazol: 200 mg/dia, itraconazol: 100 a 200 mg/dia; fluconazol: 150 a 300 mg/semana).[1,2,10] Outra opção terapêutica bastante empregada na tinha da unha é a pulsoterapia com itraconazol (400 mg/dia/7 dias, 1 semana por mês) ou terbinafina (500 mg/dia/7 dias, 1 semana por mês).[11,12] O tempo de tratamento é variável, conforme a forma clínica da dermatofitose. Na tinha da unha, são necessários 3 a 12 meses; na tinha do couro cabeludo, 2 meses, e na tinha do corpo, 1 mês.[1,2] A tinha crônica por *T. rubrum,* seja no pé, na unha ou inguinocrural, é recidivante, e necessita de esquema de manutenção tópico ou sistêmico.[1,7] Em casos de onicomicose distrófica total com hiperceratose subungueal importante, há formação de biofilmes, constituídos por massa densa, esbranquiçada, circunscrita (oval, linear ou cônica) na lâmina ungueal, que não permite a penetração do antifúngico em concentrações ideais. Nesses casos, está indicada a abrasão da lâmina, permitindo a penetração do antifúngico tópico ou oral.[13]

REFERÊNCIAS BIBLIOGRÁFICAS

1. Lacaz CS, Porto E, Martins JEC, Heins-Vaccari EM, Melo NT. Micoses superficiais. *In:* Lacaz CS, Porto E, Martins JEC, Heins-Vaccari EM, Melo NT. *Tratado de Micologia Médica Lacaz*. 9ª ed. São Paulo: Sarvier, 2002. p. 252-352.

2. Kwon-Chung KJ, Bennett JE. Dermatophytoses. *In: Medical Mycology*. 1st ed. Pennsylvania: Lea & Febiger, 1992. p. 105-61.

3. Rippon JW. Dermatophytosis and dermatomycosis. *In: Medical Mycology*. 3rd ed. Philadelphia: WB Saunders, 1988. p. 169-275.

4. Ruiz LRB, Zaitz C. Dermatófitos e dermatofitoses na cidade de São Paulo no período de agosto de 1996 a julho de 1998. *An Bras Dermatol* 2001; 76(4):391-401.

5. Artis WM, Wade TR, Jones HE. Restoration of *Trichophyton mentagrophytes* growth in medium depleted of metals by chelation: importance of iron. *Sabouraudia* 1983; 21(1):41-8.

6. Yu RJ, Grappel SF, Blank F. Inhibition of keratinases by alfa-2 macroglobulin. *Experientia* 1972; 28(8): 886.

7. Sadahyro A. Estudo dos antígenos leucocitários humanos (HLA) em pacientes caucasianos judeus azkenazitas com dermatofitoses crônicas causadas por *T. rubrum*. São Paulo, 1997. (Dissertação de Mestrado – Universidade de São Paulo.)

8. Zaitz C. Produção de antígenos de *T. mentagrophytes* para estudo de aspectos imunológicos das dermatofitoses e das dermatofítides. São Paulo, 1992. (Tese de Doutorado – Escola Paulista de Medicina.)

9. Bassanesi MC, Conci LA, Souza AP, Severo LC. Fonte de infecção na dermatofitose por *Microsporum canis. An Bras Dermatol* 1993; 68(1):11-13.

10. Lecha M, Effendy I, Chauvin MF, Di Chiacchio N, Baran R. Treatment options – development of consensus guideline. *J Eur Acad Dermatol Venerol* 2005; 19 (Suppl. 1): 25-33.

11. Gupta AK, Ryder JE. The use of oral antifungal agents to treat onychomycosis. *Dermatol Clin* 2003; 21(3):469-79.

12. Gupta AK, Ryder JE, Johnson AM. Cumulative meta-analysis of systemic antifungal agents for the treatment of onychomycosis. *Br J Dermatol* 2004; 150:537-544.

13. Di Chiacchio N, Kadunc BV, Almeida ART, Madeira CL. Nail abrasion. *J Cosm Dermatol* 2004; 2:150-152.

16

Dermatomicoses por Fungos Filamentosos Septados Hialinos

Clarisse Zaitz

DERMATOMICOSES

Dermatomicoses são micoses ocasionadas por uma variedade de fungos filamentosos não dermatófitos (FFND) que produzem principalmente lesões na pele e unhas clinicamente semelhantes às dermatofitoses. Excepcionalmente podem acometer pelos.

Os fungos filamentosos septados podem ser hialinos ou demácios. Podemos então subdividir as dermatomicoses em: dermatomicoses por fungos filamentosos septados hialinos e dermatomicoses por fungos filamentosos septados demácios.

Dentro da classificação das hialo-hifomicoses, as dermatomicoses por fungos filamentosos septados hialinos e as dermatofitoses correspondem às hialo-hifomicoses superficiais. Já na classificação das feo-hifomicoses, as dermatomicoses por fungos filamentos septados demácios correspondem às feo-hifomicoses superficiais.

FFND hialinos são geofílicos e estão amplamente distribuídos na natureza, em maté-ria orgânica e detritos vegetais. O contato do homem se faz através do solo e das plantas. O papel desses fungos como agentes patogênicos em paciente imunocompetente não era considerado. No entanto, atualmente, observa-se um aumento considerável na prevalência e na incidência de dermatomicoses tanto em pacientes imunocompetentes como em imunodeprimidos. Nenhum dos FFND é considerado ceratinofílico. Todos vivem à custa do cimento intercelular ou da ceratina desnaturada previamente por trauma ou doença. São considerados invasores secundários, mas permanecem colonizando ativamente a epiderme. O *Scytalidium hyalinum* é exceção, pois tem efeito patogênico na superfície cutânea ceratinizada e permanece viável em escamas à temperatura ambiente por 6 meses. Alguns autores citam a possibilidade de transmissão antropofílica de *Scytalidium hyalinum* em pacientes que residem ou visitam áreas em que o fungo é prevalente.[1,2]

Alguns critérios são citados na literatura para diferenciar os fungos filamentosos septados agentes de dermatomicoses de outros fungos contaminantes ou sapróbios. Um FFND é considerado agente de dermatomicose quando:

- o fungo determina infecção clinicamente semelhante a dermatofitose;
- o isolamento do fungo em meio de cultura é compatível com sua morfologia em material clínico;
- pode-se recuperar o fungo a partir de material clínico repetidas vezes;
- não ocorre isolamento de outros patógenos em meio de cultura, com ou sem ciclo-heximida;
- o agente etiológico suspeito é capaz de crescer à temperatura de 37°C.

Vários fungos filamentosos não dermatófitos têm sido citados na literatura como responsáveis por infecções crônicas no homem.

DERMATOMICOSES POR FUNGOS FILAMENTOSOS SEPTADOS HIALINOS

Variantes clínicas

Onicomicose

É a invasão da lâmina ungueal por fungos filamentosos septados hialinos não dermatófitos. É afecção rara e pouco diagnosticada, com prevalência variando de 1,45% a 17,6%.[3] As alterações ungueais podem ser idênticas às da tinha da unha ou podem apresentar inflamação da prega ungueal proximal, coloração amarelada da cutícula, dor e secreção purulenta. A forma clínica mais observada é a proximal superficial. Os agentes mais frequentemente isolados são: *Scopulariopsis brevicaulis, Fusarium spp., Acremonium spp., Aspergilus spp., Scytalidium hyalinum*, entre outros[2,4,5,6] (Figs. 16.1 a 16.8).

O diagnóstico é confirmado pelo exame micológico direto revelando hifas septadas hialinas. Não se observa crescimento de dermatófitos em cultura. Há crescimento de colônias do mesmo fungo (FFND) em três amostras consecutivas de material.

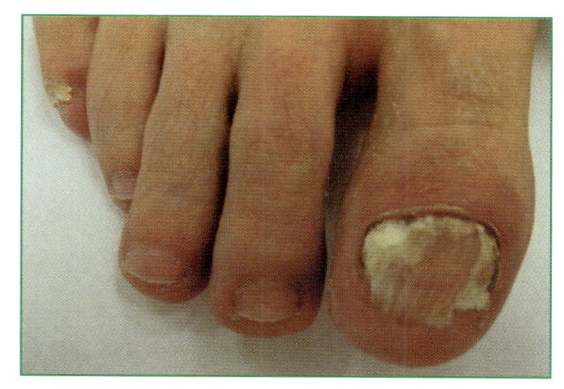

Fig. 16.1 Onicomicose por *Scytalidium hyalinum*.

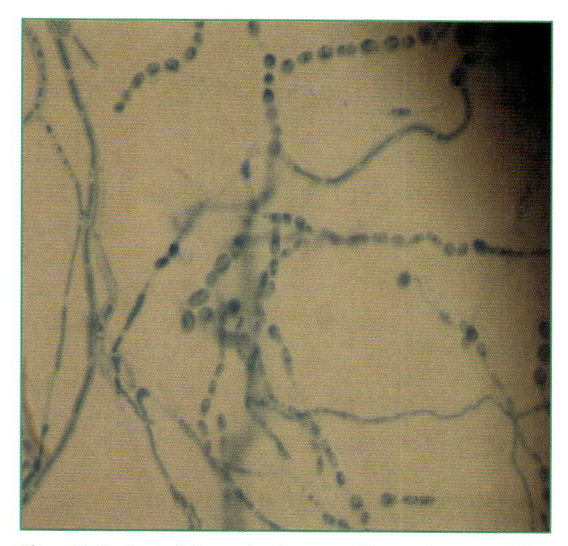

Fig. 16.2 *Scytalidium hyalinum*. Microcultivo – hifas artrosporadas.

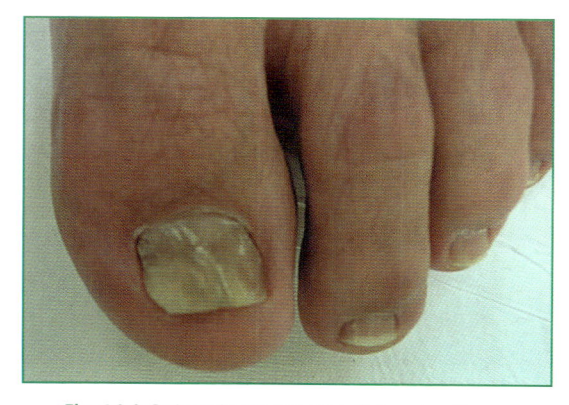

Fig. 16.3 Onicomicose por *Scytalidium hyalinum*.

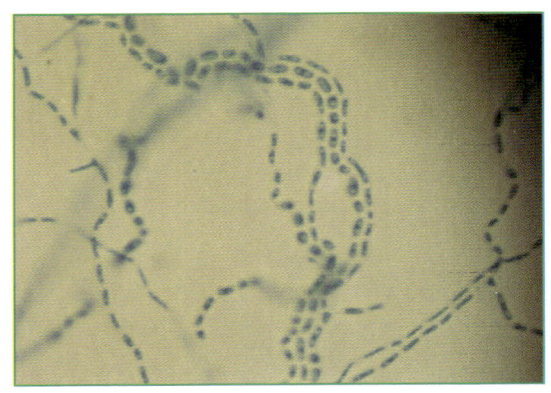

Fig. 16.4 *Scytalidium hyalinum.* Microcultivo – hifas artrosporadas.

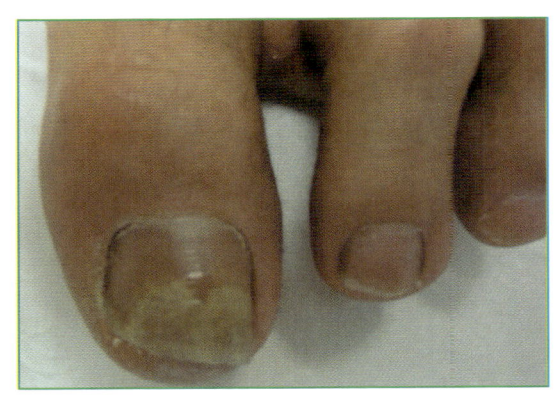

Fig. 16.7 Onicomicose por *Aspergillus spp.*

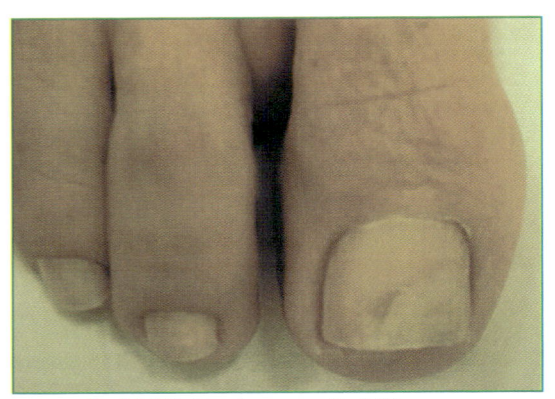

Fig. 16.5 Onicomicose por *Penicillium spp.*

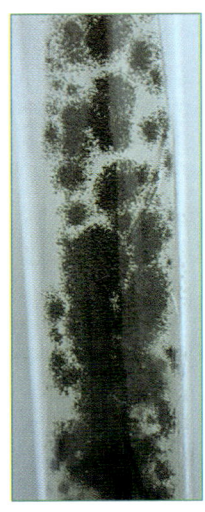

Fig. 16.8 *Aspergillus spp.* Cultura – pulverulenta, de cores variadas.

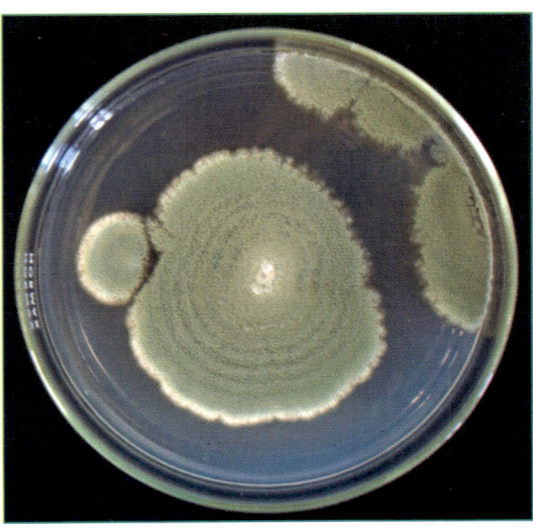

Fig. 16.6 *Penicillium spp.* Cultura – aveludada e esverdeada.

O tratamento das onicomicoses por FFND é difícil, e as recidivas são frequentes. O ideal é a terapêutica combinada dessas onicomicoses. Para a terapêutica tópica, a melhor opção é um antifúngico em veículo esmalte (amorolfina ou ciclopirox 8%), que pode ser associado a avulsão química ou abrasão da lâmina ungueal.[3] No tratamento sistêmico, a droga de escolha é o itraconazol,[7] por ser uma droga com amplo espectro de ação. Em casos de difícil resolução, podem-se associar dois antifúngicos sistêmicos. O tempo de tratamento varia de 8 a 12 meses.

Dermatomicose dos pés e mãos

Alguns fungos filamentosos não dermatófitos têm sido descritos como agentes de lesões da pele dos espaços interdigitais dos pés ou região plantar, semelhantes clinicamente à tinha dos pés.[8,9] Mais raramente, podem acometer as mãos. Os agentes isolados com maior frequência são: *Scytalidium hyalinum, Scopulariopsis brevicaulis, Aspergillus terreus, Aspergillus chevalier, Aspergillus candidus, Aspergillus sydowii, Aspergillus versicolor, Penicillium oxalicum* e *Penicillium variotti* (Figs. 16.9 a 16.13). A terapêutica das dermatomicoses pode ser tópica, sistêmica ou combinada. Os antifúngicos de uso tópico são, em geral, de amplo espectro, como os derivados imidazólicos e a ciclopirox olamina. A droga de escolha no tratamento sistêmico da dermatomicose por FFND é o itraconazol.

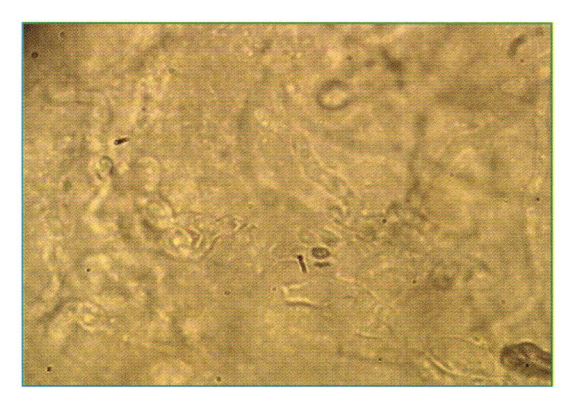

Fig. 16.11 *Fusarium spp.* Exame direto – hifas septadas hialinas.

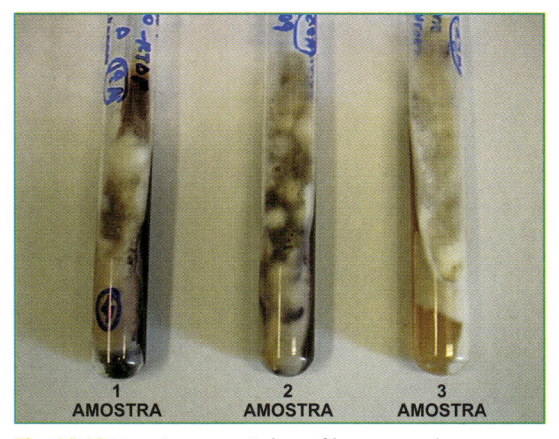

Fig. 16.12 *Fusarium spp.* Cultura filamentosa branca com reverso violeta.

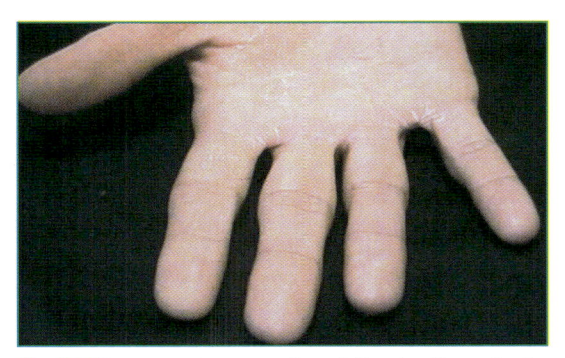

Fig. 16.9 Dermatomicose por *Scytalidium hyalinum*. Lesão descamativa palmar.

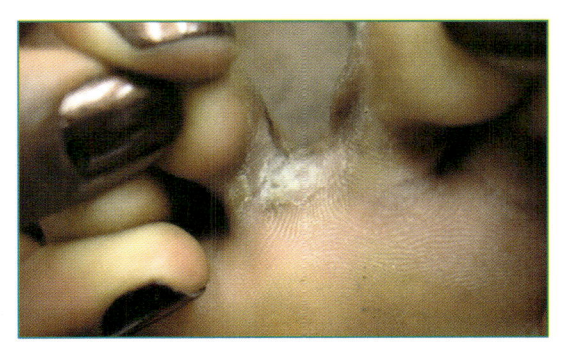

Fig. 16.10 Dermatomicose por *Fusarium spp.* Lesão descamativa e macerada interdigital.

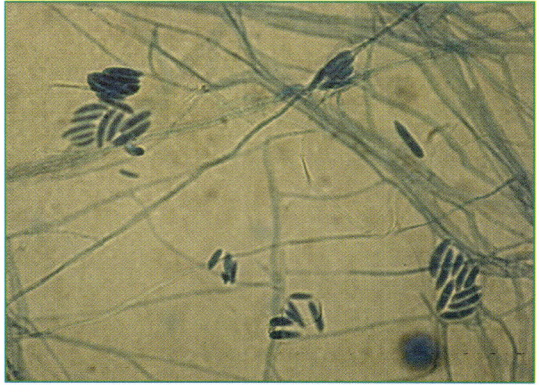

Fig. 16.13 *Fusarium spp.* Microcultivo – macroconídios fusiformes.

Dermatomicose quérion-símile

Dermatose bastante rara, foi descrita em paciente imunocompetente que apresentava lesão extensa em couro cabeludo, com supuração e reação inflamatória importante. O fungo isolado foi *Acremonium kiliense*.[10] O tratamento em lesões do couro cabeludo deve ser sistêmico, e a droga de escolha é o itraconazol.

Dermatomicose da pele glabra

São poucos os relatos de dermatomicose cutânea na literatura. Foram descritos casos em pacientes imunocompetentes por *Acremonium falciforme*[11] e *Scopulariopsis brevicaulis*.[12] Na terapêutica, são utilizados antifúngicos de uso tópico (derivados imidazólicos e ciclopirox olamina) e sistêmico (itraconazol).

REFERÊNCIAS BIBLIOGRÁFICAS

1. Summerbell RC, Kane J, Krajden S. Onychomycosis, tinea pedis and tinea manum caused by nondermatophytid filamentous fungi. *Mycoses* 1989; 32:609-19.

2. Elewski BE, Greer DL. *Hendersonula toruloidea* and *Scytalidium hyalinum*. *Arch Dermatol* 1991; 127:1041-4.

3. Tosti A, Piraccini BM, Lorenzi S. Onychomycosis caused by nondermatophytic molds: clinical features and response to treatment of 59 cases. *J Am Acad Dermatol* 2000; 42:217-24.

4. Vélez H, Diaz F. Onychomycosis due to saprophytic fungi: report of 25 cases. *Myccpathologia* 1985; 91:87-92.

5. Greer DL. Evolving role of nondermatophytes in onychomycosis. *Int J Dermatol* 1995; 34:521-4.

6. Rusho-Munro FM, Black H, Dingley JM. Onychomycosis caused by *Fusarium oxysporum*. *Aust J Derm* 1971; 12:18-20.

7. Gupta AK, Gregurek-Novak T, Konnikov N, Lynde CW, Hofstader S, Summerbell RC. Itraconazole and terbinafine treatment of some nondermatophyte molds causing onychomycosis of the toes and a review of the literature. *J Cutan Med Surg* 2001; 5(3):206-10.

8. Ginarte M, Pereiro MV Jr., Fernandez-Redondo V, Toribio J. Plantar infection by *Scopulariopsis brevicaulis*. *Dermatology* 1996; 293:149-51.

9. Greer DL, Gutierrez MM. Tinea pedis caused by *Hendersonula toruloidea*. *Am Acad Dermat* 1987; 16(5):1111-4.

10. Lopes JO, Kolling LC, Neumaier W. Kerionlike lesion of the scalp due to *Acremonium kaliense* in a noncompromised boy. *Rev Inst Med Trop São Paulo* 1995; 37(4):365-8.

11. Tedesco-Marchese LC, Castro RM, Lacaz CS *et al*. Acremoniose cutânea — registro de um caso. *An Bras Dermatol* 1987; 62(1):25-30.

12. Cox NH, Iruing B. Cutaneous "ringworm" lesions of *Scopulariopsis brevicaulis*. *Br J Dermatol* 1993; 129:726-8.

17 Hialo-hifomicoses

Clarisse Zaitz

FUNGOS FILAMENTOSOS SEPTADOS HIALINOS

Fungos filamentosos septados hialinos são incolores por não possuírem melanina em sua parede celular. Pertencem à classe *Hyphomycetes* e estão amplamente distribuídos na natureza. São fungos sapróbios ou por vezes parasitam vegetais. Em raras porém crescentes ocasiões, estão envolvidos em infecção humana e animal.

São considerados fungos contaminantes e podem se dispersar por diferentes vias. Quando sua dispersão é feita pelo ar atmosférico, são também chamados de fungos anemófilos. Além de serem importantes como contaminantes de substratos diversos, são responsáveis por desencadear alergias respiratórias, asma brônquica e rinites alérgicas e, eventualmente, são agentes primários de lesões cutâneas, onicomicoses, lesões oculares, otites, entre outras micoses.

Com o contínuo desenvolvimento humano e aumento da expectativa de vida, é conse-

quente o aumento de possibilidades de imunodepressão. Nessas circunstâncias, esses fungos originalmente anemófilos e sapróbios são cada vez mais considerados responsáveis por infecções, desde superficiais até invasivas, tanto em indivíduos hígidos como em imunodeprimidos.

HIALO-HIFOMICOSES

Introdução

O termo hialo-hifomicose foi proposto por Ajello em 1982,[1] para agrupar diversas infecções fúngicas que se caracterizam pela presença de hifas hialinas septadas em tecidos. Essa terminologia tem sido utilizada com sucesso para evitar a criação de nomes desnecessários para caracterizar cada uma das inúmeras micoses causadas por esses fungos.

Se um fungo causa infecção com certa regularidade e essa micose é conhecida e consagrada, devemos manter o seu nome e podemos classificá-la separadamente, como por exemplo as dermatofitoses e as aspergiloses. Tecnicamente, no entanto, essas entidades são consideradas hialo-hifomicoses.

A denominação hialo-hifomicoses é abrangente por se tratar de infecções causadas por diferentes fungos que apresentam características clínicas heterogêneas, porém facilita o diagnóstico precoce e permite o início do tratamento, mesmo antes do isolamento do fungo.

Quando um fungo septado hialino forma estruturas especiais no tecido, como grãos de eumicetomas, a micose não é classificada como hialo-hifomicose.[2] Vale a pena ressaltar que o mesmo fungo pode ser agente etiológico de micetomas ou hialo-hifomicoses, dependendo de fatores do hospedeiro.

Epidemiologia e patogênese

Hialo-hifomicoses podem ser adquiridas por inoculação traumática do fungo, por inalação de esporos, através de ingestão de alimentos e/ou água contaminada, através de suprimentos hospitalares contaminados, entre outras formas.

O principal fator predisponente para as hialo-hifomicoses cutâneas e subcutâneas é a exposição a materiais contaminados com esse grupo de fungos presente no ambiente, associada a perda da integridade da barreira imunológica do hospedeiro.

Já nas hialo-hifomicoses invasivas e sistêmicas, cuja frequência tem aumentado nas últimas décadas, algum grau de imunodeficiência tem sido responsabilizado. O uso de agentes antineoplásicos e imunossupressivos, antibióticos de amplo espectro e cirurgias mais agressivas são fatores predisponentes. Pacientes transplantados, grandes queimados, neutropênicos e com infecção pelo HIV também são mais predispostos.[3]

Etiologia

O isolamento de fungos filamentosos septados hialinos é variável conforme a região geográfica e está relacionado a sua presença no meio ambiente. Segundo a literatura, o fungo mais frequentemente isolado como agente de hialo-hifomicoses é *Aspergillus spp.*, mas nos últimos anos o isolamento de *Fusarium spp.*, *Scedosporium spp.*, *Penicillium spp.* e outros tem aumentado.[5]

Neste capítulo, dar-se-á ênfase aos aspectos clínicos, micológicos e terapêuticos das hialo-hifomicoses causadas pelos fungos mais comumente isolados em nosso meio.

Classificação clínica

- **Hialo-hifomicoses superficiais** – dermatofitoses e dermatomicoses
- **Hialo-hifomicoses subcutâneas**
- **Hialo-hifomicoses alérgicas**
- **Hialo-hifomicoses invasivas** – infecções pulmonares, do sistema nervoso central, oculares, peritonite etc.
- **Hialo-hifomicoses sistêmicas** – fungemia

Abordaremos as hialo-hifomicoses subcutâneas, alérgicas, invasivas e sistêmicas. As hialo-hifomicoses superficiais serão estudadas em seus capítulos tradicionais: Dermatofitoses e Dermatomicoses por fungos filamentosos septados hialinos.

HIALO-HIFOMICOSES SUBCUTÂNEAS

Hialo-hifomicoses subcutâneas ocorrem principalmente em indivíduos expostos a material contaminado por fungos septados hialinos, presentes no ambiente. Esses hospedeiros podem ser imunologicamente competentes ou não.

Manifestações clínicas

Podem apresentar-se como lesões tumorais, como no caso de paciente jovem e hígida em que foi isolado *Aspergillus spp.* (Fig. 17.1), ou como lesão micetoma-símile, em paciente também hígida, porém idosa, na qual foi isolado *Acremonium recifei*[4] (Fig. 17.2). Também podem apresentar lesões císticas ou com outras características clínicas. A lesão pode ocorrer em qualquer localização e é devida à implantação traumática do fungo.

O diagnóstico muitas vezes é feito através do exame anatomopatológico (Fig. 17.3), pois clinicamente as manifestações não remetem à hipótese diagnóstica de micose, sendo o

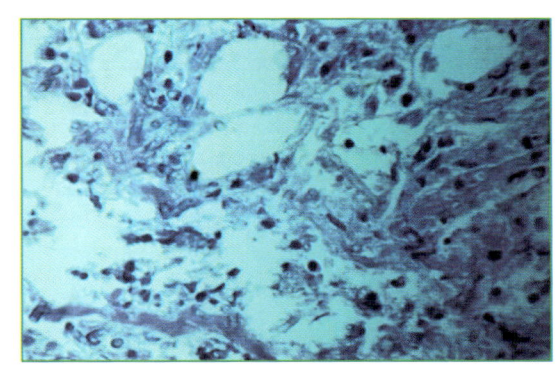

Fig. 17.3 Hialo-hifomicose subcutânea – Anatomopatológico (HE) – hifas septadas hialinas.

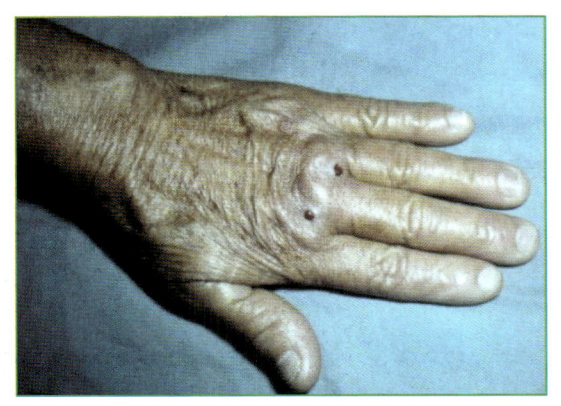

Fig. 17.1 Hialo-hifomicose subcutânea por *Acremonium recifei* – forma micetoma-símile.

paciente submetido a biópsia sem se proceder ao exame micológico. Vale ressaltar que um exame microscópico direto isolado tem pouca utilidade, pois o fungo pode ser um contaminante do material examinado.

Diagnóstico laboratorial

Exame micológico direto

Quando a realização do exame direto é possível, obtém-se material através de raspado da lesão ou de esfregaço de material de biópsia. Após clarificação de escamas pelo KOH, visualizam-se hifas septadas hialinas (Fig. 17.4).

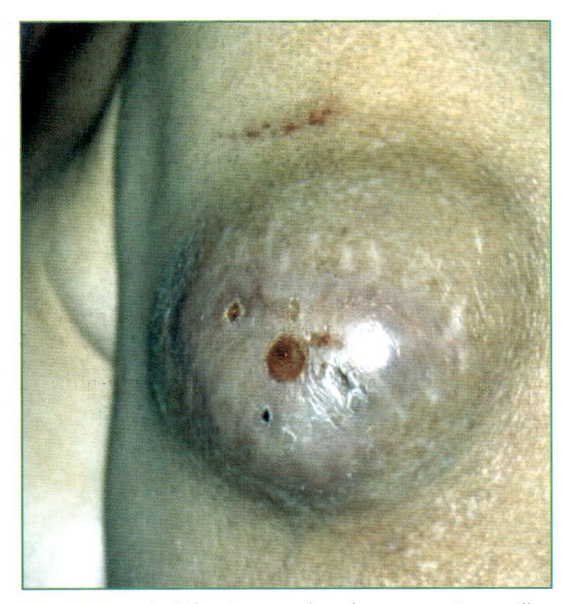

Fig. 17.2 Hialo-hifomicose subcutânea por *Aspergillus spp.* – forma tumoral.

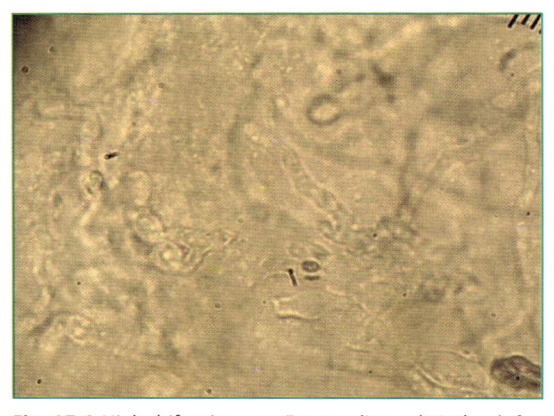

Fig. 17.4 Hialo-hifomicose – Exame direto (KOH) – hifas septadas hialinas.

Para podermos considerar que essa positividade ao exame micológico não se trata de uma simples contaminação, o exame deve ser repetidamente positivo em três coletas realizadas na mesma lesão, em diferentes ocasiões.

Anatomopatológico

O encontro de hifas septadas hialinas com angulação de 45° em lesões clinicamente suspeitas faz o diagnóstico (Fig. 17.5).

Cultura e microcultivo

A cultura e o microcultivo ou cultivo em lâmina permitem a identificação do fungo, uma vez que o exame microscópico direto e o anatomopatológico são semelhantes em todas as infecções por fungos septados hialinos.

O material deve ser semeado em meio de ágar Sabouraud-dextrose acrescido de cloranfenicol e incubado em temperatura ambiente. O crescimento em geral é rápido. No nosso meio, foi possível o isolamento de *Aspergillus spp.* (Figs. 17.6 e 17.7), *Penicillium spp.* (Figs. 17.8 e 17.9), *Fusarium spp.* (Figs. 17.10 e 17.11) e *Acremonium spp.* (Figs. 17.12 e 17.13).

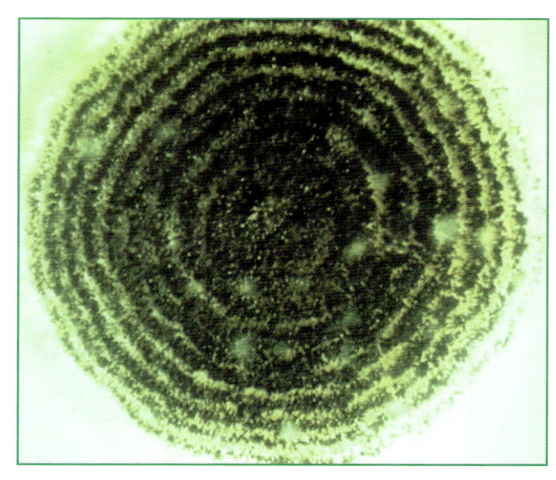

Fig. 17.6 *Aspergillus spp.* – Cultura filamentosa pulverulenta e pigmentada.

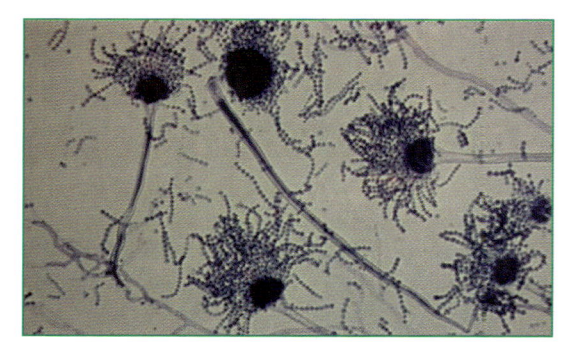

Fig. 17.7 *Aspergillus spp.* – Microcultivo – conicióforos longos com vesícula globosa na extremidade, coberta por fiálides, que dão origem aos conídios.

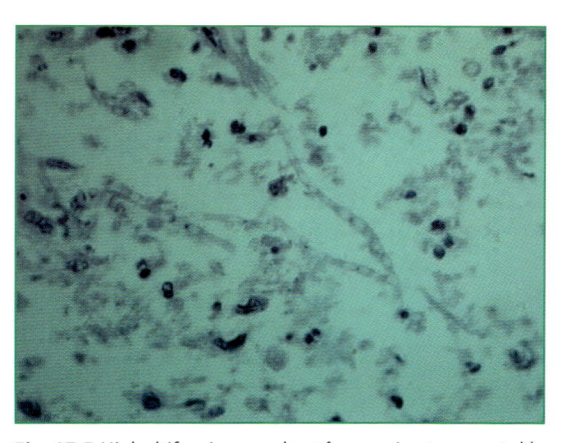

Fig. 17.5 Hialo-hifomicose subcutânea – Anatomopatológico (HE) – hifas septadas hialinas.

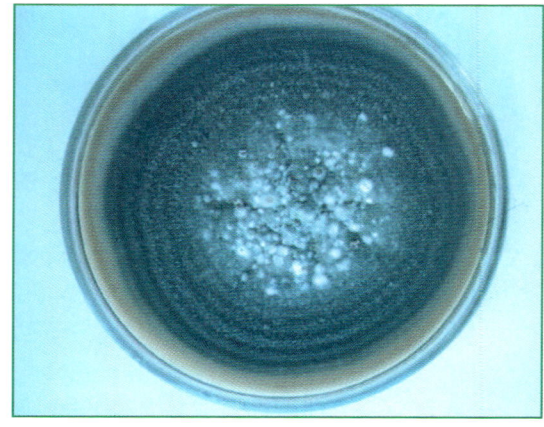

Fig. 17.8 *Penicillium spp.* – Cultura filamentosa aveludada. A coloração, inicialmente branca, torna-se esverdeada.

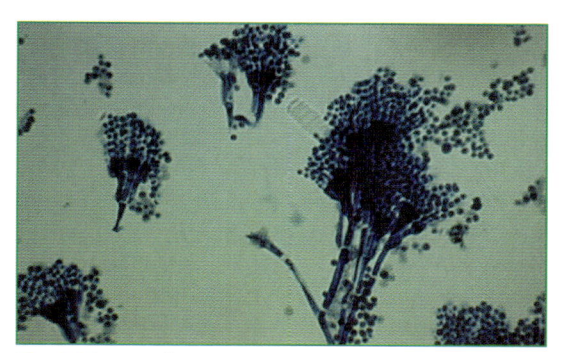

Fig. 17.9 *Penicillium spp.* – Microcultivo – conidióforos perpendiculares que se dividem em ramos e fiálides em forma de "pincel".

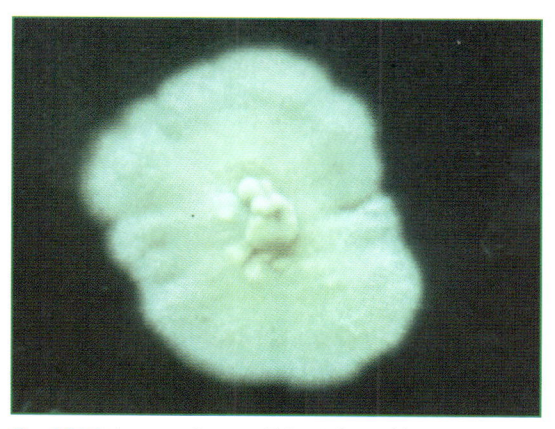

Fig. 17.12 *Acremonium recifei* – Cultura filamentosa pulverulenta creme.

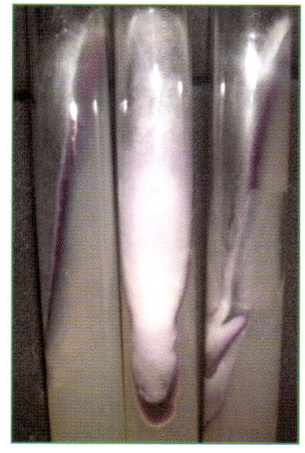

Fig. 17.10 *Fusarium spp.* – Cultura filamentosa pulverulenta branca com reverso pigmentado de colorações variáveis.

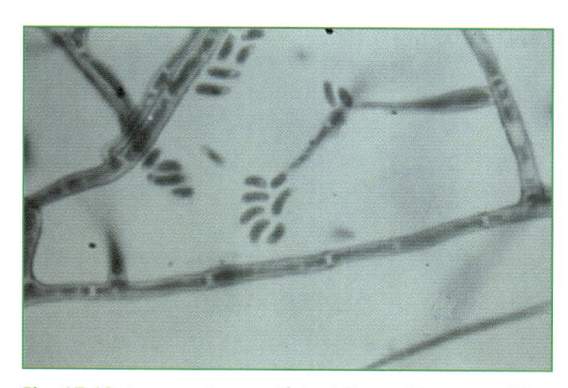

Fig. 17.13 *Acremonium recifei* – Microcultivo – conídios em forma de "salsicha", não septados, mantendo-se em pequenos aglomerados.

Tratamento

O tratamento, quando possível, é a excisão cirúrgica da lesão. A utilização de antifúngicos de amplo espectro é necessária em lesões não acessíveis cirurgicamente. Nesses casos, a droga de escolha é o itraconazol, nas doses de 200 a 600 mg/dia.

HIALO-HIFOMICOSES ALÉRGICAS

Os fungos septados hialinos podem atuar como precipitantes alérgicos e estão associados a rinites e asma brônquica. *Penicillium,*

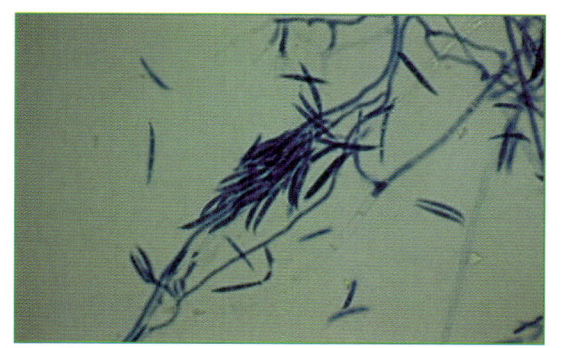

Fig. 17.11 *Fusarium spp.* – Microcultivo – macroconídios septados, fusiformes, encurvados e com extremidades afiladas.

Fusarium e *Aspergillus* são os principais gêneros responsáveis pela alta positividade de testes cutâneos com alérgenos de fungos anemófilos em pacientes com essas morbidades, no nosso meio.

HIALO-HIFOMICOSES INVASIVAS E SISTÊMICAS

Fungos em geral têm sido cada vez mais reconhecidos como patógenos em pacientes imunodeprimidos e em estado grave. Das micoses invasivas, um número crescente de gêneros de fungos filamentosos hialinos septados tem sido isolado.

Aspergillus spp. e *Fusarium spp.* são os mais recuperados e estudados, porém *Penicillium spp.*, *Scedosporium spp.*, e outros também têm sido implicados na etiologia de hialo-hifomicoses invasivas.[5] Abordaremos as hialo-hifomicoses causadas por espécies de *Aspergillus* e *Fusarium*.

Aspergiloses ou hialo-hifomicose invasiva por *Aspergillus spp.*

Introdução

Como aspergilose é denominação consagrada, muitos autores continuam a utilizá-lo, mas tecnicamente trata-se de uma hialo-hifomicose.

Aspergilose é um termo que engloba um grupo variado de doenças como: intoxicação por ingestão de alimentos contaminados; processos pulmonares alérgicos por inalação de conídios; colonização de cavidades preexistentes (geralmente pulmonares); aspergiloses cutânea, subcutânea, invasiva e sistêmica.

Epidemiologia e patogênese

Os fatores de risco para a aspergilose invasiva incluem neutropenia prolongada (> 3 semanas) ou disfunções neutrofílicas, corticoterapia, malignidades hematológicas, drogas citotóxicas, AIDS e transplantes, principalmente nos de medula óssea.[5]

Etiologia

Aspergillus spp. é o fungo sapróbio mais comum no meio ambiente e também o mais isolado entre os responsáveis por infecções no homem.[6] Apenas poucas das 200 ou mais espécies de *Aspergillus* são patogênicas para o homem, entre elas *Aspergillus fumigatus*, *Aspergillus flavus* e *Aspergillus niger*. Vale ressaltar que o fungo é frequentemente isolado no ar hospitalar.[5]

Manifestações clínicas

Raramente, pode haver colonização sem infecção, mas *Aspergillus spp.* pode ser responsável por manifestações clínicas em diversos órgãos e sistemas.[5]

Em pacientes imunodeprimidos, a pele pode ser acometida por disseminação hematogênica do fungo. Nesses casos, as lesões são difusas e constituídas por pápulas eritematovinhosas, pústulas e ulcerações com centro necrótico.

A apresentação clínica das aspergiloses invasiva e sistêmica é variável, e, com a piora do estado geral do paciente, bem como do seu estado imunológico, os sintomas de infecção se tornam menos óbvios. A aspergilose invasiva pode ser assintomática em mais de 1/3 dos pacientes, dificultando seu diagnóstico.[5] As aspergiloses invasivas mais comuns são a pulmonar e a do sistema nervoso central. Outras formas menos comuns de acometimento são descritas, todas elas graves e muitas vezes fatais.[5]

Diagnóstico laboratorial

A presença de hifas hialinas septadas no tecido faz o diagnóstico de hialo-hifomicose. Se a cultura for realizada e houver crescimento de *Aspergillus spp.*, o diagnóstico será de hialo-hifomicose por *Aspergillus spp.* ou aspergilose.

Tratamento

Para o tratamento das formas invasivas e sistêmicas anfotericina B lipossomal, fluconazol e itraconazol são as drogas de escolha. Voriconazol e caspofungina são drogas de segunda linha.[5]

Profilaxia com fluconazol 400 mg/dia é comum em pacientes internados em unidades de transplante de medula óssea, mostrando redução da incidência dessa infecção quando comparado com placebo.[7]

Hialo-hifomicose invasiva por *Fusarium spp.*

Fusarium spp. é fungo de distribuição universal cujo *habitat* é o meio ambiente em geral. Seus conídios se dispersam pelas correntes aéreas e são encontrados no ar, principalmente no verão e outono, particularmente imediatamente após chuvas.

Algumas espécies como *Fusarium solani, Fusarium oxysporum* e *Fusarium moniliforme* são os agentes mais comuns de hialo-hifomicoses.[10]

A rota de disseminação da infecção é provavelmente o trato respiratório, mas algumas vezes a pele (onicomicoses, celulites, etc.) pode ser a fonte da infecção.[9]

As formas disseminadas são principalmente relacionadas a estados neutropênicos e têm sido cada vez mais descritas associadas a leucemia.[8]

Fusarium spp. pode determinar peritonites por cateter de diálise contaminado.[9] Pode também causar doenças invasivas a partir de foco de colonização de pele em grandes queimados.[9]

A infecção disseminada tem alta mortalidade, e as respostas aos antifúngicos são variáveis, embora haja relatos de sucesso terapêutico com a associação de anfotericina B lipossomal e voriconazol.[9]

REFERÊNCIAS BIBLIOGRÁFICAS

1. Ajello, L. Hyalohyphomycosis. A disease entity whose time has come. Medical *Mycological Society of New York, Newsletter* 1982; 20:3-5.

2. McGinnis MR *et al*. Mycotic disease. A proposed nomenclature. *Int J Dermatol* 1985; 24:9-15.

3. Ajello L. Hyalohyphomycosis and phaeohyphomycosis: two global disease entities of public health importance. *Eur J Epidemiol* 1986; 2:243-51.

4. Zaitz C *et al*. Subcutaneous hyalohyphomycosis caused by *Acremonium recifei*: case report. *Rev Inst Med Trop São Paulo* 1995; 3:267-70.

5. Enoch DA, Ludlam HA, Brown NM. Invasive fungal infections: a review of epidemiology and management options. *J Med Microbiol* 2006; 55:809-18.

6. Denning DW. Invasive aspergillosis. *Clin Infect Dis* 1998; 26:781-803.

7. Slavin MA, Osborne B, Adams R, Levenstein MJ, Schoch HG, Feldman AR, Meyers JD & Bowden RA. Efficacy and safety of fluconazole prophylaxis for fungal infections after marrow transplantation – a prospective, randomized, double-blind study. *J Infect Dis* 1995; 171:1545-52.

8. Girmenia C, Pagano L, Corvatta L *et al*. The epidemiolology of fusariosis in patients with haematological diseases. Gimena Infection Programme. *Br J Haematol* 2000; 111:272-6.

9. Hay RJ. Fusarium infections of the skin. *Curr Opin Infect Dis* 2007; 20:115-7.

10. Al-Abdely HM. Management of rare fungal infections. *Curr Opin Infect Dis* 2004; 17:527-32.

BIBLIOGRAFIA

Kwon Chung KJ & Bennett JE. Hyalohyphomycosis. *In: Medical Mycology*. Philadelphia, Lea & Febiger, 1992. p. 201-47, 743-67.

Lacaz C da S, Porto E, Martins JEC, Heins-Vaccari EM, Melo NT. Hialohifomicoses. *In: Tratado de Micologia Médica Lacaz*. 9ª ed. São Paulo: Sarvier, 2002.

Rippon JW. Hyalohyphomycosis. *In: Medical Mycology*. 3rd ed. Philadelphia, W.B. Saunders, 1988. p. 728-35, 740-5.

Zaitz C, Ruiz LRB, Souza VM. *Atlas de Micologia Médica – Diagnóstico Laboratorial*. 2ª ed. Rio de Janeiro, Medsi, 2004.

18

Dermatomicoses por Fungos Filamentosos Septados Demácios

Clarisse Zaitz

DERMATOMICOSES POR FUNGOS FILAMENTOSOS SEPTADOS DEMÁCIOS

São micoses ocasionadas por uma variedade de fungos filamentosos septados e demácios que produzem principalmente lesões na pele, pelos e unhas.

Na classificação das feo-hifomicoses, as dermatomicoses por fungos filamentos septados demácios correspondem às feo-hifomicoses superficiais.

Fungos filamentosos septados demácios são geofílicos e estão amplamente distribuídos na natureza, em matéria orgânica e em detritos vegetais. O contato do homem se faz através do solo e plantas. O papel desses fungos como agentes patogênicos em paciente imunocompetente não era considerado. No entanto, atualmente observa-se um aumento considerável na prevalência e na incidência de dermatomicoses tanto em pacientes imunodeprimidos como em imunocompetentes.

Nenhum desses fungos é considerado ceratinofílico. Todos vivem à custa do cimento intercelular ou da ceratina desnaturada previamente, por trauma ou doença. São considerados invasores secundários, mas permanecem colonizando ativamente a epiderme. A *Hendersonula toruloidea* é exceção, pois tem efeito patogênico na superfície cutânea queratinizada e permanece viável em escamas à temperatura ambiente por seis meses. Alguns autores citam a possibilidade de transmissão antropofílica de *Hendersonula toruloidea* em pacientes que residem ou visitam áreas onde o fungo é prevalente.[1,2]

Alguns critérios são citados na literatura para diferenciar os fungos filamentosos septados demácios agentes de dermatomicoses de outros fungos contaminantes ou sapróbios. Um fungo filamentoso septado demácio é considerado agente de dermatomicose quando:

- determina infecção na pele, pelo ou unha;
- o isolamento do fungo em meio de cultura é compatível com sua morfologia em material clínico;
- pode-se recuperar repetidamente o fungo a partir de material clínico;

- não ocorre isolamento de outros patógenos em meio de cultura, com ou sem ciclo-heximida;
- o agente etiológico suspeito é capaz de crescer à temperatura de 37°C. Vários fungos filamentosos septados demácios têm sido citados na literatura como responsáveis por infecções crônicas no homem.

Variantes clínicas

Tinha negra

Infecção fúngica crônica e assintomática da camada córnea caracterizada por máculas acastanhadas causada pelo fungo demácio *Hortaea werneckii*.

Castro Pinto Cerqueira, em 1916, na Bahia, relata nove casos de tinha negra em sua tese de doutoramento, sendo o primeiro observado por seu pai Alexandre Cerqueira em 1891.

João Ramos e Silva e José Torres, em 1921, descrevem o primeiro caso no Rio de Janeiro. Parreiras Horta, no mesmo ano, isola o fungo, denominando-o *Cladosporium werneckii* em homenagem a Werneck Machado, chefe da Clínica de Dermatologia da Policlínica do Rio de Janeiro.

Com base em estudos de conidiogênese, Von Arx, em 1970, denomina o fungo *Exophiala werneckii*.

McGinnis e cols., em 1985, criam um novo gênero e passaram a denominar o fungo *Phaeoannellomyces werneckii*; atualmente, em homenagem a Parreiras Horta, o agente da tinha negra é denominado *Hortaea werneckii*.

A tinha negra é considerada doença de zonas tropicais e temperadas. Foi descrita nas Américas do Sul e do Norte, na África e na Ásia. Atinge ambos os sexos e todas as idades, sendo mais prevalente entre jovens em torno dos 20 anos; atinge mulheres três a cinco vezes mais frequentemente do que homens. Muitos pacientes apresentam hiperidrose.[3]

Hortaea werneckii é fungo filamentoso demácio geofílico que às vezes se torna leveduri-

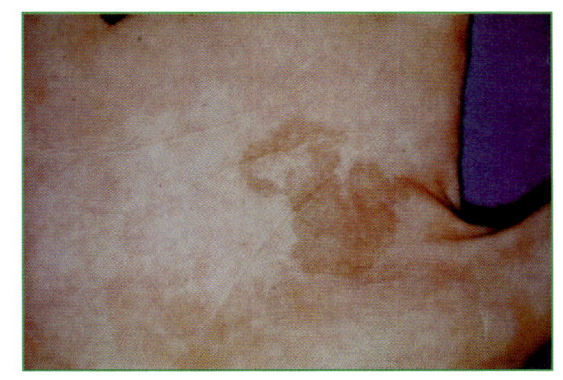

Fig. 18.1 Tinha negra – mácula acastanhada em região palmar.

forme, atingindo a camada córnea, principalmente das regiões palmar e plantar (Fig. 18.1).

O diagnóstico é confirmado pelo exame micológico direto revelando hifas septadas demácias e crescimento de colônia do fungo filamentoso, de coloração que varia do castanho-esverdeado ao negro. Ao microcultivo, presença de células leveduriformes com divisão por cissiparidade[3] (Figs. 18.2, 18.3 e 18.4).

Ao exame anatomopatológico, na camada córnea, são visualizadas hifas demácias septadas e ramificadas (Fig. 18.5).

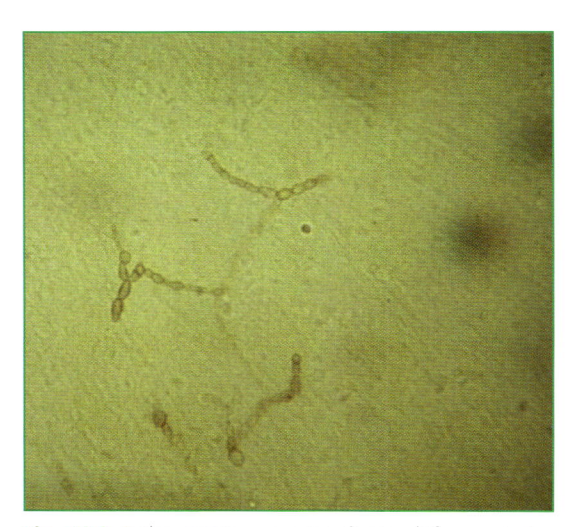

Fig. 18.2 Tinha negra – exame direto: hifas septadas demácias.

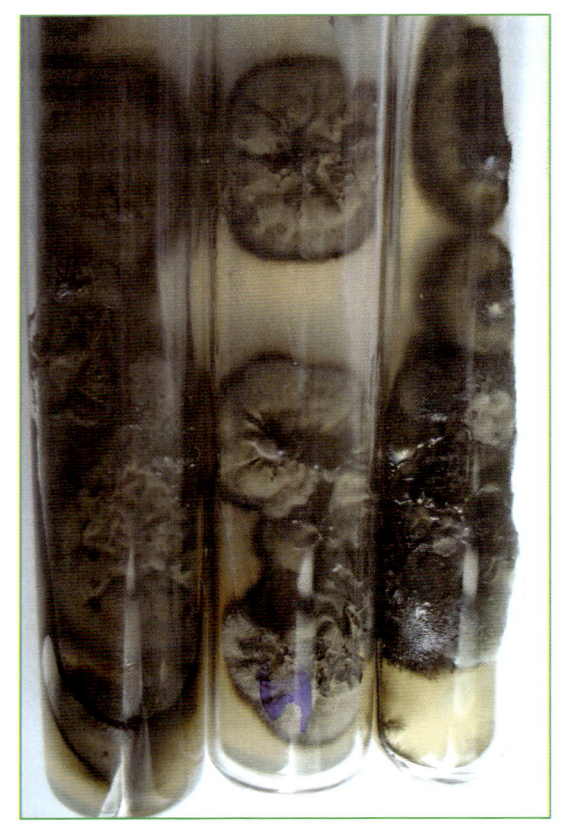

Fig. 18.3 *Hortaea werneckii* – cultura: filamentosa demácia.

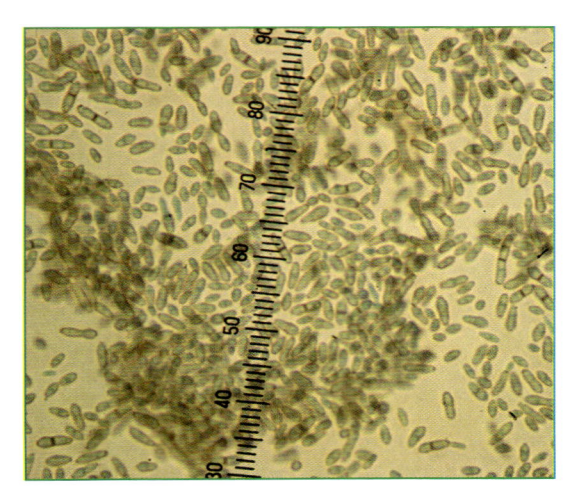

Fig. 18.4 *Hortaea werneckii* – microcultivo: células leveduriformes com divisão por cissiparidade.

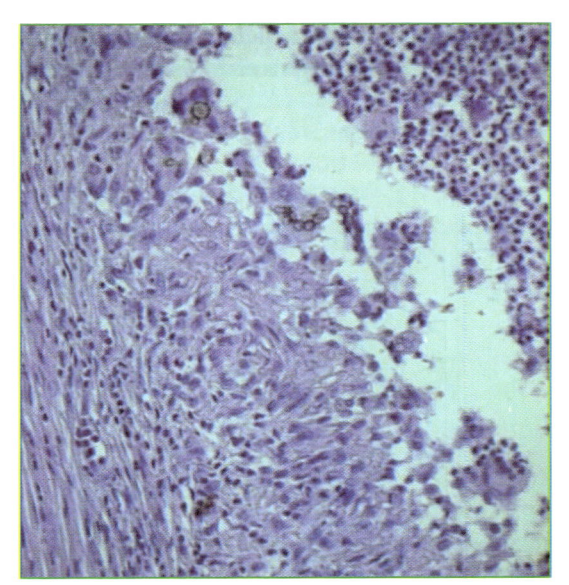

Fig. 18.5 Tinha negra – anatomopatológico: hifas septadas demácias coradas pelo HE.

A tinha negra responde a agentes queratolíticos e antifúngicos de uso tópico. Não há tendência a recidivas, exceto se houver reexposição a materiais contaminados.[3]

Piedra preta

Infecção fúngica crônica e assintomática da cutícula do pelo, caracterizada pela presença de nódulos firmes irregulares, de coloração preta, causados por *Piedraia hortae*.

A doença foi descrita por Malgoi-Hoes em 1901. Parreiras Horta, em 1911, diferenciou clinicamente as duas piedras (branca e preta), e em 1913 Brumpt denominou o fungo *Trichosporon hortai*. Fonseca e Arêa Leão, em 1928, passaram a denominar o fungo *Piedraia hortae,* devido ao reconhecimento da reprodução sexuada e sua relação com a subdivisão *Ascomycotina*.[3]

Piedraia hortae é fungo filamentoso demácio que forma nódulos de coloração enegrecida, firmes, de várias formas e tamanhos, encontrados apenas em pelos de homens e animais, principalmente macacos, que habitam regiões tropicais da América do Sul e ilhas do Pacífico. Os folículos pilosos não são envolvidos, e a infecção é assintomática.[3]

No Brasil, é muito comum na população indígena da Amazônia. Casos esporádicos são observados na Ásia e na África. Afeta ambos os sexos, com discreta prevalência no sexo masculino. Os reservatórios do fungo são as florestas úmidas e águas paradas das margens dos rios.[3]

O exame direto do pelo contaminado com KOH permite a visualização de nódulos pretos firmes e aderentes. Os nódulos contêm vários ascos, que contêm de dois a oito ascoporos fusiformes e encurvados. A cultura enegrecida é de crescimento muito lento[3] (Figs. 18.6, 18.7 e 18.8).

O tratamento da piedra preta consiste no corte dos cabelos. Antifúngicos de uso tópico associados ao corte podem evitar as recorrências frequentes.

Onicomicose

É a invasão da lâmina ungueal por fungos filamentosos septados demácios. Afecção rara e pouco diagnosticada, sua prevalência varia de 1,45% a 17,6%.[4] As alterações ungueais podem ser idênticas às da tinha da unha ou podem apresentar lâmina ungueal enegrecida, inflamação da prega ungueal proximal, coloração amarelada da cutícula, dor e secreção

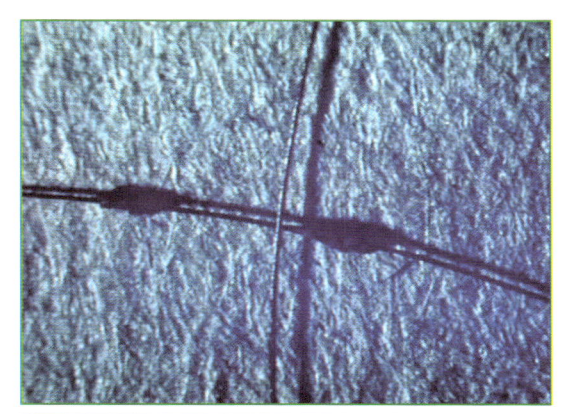

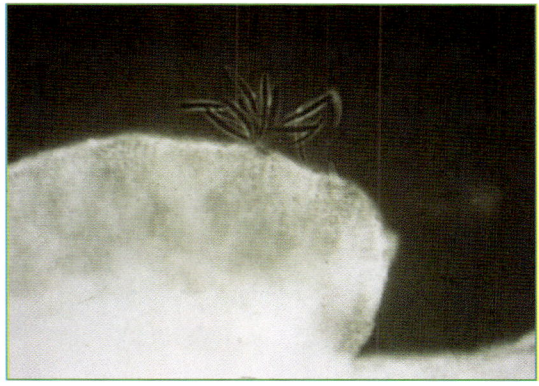

Fig. 18.7 Piedra preta – exame direto: nódulos pretos firmes e aderentes contendo vários ascos com dois a oito ascoporos fusiformes e encurvados.

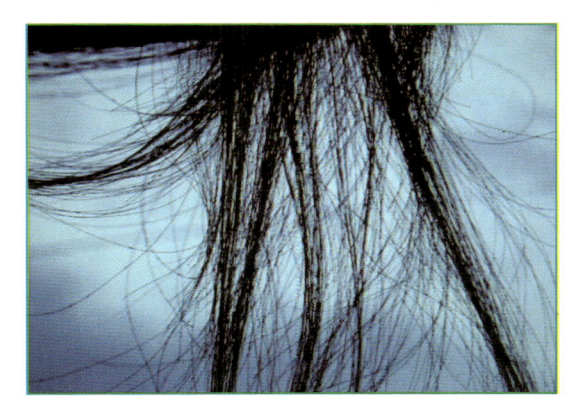

Fig. 18.6 Piedra preta – nódulos enegrecidos aderidos ao cabelo. Colaboração do Prof. Sinésio Talhari.

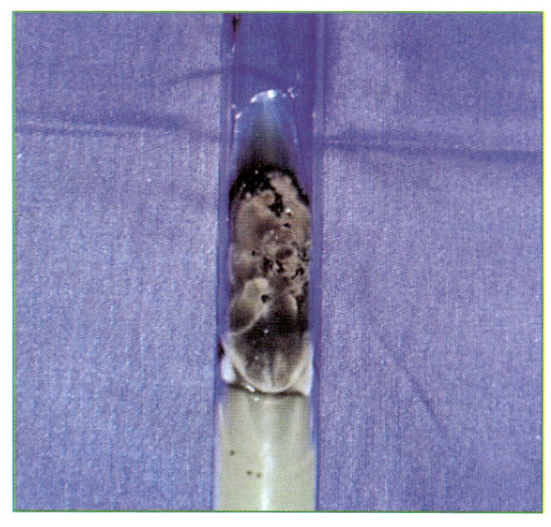

Fig. 18.8 *Piedraia hortae* – cultura: filamentosa demácia.

purulenta (Figs. 18.9 e 18.10). Os agentes mais frequentemente isolados são *Hendersonula toruloidea* e *Scytalidium dimidiatum*.[2,5,6,7]

Gentles e Evans, em 1933, descreveram pela primeira vez a presença de lesões nas unhas e nos pés, provocadas por fungo considerado não patogênico ao homem: *Hendersonula toruloidea*. *Scytalidium dimidiatum* no passado era chamado de *Scytalidium lignicola*. Uma revisão da matéria sob o ponto de vista taxonômico considera o anamorfo *Hendersonula toruloidea* sinônimo de *Nattrassia mangiferae*, tendo como sinanamorfo principal o *Scytalidium dimidiatum*.

Hendersonula toruloidea (atualmente *Nattrassia mangiferae)* vive somente em raízes de determinadas plantas (*Pinus* e *Platamus,* principalmente). Produz picnídios e não é considerado agente patogênico, a não ser quando aparece provocando lesões fúngicas oportunistas.

O diagnóstico é confirmado pelo exame micológico direto revelando hifas septadas demácias e crescimento de colônias do mesmo fungo (FFND) em três amostras consecutivas de material (Figs. 18.11 e 18.12).

Ao microcultivo, observam-se hifas demácias artrosporadas (Fig. 18.13).

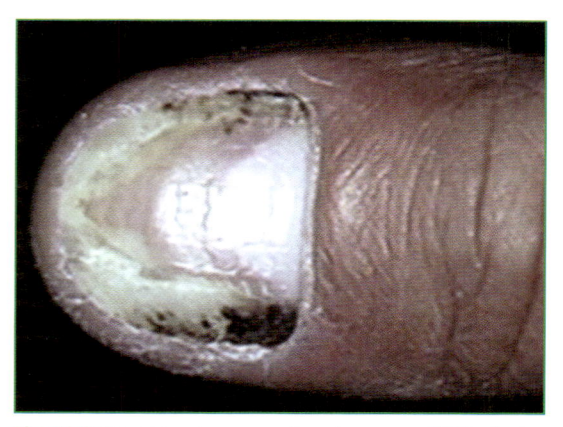

Fig. 18.9 Dermatomicose – onicomicose por FFND: *Scytalidium dimidiatum*.

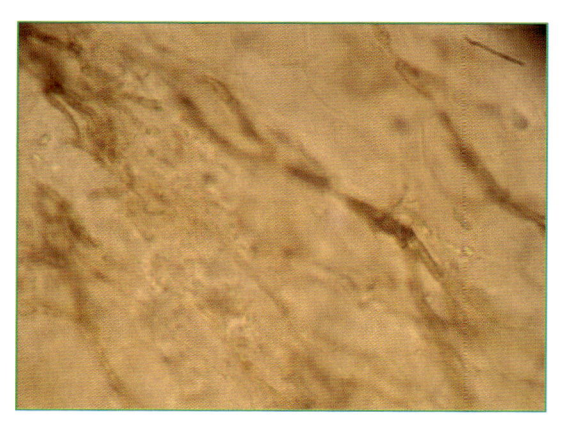

Fig. 18.11 *Scytalidium dimidiatum* – exame direto: hifa septada demácia.

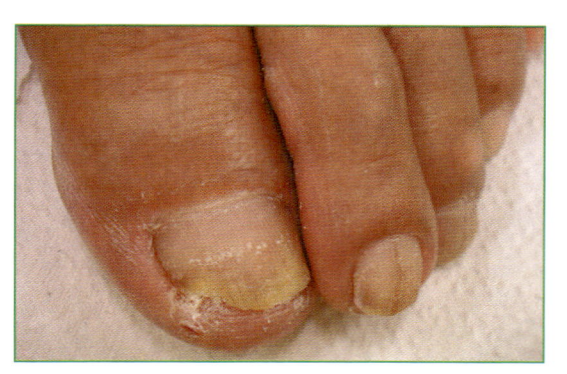

Fig. 18.10 Dermatomicose – onicomicose por FFND: *Scytalidium dimidiatum*.

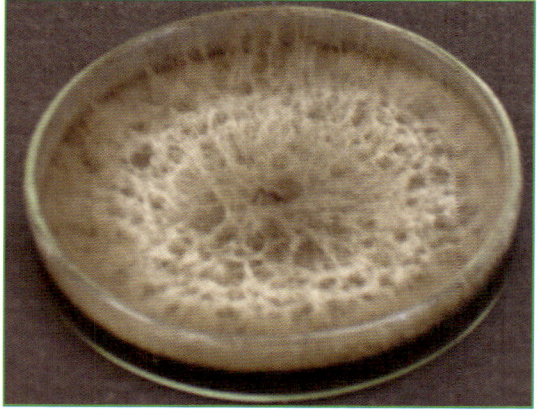

Fig. 18.12 *Scytalidium dimidiatum* – cultura: filamentosa demácia.

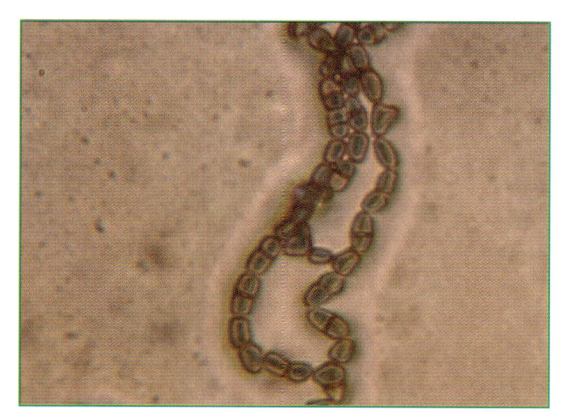

Fig. 18.13 *Scytalidium dimidiatum* – microcultivo: hifas septadas demácias artrosporadas.

O tratamento das onicomicoses por fungos filamentosos septados demácios é difícil, e as recidivas são frequentes. O ideal é a terapêutica combinada dessas onicomicoses. Para a terapêutica tópica, a melhor opção é um antifúngico em veículo esmalte (amorolfina, ciclopirox a 8%) que pode ser associado a avulsão química ou abrasão da lâmina ungueal.[4] Para o tratamento sistêmico, o itraconazol é a droga de escolha,[8] por ser um antifúngico com amplo espectro de ação. Em casos de difícil resolução, podem-se associar dois antifúngicos sistêmicos. O tempo de tratamento varia de 8 a 12 meses.

Dermatomicose dos pés e mãos

Alguns fungos filamentosos não dermatófitos têm sido descritos como agentes de lesões de pele dos espaços interdigitais dos pés ou região plantar, semelhantes clinicamente à tinha dos pés.[9,10] Mais raramente, podem acometer as mãos. Os agentes isolados com maior frequência são: *Hendersonula toruloidea, Alternaria alternata, Alternaria chlamydospora, Cladosporium sphaerospermum, Curvularia verrucosa* e *Curvularia senegalensis*. A terapêutica das dermatomicoses pode ser tópica, sistêmica ou combinada. Os antifúngicos de uso tópico são, em geral, de amplo espectro, como os derivados imidazólicos e a ciclopirox

olamina. A droga de escolha no tratamento sistêmico das dermatomicoses por FFND é o itraconazol.

Dermatomicose quérion-símile

Não há relatos na literatura, mas que é possível um FFND demácio ser responsável por uma dermatomicose quérion-símile.

Dermatomicose da pele glabra

São poucos os relatos de dermatomicose cutânea na literatura. Foram descritos casos por *Alternaria spp.* em pacientes imunocompetentes.[11] Na terapêutica, são utilizados antifúngicos de usos tópico (derivados imidazólicos e ciclopirox olamina) e sistêmico (itraconazol).

REFERÊNCIAS BIBLIOGRÁFICAS

1. Summerbell RC, Kane J, Krajden S. Onychomycosis, tinea pedis and tinea manum caused by non-dermatophytid filamentous fungi. *Mycoses* 1989; 32:609-19.
2. Elewski BE, Greer DL. *Hendersonula toruloidea* and *Scytalidium hyalinum. Arch Dermatol* 1991; 127:1041-4.
3. Lacaz CS, Porto E, Martins JEC, Heins-Vaccari EM, Melo NT. Micoses superficiais. In: *Lacaz CS, Porto E, Martins JEC, Heins-Vaccari EM, Melo NT. Tratado de Micologia Médica Lacaz*. 9ª ed. São Paulo: Sarvier, 2002. p. 252-352.
4. Tosti A, Piraccini BM, Lorenzi S. Onychomycosis caused by nondermatophytic molds: clinical features and response to treatment of 59 cases. *J Am Acad Dermatol* 2000; 42:217–224.
5. Vélez H, Diaz F. Onychomycosis due to saprophytic fungi: report of 25 cases. *Mycopathologia* 1985; 91:87-92.
6. Greer DL. Evolving role of nondermatophytes in onychomycosis. *Int J Dermatol* 1995; 34:521-4.
7. Rusho-Munro FM, Black H, Dingley JM. Onychomycosis caused by *Fusarium oxysporum. Aust J Derm* 1971; 12:18-20.
8. Gupta AK, Gregurek-Novak T, Konnikov N, Lynde CW, Hofstader S, Summerbell RC. Itra-

conazole and terbinafine treatment of some nondermatophyte molds causing onychomycosis of the toes and a review of the literature. *J Cutan Med Surg* 2001; 5(3):206-10.

9. Ginarte M, Pereiro MV Jr., Fernandez-Redondo V, Toribio J. Plantar infection by *Scopulariopsis brevicaulis. Dermatology* 1996; 293:149-51.

10. Greer DL, Gutierrez MM. Tinea pedis caused by *Hendersonula toruloidea. Am Acad Dermat* 1987; 16(5):1111-4.

11. Robb CW, Malouf PJ, Rapini RP. Four cases of dermatomycosis: superficial cutaneous infection by *Alternaria* or *Bipolaris. Cutis* 2003; 72(4):313-6.

19 Feo-hifomicoses

FUNGOS DEMÁCIOS

Fungos demácios ou pretos (*black moulds*) são grupos heterogêneos de fungos que pertencem à classe Phaeohyphomycetes. Têm coloração naturalmente acastanhada em decorrência da presença de pigmento melânico em sua parede celular. O pigmento escuro é a di-hidroxinaftalenomelanina, que, além de constituir um elemento fotoprotetor, é considerada um fator de virulência do fungo.[1] Esses fungos podem apresentar o pigmento escuro em apenas parte do seu ciclo de vida.

São amplamente distribuídos na natureza e ocasionalmente infectam o homem. São considerados de baixa virulência, e o espectro de micoses que eles causam é influenciado por fatores do hospedeiro.

As principais micoses causadas por fungos demácios são: eumicetomas por grãos pretos,[2] cromoblastomicoses[3] e feo-hifomicoses.

FEO-HIFOMICOSES

Introdução

O termo feo-hifomicose (do grego *phaeo* = escuro) abrange amplo espectro de infecções oportunistas, causadas por fungos demácios. Diferentemente dos eumicetomas e das cromoblastomicoses, não são limitadas à pele e ao tecido subcutâneo. Podem provocar diferentes respostas inflamatórias e envolver qualquer órgão ou sistema. As formas invasivas mais comuns são as pulmonares e cerebrais. Além disso, as reações alérgicas a esses fungos são frequentes, manifestando-se como sinusites e doença pulmonar alérgica.[4,5] Recentemente, fungemias foram adicionadas ao espectro de doenças causadas por fungos demácios.[5]

Ajello e cols., em 1974,[7] foram os primeiros a utilizar a denominação feo-hifomicoses para separar as diversas infecções por fungos demácios da consagrada cromoblastomicose. Justificam essa terminologia pelo crescente aparecimento de novos patógenos demácios que levariam à criação de inúmeras novas micoses. Não se encontram corpúsculos escleróticos ou fumagoides em lesões de feo-hifomicoses. Assim, todas as vezes que um fungo demácio se apresentar nos tecidos como células leveduriformes, pseudo-hifas, hifas verdadeiras ou qualquer combinação dessas formas, o diagnóstico correto dessa entidade é feo-hifomicose.

Nos eumicetomas causados por fungos demácios, encontram-se grãos nos tecidos, não preenchendo, também, os critérios para serem incluídos entre as feo-hifomicoses.

Vale a pena ressaltar que o mesmo fungo pode ser agente etiológico de micetomas, cromoblastomicoses ou feo-hifomicoses, dependendo de fatores do hospedeiro.

McGinnis, em 1983,[8] enfatizou que o termo feo-hifomicose não deve ser utilizado para substituir o nome de micoses consagradas, como tinha negra ou piedra preta. Essas devem ser consideradas apenas variantes clínicas das feo-hifomicoses.

Epidemiologia e patogênese

A frequência de feo-hifomicoses tem aumentado nas últimas décadas. No período entre 1971 e 1980, foram encontradas 15 publicações sobre o tema; entre 1981 e 1990, 59 publicações, e entre 1991 e 2000, 150 publicações, registrando um aumento de 10 vezes em 30 anos.[9]

Fungos demácios estão amplamente distribuídos e são encontrados no solo e em madeiras. Além disso, alguns organismos podem produzir sinanamorfos leveduriformes que se adaptam a ambientes aquosos.

Tipicamente, a infecção é adquirida pela inoculação traumática do fungo. Outras portas de entrada seriam: inalação de esporos, ingestão de alimentos e/ou água contaminada, contaminação da pele na inserção de cateteres vasculares e a contaminação do próprio cateter.

O principal fator predisponente para as feo-hifomicoses superficiais, cutâneas e subcutâneas é a exposição do paciente a material contaminado presente no ambiente.

Doença invasiva ocorre principalmente em pacientes com algum grau de imunodeficiência envolvendo particularmente a imunidade mediada por células como: cânceres principalmente hematológicos, transplantes de medula e de órgãos sólidos, AIDS, agranulocitose, diabetes, doenças granulomatosas crónicas, pacientes em diálise ou recebendo corticoterapia.

Em alguns casos de infecção disseminada, não se consegue estabelecer a porta de entrada.[10]

Etiologia

Existem publicações com diversos géneros incluindo *Alternaria, Curvularia, Bipolaris, Exophiala* e *Wangiella*.[9] A maioria dos agentes é isolada esporadicamente. As espécies mais comuns causadoras de feo-hifomicoses, de acordo com os casos publicados nos últimos anos, são a *Bipolaris spicifera* e a *Exophiala jeanselmei*.[9] Muitas espécies de fungos demácios são neurotrópicas e responsáveis por infecções primárias do sistema nervoso central. *Cladophialophora bantiana* é o agente mais comum de feo-hifomicose cerebral[12] (48% dos casos).

Classificação clínica

- **Feo-hifomicoses superficiais** – dermatomicoses (tinha negra, piedra preta, onicomicoses e outras)
- **Feo-hifomicoses subcutâneas**
- **Feo-hifomicoses alérgicas**
- **Feo-hifomicoses invasivas** – doença pulmonar, infecção do sistema nervoso central, infecção ocular, etc.
- **Feo-hifomicoses sistêmicas** – fungemia

Abordaremos neste capítulo as feo-hifomicoses subcutâneas, alérgicas, invasivas e sistêmicas. A variante de feo-hifomicose superficial será estudada no capítulo Dermatomicoses por fungos filamentosos septados demácios.

Feo-hifomicoses subcutâneas

Feo-hifomicoses subcutâneas ocorrem principalmente em indivíduos que são expostos a material contaminado por fungos demácios, presentes no ambiente. Podem ser imunologicamente competentes ou não.

Manifestações clínicas

Na grande maioria das vezes, trata-se de lesão cística, em geral única, assintomática, bem encapsulada e subcutânea. A lesão pode ocorrer em qualquer localização e é devida à implantação traumática do fungo. Menos frequentemente, pode aparecer como pápulas ou nódulos (Figs. 19.1 a 19.3).

O diagnóstico muitas vezes é feito apenas pelo exame anatomopatológico, pois clinicamente é confundido com outras lesões císticas ou granulomas de corpo estranho, que são retirados sem se proceder ao exame micológico.

Diagnóstico laboratorial

Exame micológico direto

O exame direto pode ser realizado a partir de material coletado por punção do cisto ou esfregaço de material obtido de biópsia. Após clarificação pelo KOH, visualizam-se hifas septadas demácias (Figs. 19.4 a 19.6).

Anatomopatológico

O encontro de células leveduriformes, pseudo-hifas ou hifas verdadeiras demácias em le-

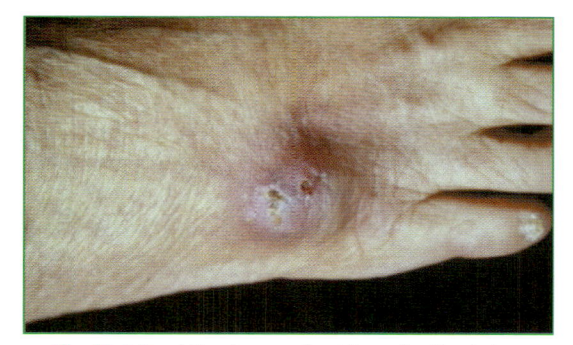

Fig. 19.1 Feo-hifomicose subcutânea. Lesão cística.

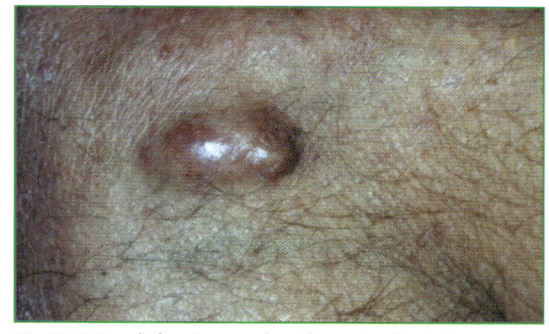

Fig. 19.3 Feo-hifomicose subcutânea. Lesão cística em paciente corticodependente.

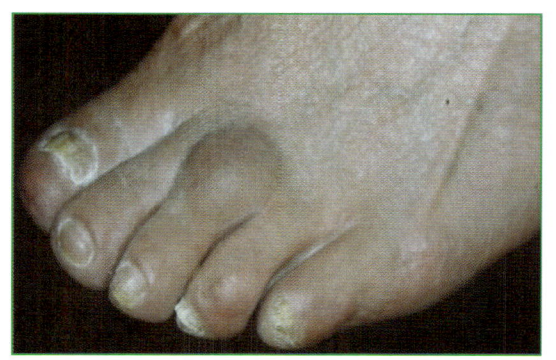

Fig. 19.2 Feo-hifomicose subcutânea. Lesão cística em transplantado renal.

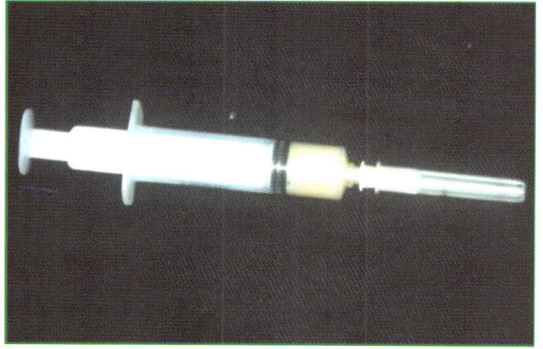

Fig. 19.4 Feo-hifomicose subcutânea. Material purulento puncionado do cisto.

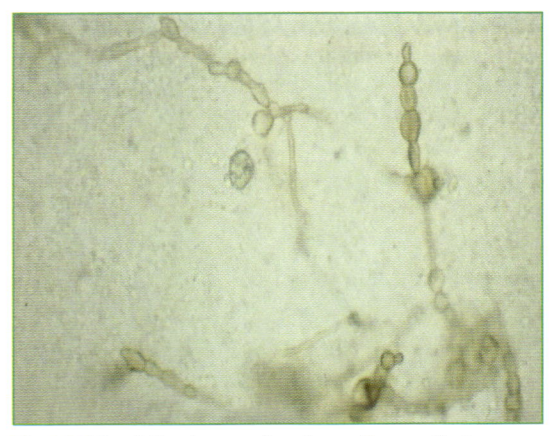

Fig. 19.5 Feo-hifomicose subcutânea. Exame direto a partir de punção de cisto. Hifas septadas hialinas.

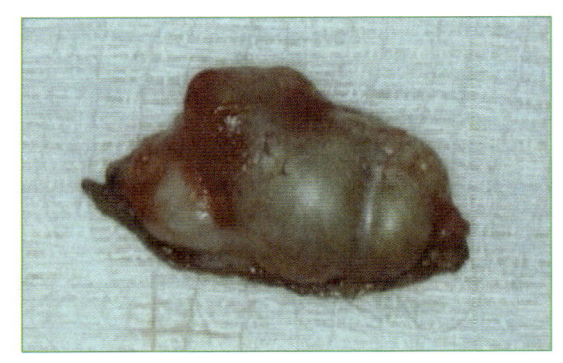

Fig. 19.7 Feo-hifomicose subcutânea. Lesão cística. Macroscopia do cisto após exérese cirúrgica.

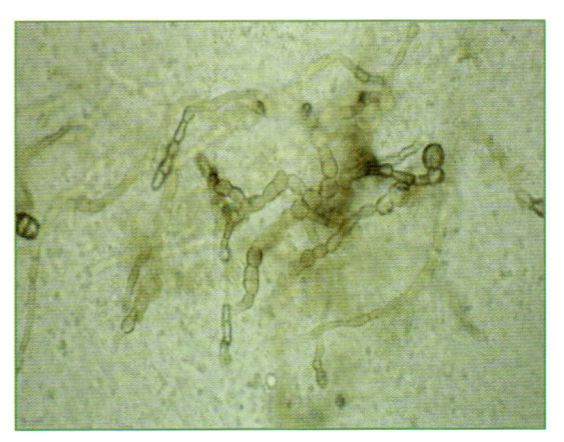

Fig. 19.6 Feo-hifomicose subcutânea. Exame direto a partir de punção de cisto. Hifas septadas hialinas.

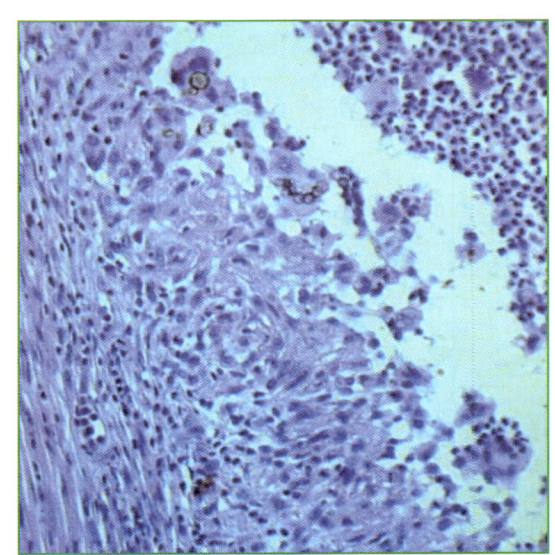

Fig. 19.8 Feo-hifomicose subcutânea. Exame anatomopatológico – presença de hifas septadas demácias em meio ao exsudato.

sões clinicamente suspeitas faz o diagnóstico (Figs. 19.7 e 19.8).

Cultura e microcultivo

A cultura e o microcultivo ou cultivo em lâmina permitem a identificação do fungo. O material deve ser semeado em meio de ágar Sabouraud-dextrose acrescido de cloranfenicol e incubado em temperatura ambiente por 4 semanas.

No nosso meio, foi possível o isolamento de *Alternaria spp.*, *Curvularia spp.* e *Phoma cava*[12] (Figs. 19.9 a 19.13).

Tratamento

O tratamento consiste na exérese cirúrgica da lesão, quando possível. A cirurgia resulta em cura na maioria dos casos.[9] A utilização de antifúngicos de amplo espectro pode ser necessária em lesões não acessíveis cirurgica-

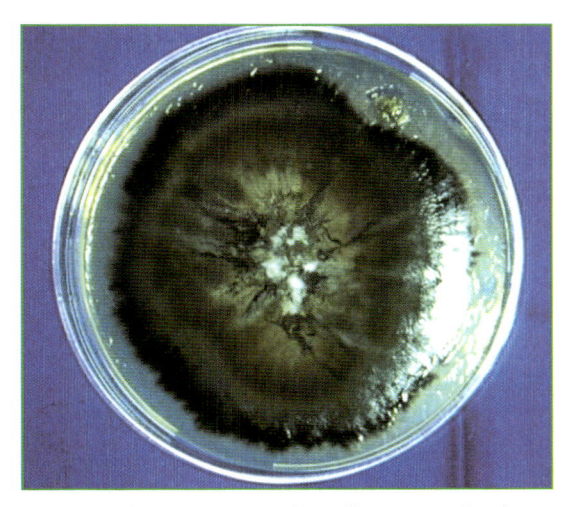

Fig. 19.9 *Alternaria spp.* – cultura filamentosa demácia.

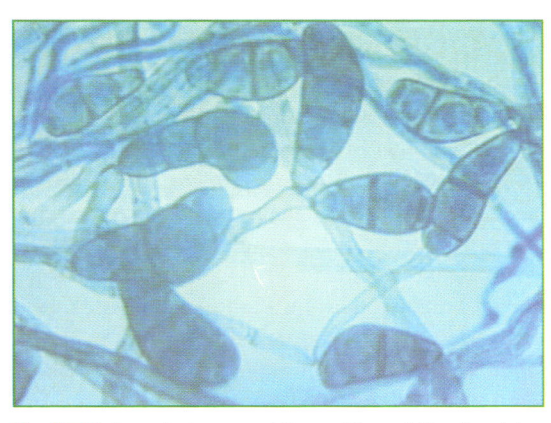

Fig. 19.12 *Curvularia spp.* – Microcultivo – hifas demácias septadas. Conídios escuros, isolados, encurvados, com três a cinco septos.

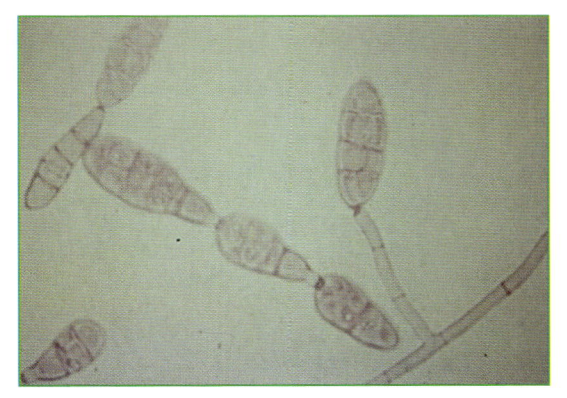

Fig. 19.10 *Alternaria spp.* – Microcultivo – hifas demácias septadas. Macroconídios escuros, isolados, com septos transversais e longitudinais a ternados.

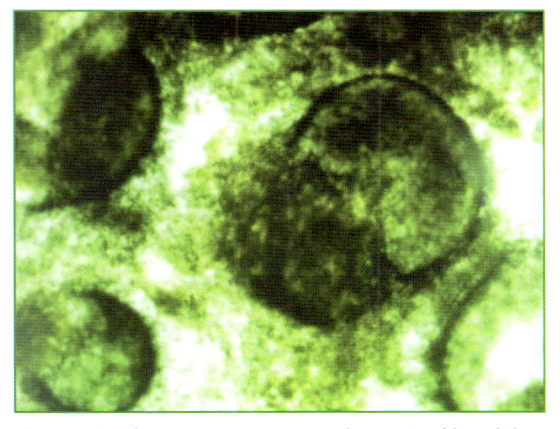

Fig. 19.13 *Phoma cava* – Microcultivo. Picnídio globoso acastanhado, liberando picnoconídios curvos ou em gota.

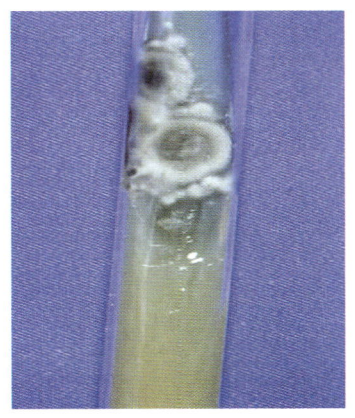

Fig. 19.11 *Curvularia spp.* – cultura filamentosa demácia.

mente. A droga de escolha é o itraconazol, nas doses de 200 a 600 mg/dia.[9]

Feo-hifomicoses alérgicas

Os fungos demácios podem atuar como precipitantes alérgicos e estão associados às sinusites alérgicas e à asma.[4,5] *Bipolaris* é o gênero mais envolvido com sinusite alérgica,[12] enquanto a inalação de esporos de *Alternaria* tem sido identificada como fator precipitante de asma.[4]

Feo-hifomicoses invasivas e sistêmicas

As feo-hifomicoses invasivas têm aumentado nas últimas décadas. As formas mais comuns são a pulmonar e a cerebral.

A infecção pulmonar é, na maioria das vezes, subaguda.[11] O paciente acometido tem, em geral, alguma forma de imunodepressão.

A forma cerebral é grave e tem prognóstico pobre.[9] Infecções do sistema nervoso central causadas por fungos demácios, assim como a doença disseminada, estão associadas a taxas de mortalidade superiores a 70%.[14]

Apesar de grave, a fungemia e a doença sistêmica disseminada por fungos demácios são raras.[6] Febre sem fonte detectável de infecção é a apresentação mais frequente. Na série de 23 casos em hospital, febre era o sintoma mais frequente, e apenas 1 paciente desenvolveu sinais clínicos de pneumonia necrotizante.[6]

Sempre que possível, a ressecção cirúrgica da lesão é recomendável, em associação com a administração de antifúngico.[9] Além disso, a redução de drogas imunossupressoras, a retirada de cateteres e a eliminação de outros possíveis fatores que causam imunossupressão podem ser úteis. Entre os antifúngicos, o itraconazol é o mais utilizado. A anfotericina B é inferior aos azólicos para os fungos demácios.[14] No caso das infecções do sistema nervoso central, a droga de escolha é a anfotericina lipossomal.[15]

REFERÊNCIAS BIBLIOGRÁFICAS

1. Dixon DM, Polak-Wyss A. The medically important dematiaceous fungi and their identification. *Mycoses* 1991; 34:1-18.
2. McGinnis MR. Mycetoma. *Dermatol Clin* 1996; 14:97-104.
3. Elgart GW. Chromoblastomycosis. *Dermatol Clin* 1996; 14:77-83.
4. Fung F, Tappen D, Wood G. Alternaria-associated asthma. *Appl Occup Environ Hyg* 2000; 15:924-7.
5. Asero R, Bottazzi G. Nasal poliposis: a study of its association with airborneallergen hyper-sensitivity. *Ann Allergy Asthma Immunol* 2001; 86: 283-5.
6. Nucci M, Akiti T, Barreiros G et al. Nosocomial fungemia due to Exophiala jeanselmei var. jeanselmei and a Rhinocladiella species: newly described causes of bloodstream infection. *J Clin Microbiol* 2001; 39:514-8.
7. Ajello L, Georg LK, Wang CJ, Steigbigel RT. A case of phaeohyphomycosis caused by a new species of *Phialophora*. *Mycologia* 1974; 66:490-8.
8. McGinnis MR. Chromoblastomycosis and phaeohyphomycosis: new concepts, diagnosis, and mycology. *J Am Acad Dermatol* 1983; 8:1-16.
9. Silveira F, Nucci M. Emergence of black moulds in fungal disease: epidemiology and therapy. *Curr Opin Infect Dis* 2001; 14:679-84.
10. Khan JA, Hussain ST, Hasan S et al. Disseminated bipolaris infection in an immunocompetent host: an atypical presentation. *J Pak Med Assoc* 2000; 50:68-71.
11. Saubolle MA. Fungal pneumonias. *Semin Respir Infect* 2000; 15:162-77.
12. Zaitz C et al. Subcutaneous phaeohyphomycosis caused by *Phoma cava*. Report of a case and review of the literature. *Rev Inst Med Trop São Paulo* 1997; 39(1):43-8.
13. Houser SM, Corey JP. Allergic fungal rhinosinusitis: pathophysiology, epidemiology, and diagnosis. *Otolaryngol Clin North Am* 2000; 33:399-409.
14. Revankar SG, Sutton DA, Rinaldi MG. Primary central nervous system phaeohyphomycosis: a review of 101 cases. *Clin Infect Dis* 2004; 38:206-16.
15. Al-Abdely HM. Management of rare fungal infections. *Curr Opin Infect Dis* 2004; 17:527-32.

BIBLIOGRAFIA

Kwon-Chung KJ, Bennett John E. Phaeohyphomycosis. *In: Medical Mycology.* 1st ed. Pennsylvania: Lea & Febiger, 1992. p. 620-77.

Lacaz CS, Porto E, Martins JEC, Heins-Vaccari EM, Melo NT. Feo-hifomicoses. *In: Tratado de Micologia Médica Lacaz.* 9ª ed. São Paulo: Sarvier, 2002. p. 519-61.

Rippon JW. Phaeohyphomycosis. *In: Medical Mycology.* 3rd ed. Philadelphia: W.B. Saunders, 1988. p. 297-324.

Zaitz C, Ruiz LRB, Souza VM. *Atlas de Micologia Médica – Diagnóstico Laboratorial.* 2ª ed. Rio de Janeiro: Medsi, 2004.

20 Mucormicose

Ligia Rangel Barboza Ruiz

INTRODUÇÃO

Zigomicose é infecção causada por diferentes espécies de fungos da classe Zygomycetes. O termo zigomicose foi proposto por Ajello, e hoje é consagrado pelos taxonomistas modernos.[1] É uma micose rara, e os micro-organismos envolvidos são sapróbios do solo, insetos e alguns répteis e anfíbios. No hospedeiro, formam micélio cenocítico, isto é, com raros ou nenhum septo. Entomophthorales e Mucorales são as ordens da classe Zygomycetes que dão nome aos dois grupos de zigomicose: entomoftoromicose e mucormicose.[2]

Organização taxonômica dos zigomicetos:

Phylum Zygomycota

Classe Zygomycetes

Ordem Entomophthorales
Ancylistaceae
Conidiobolus: C. coronatus, C. incongruous, C. lamprauges (patógeno animal)

Basidiobolaceae
Basidiobolus: B. ranarum

Ordem Mucorales
Mucoraceae
Absidia: A. corymbifera
Apophysomyces: A. elegans
Mucor: M. circinelloides, M. hiemalis, M. racemosus, M. ramosissimus, M. rouxianus
Rhizomucor: R. pusillus, R. miehei (patógeno animal)
Rhizopus: R. homothallicus, R. oligosporus, R. oryzae, R. rhizopodiformis
Cunninghamellaceae
Cunninghamella: C. bertholletiae
Mortierellaceae
Mortierella (patógeno animal)
Saksenaceae
Saksenaea: S. vasiformis
Syncephalastraceae
Syncephalastrum: S. racemosum

A mucormicose é uma infecção oportunista rara, causada por zigomicetos da ordem

Mucorales. *Rhyzopus spp.*, *Rhyzomucor spp.*, *Absidia spp.* e *Mucor spp.* da família Mucoraceae são os organismos mais comumente isolados de material clínico.[3] O número de casos relatados e as espécies envolvidas vêm aumentando nos últimos anos devido ao aumento de pacientes imunodeprimidos. As infecções fúngicas invasivas mais frequentes são a aspergilose e a candidíase sistêmicas. A mucormicose representa a terceira causa de infecção invasiva, e sua importância se deve às altas morbidade e mortalidade. As diferentes formas clínicas de mucormicose ocorrem em pacientes com câncer, pacientes com neoplasias malignas hematológicas, neutropênicos, diabéticos, transplantados ou em vigência de terapia imunossupressora.[4-6]

MUCORMICOSE

Conceito

A mucormicose é uma infecção oportunista rara causada por zigomicetos da ordem Mucorales, geralmente aguda e grave. É doença conhecida desde o século XIX. O primeiro relato de mucormicose pulmonar é de Furbringer. Ele descreveu, em 1876, um paciente que havia morrido de câncer pulmonar e apresentava infarto hemorrágico com hifas fúngicas e alguns esporângios. Platauf publicou em 1885 o primeiro caso de mucormicose disseminada em um paciente com câncer.[3]

Mucormicose ocorre em pacientes com câncer, com neoplasias malignas hematológicas, neutropênicos, diabéticos, transplantados de órgãos sólidos ou em vigência de terapia imunossupressora.[4-6] As diferentes formas clínicas podem ser rinocerebrais, pulmonares e gastrointestinais. Cursam com trombose, invasão vascular e infartos. Pode haver comprometimento cutâneo e subcutâneo secundário à doença sistêmica ou acometimento primário da pele sobre lesões preexistentes em grandes queimados e pacientes imunodeprimidos. A mucormicose pode disseminar-se por via hematogênica, provocando infartos em diferentes órgãos.

Ecologia

A mucormicose é doença cosmopolita. A maioria dos fungos da ordem Mucorales tem distribuição universal, principalmente em climas quentes e úmidos. São isolados com frequência do solo, de material orgânico em decomposição, frutas e pão de trigo e centeio. Existem no meio ambiente, e *Mucor spp.* e *Rhyzopus spp.* estão entre os fungos contaminantes do ar mais frequentes. Podem também fazer parte da biota normal do homem, e são isolados da pele e tratos gastrointestinal, respiratório e urinário.[1]

Patogênese

A mucormicose atinge pacientes de qualquer idade e de ambos os sexos que apresentam fatores predisponentes para imunodepressão.[2,4,5] A infecção é pouco descrita em pacientes com AIDS. Em 2001, Yeung e cols. realizaram pesquisa no MEDLINE sobre as síndromes clínicas causadas por diferentes gêneros de Mucorales. Concluíram que os principais fatores de risco para mucormicose incluíam malignidade hematológica, diabetes mellitus, transplantes de órgãos sólidos e insuficiência renal crônica.[6]

Mucorales são fungos saprófitas aeróbios que têm predileção especial pelos seios nasais e pulmões. As formas rinocerebral e pulmonar são adquiridas por inalação de esporos. A mucormicose cutânea primária é rara, com implantação do fungo na pele por soluções de continuidade, lesões preexistentes ou traumatismo. A ingestão de alimentos contaminados por esporos fúngicos pode ser a fonte primária de mucormicose gastrointestinal. Mucorales têm grande afinidade pela luz dos vasos sanguíneos. A invasão arterial causa isquemia, trombose, infarto e necrose tecidual. Quando a invasão é venosa, pode ocorrer hemorragia.[2-5]

Etiologia

A infecção é geralmente devido a *Rhyzopus spp.*, *Rhyzomucor spp.*, *Mucor spp.* e *Absidia spp.*, mas muitos outros organismos pertencentes a outras famílias e gêneros da ordem Mucorales podem causar doença.[2]

Manifestações clínicas

A mucormicose pode se manifestar de diferentes formas clínicas. A maioria das infecções se inicia como sinusite, manifestações rinocerebrais ou pneumonia.[7] A mucormicose rinocerebral ocorre principalmente em pacientes com cetoacidose diabética, e a sintomatologia mais comum é formada por descarga nasal sanguinolenta e fétida, dor facial e drenagem de material necrótico. O envolvimento orbital resulta em celulite orbitária, oftalmoplegia e áreas necróticas[6,8] (Fig. 20.1). A mucormicose pulmonar comumente envolve os lobos superiores, com maior aeração. É encontrada principalmente em pacientes com diabetes, apresentando obstrução brônquica, expectoração, hemoptise, dispneia, dor torácica e febre. A forma gastrointestinal cursa com febre, diarreia sanguinolenta e dor abdominal intensa e difusa. A forma cutânea é geralmente relacionada a trauma ou é parte da forma disseminada da doença.[6,8]

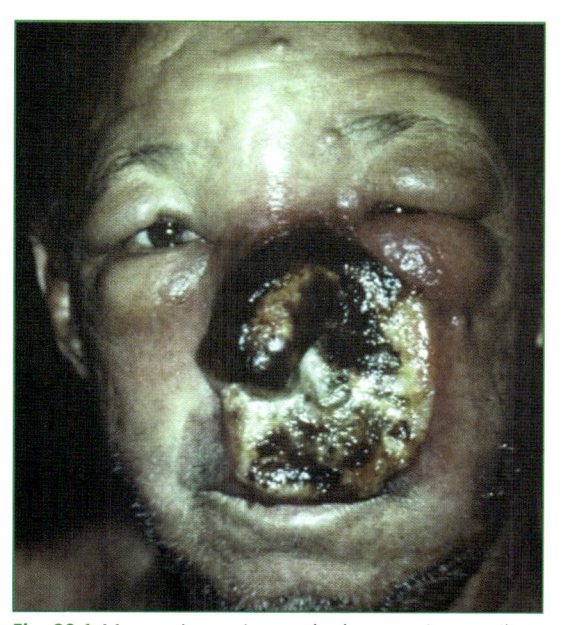

Fig. 20.1 Mucormicose rinocerebral em paciente etilista crônico.

Diagnóstico laboratorial

Anatomopatológico

Fenômenos de trombose arterial e pequenas áreas de infarto. O fungo, independentemente do gênero, apresenta-se como hifas grossas e cenocíticas (Fig. 20.2).

Exame micológico direto

A partir de exsudatos ou de material de biópsia, podem-se visualizar hifas hialinas curtas, largas e cenocíticas.

Cultura

Ágar Sabouraud com cloranfenicol sem cicloheximida, varia de acordo com o agente etiológico. A detecção do fungo no exame micológico direto do tecido é mais sensível que a cultura. Em estudo realizado por Tarrand e cols., a cultura foi positiva em 52% das autópsias e 30% de peças cirúrgicas em pacientes que o exame direto foi positivo.[9]

Rhizopus spp.[1]

Cultura

O fungo cresce rapidamente, invadindo toda a luz do tubo. O anverso é algodonoso branco

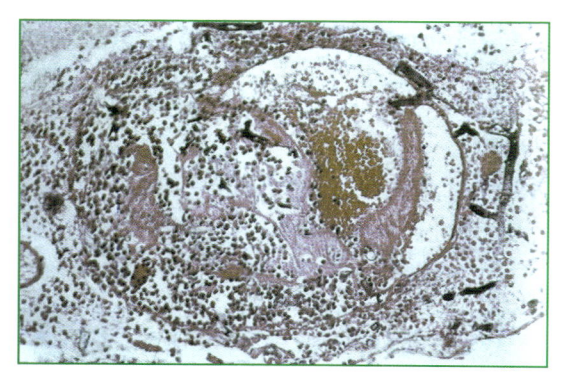

Fig. 20.2 Mucormicose. Anatomopatológico. Hifas cenocíticas no interior dos vasos, provocando trombose. (Colaboração do Prof. Silvio Alencar Marques.)

no início e posteriormente se torna marrom ou acinzentado. O reverso é da cor da colônia (Fig. 20.3A).

Microcultivo

Hifas cenocíticas com estalões ou rizoides. Os esporangióforos elevam-se sobre os rizoides. No ápice do esporangióforo, são encontrados esporângios globosos escuros, com columela e esporangiosporos endógenos (Fig. 20.3B).

Mucor spp.[1]

Cultura

O fungo cresce rapidamente, invadindo toda a luz do tubo. O anverso é algodonoso branco no início e posteriormente se torna amarelado. O reverso é da cor da colônia (Fig. 20.4A).

Microcultivo

Hifas cenocíticas, ausência de estalões ou rizoides. Os esporangióforos terminam em columelas no interior de esporângios esféricos, contendo esporangiosporos endógenos (Fig. 20.4B).

Diagnóstico radiológico

Raios X, tomografia e ressonância nuclear magnética são úteis tanto para o diagnóstico nas formas pulmonares como para orientar a abordagem cirúrgica nas formas rinocerebrais.[6]

Tratamento

O tratamento de escolha é a anfotericina B na maior dose tolerada, de 1 a 1,5 mg/kg/dia, ou anfotericina B lipossomal, na dose de 5 a 8 mg/kg/dia.[6,8] Os novos agentes triazólicos de amplo espectro têm se mostrado eficazes na zigomicose. Posaconazol tem sido utilizado como terapia de salvação na mucormicose, na dose de 200 mg, 4 vezes ao dia, por 7 a 10 dias (via oral, após refeição).[10] Estudo aberto realizado com posaconazol em 23 pacientes com mucormicose refratária[11] (61% neoplasias malignas hematológicas e 48% transplantados) resultou em sucesso terapêutico em 70% dos casos.

A intervenção cirúrgica, com debridamento da área necrótica, melhora o prognóstico.[12] A mortalidade é alta em pacientes neutropênicos, atingindo 75 a 80% dos casos (Fig. 20.5).

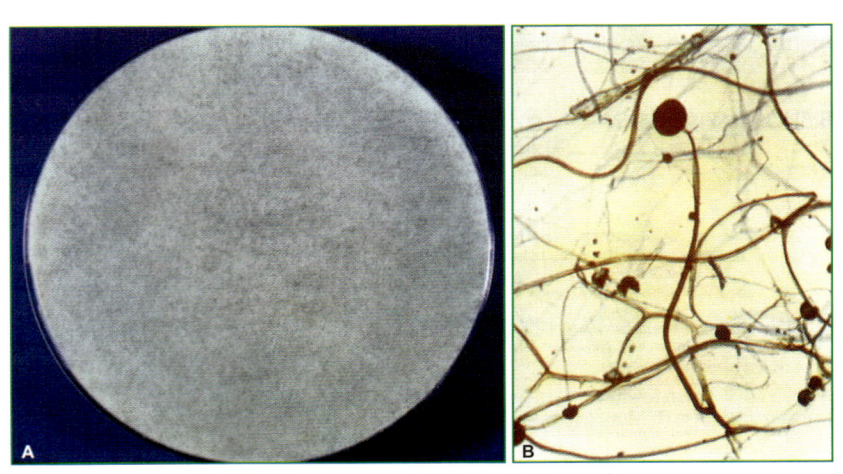

Fig. 20.3 *Rhizopus spp.* **A**. Cultura. **B**. Microcultivo.

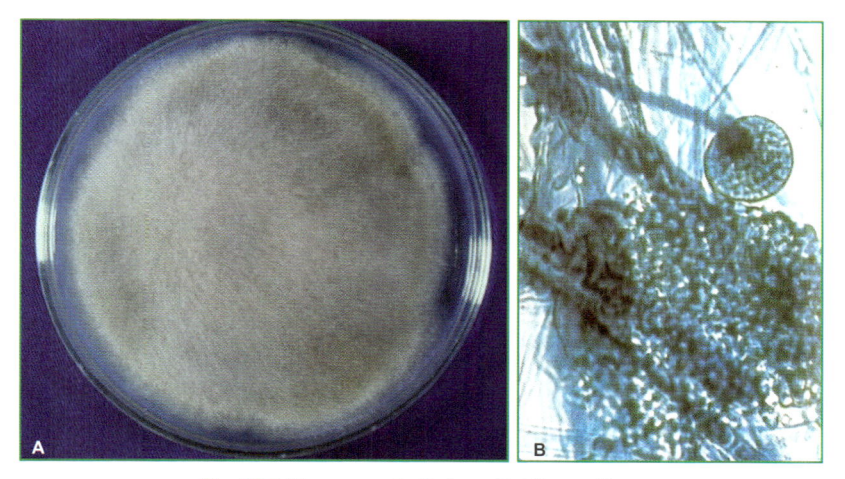

Fig. 20.4 *Mucor spp.* **A**. Cultura. **B**. Microcultivo.

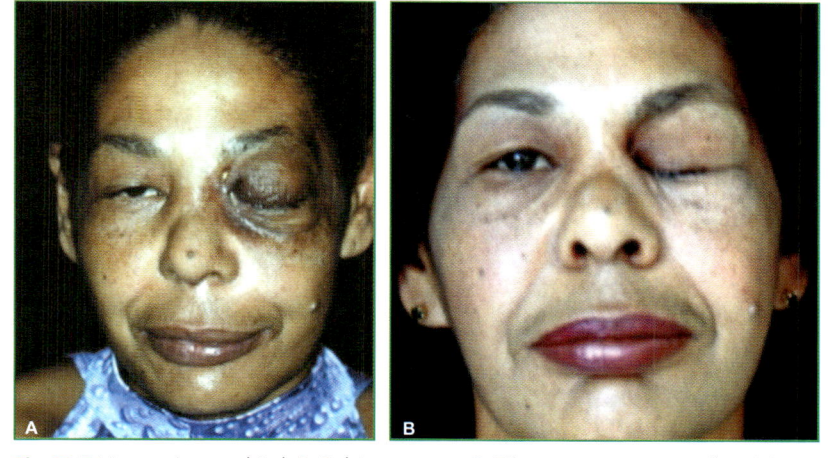

Fig. 20.5 Mucormicose orbital. **A**. Pré-tratamento. **B**. Pós-tratamento com anfotericina B, debridamento cirúrgico e enucleação.

REFERÊNCIAS BIBLIOGRÁFICAS

1. Lacaz CS. Zigomicose. *In:* Lacaz CS, Porto C, Martins JEC. *Micologia Médica*. 9ª ed. São Paulo: Sarvier, 2002. p. 761-83.
2. Ribes JA, Vanover-Sams CL, Baker DJ. *Zygomycetes* in human disease. *Clin Microbiol Rev* 2000. p. 236-301.
3. Kwon-Chung KJ, Bennett JE. Mucormycosis. *In: Medical Mycology*. 1st ed. Philadelphia: Lea & Febiger, 1992. p. 524-59.
4. Kontoyiannis DP, Wessel VC, Bodey GP *et al.* Zygomycosis in the 1990s in a tertiary-care cancer center. *Clin Infect Dis* 2000; 30:851-6.
5. Eucker J, Sezer O, Graf B *et al.* Mucormycosis. *Mycoses* 2001; 44:254-60.
6. Yeung CK, Cheng VCC, Lie AKW *et al.* Invasive disease due to *Mucorales*: a case report and review of the literature. *HKMJ* 2001; 7:180-8.
7. Bohme A, Ruhnke M, Buchheidt D *et al.* Treatment of fungal infections in hematology and oncology – guidelines of the Infectious Diseases Working Party (AGIHO) of the German

Society of Hematology and Oncology (DGHO). *Ann Hematol* 2003; 82 (Suppl. 2):S133-S140.

8. Prabhu RM, Patel R. Mucormycosis and entomophthoromycosis: a review of the clinical manifestations, diagnosis and treatment. *Clin Microbiol Infect* 2004; 10 (Suppl. 1):31-47.

9. Tarrand JJ, Lichterfeld M, Warraich I *et al.* Diagnosis of invasive septate mold infections. A correlation of microbiological culture and histologic or cytologic examination. *Am J Clin Pathol* 2003; 119:854-8.

10. Herbrecht R. Posaconazole: a potent, extended-spectrum triazole anti-fungal for the treat-ment of serious fungal infections. *Int J Clin Pract* 2004; 58:612-24.

11. Greenberg RN, Anstead G, Herbrecht R *et al. Posaconazole (POS) experience in the treatment of zygomycosis.* In: 43rd Interscience Conference on Antimicrobial Agents and Chemotherapy. American Society of Microbiology, 14-17 September 2003, Chicago, IL [Abstract M-1757], p. 1476.

12. Nosari A, Oreste P, Montillo M *et al.* Mucormycosis in hematologic malignancies: an emerging fungal infection. *Haematologica* 2000; 85:1068-71.

21 Entomoftoromicoses

Ligia Rangel Barboza Ruiz • Iphis Campbell

INTRODUÇÃO

Zigomicose é infecção causada por diferentes espécies de fungos da classe Zygomycetes, inicialmente conhecida por ficomicose. Em 1976, Ajello propôs o termo zigomicose, que hoje é consagrado pelos taxonomistas modernos.[1] É uma micose rara, tanto no homem como em animais. Os micro-organismos envolvidos são sapróbios do solo, insetos e alguns répteis e anfíbios. No hospedeiro, formam micélio cenocítico, isto é, com raros ou nenhum septo. Entomophthorales e Mucorales são as duas ordens da classe Zygomycetes que dão nome aos dois grupos de zigomicose: entomoftoromicoses e mucormicose.[2]

Organização taxonômica dos zigomicetos:

Phylum Zygomycota

Classe Zygomycetes

Ordem Entomophthorales
Ancylistaceae
Conidiobolus: C. coronatus, C. incongruous, C. lamprauges (patógeno animal)

Basidiobolaceae
Basidiobolus: B. ranarum

Ordem Mucorales
Mucoraceae
Absidia: A. corymbifera
Apophysomyces: A. elegans
Mucor: M. circinelloides, M. hiemalis, M. racemosus, M. ramosissimus, M. rouxianus
Rhizomucor: R. pusillus, R. miehei (patógeno animal)
Rhizopus: R. homothallicus, R. oligosporus, R. oryzae, R. rhizopodiformis
Cunninghamellaceae
Cunninghamella: C. bertholletiae
Mortierellaceae
Mortierella (patógeno animal)
Saksenaceae
Saksenaea: S. vasiformis
Syncephalastraceae
Syncephalastrum: S. racemosum

Entomoftoromicoses são micoses subcutâneas e mucocutâneas raras. O nome é derivado da palavra grega *entomon*, que significa inseto, pois inicialmente o agente foi identificado como parasita de insetos. Os zigomicetos dessa ordem incluem *Basidiobolus ranarum,* agente de basidiobolomicose, e *Conidiobolus spp.,* agente de conidiobolomicose.[3] Apesar da distribuição universal do fungo, a maioria dos casos se concentra em regiões tropicais e subtropicais. Entomoftoromicose ocorre predominantemente em indivíduos imunocompetentes, e a infecção resulta da implantação traumática do fungo ou de inalação.[1,3]

ENTOMOFTOROMICOSES

Introdução

São infecções crônicas, subcutâneas ou mucocutâneas, causadas por diferentes espécies de fungos da ordem Entomophthorales — classe Zygomycetes. Podem ser divididas em duas entidades clínicas, que diferem em aspectos etiológicos e epidemiológicos: conidiobolomicose e basidiobolomicose.

Condiobolomicose

Conceito

Micose causada por fungos do gênero *Conidiobolus*; o agente mais comum é o *Conidiobolus coronatus.* Afeta principalmente a mucosa nasal e o tecido subcutâneo adjacente, formando massas infiltradas. Devido ao frequente acometimento da região nasal, também é conhecida como rinozigomicose, rinoentomoftoromicose e entomoftoromicose nasal. *Conidiobolus incongruus* e *Conidiobolus lamprauges* têm sido isolados esporadicamente de lesões de conidiobolomicose. Excepcionalmente, pode disseminar-se.[1,3] A primeira descrição no homem foi feita por Brás e cols., em 1965, em uma criança da Jamaica.[4]

Ecologia

Conidiobolomicose é restrita à região entre os trópicos de Câncer e Capricórnio, principal-mente em áreas de floresta tropical, sendo descritos casos na África, na Colômbia, no Brasil e no Caribe. No Brasil, cerca de 36 casos de rinoentomoftoromicose já foram publicados, a maioria deles oriunda das regiões Norte e Nordeste.[5-8] *Conidiobolus coronatus* já foi recuperado do solo, detritos vegetais, aranhas, insetos e intestino de alguns répteis. O fungo é inalado ou implantado traumaticamente na mucosa nasal. A mucosa conjuntival também pode ser porta de entrada para o fungo. Acomete principalmente o sexo masculino, entre os 15 e os 45 anos de idade, mas há casos descritos também em crianças.[1,3]

Manifestações clínicas

Conidiobolomicose tem início na submucosa do nariz, e a manifestação inicial mais comum é sinusite. Epistaxe e coriza podem ocorrer. A infecção se estende lentamente para a pele do nariz, glabela, região malar, lábio superior, seios paranasais e faringe, com posterior invasão dos tecidos subcutâneo e muscular. Em geral, é bilateral e assintomática. A face apresenta-se edemaciada e dura à palpação. Em casos avançados, apresenta deformidade intensa. A disseminação hematogênica é rara[1,3] (Fig. 21.1A, B e C).

Diagnóstico laboratorial

Anatomopatológico

Infiltrado granulomatoso com células gigantes, presença de hifas cenocíticas envoltas por halo eosinofílico (fenômeno de Splendore-Hoeppli) e fibrose (Fig. 21.2).

Por ser a cultura de *Conidobolus* negativa em 85% dos casos, a interpretação correta do exame anatomopatológico tem grande importância para o diagnóstico.[9]

Exame micológico direto

A partir de material de biópsia, macerado e clarificado com KOH a 20%, visualizam-se hifas curtas, grossas e com poucos septos.

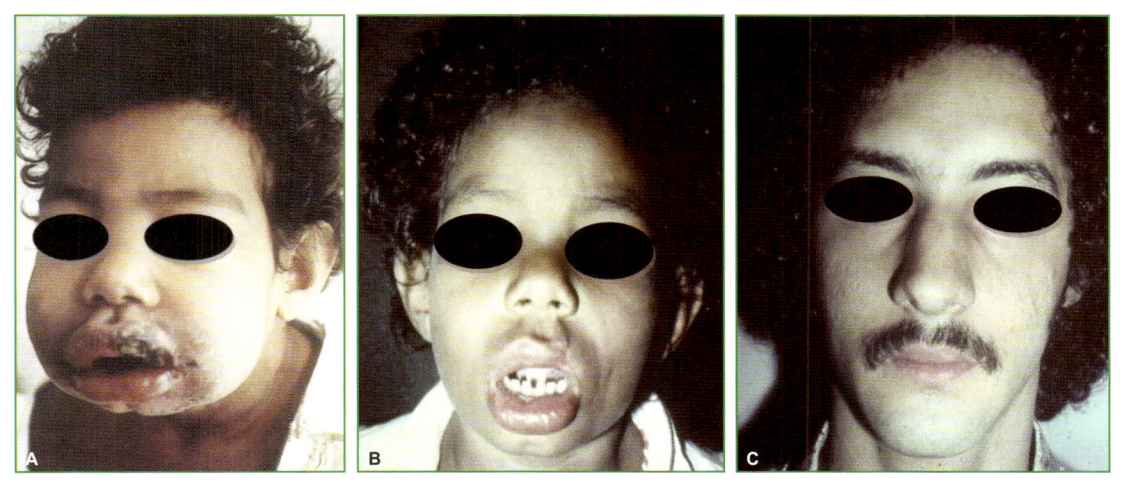

Fig. 21.1 Conidiobolomicose. **A**. Acometimento extenso da face em criança de 5 anos de idade, com infiltração e edema duro. **B**. Seguimento de 3 anos pós-terapêutica com iodeto de potássio. **C**. Seguimento de 15 anos mostrando cura sem sequelas. (Colaboração Dr. Jorge Gouvêa.)

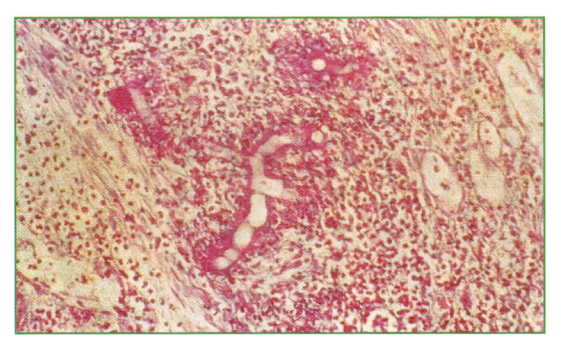

Fig. 21.2 Conidiobolomicose. Anatomopatológico – hifa cenocífica envolta por halo eosinofílico.

Cultura

Crescimento em 3 a 4 dias em ágar Sabouraud-dextrose com cloranfenicol. Colônia branca ou bege, de aspecto membranoso.

Cultivo em lâmina

Na mesma lâmina, encontram-se conídios de reprodução sexuada e assexuada.

Conídio primário globoso, unicelular, de conteúdo citoplasmático granuloso com papila, que é expelido do ápice do conidióforo. Formação de nítida papila após sua expulsão.

Presença de conídio viloso com microconidióforos dispostos radialmente (Figs. 21.3 e 21.4A e B).

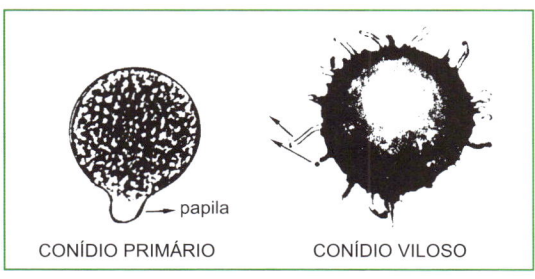

Fig. 21.3 Conidiobolomicose. Esquema explicativo do aspecto do cultivo em lâmina.

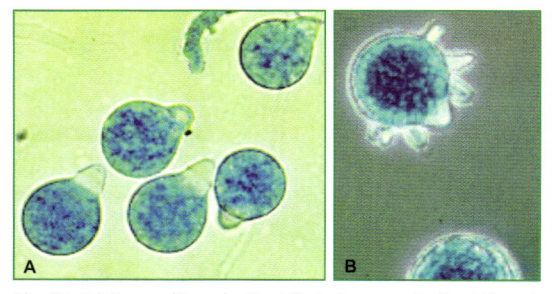

Fig. 21.4 Microcultivo de *Conidiobolus spp.* **A**. Conídio primário. **B**. Conídio viloso.

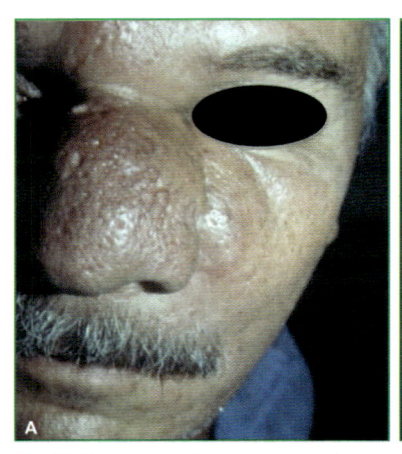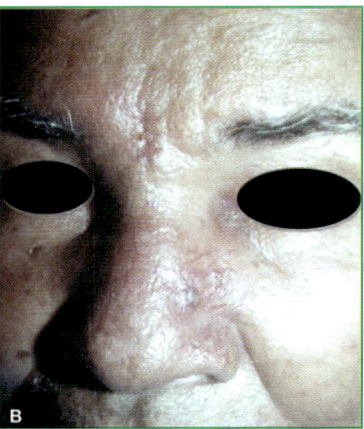

Fig. 21.5 Conidiobolomicose. **A**. Pré-tratamento. **B**. Cura clínica e micológica após solução saturada de iodeto de potássio via oral, 6 g/dia, por 4 meses. (Colaboração Prof. Lauro Lourival Lopes Filho.)

Tratamento

O tratamento de escolha é feito com solução saturada de iodeto de potássio via oral, na dose de 40 mg/kg/dia, mantida por 4 a 6 semanas após a cura clínica. A droga tem ação antifúngica direta, além de aumentar a atividade proteolítica e a atividade de mieloperoxidase.[10] É considerada padrão-ouro no tratamento da entomoftoromicose, mesmo quando comparada aos antifúngicos mais recentes (Fig. 21.5A e B). Em casos de insucesso, pode-se utilizar sulfametoxazol-trimetoprim, itraconazol[11] ou anfotericina B.

Basidiobolomicose

Conceito

Micose causada por zigomicetos do gênero *Basidiobolus,* principalmente *Basidiobolus ranarum,* que afeta tecido subcutâneo e músculos, principalmente das extremidades. Também é conhecida como zigomicose subcutânea e entomoftoromicose subcutânea. Excepcionalmente, pode haver disseminação. A primeira observação no homem foi feita na Indonésia, em 1956, apesar de já ter sido descrita em cavalos.

Ecologia

A doença ocorre em climas quentes com grande precipitação pluvial. A maioria dos casos descritos provém de regiões tropicais, como Uganda, Nigéria, Indonésia e Brasil. No Brasil, a maioria dos casos relatados é oriunda da região Nordeste.[1]

Ao contrário do *Conidiobolus coronatus,* o *Basidiobolus ranarum* não parasita insetos. Já foi recuperado de detritos vegetais e do trato intestinal de répteis, anfíbios e peixes. A infecção ocorre a partir de implantação traumática do fungo na pele. Afeta principalmente crianças na 1ª década da vida e é mais frequente no sexo masculino.[3]

Manifestações clínicas

O acometimento é, em geral, unilateral de membro superior ou inferior. O tronco pode ser afetado, e excepcionalmente atinge a face. A lesão inicial é uma placa única, eritematosa e infiltrada. Com a evolução, as lesões evoluem para infiltrações subcutâneas bastante endurecidas, com grande aumento de volume do membro, conferindo-lhe aspecto pseudotumoral. Pode haver limitação funcional do membro afetado (Figs. 21.6 a 21.8). A disseminação hematogênica não é descrita.[1]

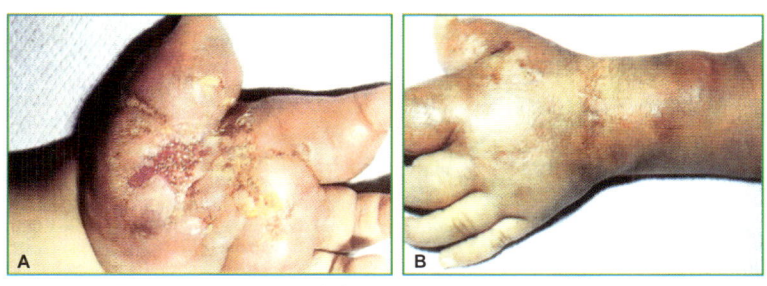

Fig. 21.6 A e **B**. Basidiobolomicose. Ocorrência rara na mão.

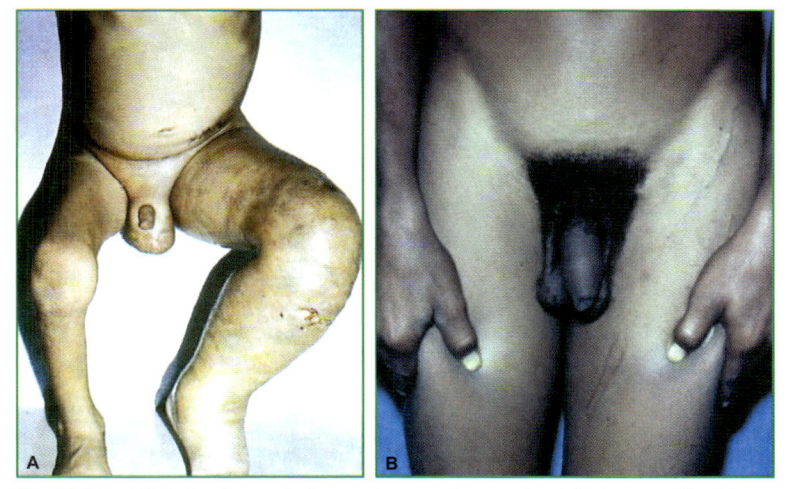

Fig. 21.7 Basidiobolomicose. **A**. Acometimento de membro inferior e região glútea. **B**. Seguimento de 10 anos, recuperação total sem sequelas. (Colaboração Dr. Jorge Gouvêa.)

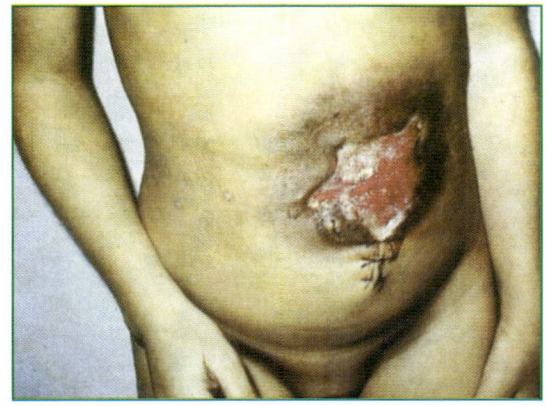

Fig. 21.8 Basidiobolomicose Acometimento de parede abdominal.

Diagnóstico laboratorial

Anatomopatológico

Processo inflamatório dérmico com áreas de necrose e numerosos eosinófilos. Presença de células gigantes e hifas curtas grossas e com poucos septos envoltas por halo eosinofílico — fenômeno de Splendore-Hoeppli (Fig. 21.9).

Exame micológico direto

A partir de fragmento de biópsia macerado e clarificado com KOH, visualizam-se hifas curtas, grossas e com poucos septos.

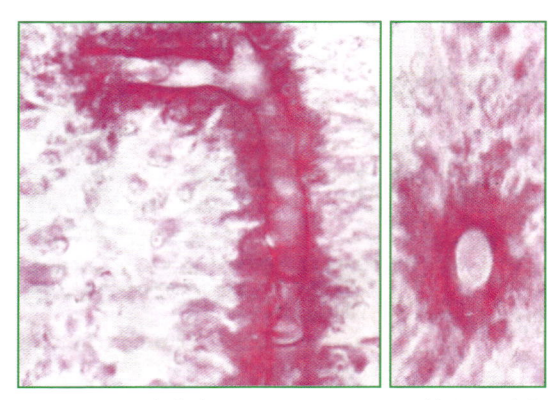

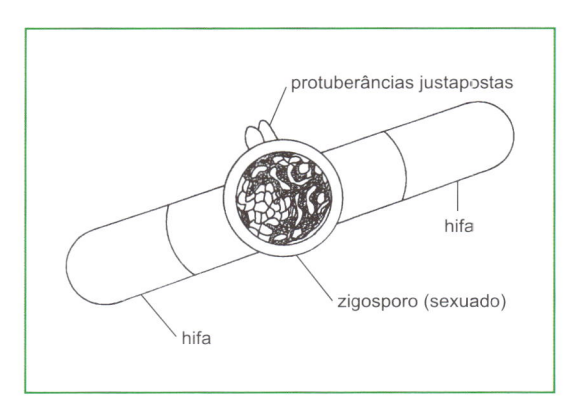

Fig. 21.9 Basidiobolomicose. Anatomopatológico – hifa cenocítica envolta por halo eosinofílico.

Fig. 21.10 Basidiobolomicose – esquema explicativo do aspecto do cultivo em lâmina.

Cultura

Crescimento em 48 a 72 horas em ágar Sabouraud com cloranfenicol. Colônia branca ou bege de aspecto membranoso.

Cultivo em lâmina

Na mesma lâmina, encontram-se conídios de reprodução sexuada e assexuada. Na reprodução assexuada, conidióforos aéreos com dilatação cônica (alargamento propulsivo terminal) e conídio primário globoso apical. Na reprodução sexuada, hifas compatíveis com formação de zigosporo central com duas protuberâncias pareadas e justapostas (Fig. 21.10).

Tratamento

Assim como na conidiobolomicose, o tratamento de escolha é feito com solução saturada de iodeto de potássio via oral, na dose de 40 mg/kg/dia, mantida por 4 a 6 semanas após a cura clínica.[10] É considerada padrão-ouro no tratamento da entomoftoromicose, mesmo quando comparada aos antifúngicos mais recentes (Figs. 21.11 e 21.12). Outras opções incluem sulfametoxazol-trimetoprim, itraconazol[11] ou anfotericina B.

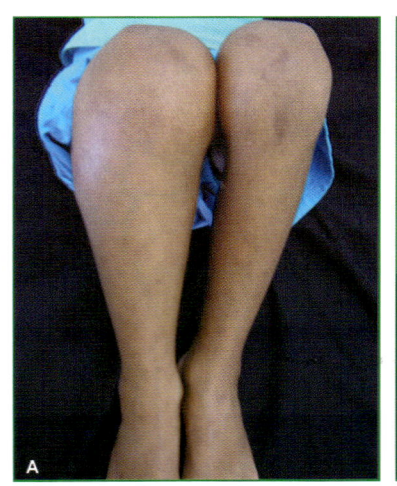

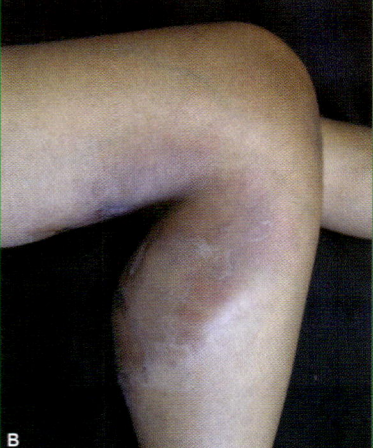

Fig. 21.11 A e **B**. Basidiobolomicose em criança de 6 anos (pré-tratamento).

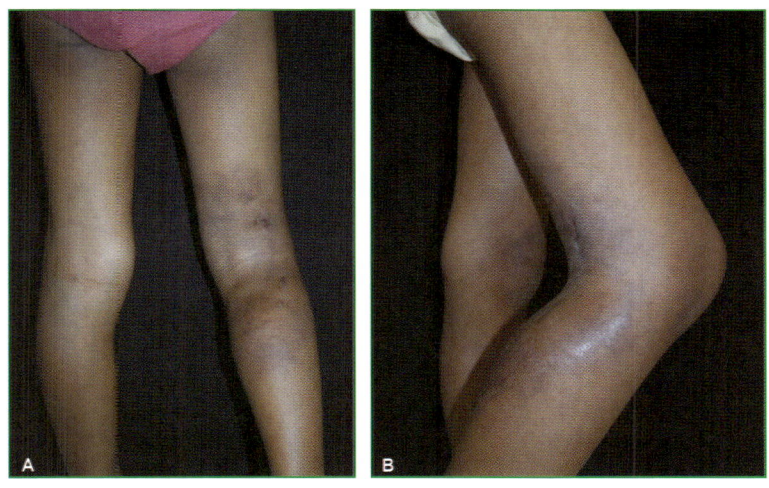

Fig. 21.12 A e **B**. Basidiobolomicose em criança de 6 anos (pós-tratamento com iodeto de potássio 2 g/dia por 5 semanas).

REFERÊNCIAS BIBLIOGRÁFICAS

1. Lacaz CS. Zigomicose. *In:* Lacaz CS, Porto C, Martins JEC. *Micologia Médica*. 9ª ed. São Paulo: Sarvier, 2002. p. 761-83.
2. Ribes JA, Vanover-Sams CL, Baker DJ. *Zygomycetes* in human disease. *Clin Microbiol Rev* 2000; 236-301.
3. Kwon-Chung KJ, Bennett JE. Entomophthoromycosis. *In: Medical Mycology*. 1st ed. Philadelphia: Lea & Febiger; 1992. p. 447-463.
4. Bras G *et al.* A case of phycomycosis observed in Jamaica. Infection with *Entomophtora coronata. Am J Trop Med Hyg* 1965; 14:141-5.
5. Bittencourt AL, Londero AT. Tropical mycosis. Doeer W, Seifert G (eds.). *Tropical Pathology*. Heidelberg: Springer-Verlag, 1995. p. 705-98.
6. Tadamo T, Paim M, Hueb M, Fontes CJ. Entomoftoromicose (zigomicose) causada por *Conidiobolus coronatus* em Mato Grosso (Brasil): relato de caso. *Rev Soc Bras Med Trop* 2005; 38(2):188-90.
7. Bittencourt A, Marback R, Nossa L. Mucocutaneous entomoftoromycosis acquired by conjunctival inoculation of the fungus. *Am J Trop Med Hyg* 2006; 75(5):936-938.
8. Moraes MA, Arnaud MVC, Almeida MMR. Zigomicose nasofacial no estado do Pará: registro de dois casos. *Revista da Sociedade Brasileira de Medicina Tropical* 1997; 30:329-31.
9. Hoegendijk CF, Pretorius E, Marx J, Van Heerden WE, Imhof A, Schneemann M. Detection of villous conidia of *Conidiobolus coronatus* in a blood sample by scanning electron microscopy investigation. *Ultrastruct Pathol* 2006; 30:53-8.
10. Krishnan SGS, Sentamilselvi G, Kamalam A *et al.* Entomophthoromycosis in India – a 4-year study. *Mycosis* 1998; 41:55-8.
11. Valle ACF, Wanke B, Lazera MS, Monteiro PCF, Viegas ML. Entomophthoromycosis by *Conidiobolus coronatus*. Report of a case successfully treated with the combination of itraconazole and fluconazole. *Revista do Instituto de Medicina Tropical de São Paulo* 2001; 43:233-6.

22   *Micetomas Eumicóticos*

Ligia Rangel Barboza Ruiz

INTRODUÇÃO

Micetoma é infecção crônica de pele e tecido subcutâneo, causada pela inoculação direta do agente por trauma. Clinicamente, caracteriza-se pela tríade aumento de volume do membro ou região afetada, formação de fístulas e drenagem de grãos. Os agentes etiológicos dos micetomas são os actinomicetos (actinomicetomas) e os fungos (micetomas eumicóticos ou eumicetomas).[1,2] O micetona eumicótico é infecção em que predominam fibrose e fistulização, com escassa drenagem de pus. Afeta mais os pés, e não há comprometimento do estado geral.

HISTÓRICO

Em 1842, John Gill descreveu clinicamente o "pé de Madura" na região de Madura, Índia. O termo micetoma foi utilizado pela primeira vez em 1860, por Vandyke Carter,[3] para denominar tumores produzidos por fungos. Somente em 1913 Pinoy[4] fez a diferenciação entre etiologia bacteriana (actinomicetomas) e fúngica (eumicetomas).

ECOLOGIA

Os fungos que causam eumicetomas estão amplamente distribuídos na natureza como sapróbios ou patógenos de plantas. Diversas espécies são encontradas em espinhos de acácia, lodo e solos arenosos. No entanto, a incidência da doença é rara. O maior número dos casos ocorre em áreas de clima tropical e subtropical, mais precisamente próximo ao trópico de Câncer, entre as latitudes 15°S e 30°N.[5] Nessas regiões, há período de chuvas de outubro a março, seguido de frio seco de março a junho. Já no período de junho a outubro, o clima é quente e seco. Essa área corresponde às regiões com maior endemicidade: África (Sudão, Senegal, Somália), Índia e América do Sul.

A infecção parece ocorrer pela exposição continuada aos agentes (traumas), associada a condições precárias de higiene e nutrição.

Os eurnicetomas são mais frequentes em homens (3:1) na faixa etária de 20 a 45 anos.[1,5] A formação do grão no eumicetoma seria decorrente da capacidade do fungo de desenvolver-se em temperaturas elevadas e, sob determinadas circunstâncias, adaptar-se ao tecido do hospedeiro.

ETIOLOGIA

Cerca de 23 espécies de fungos estão implicadas na etiologia dos eumicetomas. O grão eumicótico mede de 0,5 a 2 µm e é visualizado a olho nu. É constituído por filamentos micelianos entrelaçados e clamidosporos. A cor do grão varia, dependendo da espécie, e pode ser branca, amarelada ou preta[1,2,5] (Fig. 22.1).

Agentes etiológicos de eumicetomas[5]

*Grãos de Coloração Preta: Madurella grisea, Madurella mycetomatis, Leptosphaeria senegalensis, Exophiala jeanselmei, Phialophora verrucosa, Curvularia geniculata, Curvularia lunata, Pyrenochaeta romeroi, Pyrenochaeta mackinnonii, Corynespora cas-*siicola, Cochliobolus spicifer, Chaetosphaeroneina larense, Leptosphaeria tompkinsii, Pseudochaetosphaeronema larense.

Grãos de Coloração Branca: Acremonium kiliense, Acremonium falciforme, Acremonium recifei, Pseudallescheria boydii, Fusarium oxysporum, Fusarium moniliforme, Fusarium solani, Neotestudina rosatii, Aspergillus nidulans, Aspergillus fumigatus, Aspergillus amstelodami, Neotestudina rosatii, Polycytella hominis.

Morfologia da cultura e microcultura dos agentes etiológicos mais frequentes

Acremonium recifei[1,2]

- *Cultura* — Ágar Sabouraud-dextrose — 25°C. Colônia filamentosa branca ou rósea.
- *Microcultura* — Hifas septadas hialinas. Conídios claviformes sem septos no ápice do conidióforo, unidos por substância mucoide (Fig. 22.2).

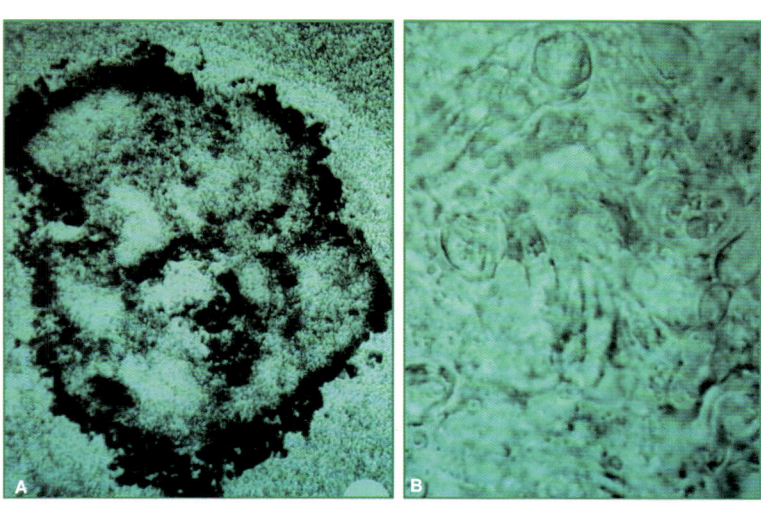

Fig. 22.1 A e **B**. Aspecto microscópico de grão eumicótico a fresco. Clareamento com KOH a 20% + DMSO. (400× e 1.000×)

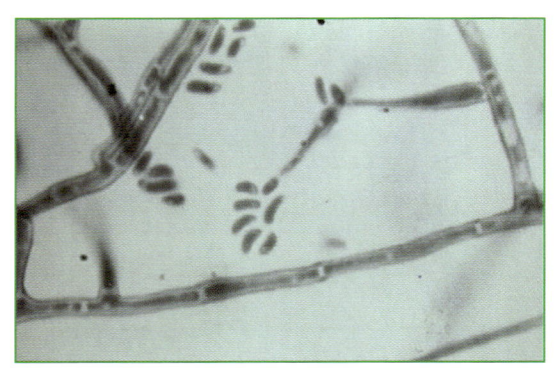

Fig. 22.2 *Acremonium recifei.* Aspecto macroscópico da cultura (40 dias).

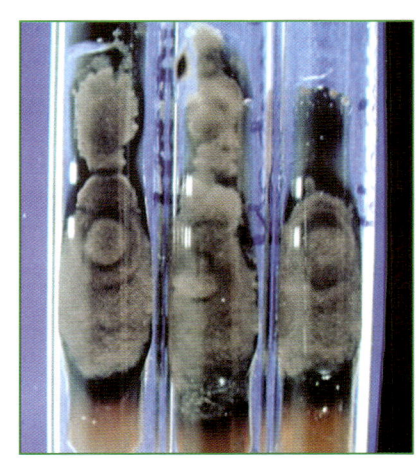

Fig. 22.3 *Madurella grisea.* Aspecto macroscópico da cultura (40 dias).

Madurella mycetomatis[1,2]

- *Cultura* — Ágar Sabouraud-dextrose — 25°C. Colônia coriácea branca, amarelada ou ocre, com micélio aéreo curto cinza. Posteriormente, torna-se marrom filamentosa.
- *Microcultura* — Tem dois tipos de esporulação: (a) conidióforos simples ou ramificados, conídios ovais ou piriformes (3,5 a 5 µm); (b) conídios globosos (3 µm) produzidos por fiálides em forma de botija.

Madurella grisea[1,2]

- *Cultura* — Ágar Sabouraud-dextrose — 25°C. Crescimento lento. Aspecto coriáceo cinza, posteriormente há formação do micélio aéreo cinza (Fig. 22.3).

- *Microcultura* — Hifas largas acastanhadas estéreis. Podem produzir picnídeo em meio pobre em nutrientes. Raros clamidosporos.

Pseudallescheria boydii[1,2]

- *Cultura* — Ágar Sabouraud-dextrose — 30 a 37°C. Crescimento rápido. Micélio aéreo abundante, castanho-acinzentado (Fig. 22.4A).
- *Microcultura* — Hifas hialinas septadas, conidióforos simples, conídios unicelulares piriformes. Aglomerado de hifas formando estrutura denominada corênio (sinêmio) (Fig. 22.4B).

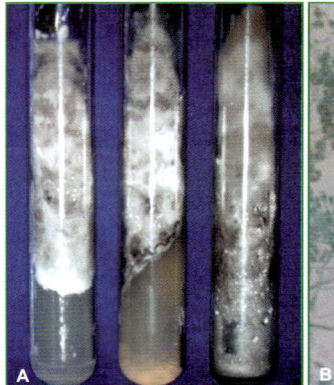
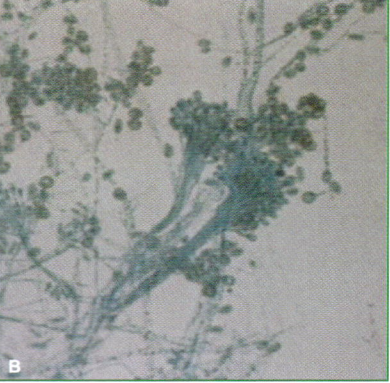

Fig. 22.4 *Pseudallescheria boydii.* **A**. Cultura em ágar Sabouraud (40 dias). **B**. Microcultivo.

Quadro clínico

O eumicetoma é infecção crônica e fibrosante de longa evolução, predominantemente unilateral e localizada nos pés (70 a 80%), mãos (12%), pernas e joelhos.[6,7] Nas fases iniciais, é importante a diferenciação com actinomicetoma, que é mais inflamatório e supurativo. A partir da inoculação do fungo, ocorrem edema, eritema e posterior fistulização. Pelo caráter indolente, a dor é pequena, e a inflamação evolui com invasão do tecido subcutâneo ao longo dos meses. Como consequência, há aumento importante do volume do membro, levando a deformidades e limitação funcional. Devido à fibrose, a área é dura à palpação, com elevações mamelonadas e saída de pouca secreção pelas fístulas (Figs. 22.5 e 22.6).

Quando a evolução é mais longa (anos), há comprometimento ósseo, com osteosclerose e osteólise, podendo evoluir para a completa destruição óssea.[5]

A disseminação da doença primária para outras áreas é extremamente rara.

Diagnóstico laboratorial[1,2]

Exame microscópico direto: os grãos são visualizados a fresco, clareados com KOH. Caracterizam-se por filamentos micelianos de parede dupla, clamidosporos abundantes e ausência de clavas.

Cultura: em ágar Sabouraud-dextrose, em temperatura adequada, a identificação macroscópica do fungo pode ser feita após 3 a 4 semanas.

Microcultura: permite identificar o fungo através de sua micromorfologia, quando não é possível a identificação pela macroscopia.

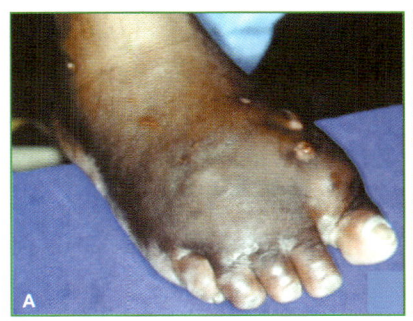
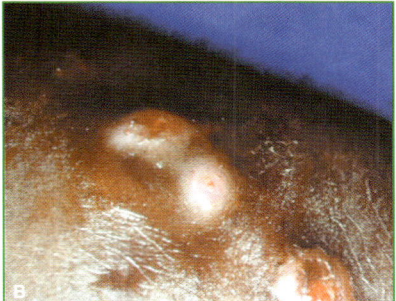

Fig. 22.5 Micetoma eumicótico. **A**. Aumento de volume do pé, fístulas e grãos. **B**. Fístulas que drenam secreção e grãos pretos.

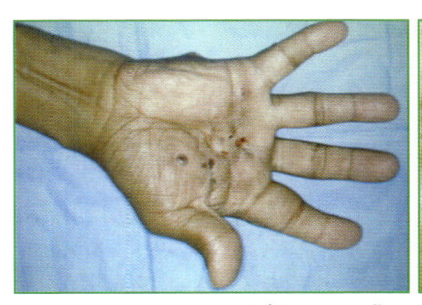
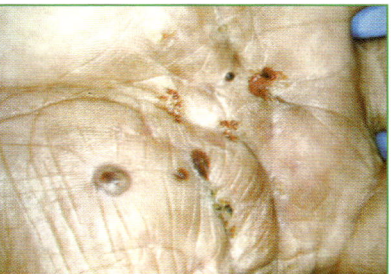

Fig. 22.6 Micetoma eumicótico em mão por *P. boydii*. Aumento de volume da mão, fístulas que drenam secreção e grãos brancos.

Histopatologia

Na fase aguda, há um processo inflamatório supurativo ao redor do grão. Com a evolução, há hiperplasia pseudoepiteliomatosa, células gigantes e formação de granulomas. Na periferia, há intensa fibrose. As colorações utilizadas são HE, PAS ou Gomori[2] (Figs. 22.7 e 22.8).

DIAGNÓSTICO RADIOLÓGICO

Nas fases iniciais da doença, o raio-X mostra aumento de partes moles. Com a evolução, ocorrem reação periosteal, erosões ósseas e

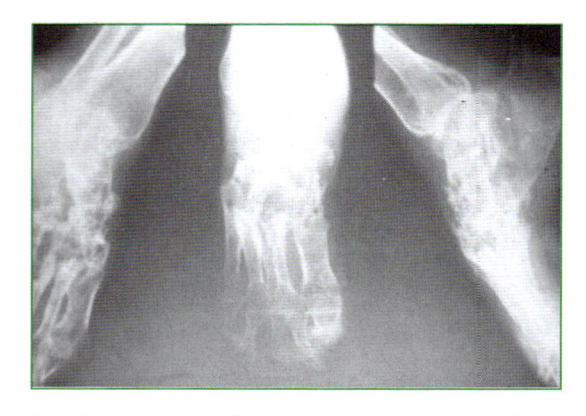

Fig. 22.9 Aspecto radiológico de micetoma eumicótico. Comprometimento ósseo com osteosclerose e osteólise, evoluindo para a completa destruição óssea.

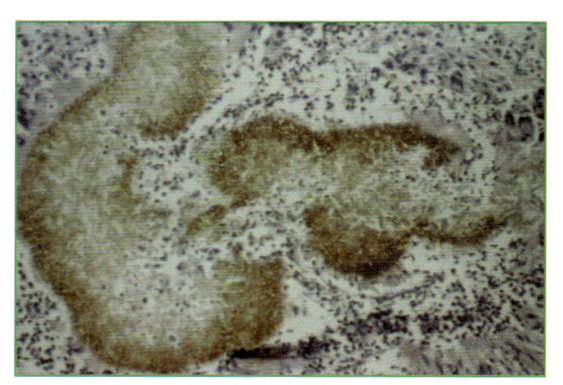

Fig. 22.7 Aspecto em vida parasitária. Anatomopatológico de pele corado pelo HE. Grão preto. (100×)

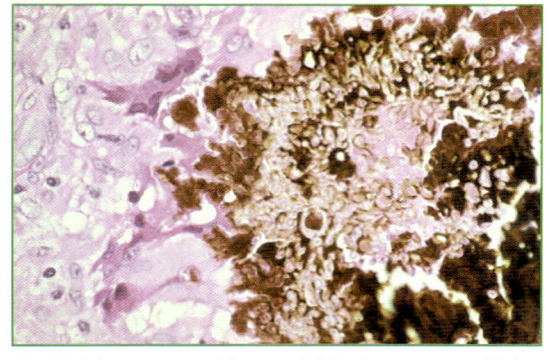

Fig. 22.8 Aspecto em vida parasitária. Anatomopatológico de pele corado pelo PAS. Grão preto. (100×)

múltiplas cavidades.[7] A ressonância nuclear magnética pode detectar as lesões ósseas mais precocemente que o raio-X e tem se mostrado uma técnica diagnóstica mais sensível e específica. Ultrassom é outro método bastante útil para o diagnóstico de micetoma, pois permite visualizar os grãos e delimitar a extensão da infecção (Fig. 22.9).

TRATAMENTO

A resposta terapêutica em casos de eumicetoma é desapontadora. A falha no tratamento se deve, em grande parte, à reação tecidual do hospedeiro, em que a fibrose dificulta a chegada das drogas em concentração adequada. Os melhores resultados têm sido obtidos com a anfotericina B, principalmente nos casos de *M. grisea* e *M. mycetomatis*.[8] Há relatos de melhora com cetoconazol (400 mg/dia) e itraconazol (400 mg/dia).[5] Os novos derivados triazólicos (voriconazol e posaconazol), ainda pouco utilizados devido ao alto custo, são drogas promissoras no tratamento dos eumicetomas.[9] A maioria dos autores concorda que o tratamento cirúrgico é a melhor opção, tanto nas fases iniciais como nas tardias. Sempre que possível, deve-se fazer a exérese total da lesão, com margens. O índice de cura aumenta com a associação dos tratamentos clínico e cirúrgico.[5]

REFERÊNCIAS BIBLIOGRÁFICAS

1. Lacaz CS, Porto E, Martins, JEC. Eumicetomas. *In: Micologia Médica.* 9ª ed. São Paulo: Sarvier, 2002. p. 387-99.
2. Kwon Chung KJ, Bennett JE. Mycetomas. *In: Medical Mycology.* Philadelphia: Lea & Febiger, 1992. p. 560-93.
3. Carter HV. On a new striking form of fungus disease principally affecting the foot and prevailing endemically in many parts of India. *Trans Med Phys Soc Bombay* 1860; 60:140-2.
4. Pinoy E. Actinomycoses and mycetomas. *Bull Inst Past* 1913; 11:929-38.
5. Lichon V, Khachemoune A. Mycetoma – a review. *Am J Clin Dermatol* 2006; 7(5):315-21.
6. Ahmed AO, van Leeuwen W, Fahal A *et al.* Mycetoma caused by *Madurella mycetomatis*: a neglected infectious burden. *Lancet Infect Dis* 2004; 4(9):566-74.
7. Fahal AH. Mycetoma: a thorn in the flesh. *Trans R Soc Trop Med Hyg* 2004; 98(1): 3-11.
8. Welsh O, Salinas MC, Rodríguez MA. Treatment of eumycetoma and actinomycetoma. *Curr Top Med Mycol* 1995; 6:47-71.
9. Ahmed A, van de Sande W, Fahal A, Bakker-Woudenberg I, Verbrugh H, van Belkum A. Management of mycetoma: major challenge in tropical mycoses with limited international recognition. *Current Opinion in Infectious Diseases* 2007; 20:146-51.

23 Cromoblastomicose

Iphis Campbell

CONCEITO

Cromoblastomicose é micose crônica, granulomatosa e supurativa da pele e tecido subcutâneo causada pela implantação traumática de uma variedade de fungos demácios que formam corpos escleróticos no tecido.

ETIOLOGIA

Os agentes etiológicos da cromoblastomicose são: *Fonsecaea pedrosoi, Fonsecaea compacta, Phialophora verrucosa* e *Cladosporium carrionii*. Foram descritos alguns casos de cromomicose por *Rhinocladiella aquaspersa*.[1] No Brasil, o agente mais frequente é a *Fonsecaea pedrosoi*.

ECOLOGIA

Os agentes da cromoblastomicose são fungos geofílicos da família *Dematiaceae* que vivem como saprófitas na natureza, sendo encontrados no solo, em plantas, troncos e pedaços de madeira. Já foram isolados em todos os continentes.[1-3]

A grande maioria dos pacientes é habitante de áreas rurais, homens entre 30 e 50 anos de idade que estão mais expostos a pequenos traumas repetidos e consequente inoculação. É doença infectiva, pois as lesões tissulares estão sempre associadas à presença do patógeno, não havendo evidências de que seja também infecciosa, pois não existe documentação de transmissão entre humanos ou animais.

A doença é muito mais comum em climas tropicais e subtropicais, e a maioria dos casos é oriunda da África e das Américas, especialmente Madagascar e Brasil, onde já foi descrita em todas as regiões, com maior frequência na Amazônia.[4-6]

MANIFESTAÇÕES CLÍNICAS

A doença surge em local de pequenos traumas prévios, que muitas vezes não são percebidos pelo paciente. Os membros inferiores são os mais frequentemente acometidos, seguidos dos superiores e da região glútea. Outros locais acometidos incluem dorso, pescoço, orelha e face.

A lesão inicial é uma pápula, que aparece vários meses após a inoculação e que pode ser pruriginosa. Essa pápula cresce lentamente e evolui para formar as lesões das duas variantes clínicas mais frequentes da cromoblastomicose: noduloverrucosa e em placas.

As lesões evoluem gradualmente para formar placas eritematoescamosas, muitas vezes com aspecto psoriasiforme e lesões noduloverrucosas que lembram couve-flor. Em ambos os tipos, podem ser observados pontos enegrecidos – *black dots* –, que são na realidade crostas sero-hemáticas em que os micro-organismos seriam preferencialmente encontrados. Essas lesões noduloverrucosas na maioria das vezes se elevam abruptamente em pele aparentemente normal – lesões vegetantes – e frequentemente se ulceram. Disseminam-se regionalmente por via linfática e provavelmente hematogênica, formando conglomerados que podem se alternar com áreas de fibrose cicatricial e ocupar grandes áreas do membro afetado, causando incapacidade funcional (Figs. 23.1, 23.2 e 23.3).

Infecção secundária bacteriana ocorre frequentemente, e, além de ser responsável pelo odor característico, contribui para a estase linfática e a elefantíase. Há disseminação por contiguidade para ossos, provocando lesões osteolíticas.[7]

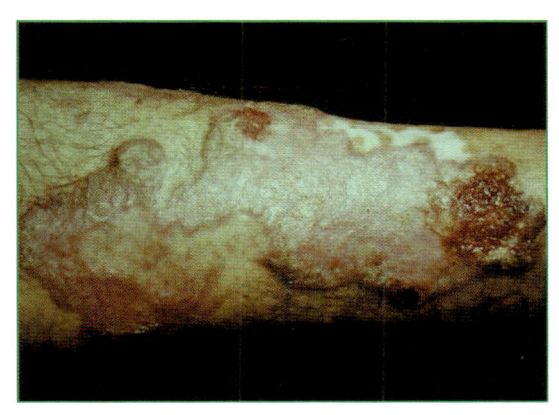

Fig. 23.2 Cromomicose. Forma vegetante.

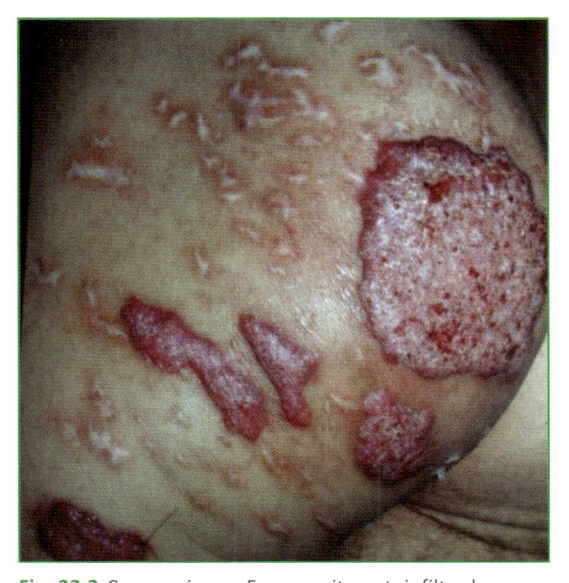

Fig. 23.3 Cromomicose. Forma eritematoinfiltrada e verrucosa.

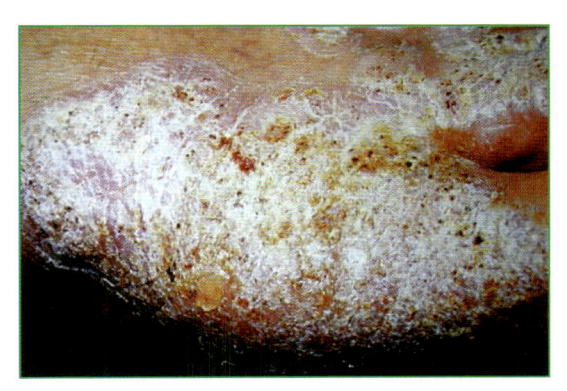

Fig. 23.1 Cromomicose. Forma verrucosa.

Diagnóstico laboratorial

Exame micológico direto

As escamas devem ser coletadas dos pontos enegrecidos e clareadas com KOH a 20%. Fita adesiva pode ser utilizada na coleta de escamas para visualização direta do parasita.[8] Material de biópsia também pode ser utilizado.

Ao exame, observam-se células arredondadas, acastanhadas, com ou sem septações: são os corpos escleróticos ou fumagoides, comuns a todas as espécies (Fig. 23.4).

Cultura

O crescimento desses fungos em ágar Sabouraud-dextrose se dá em aproximadamente 4 semanas. A colônia é escura, filamentosa, e não permite o diagnóstico de gênero e espécie (Fig. 23.5).

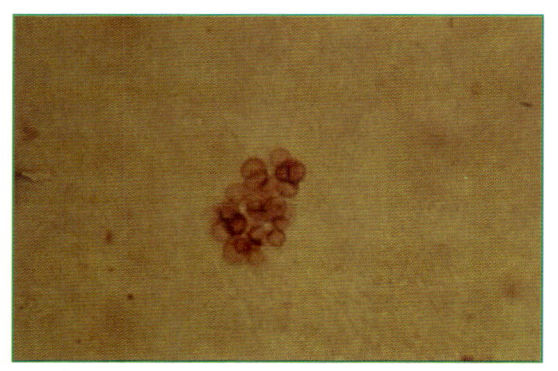

Fig. 23.4 Exame direto. Corpúsculos fumagoides.

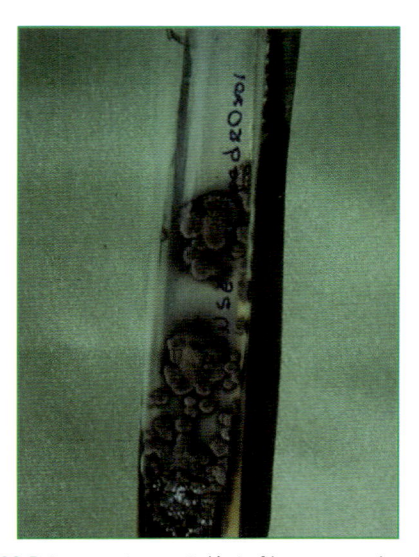

Fig. 23.5 Cromomicose. Colônia filamentosa demácia.

Cultivo em lâmina

Essa técnica pode permitir a diferenciação entre os gêneros *Fonsecaea, Phialophora, Cladosporium* e *Rhinocladiella*. Os diferentes agentes da cromomicose podem apresentar os três tipos de esporulação, com predomínio de um deles para cada gênero e/ou espécie.

Frutificação tipo Cladosporium

As cadeias de esporos originam-se de uma célula do conidióforo que possui três disjuntores. É o tipo de frutificação predominante nos microcultivos de *Fonsecaea pedrosoi*, apesar de ser encontrada também nos outros gêneros (Fig. 23.6).

Frutificação tipo Phialophora

O conidióforo tem a forma de vaso. Os esporos se dispõem ao redor do conidióforo, lembrando "vaso de flores". Predomina nos microcultivos de *Phialophora verrucosa,* apesar de ser encontrada também nos outros gêneros (Fig. 23.7).

Frutificação tipo Rhinocladiella

Esporos dispostos ao longo e na extremidade do conidióforo.

Aparece esporadicamente em microcultivos de todos os gêneros responsáveis pela cromomicose, mas é predominante em *Rhinocladiella aquaspersa*[1] (Fig. 23.8).

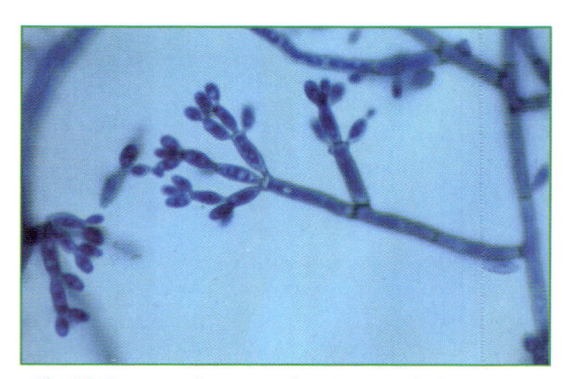

Fig. 23.6 Microcultivo. Frutificação tipo *Cladosporium*.

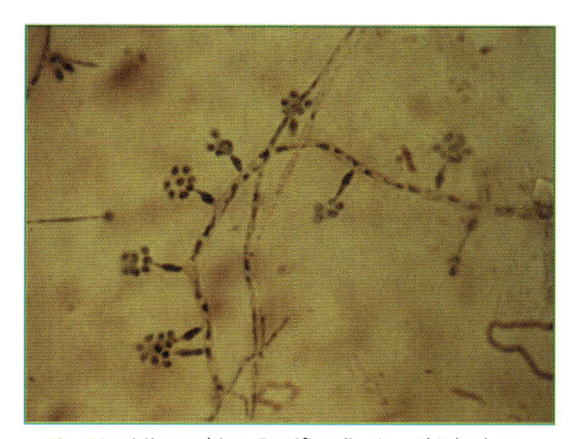

Fig. 23.7 Microcultivo. Frutificação tipo *Phialophora*.

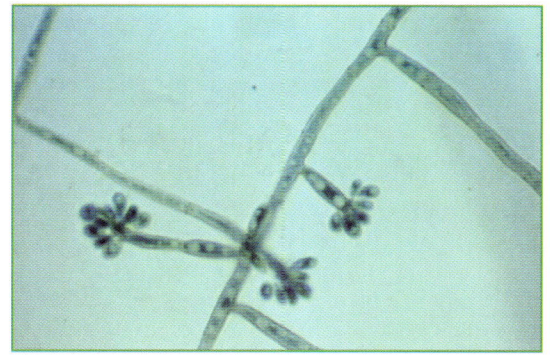

Fig. 23.8 Microcultivo. Frutificação tipo *Rhinocladiella*.

Anatomopatológico

A epiderme mostra hiperplasia pseudoepi-teliomatosa bem característica, e a presença do fungo provoca na derme uma reação inflamatória granulomatosa e supurativa com células gigantes. Reação granulomatosa com plasmócitos, linfócitos, eosinófilos, neutrófilos, macrófagos, células gigantes multinucleadas e microabscessos é bastante característica. Fibrose pode ser vista em casos mais antigos.

O fungo, com sua típica parede espessa, é de cor acastanhada, arredondado, medindo de 2 a 4 micra. São agrupados ou isolados, e muitos apresentam septação central muriforme (em forma de muro ou parede). É facilmente visualizado nas lâminas coradas pelo HE, não havendo necessidade de coloração especial. É encontrado mais frequentemente dentro de células gigantes ou no interior de micro-abscessos na derme, ou também na epiderme, pelo processo de eliminação transepidérmica (Figs. 23.9, 23.10 e 23.11).

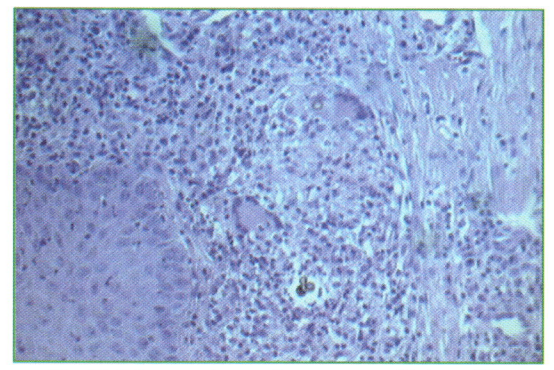

Fig. 23.9 Cromomicose. Anatomopatológico – HE.

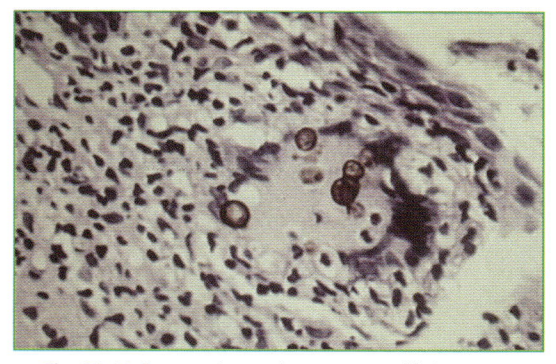

Fig. 23.10 Cromomicose. Anatomopatológico – HE.

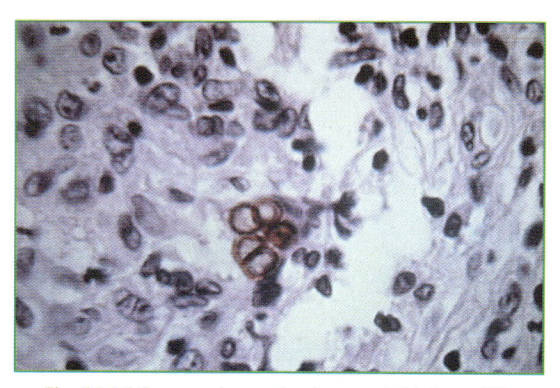

Fig. 23.11 Cromomicose. Anatomopatológico – HE.

PROGNÓSTICO

O prognóstico quanto à vida é bom, porém as ulcerações, linfedema, elefantíase e a cronicidade podem ser responsáveis por incapacidade funcional do membro afetado. As lesões ulceradas e cicatrizes antigas podem evoluir para carcinomas espinocelulares.

TRATAMENTO

As melhores chances de cura da cromoblastomicose ocorrem em lesões pequenas, em geral menores de 15 cm e localizadas. Nesses casos, o uso de antifúngicos, especialmente o itraconazol, termoterapia, crioterapia, cauterização, laser de CO_2 e exérese cirúrgica, isolados ou combinados, curam a totalidade das lesões.[9,10]

As dificuldades para o tratamento dos casos extensos e de evolução mais arrastada podem ser evidenciadas pelas numerosas modalidades terapêuticas tentadas ao longo de quase um século, no início com o arcaico iodeto de sódio endovenoso, iodeto de potássio, vitamina D_2, iontoforese e radioterapia, que não são mais usados, até entrarmos, há cerca de 50 anos, na era dos antimicóticos. Drogas como 5-fluorocitosina, anfotericina B, cetoconazol, itraconazol e terbinafina, são usadas isoladamente ou associadas a exérese cirúrgica, eletrocauterização, crioterapia, termoterapia ou laser de CO_2.

Atualmente, os melhores resultados, embora ainda não ideais, são obtidos com a associação de itraconazol e crioterapia ou termoterapia.[9,11-13] Itraconazol é usado em dose diária que varia de 200 a 400 mg, e a duração depende da extensão das lesões e da resposta clínica, podendo se estender de 6 meses a vários anos[9,12] (Fig. 23.12). Crioterapia com nitrogênio líquido, que mostra excelentes resultados em lesões pequenas e isoladas, é ótima opção quando associada a itraconazol em lesões extensas. O tempo de congelamento pode variar de 30 segundos a 4 minutos, e o número de ciclos vai de 1 a mais de 40[14] (Fig. 23.13).

Embora isoladamente não leve à erradicação do fungo, a termoterapia é ótima associação para maximizar a ação do itraconazol.[16,17] Largamente utilizada em oncologia, em combinação com quimioterapia infusional regional, aumenta de modo bastante evidente a eficácia do tratamento. Seu possível mecanismo de ação na cromoblastomicose seria direta-

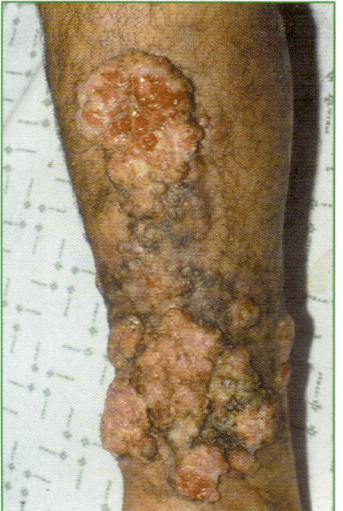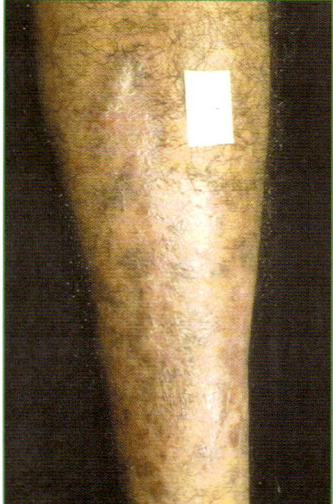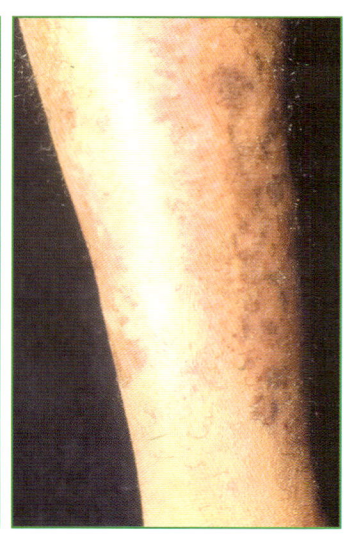

Fig. 23.12 Cromomicose. Pré e pós-tratamento (itraconazol).

mente sobre o fungo e sobre as respostas imunes do hospedeiro, aumentando a eficácia do itraconazol (Figs. 23.14 e 23.15).[15,16,17] Embora de difícil implementação, pois a fonte de calor deve ser mantida entre 40-42°C e permanecer continuadamente em contato com a região afetada, seus benefícios compensam o esforço (Fig. 23.16).

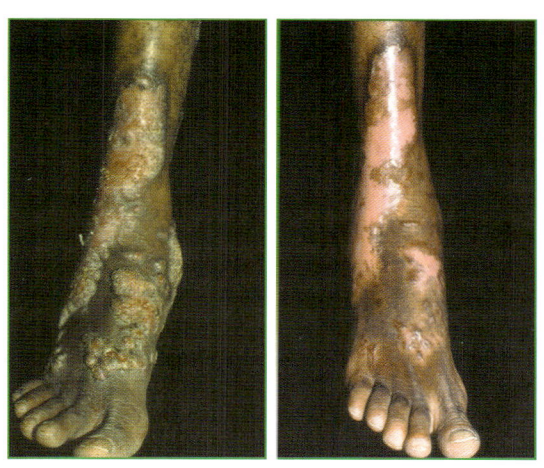

Fig. 23.13 Cromomicose. Pré e pós-tratamento (itraconazol + crioterapia).

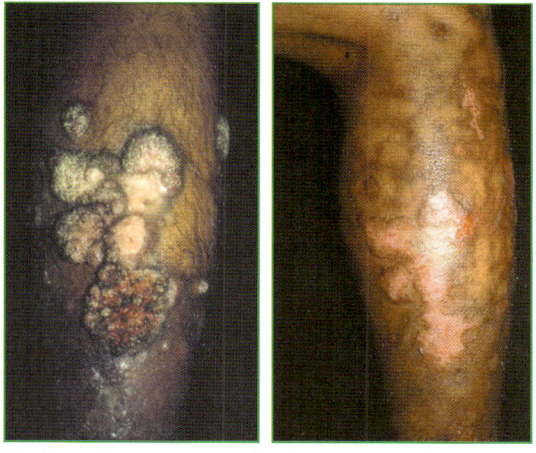

Fig. 23.15 Cromomicose. Pré e pós-tratamento (itraconazol + termoterapia).

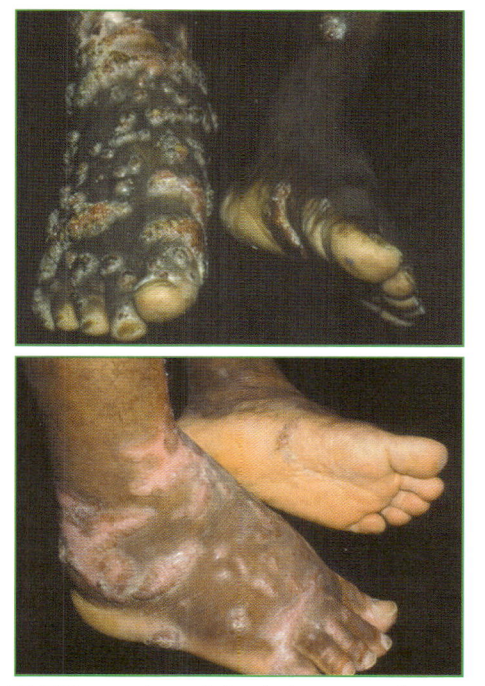

Fig. 23.14 Cromomicose. Pré e pós-tratamento (itraconazol + termoterapia).

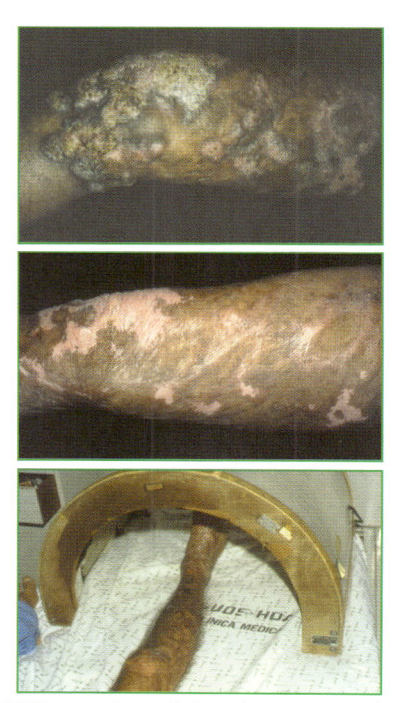

Fig. 23.16 Cromomicose. Pré e pós-tratamento (termoterapia).

REFERÊNCIAS BIBLIOGRÁFICAS

1. Kwon-Chung KJ, Bennett JE. Chromoblasto-mycosis. In: *Medical Mycology*. 1st ed. Pennsylvania. Lea & Febiger, 1992. p. 327-35.

2. Silva CM, da Rocha RM, Moreno JS *et al*. The coconut babaçu (*Orbignya phalerata martins*) as a probable risk of human infection by the agent of chromoblastomycosis in the State of Maranhão, Brazil. *Rev Soc Bras Med Trop* 1995; 28(1):49-52.

3. Salgado CG, da Silva JP, Diniz JA *et al*. Isolation of *Fonsecaea pedrosoi* from thorns of mimosa pudica, a probable natural source of chromoblastomycosis. *Rev Inst Med Trop São Paulo* 2004; 46(1):33-6.

4. Minotto R, Bernardi CD, Mallmann LF, Edelweiss MI, Scrofernecker ML. Chromoblastomycosis: a review of 100 cases in the state of Rio Grande do Sul, Brazil. *J Am Acad Dermatol* 2001; 44(4):585-92.

5. Silva JP, de Souza W, Rozental S. Chromoblastomycosis: a retrospective study of 325 cases on Amazonic Region (Brazil). *Mycopathologia* 1998-1999; 143(3):171-5.

6. Esterre P, Andriantsimahavandy A, Ramarcel ER *et al*. Forty years of chromoblastomycosis in Madagascar: a review. *Am J Trop Med Hyg* 1996; 55:45-47.

7. Sharma NL, Sharma VC, Mahajan V, Shanker V, Sarin S. Chomoblastomycosis with underling osteolytic lesion. *Mycosis* 2007; 50(6):517-9.

8. Miranda MF, Silva AJ. Vinil adhesive tape also effective for direct microscopy diagnosis of chromoblastomycosis, lobomycosis, and paracoccidioidomycosis. *Diagn Microbiol Infect Dis* 2005; 52(1):39-43.

9. Queiroz-Telles F, Esterre P, Perez-Blanco M, Vitale RG, Salgado CG, Bonifaz A. Chromoblastomycosis: an overview of clinical manifestations, diagnosis and treatment. *Med Mycol* 2009 ; 47(1):3-15.

10. Salgado CG, da Silva MB, Yamano SS, Salgado UI, Diniz JA, da Silva JP. Cutaneous localized annular chromoblastomycosis. *J Cutan Pathol* 2009; 36(2):257-61.

11. Bonifaz A, Carrasco-Gerard E, Saul A. Chromoblastomycosis: clinical and mycologic experience of 51 cases. *Mycoses* 2001; 44(1-2):1-7.

12. Ranawaka RR, Amarosinghe N, Hewage D. Chromoblastomycosis: combined treatment with pulsed itraconazole therapy and liquid nitrogen cryotherapy. *Int J Dermatol* 2009; 48(4):397-400.

13. Hira K, Yamada H, Takahashi Y, Ogawa H. Successful treatment of chromoblastomycosis using carbon dioxide laser associated with topical heat applications. *J Eur Ac Dermatol Venereol* 2002; 16:273-275.

14. Castro LG, Pimentel ER, Lacaz CS. Treatment of chromoblastomycosis by cryosurgery with liquid nitrogen: 15 years' experience. *Int J Dermatol* 2003; 42(5):408-12.

15. Tagami H, Ginoza M, Imaizumi S, Urano-Suehisa S. Successful treatment of chromoblastomycosis with topical heat therapy. *J Am Acad Dermatol* 1984; 10(4):615-9.

16. Campbell I, Reis C, Faria E, Campbell GAM. Chromomycose: traitment par la thermotherapie. *Les Nouvelles Dermatologiques* 1991; 10(6):468-71.

17. Hiruma M, Kawada A, Yoshida M, Kouya M. Hyperthermic treatment of chromoblastomycosis with disposable pocket warmers. *Mycopathol* 1993; 122:107-144.

24 Lacaziose (Doença de Jorge Lobo)

Arival C. de Brito

INTRODUÇÃO

Lacaziose, ou doença de Jorge Lobo, é micose profunda, crônica, granulomatosa, causada por *Lacazia loboi* (sir. *Paracoccidioides loboi et Loboa loboi*), decorrente da implantação traumática do fungo nos tecidos cutâneo e subcutâneo, produzindo o aparecimento de lesões nodulares, principalmente nas orelhas e nos membros, raramente disseminadas, em geral de aspecto queloidiano. Lesões em mucosas não estão registradas até o momento.

Sinônimos: micose de Lobo, lobomicose, dermatite blastomicótica queloidiana, blastomicose queloidiana, blastomicose amazônica, *miraip* ou *piraip* (aquilo que arde/queima, em língua tupi), falsa-lepra, lepra dos Caiabi.

A doença ocorre com maior incidência nas Américas do Sul e Central, desde a Bolívia ao México (Yucatán), predominando em países da região amazônica, tendo como exceções os casos relatados por Symmers (Europa), Burns e cols. (Estados Unidos) e Elsayed e cols. (Canadá).

ASPECTOS HISTÓRICOS

O primeiro caso da doença foi descrito pelo dermatologista Jorge Lobo (1931, Recife – Pernambuco, Brasil) e publicado na *Revista Médica de Pernambuco* sob o título "Um caso de blastomicose, produzido por uma espécie nova, encontrada em Recife". O paciente, do sexo masculino, 52 anos, exercia atividade nos seringais do Amazonas e apresentava, há cerca de 19 anos, nódulos coalescentes na região lombossacra.

Outros pesquisadores voltaram-se ao estudo da nova entidade clínica: Amadeu Fialho (1938), Rocha, Drolhe & Rutowitsch (1942), Fonseca Filho (1943), Livino Pinheiro (1948), Cerruti & Zamith (1949), Azevedo (1949), Nery-Guimarães & Macedo (1950), Carneiro (1952), Trejos e Romero (1953, 1º caso fora do Brasil), Leite (1954), Lacaz, Sterman, Monteiro & Pinto (1955), Herrera (1955), Silva & Azevedo (1956), Azulay, Miranda, Azulay (1957), Campo-Aasen (1958), Pelayo Correa (1958), Francisco Fialho (1958), Fontan (1960), Teixeira (1961), Moraes (1962).

Registro marcante na história natural da micose: em 1971, Migaki e cols. demonstram a presença do patógeno em não humanos, *Tursiops truncatus* Montagu, 1821, golfinho capturado na costa da Flórida, Estados Unidos.

ETIOLOGIA

O agente etiológico da lacaziose denomina-se atualmente *Lacazia loboi* Taborda, Taborda et McGinnis, 1999. Outros nomes foram dados ao agente etiológico, desde a sua identificação: *Glenosporella loboi* Fonseca Filho et Arêa Leão, 1940, *Blastomyces brasiliensis* Conant et Howell, 1941, *Glenosporopsis amazonica* Fonseca Filho, 1943, *Loboa loboi* Ciferri, Azevedo, Campos & Siqueira Carneiro, 1956, *Paracoccidioides loboi* (Fonseca Filho & Arêa Leão, 1940) Almeida e Lacaz, 1949.

Taborda, Taborda & McGinnis (1999) classificaram o fungo em novo gênero, *Lacazia*, criando a espécie *Lacazia loboi*.

Herr e cols. em 2001, efetuaram a análise filogenética de *L. loboi*, utilizando a amplificação da subunidade 18S do DNA ribossomal (SSU rDNA) e 600 pb do gene da quitina sintetase-2 (CHS-2) do DNA genômico das células leveduriformes, concluindo pela classificação desse agente entre os patógenos fúngicos dimórficos sistêmicos, na ordem *Onygenales*, a mesma que inclui *Blastomyces dermatitidis*, *Chrysosporium parvum* e *Histoplasma capsulatum* – tanto a var. *capsulatum* como a var. *duboisii*. A nova espécie *L. loboi* e o *Paracoccidioides brasiliensis* mostram, conforme Herr e cols. (2001), características comuns aos dois parasitos.

L. loboi é de micromorfologia globoide, com núcleos basofílicos ou anfofílicos, membrana de duplo contorno, refringente, diâmetro uniforme, medindo em geral de 5-6 µm a 12-14 µm e reprodução por gemulação simples ou brotamento em dois ou mais pontos distintos da cápsula. O fungo mostra arranjos catenulados (cadeias de três a oito ou mais células) e formas em halteres unidas entre si por estreita formação tubular, sempre abundantes tanto nos exames a fresco como nos cortes

histológicos e realçado pelos métodos histoquímicos do ácido periódico de Schiff (PAS), Gridley para fungos e pela prata-metenamina (Grocott-Gomori). Visualizam-se ainda fungos anucleados, com aspecto de cápsulas vazias em macrófagos, gigantócitos e livres no tecido. A coloração de Fontana-Masson demonstra a presença de melanina constitutiva na parede celular do fungo, o que não ocorre em *P. brasiliensis* e ascomicetos filogeneticamente relacionados da família *Onygenaceae*.

L. loboi é patógeno não cultivado, e as tentativas nesse sentido não obtiveram êxito até o momento.

O parasito tem sido inoculado em diferentes animais, membrana corioalantoide de ovos embrionados de galinha e no próprio homem. Nódulos com reação histiociticogigantocitária e numerosos parasitos resultaram da inoculação do fungo na bolsa jugal de *hamsters* (*Mesocricetus auratus*), em tatus (*Euphractus sexcinctus*) e em quelônios (Sampaio *et al.*, 1970, 1971, 1977). Outras experimentações em animais de laboratório foram igualmente realizadas por Opromolla e cols. e Madeira e cols., e esses últimos inocularam o parasito em coxim plantar de camundongo BALB/c, resultando em lesões macro e microscópicas semelhantes às da infecção humana. Esses autores destacam o grande número de fungos viáveis detectados pelo diacetato de fluoresceína associado ao brometo de etídio (DF-BE). Os resultados obtidos apontam para a escolha desse animal como modelo experimental para contínuos estudos, incluindo os de biologia molecular.

ECOEPIDEMIOLOGIA

A lacaziose humana está concentrada na zona intertropical, sobretudo na Amazônia brasileira e países limítrofes, área que Borelli denominou "reservaria", constituída pela mais rica floresta tropical do universo, clima quente/úmido, temperatura média anual de 24°C, rios, baías, igarapés com grande volume de água e pluviosidade entre 1.000 e 2.500 mm/ano, fatores que podem favorecer a presença e a viabilidade do fungo.

A micose atinge qualquer grupo populacional humano (brancos, mestiços, negros e índios) e mostra elevada prevalência no sexo masculino, o que não se constata nas mulheres, possivelmente por desenvolverem atividades em ambiente domiciliar. A exceção é na tribo Caiabi (Brasil Central), em que as mulheres representam 32%.

A faixa etária mais atingida é de 20 a 40 anos de idade. Há relatos de ocorrência em indígena Caiabi de 5 anos de idade (Machado, 1966, 1972), em criança da mesma idade (Niemel, 1977) e em paciente idoso (Brun, 1999). Cerca de 90% dos casos estudados incidem em pacientes que desenvolvem atividades na floresta (agricultores, garimpeiros, caçadores, seringueiros, mateiros, operadores em desmatamento).

Por não ser doença de notificação compulsória, o número de doentes é inexato, mesmo porque há a possibilidade de os pacientes serem atendidos em diferentes serviços médicos, o que contribuiria ainda mais para estatísticas incorretas.

É de ressaltar os trabalhos realizados por Souza, Pereira Filho, Nery-Guimarães, Machado e cols. e Baruzzi e cols., que estudaram a enfermidade na tribo dos índios Caiabi, grupo de origem tupi, no Brasil Central.

O primeiro e único registro na Europa até o momento foi descrito por Symmers, que refere possível inoculação do fungo em humano, a partir de lesão de um golfinho.

Moraes & Oliveira (1962) mostravam casuística mundial de 31 casos; Lobo refere 34 casos; Azulay e cols. (1968) apresentam 75 casos; Silva assinalava 98 casos da micose, dos quais 77 eram do Brasil. Uma estatística de 125 casos foi relatada por Nazaré (1976). De acordo com Pradinaud (1976), havia 163 casos conhecidos. Rodriguez Toro registra 25 doentes na Colômbia, 135 no Brasil e um total de 235 na América Latina. Silva & Neves citam 252 no Brasil e 385 casos no mundo. Pradinaud & Talhari (1996) apresentaram 418 doentes em todo o mundo. Esse número manteve-se inalterado em 1998, segundo Pradinaud, com 255 assinalados no Brasil.

Opromolla e cols., em 1999, estudaram 40 casos no estado do Acre, Brasil, que, adicionados aos descritos, totalizaram 295 doentes no Brasil. Lacaz e cols. registram casuística de 465 casos, com 295 no Brasil, incluindo os 61 índios da tribo Caiabi, até o ano 2000.

Estão registrados 113 pacientes portadores de lacaziose no Serviço de Dermatologia da Universidade Federal do Pará (SD-UFPA), durante o período de 1955 a fevereiro de 2009, comprovados por exames histopatológico e/ou micológico, elevando para 322 o registro do número de doentes no Brasil (Quadro 24.1).

Lacaziose em não humanos

A presença da doença em golfinhos é incomum, caracterizada por lesões nodulares e/ou ulcerocrostosas, localizadas nas regiões cefálica, dorsal e caudal desses mamíferos. Há oito relatos da doença nesses animais, sete em *Tursiops truncatus* Montagu, 1821, e

Quadro 24.1

Distribuição mundial dos casos de lacaziose (2009)

LOCAL	Nº DE CASOS
Brasil	322 (incluídos 61 índios Caiabi)
Colômbia	50
Suriname	34
Venezuela	23
Costa Rica	21
Guiana Francesa	16
Panamá	13
Peru	4
Bolívia	3
Equador	2
Guiana	2
México	1
Europa	1
Estados Unidos	1
Canadá	1
TOTAL	**494**

Quadro 24.2

Espécies de golfinhos infectados por *L. loboi*

AUTOR/ANO	ESPÉCIE DE GOLFINHO	LOCAL
Migaki *et al.*, 1971	*Tursiops truncatus*	Flórida – EUA
Woodard, 1972	*Tursiops truncatus*	Flórida – EUA
De Vries & Laarman, 1973	*Sotalia guianensis*	Rio Suriname
Poelma *et al.*, 1974	*Tursiops truncatus*	Flórida – EUA
Caldwell *et al.*, 1975	*Tursiops truncatus*	Flórida – EUA
Symmers, 1983	*Tursiops truncatus*	Europa – golfo da Gasconha
Bossart, 1984	*Tursiops truncatus*	Flórida – EUA
Simões Lopes *et al.*, 1993	*Tursiops truncatus*	Santa Catarina – Brasil

apenas um na espécie *Sotalia guianensis* Van Beneden, 1862 (Quadro 24.2).

Nas selvas peruanas, foram encontrados primatas *Aotus sp.* por Miller & Owens (1999), portadores de infecção por fungo leveduriforme ainda não classificado, cujas culturas foram negativas. O estudo de órgãos internos desses primatas por microscopia óptica e eletrônica revelou abundantes células leveduriformes fagocitadas por macrófagos e livres no tecido, bem como importante similaridade com *L. loboi*. A presença dessas células com tais características em primata configura-se como novo desafio ao estudo da doença.

PATOGÊNESE

A patogênese da lacaziose ainda é desconhecida, uma vez que não há trabalhos que comprovem o cultivo do patógeno em laboratório.

A natureza – vegetal, solo e água – certamente abriga o fungo, o que propicia a infecção do homem e de outros mamíferos.

O homem adquire a micose por implantação traumática do patógeno no tegumento cutâneo, que é, na maioria dos casos, a via mais comum. Quanto ao período de incubação, há evidências clínicas e algumas laboratoriais de que pode ser de 1 a 2 anos (Lacaz *et al.*, 1986; Borelli, 1962; Azulay *et al.*, 1968; Baruzzi *et al.*, 1979). Entretanto, Symmers

registrou incubação de 3 meses, e Burns relatou período de 7 anos em seu paciente.

Lacaziose infecção sem sintomatologia clínica, como ocorre com a paracoccidioidomicose infecção, tem sido especulada. A diferença reside no fato de que, nessa última, há o recurso da identificação da doença pela reação intradérmica de paracoccidioidina positiva.

Quanto às lesões disseminadas da micose, são propostos os seguintes mecanismos: contiguidade, via linfática – principalmente quando acomete membros superiores e inferiores – e autoinoculação (Rodriguez-Toro, 1989; Cáceres *et al.*, 1991).

Não há comprovação na literatura médica, até o momento, da transmissão inter-humana, mesmo em situações de longa convivência (Baruzzi *et al.*, 1967; Dias *et al.*, 1970).

IMUNOPATOLOGIA

Para o diagnóstico da lacaziose, o material é corado pela hematoxilina-eosina (HE). Utilizam-se técnicas histoquímicas (ácido periódico de Schiff (PAS), Gridley para fungos, prata-metenamina (Gomori-Grocott), tricrômico de Gomori, azul tripano, entre outras), para realçar o fungo, a composição celular do granuloma, o conjuntivo, entre outras alterações. Processo inflamatório crônico granulomatoso macrofagicogigantocitário rico em *L. loboi* é o achado histológico que se observa em biópsias da micose, sejam casos com lesões únicas, sejam localizadas ou disseminadas, em nosso material.

A epiderme apresenta aspecto normal, atrófico, hiperplásico ou ulcerado, tanto em diferentes lesões como em uma mesma lesão. Nas lesões vegetante-verrucosas e bordas de úlceras, a hiperplasia é pronunciada, irregular, muitas vezes pseudoepiteliomatosa e hiperparaceratótica. Em vários casos, é possível visualizar, no estrato córneo, por mecanismo de eliminação transepidérmica, presença de *L. loboi* entre corneócitos e escamocrostas (Fig. 24.1). Clinicamente, a eliminação do fungo é representada por pontos negros na superfície das lesões, sejam do tipo exulcerocrostoso ou as de aspecto liso e atrófico. Essa eliminação parasitária foi objeto de vários relatos, especialmente na cromoblastomicose (Goette *et al.*, 1984; Uribe *et al.*, 1989).

A derme mostra quadro microscópico típico, levando a diagnóstico conclusivo. Uma faixa clara (zona Grenz) separa, na maioria dos casos, a epiderme do infiltrado subjacente. Em outras situações e, às vezes, no mesmo material, a epiderme está em contato com o infiltrado. As estruturas dérmicas estão substituídas em grande parte por notável infiltrado granulomatoso, nodular e difuso, constituído por macrófagos e células multinucleadas do tipo corpo estranho e de Langhans, com numerosos parasitos no citoplasma (Figs. 24.2 e 24.3). Detalhes da micromorfologia do *L. loboi* na sua etiologia, anteriormente.

Agregados pontuais de linfócitos e plasmócitos entre as células fagocitárias ou perivasculares refletem a reação exsudativa. Nas lesões ulceradas, é comum o achado de neutrófilos na derme superior. A utilização da proteína S-100 por Opromolla e cols. (2000) mostrou a integridade das estruturas nervosas e anexiais nos granulomas. Segundo esses

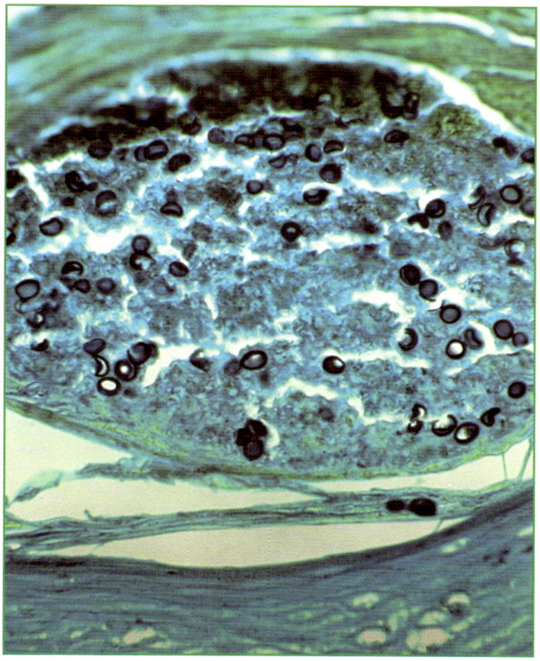

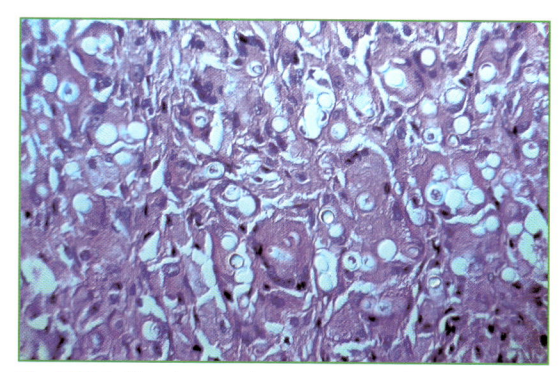

Fig. 24.2 Infiltrado granulomatoso macrofagicogigantocitário rico em fungos. (HE 400×)

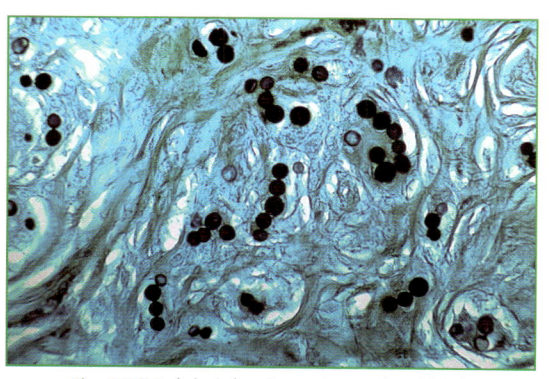

Fig. 24.3 *L. loboi.* (prata-metenamina 400×)

Fig. 24.1 Eliminação transepidérmica do *L. loboi.* (prata-metenamina 400×)

autores, há cinco tipos diferentes de células histiocitárias no infiltrado granulomatoso da lacaziose. O estroma é fibroplásico, envolve granulomas e é claramente evidenciado pela coloração do tricrômico de Gomori.

Em nosso material, observamos também a presença de agregados nodulares formados por macrófagos com amplo citoplasma finamente granuloso ou espumoso, similares às células de Gaucher, endocitando ou não parasitos (Wiersema, 1971). A microscopia eletrônica revela que esse aspecto espumoso resulta da ação de lisozimas sobre fragmentos da parede celular do fungo endocitado (Sesso et al., 1988).

Bawan e cols. assinalaram a presença dessas células Gaucher-símile em estroma de tumor de células granulosas, com as mesmas características daquelas observadas na doença de Jorge Lobo (Fig. 24.4).

A identificação de lipídios nas células do infiltrado inflamatório e nos fungos foi possível com a coloração pelo Sudão III, tendo o Sudão negro confirmado a presença de lipídios nos parasitos, mas não nos granulomas.

Como ocorre em outras doenças granulomatosas, corpos asteroides são encontrados em células multinucleadas tipo Langhans e de corpo estranho, cuja presença tem sido relatada em vários trabalhos.

Estudo utilizando diversas colorações concluiu que a associação do diacetato de fluoresceína ao brometo de etídeo (DF-BE) constitui o melhor método para determinar a viabilidade do L. loboi em lesões do mesmo doente e de diferentes pacientes, com percentagens de viabilidade entre 20 a 50%, sendo considerados inviáveis os parasitos com aspecto de cápsulas vazias (Vilani-Moreno & Opromolla, 1997).

O tecido celular subcutâneo não está representado na grande parte das biópsias de lesões da lacaziose, exceto quando a cirurgia tem por objetivo remover toda a lesão. Esse detalhe é importante quanto à verificação do grau de comprometimento do subcutâneo. Quando a hipoderme está presente, o infiltrado granulomatoso se estende em níveis variáveis nesse tecido.

Moraes (1962) observou, em seus casos de lesões nas orelhas, o não comprometimento da cartilagem auricular, o que também não estava presente nos registros de Opromolla. Caso insólito de lacaziose mostrou infiltrado granulomatoso infiltrando desde a derme até o músculo subjacente, dissociando as fibras musculares (Leite, 1954). Nos linfonodos, os granulomas com fungos são similares aos das lesões cutâneas.

Os importantes avanços obtidos no conhecimento da resposta imune do hospedeiro a micro-organismos patógenos não se refletem com igual intensidade no que diz respeito à lacaziose. É quase certo que o insucesso do cultivo in vitro do fungo contribui, entre outros fatores, para uma visão incompleta quanto à imunologia da doença, gerando, consequentemente, número limitado de publicações sobre o tema.

Grande parte das pesquisas voltadas ao estudo da imunidade humoral utiliza antígenos do P. brasiliensis, B. dermatitidis, C. immitis, H. capsulatum e C. albicans, considerando que L. loboi possui antígenos comuns a esses fungos.

Teste de Elisa com antígenos do P. brasiliensis resultou em reação cruzada no soro de infecções micóticas, incluindo nove casos de lacaziose (Mendes-Giannini et al., 1984).

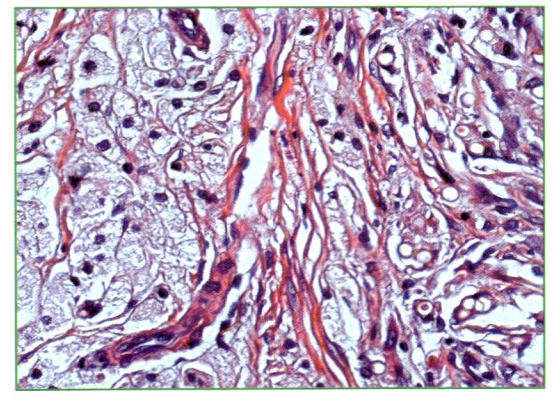

Fig. 24.4 Células Gaucher-símile contíguas a infiltrado granulomatoso contendo L. loboi.

A utilização de três antígenos tipo "lobina" por Azulay e cols. (1969, 1970) mostrou positividade com as lobinas 2 e 3 em um doente com J. Lobo, um de paracoccidioidomicose, um de micetoma e um de eczema.

Nos índios Caiabi, não houve diferença em casos da doença e controles em relação ao teste intradérmico com histoplasmina, esporotriquina e leishmanina (Baruzzi *et al.*, 1979).

Reação negativa ao dinitroclorobenzeno (DNCB) em quatro casos da micose e positividade à paracoccidioidina sugere que não há alteração da imunidade celular (Musatti *et al.*, 1980).

O estudo de 14 doentes de J. Lobo mostrou níveis normais de IgG, IgM e IgA, DNCB negativo e positividade aos testes intradérmicos com antígenos fúngicos e PPD, concluindo que a resposta imune celular está diminuída apenas em relação ao DNCB (Pecher *et al.*, 1979; Pecher & Fuchs, 1988).

Soro de doentes de lacaziose mostrou reação cruzada com emprego da glicoproteína gp43 do *P. brasiliensis* (Vidal *et al.*, 1997; Camargo *et al.*, 1998).

O método imunoenzimático com anticorpo policlonal de coelho anti-*P. brasiliensis* utilizado em lesões de lacaziose demonstrou reação cruzada entre o agente dessa micose e *P. brasiliensis* (Landman *et al.*, 1988).

Estudo imuno-histoquímico de material de pacientes com a micose mostrou maior número de macrófagos, poucos linfócitos T CD4+, ausência de linfócitos B e neutrófilos. A falta de um anticorpo específico impossibilitou a avaliação de linfócitos T CD8+ (Esterre *et al.*, 1991).

Vilani-Moreno (2002), ao analisar a quantificação de citocinas no soro e em sobrenadante de cultura de células de doentes de J. Lobo, constatou diminuição de IL-2 e aumento de IL-4 e IL-6, o que revela predominância do perfil Th2, possibilitando alterações dos mecanismos responsáveis pela contenção do fungo nos pacientes.

A atividade fagocítica de monócitos sanguíneos em relação ao *L. loboi* revela que essas células dos doentes têm a mesma habilidade para fagocitose, tanto nos doentes como nos controles sadios (Opromolla *et al.*, 2001; Vilani-Moreno *et al.*, 2004).

Ao avaliar a distribuição dos grupos sanguíneos ABO e Lewis de doentes com J. Lobo e grupos populacionais do Acre e de Bauru – SP, Silva e cols. (2004) sugerem que indivíduos com fenótipo B são mais suscetíveis à doença do que os de fenótipo Lewis b, sinalizando como grupo de risco na epidemiologia da lacaziose.

Caso único de paciente portador de lacaziose associada a imunodeficiência celular grave (HIV/AIDS) não apresentou agravamento nem disseminação das lesões (Xavier *et al.*, 2006; Brito & Quaresma, 2007).

Brito & Quaresma (2007) e Xavier *et al.* (2008) realizaram a análise imuno-histoquímica das lesões cutâneas em 25 casos de lacaziose do SD-UFPA, constatando positividade para CD68, forte marcação para TGF-β. A imunomarcação para macrófagos revelou positividade coincidente com o infiltrado granulomatoso em toda a lesão, sem heterogeneidade quanto à intensidade de imunomarcação na lesão e entre os diversos espécimes examinados. A marcação para TGF-β estava presente em áreas focais do infiltrado e também sem mostrar heterogeneidade no padrão geral de intensidade de imunomarcação nos casos estudados.

Não há estudos que correlacionem a resposta imune da doença de J. Lobo a *locus* HLA específico, o que reforça a importância da ecologia do fungo e sua relação com a resposta imune *in situ* nas lesões do hospedeiro. A intensidade de imunomarcação para CD68 nos casos de lacaziose mostrou reatividade menor que a esperada em virtude da grande quantidade de macrófagos que compõem o infiltrado, o que pode traduzir menor atividade metabólica nessas células, uma vez que o CD68 é uma proteína transmembrana de 110 kDa localizada principalmente nos lisossomas de macrófagos. Associada à fraca imunomarcação de macrófagos, nota-se forte reatividade para TGF-β nas lesões. A atividade imunossupressora do TGF-β tem sido descrita em diversos modelos de doenças infecciosas. Sua capacidade de induzir apoptose de células imunes, bem como de inibir a resposta celular imune, tem associado o TGF-β como um marcador determinante de suscetibilidade a infecções crônicas e agudas, como ocorre na hanseníase (Andersson *et al.*, 2005), hepatites crônicas e febre amarela (Flisiak *et al.*, 2005; Piekarska *et al.*, 2006). Sua intensa imunomarcação observada nos casos de lacaziose pode explicar em parte a fraca reatividade para o CD68, pois o TGF-β tem a capacidade de inibir fortemente a atividade de macrófagos, diminuindo sua eficácia microbicida. Sabe-se que macrófagos assumem um papel central na resposta imune à infecção por vários agentes microbianos, incluindo micobactérias e fungos. Os resultados obtidos em nosso material demonstraram a baixa atividade celular para um marcador de lisossomas, o CD68, com fraca reatividade na lacaziose. Esse evento pode indiretamente apontar uma baixa eficácia na ativação dos fatores microbicidas dos macrófagos, provavelmente induzido pela atividade do TGF-β.

A ocorrência de extensas áreas colágenas em lesões de doença de Jorge Lobo chama a atenção para a capacidade que tem o TGF-β de induzir fibrose em determinadas doenças infecciosas crônicas, como a hepatite C. A riqueza de fibras colágenas associada a uma fraca imunomarcação para CD68 em macrófagos aponta um efeito concomitante do TGF-β, inibindo macrófagos e induzindo à fibrose, o que pode ser responsável pelo aspecto queloidiano das lesões.

Percebe-se ainda que a ausência de granulomas bem-formados sustenta a hipótese de que o TGF-β tem um papel fundamental na etiopatogênese da infecção pelo *L. loboi*, seja inibindo a resposta imune celular, principalmente a mediada por macrófagos, seja induzindo à fibrose (Fig. 24.5).

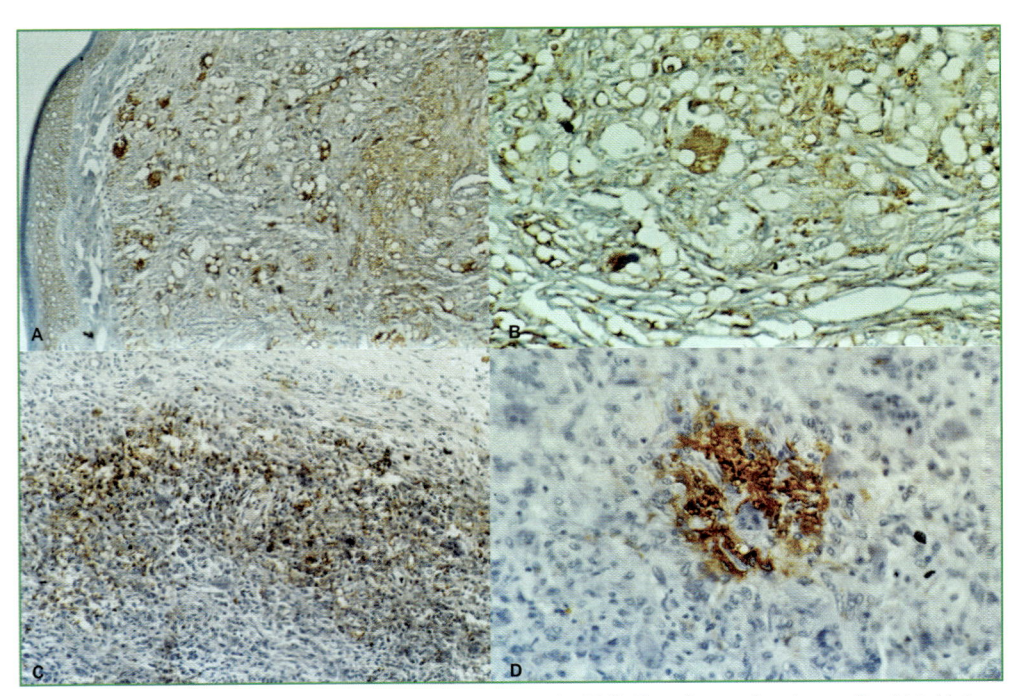

Fig. 24.5 Imunomarcação pelos anticorpos anti-CD68 e anti-TGF-β. Fitomicrografias de secções histológicas imunomarcadas pelos anticorpos anti-CD68 (**A** e **B**) e anti-TGF-β (**C** e **D**). Notar nas seções **A** e **B** a imunorreatividade para CD68, um marcador de células macrofágicas e a intensa imunorreatividade para TGF-β associada a lesão (**C** e **D**).

QUADRO CLÍNICO

A manifestação clínica da lacaziose é polimórfica, diferentemente do que sugere o exame inicial dos pacientes, especialmente quando se trata de caso com muitos anos de evolução. Nessa multiplicidade lesional, encontramos máculas discrômicas, pápulas, nódulos, gomas, placas nodulares, lesões verruciformes, úlceras e cicatrizes. Há, entretanto, predominância de nódulos de aspecto queloidiano nos casos estudados. Nos índios da tribo Caiabi, esse polimorfismo foi tão presente (aspectos desde maculares até verruciformes) que despertou a atenção de Machado, levando-o a propor dois grupos polares: hiperérgico (máculas e gomas) e hipoérgico (queloidiforme).

Com base na morfologia das lesões, Silva (1974), Silva & Brito (1994) e Brito (2006) apresentaram uma classificação das formas clínicas em infiltrativa, queloidiforme, gomosa, ulcerada e verruciforme. Tendo em vista facilitar a abordagem cirúrgica, Baruzzi e cols. e Lacaz e cols. classificaram as lesões segundo sua distribuição: 1) formas isoladas ou localizadas e 2) formas disseminadas.

A doença não tem registro de comprometimento mucoso e pode ser encontrada em qualquer área da superfície cutânea. No início quase imperceptível, a lesão tem crescimento lento e progressivo, de difícil diagnóstico, uma das razões de o paciente não procurar atendimento médico. Após meses ou anos, o processo evolui, formando pápulas, nódulos, placas, gomas verrucosas, entre outros tipos, surgindo ainda lesões satélites, provavelmente por contiguidade. Pele íntegra, de cor vinhosa, eritematopardacenta, lisa, brilhante, com telangiectasias, recobre lesões nodulares.

O processo patológico se concentra nas regiões acrais, e os membros inferiores representam a localização preferencial na maioria dos trabalhos, inclusive na casuística do SD-UFPA, com 47 (41,59%) pacientes. Nessas regiões anatômicas, são mais frequentes lesões polimórficas – nódulos, placas, ulcerações, lesões regressivas e cicatrizes. Justifica-se maior comprometimento dos membros por serem mais expostos a traumas. Lesões verrucosas plantares são incomuns. Os pavilhões auriculares representam, estatisticamente, a segunda localização da micose: infiltração difusa, nódulos isolados, coalescentes, ulcerações, ocupando hélix, sulco da hélix, lóbulo, causando deformidade da região. Encontramos lesões auriculares em 26 (23,8%) pacientes do SD-UFPA. Leite relata doentes com 28 anos de evolução, cujas lesões ficaram limitadas à orelha, sem propagação para a face. Outros pacientes, ao contrário, com poucos anos de doença desenvolvem lesões satélites e mesmo a distância. Especula-se sobre o hábito, peculiar da região amazônica, de as pessoas transportarem cargas em paneiros e cestos, o que representa fator traumático para orelhas, ombros e dorso, favorecendo a inoculação do fungo (Figs. 24.6, 24.7 e 24.8).

Nos índios do PIX foram observados todos os tipos lesionais aqui referidos anteriormente, predominantes em pernas, coxas e nádegas. A microscopia revelou *L. loboi*, mesmo nas áreas cicatriciais.

O estado geral é bom, e os sintomas locais referidos são de distensão, prurido e sensação dolorosa à palpação.

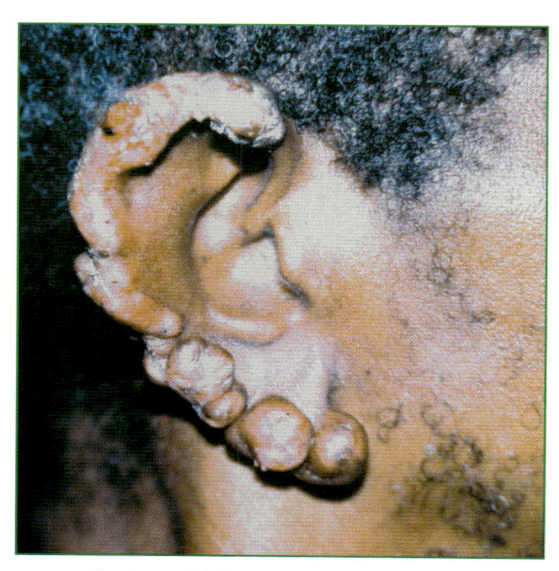

Fig. 24.6 Nódulos queloidianos na orelha.

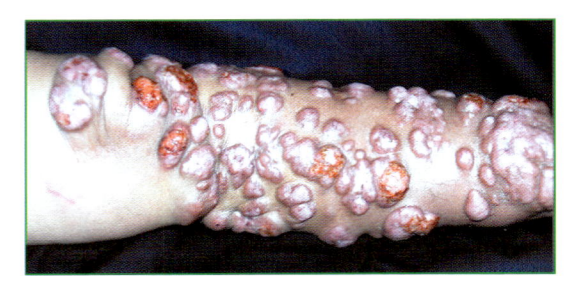

Fig. 24.7 Nódulos isolados e coalescentes em placas na perna.

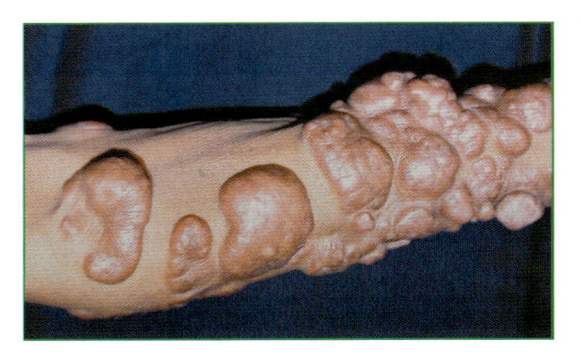

Fig. 24.8 Nódulos disseminados ao longo do braço.

Não há invasão da mucosa, mesmo quando a lesão se localiza no lábio, assim como não foi observada regressão espontânea de lesões maculares em nosso material, ao contrário do que referiu Machado em seus doentes. Em nossos pacientes, constatamos ausência de lesão no couro cabeludo, o mesmo ocorrendo na casuística de Pradinaud.

O primeiro caso apresentando órgão interno lesado consta dos relatos de Rodriguez Toro (1993) e Pradinaud (1998), ocorrido na Costa Rica, em paciente masculino portador de lacaziose há mais de 47 anos, com lesões na perna esquerda (joelho e maléolo), linfangite e tumoração testicular esquerda. A histopatologia da orquidectomia demonstrou granuloma com células multinucleadas, contendo abundantes parasitos com micromorfologia do *L. loboi*. Esse achado reforçaria a possibilidade da via hematogênica na disseminação da micose.

O comprometimento de linfonodos parece não ser comum, como se pode avaliar dos poucos relatos na literatura (Silverie *et al.*, 1963; Baruzzi *et al.*, 1967; Destombes *et al.*, 1964; Dias *et al.*, 1970; Wiersema, 1971; Leite *et al.*, 1971; Azulay, 1976; Opromolla *et al.*, 2003). O estudo por microscopia óptica e eletrônica de *L. loboi* em material de dois pacientes mostrou em um deles linfonodopatia axilar, com frequentes parasitos no material da biópsia (Brito *et al.*, 1999).

COMPLICAÇÕES

Ulceração está quase sempre presente em uma ou várias lesões dessa doença, o mais das vezes em consequência de traumatismo, associada a infecção bacteriana, podendo simular outras entidades clínicas.

Em dois índios da tribo Caiabi portadores da micose com evolução de cerca de 40 anos, Baruzzi e cols. relataram carcinoma espinocelular (CEC). Um deles apresentou recidiva após cirurgia e foi a óbito, com metástase pulmonar. No outro indígena com desenvolvimento de CEC no membro inferior esquerdo, houve necessidade de amputação do membro, após recidiva do tumor. O caso de Rodrigues Toro foi observado em um indígena colombiano que desenvolveu CEC após 2 anos de evolução da micose, sem recidiva pós-cirúrgica.

COINFECÇÕES

Existem vários registros de coinfecções durante a evolução da enfermidade: cromoblastomicose (Lacaz *et al.*, 1986), paracoccidioidomicose (Lacaz *et al.*, 1967), hanseníase tuberculoide (Talhari *et al.*, 1999), dermatofitose (Rodriguez-Toro, 1989), tuberculose ganglionar (Lacaz *et al.*, 1986). O primeiro caso na literatura médica de coinfecção HIV-lacaziose foi descrito por Xavier e cols. em homem de 59 anos, com lesões disseminadas da micose, sem outros sinais de infecção oportunista associada à AIDS.

DIAGNÓSTICO DIFERENCIAL

O aspecto clínico da doença oferece grande possibilidade de acerto quanto ao diagnóstico. Tendo em vista a semelhança lesional entre lacaziose e outras enfermidades, a diagnose diferencial deve considerar: hanseníase (todas as formas), paracoccidioidomicose, cromoblastomicose, feo-hifomicose, esporotricose, histoplasmose, micetomas, pioderma blastomicose-símile, leishmaniose tegumentar (em especial a forma cutânea difusa anérgica), tuberculose cutânea, molusco contagioso (associado ao HIV-positivo), sarcoma de Kaposi, sarcoidose, histiocitoses cutâneas não Langerhans, melanoma, câncer de pele não melanoma, dermatofibrossarcoma, queloide, dermatofibroma, neurofibroma, leiomioma, lipoma, cistos e metástases cutâneas.

DIAGNÓSTICO LABORATORIAL

Os exames micológico direto e histopatológico são, no momento, os conclusivos para o diagnóstico.

Pesquisa direta em material de lesões cutâneas por escarificação, raspagem, curetagem ou uso da fita gomada, clarificado por hidróxido de potássio (KOH) a 10-20% ou KOH

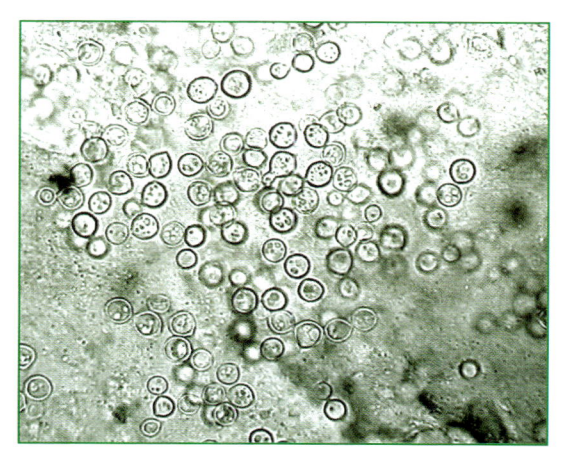

Fig. 24.9 Micológico direto: células leveduriformes globosas isoladas, em cadeia e gemulantes. (KOH-DMSO – 400×)

em dimetilsulfóxido a 40% (KOH-DMSO). O fungo é encontrado em grande número (Fig. 24.9).

Anatomopatológico pormenorizado está descrito na seção de imunopatologia.

TERAPÊUTICA

Nas lesões isoladas, circunscritas, ou em fase inicial, a cirurgia constitui a melhor conduta terapêutica na doença. A criocirurgia também alcança bons resultados. Numerosos fármacos empregados com sucesso em micoses profundas não mostraram a mesma eficácia na lacaziose: sulfadimetoxina; 5-fluorocitosina (100-200 mg/kg/dia via oral); anfotericina B; sulfametoxazol-trimetoprim; iodeto de potássio. Silva utilizou pela primeira vez clofazimina (dose de 200 mg por dia), em três doentes, com melhora das lesões e posterior recidiva. Baruzzi e cols. referem tratamento com clofazimina em 12 índios Caiabi, também com recidiva do processo. Cetoconazol apresentou resultados insatisfatórios em vários estudos. A associação de clofazimina (100 mg) e itraconazol (100 mg) por dia, durante 1 ano, em um paciente, produziu remissão clínica e histopatológica de lesão na face, segundo Fisher e cols. O emprego de posaconazol na dose de 400 mg por dia, durante 75 dias, na orelha esquerda de paciente com lacaziose causou importante redução do processo micótico (Bustamante, 2006).

As recidivas são frequentes, mesmo em casos localizados submetidos a tratamento cirúrgico, possivelmente por ressecção insuficiente. Moraes refere recidiva em lesões auriculares pela extensão do infiltrado granulomatoso até a cartilagem, embora sem invadi-la, sugerindo a retirada de parte ou de toda a orelha atingida como forma de impedir novas lesões.

As formas disseminadas representam o maior desafio à terapêutica da lacaziose. As pesquisas procuram encontrar um fármaco eficiente, com poucos efeitos colaterais, de baixo custo e que promova real benefício ao doente.

BIBLIOGRAFIA

Azevedo PC. Algumas considerações sobre a micose de Jorge Lobo. Belém. 1949. (Tese de Livre-Docência – Faculdade de Medicina do Pará).

Azulay RD, Carneiro J de A, Andrade LC de. Blastomicose de Jorge Lobo. Contribuição ao estudo da etiologia, inoculação experimental, imunologia e patologia da doença. *An Bras Dermatol* 1970; 45:47-66.

Baruzzi RG, Castro RM, D'Andretta Jr C, Carvalhal S, Ramos OL, Pontes PL. Occurrence of Lobo's blastomycosis among "Caiabi" Brazilian indians. *Int J Dermatol* 1973; 12:95-8.

Baruzzi RG, Lacaz CS, Souza FAA. História natural da doença de Jorge Lobo. Ocorrência entre os índios Caiabi (Brasil Central). *Rev Inst Med Trop S. Paulo* 1979; 21:302-38.

Batres E, Wolf JE Jr, Rudolph AH, Knox JM. Transepithelial elimination of cutaneous chromomycosis. *Arch Dermatol* 1978; 114:1231-2.

Bhawan J, Bain RW, Purtilo DT, Gomez N, Dewan C, Whelan CF, Dolorum M, Edelstein L. Lobomycosis. An electronmicroscopic, histochemical and immunological study. *J Cutan Pathol* 1976; 3:5-16.

Bhawan J, Malhotra R, Naik DR. Gaucher-like cells in a granular cell tumor. *Hum Pathol* 1983; 14:730-3.

Brito AC. Lobomycosis. *In*: Tyring SK, Lupi O, Hengge UR (eds.). *Tropical Dermatology*. 1st ed. Elsevier, 2006. p. 207-9.

Brito AC, Enokihara MMSS, Miranda MFR, Carneiro FA, Faria FP, Dalur ES. Jorge Lobo's disease agent: observations by transmission and scanning electron microscopes. *Acta Microscopica* 1999; (Supl. C) 8:407-8.

Brito AC, Quaresma JAS. Lacaziose (doença de Jorge Lobo): revisão e atualização. *An Bras Dermatol* 2007; 82(5):461-74.

Burns RA, Roy JS, Woods C, Padhye AA, Warnock DW. Report of the first human case of lobomycosis in the United States. *J Clin Microbiol* 2000; 38:1283-85.

De Vries GA, Laarman JJ. A case of Lobo's disease in the dolphin *Sotalia guianensis*. *J Aquat Mammals* 1973; 1:26-33.

Diniz JAP, Teixeira CEC, Soares MCP, Brito AC, Silva JP. Ultrastructural aspects of *Lacazia loboi*. *Acta Microscopica* 2001; (Supl. C) 103-4.

Elsayed S, Kuhn SM, Barber D, Church DL, Adams S, Kasper R. Human case of lobomycosis. *Emerg Infect Dis* 2004; 10:715-18.

Fischer M, Talhari AC, Reinel D, Talhari S. Lobomykose. *Hautarzt* 2002; 53:677-81.

Fuchs J, Milbradt R, Pecher SA. Lobomycosis (keloidal blastomycosis): case reports and overview. *Cutis* 1990; 46:227-34.

Goette DK, Robertson D. Transepithelial elimination in chromomycosis. *Arch Dermatol* 1984; 120:400-1.

Herr RA, Tarcha EJ, Taborda PR, Taylor JW, Ajello L, Mendoza L. Phylogenetic analysis of *Lacazia loboi* places this previously uncharacterized pathogen within the dimorphic Onygenales. *J Clin Microbiol* 2001; 39:309-14.

Lacaz CS, Baruzzi RG, Rosa MCB. *Doença de Jorge Lobo*. Editora da USP, IPSIS Gráfica e Editora, S. Paulo, 1986.

Leite JM. Doença de Jorge Lobo. Contribuição ao seu estudo anatomo patológico. Tese de Cátedra. Belém: Faculdade de Medicina e Cirurgia do Pará, 1954.

Lobo J. Um caso de blastomicose, produzido por uma espécie nova, encontrada em Recife. *Rev Méd Pernambuco* 1931; 1:763-75.

Loureiro AAP, Brito AC, Silva D. Micose de Jorge Lobo de localização insólita. *An Bras Dermatol* 1971; 46:1-6.

Machado PA. Polimorfismo das lesões dermatológicas na blastomicose de Jorge Lobo entre os índios Caiabi. *Acta Amaz* (Manaus) 1972; 2:93-97.

Machado PA, Silveira DF. Piraip, a falsa lepra dos Caiabis. *Rev Bras Leprol* 1966; 34: 60.

Madeira S, Opromolla DVA, Belone AFF. Inoculation of BALB/C mice with *Lacazia loboi*. *Rev Inst Med Trop São Paulo* 2000; 42:239-43.

Michalany J, Lagonegro B. Corpos asteróides na blastomicose de Jorge Lobo. A propósito de um novo caso. *Rev Inst Med Trop S Paulo* 1963; 5:33-6.

Migaki G, Valério MG, Irvine B, Gardner FM. Lobo's disease in an Atlantic bottle-nosed dolphin. *J Amer Vet Med Ass* 1971; 159:578-82.

Miller GF, Owens JW. Ultrastructural characterization of the agent of systemic yeast infection of owl monkeys. *Medical Mycology* 1999; 37:139-45.

Miranda MF, Silva AJ. Vinyl adhesive tape also effective for direct microscopy diagnosis of chromomycosis, lobomycosis and paracoccidioidomycosis. *Diagn Microbiol Infect Dis* 2005;52:39-43.

Moraes MAP. Blastomicose tipo Jorge Lobo. Seis casos novos encontrados no estado do Amazonas, Brasil. *Rev Inst Med Trop S Paulo* 1962; 4:187-97.

Opromolla DVA, Belone AFF, Taborda PRO, Taborda VBA. Correlação clínico-patológica em 40 casos novos de lobomicose. *An Bras Dermatol* 2000; 75:425-34.

Opromolla DVA, Taborda PRO, Taborda VBA, Viana S, Furtado JF.Lobomicose: relato de 40 casos novos. *An Bras Dermatol* 1999; 74:135-41.

Pecher SA, Croce J, Ferri RG. Study of humoral and cellular immunity in lobomycosis. *Allergol Immunopath* 1979; 7:439-44.

Pradinaud R, Talhari S. Lobomycose. *Encycl Med Chir*, Maladies Infectieuses, Paris 1996. p. 608-A10:1-6.

Rodríguez G, Barrera GP. The asteroid bodies of lobomycosis. *Mycopathologia* 1996-1997; 136:71-4.

Rodriguez-Toro G. Lobomycosis. *Int J Dermatol* 1993; 32:324-32.

Sampaio MM, Dias LB. Experimental infection of Jorge Lobo's disease in the cheek-pouch of the golden hamster (*Mesocricetus auratus*). *Rev Inst Med Trop S Paulo* 1970; 12:115-120.

Silva D. Traitement de la maladie de Jorge Lobo par la clofazimine (B 663). *Bull Soc Path Exot* 1978; 71:409-12.

Silva D, De Brito A. Formas clínicas não usuais de micose de Lobo. *An Bras Dermatol* 1994; 69:133-6.

Silva D, Neves C. Dois casos novos de micose de Lobo: atualização estatística. *An Bras Dermatol* 1995; 70:127-29.

Simões-Lopes PC, Paula GS, Both MC, Xavier FM, Scaramello AC. First case of lobomycosis in a bot-tle-nose dolphin from Southern Brazil. *Mar Mammal Sci* 1993; 9:329-31.

Smeltz RB, Chen J, Shevach EM. Transforming growth factor-beta 1 enhances the interferon-gamma-dependent, interleukin-12-independent pathway of T helper 1 cell differentiation. *Immunology* 2005; 114:484-92.

Symmers WStC. A possible case of Lobo's disease acquired in Europe from a bottle-nosed dolphin (*Tursiops truncatus*). *Bull Soc Path Exot* 1983; 76:777-84.

Taborda PR, Taborda VA, McGinnis MR. *Lacazia loboi* gen. nov., comb. nov., the etiologic agent of lobomycosis. *J Clin Microbiol* 1999; 37:2031-33.

Talhari S, Cunha MGS, Barros MLB, Gadelha AR. Doença de Jorge Lobo. Estudo de 22 casos novos. *Med Cut Ibero Lat Am* 1981; 9:87-96.

Trejos A, Romero A. Contribución al estudio de las blastomicosis en Costa Rica. *Rev Biol Trop* 1953; 1:63-81.

Vilani-Moreno FR. Imunopatologia da doença de Jorge Lobo: composição celular do infiltrado inflamatório e quantificação de citocinas em sobrenadante de culturas de células mononucleares e soro sanguíneo. Tese de Doutorado, Universidade Estadual Paulista, Botucatu, 2002. 159p.

Vilani-Moreno FR, Opromolla DVA. Determinação da viabilidade do *Paracoccidioides loboi* em biópsias de pacientes portadores de doença de Jorge Lobo. *An Bras Dermatol* 1997; 72:433-7.

Xavier MB, Ferreira MMR, Quaresma JAS, Brito AC. HIV and Lacaziosis, Brazil. *Emerg Infect Dis* 2006; 12:526-7.

Xavier MB, Libonati RMF, Unger D, Oliveira C, Corbett CEP, Brito AC de, Quaresma JAS. Macrophage and TGF-B immunohistochemical expression in Jorge Lobo's disease. *Human Pathology* 2008; 39:269-74.

25 Pneumocistose

Maria Irma Seixas Duarte • Amaro Nunes Duarte Neto

INTRODUÇÃO

A pneumocistose é uma infecção pulmonar causada pelo fungo *Pneumocystis jiroveci*, e ocorre em indivíduos com grave imunodepressão da imunidade celular. É a infecção oportunista mais prevalente em pacientes com AIDS, além de afetar indivíduos recebendo tratamento imunossupressor, pacientes com neoplasias hematológicas, pacientes transplantados e aqueles com imunodeficiências congênitas de linfócito B e/ou linfócito T.

HISTÓRICO

O *Pneumocystis* foi identificado em São Paulo por Carlos Chagas em 1909, em cobaias, e também por Antonio Carini, em 1910, em pulmões de ratos infectados com *Tripanossoma cruzi*. A princípio, os dois pesquisadores acharam que o *Pneumocystis sp.* (Pc) era uma nova forma do ciclo vital do *Trypanosoma*. Somente em 1912 os Delanões encontraram o mesmo micro-organismo em pulmões de ratos e co-baias não infectados com o *Trypanosoma,* caracterizando, portanto, um novo agente, com tropismo exclusivo para o epitélio pulmonar, sem relação com o *Trypanosoma*, nomeando-o *Pneumocystis carinii*. Inicialmente, o Pc foi considerado um micro-organismo saprófita, avirulento. Em 1952, o patologista Otto Jirovec detectou o Pc em pulmões de crianças desnutridas que faleceram devido a pneumonia intersticial plasmocítica (PCP), estabelecendo um papel patogênico para o agente. Os primeiros relatos de pneumocistose ocorreram durante a Segunda Guerra Mundial, em relatos de pneumonia plasmocítica entre crianças desnutridas, internas em orfanatos europeus, e, posteriormente, entre crianças de orfanatos iranianos. A partir de então, a PCP foi reconhecida como uma manifestação em grupos de pacientes imunocomprometidos, devido a neoplasias, terapia imunossupressora ou imunodeficiências congênitas.

Filogeneticamente, o *Pneumocystis carinii* foi tido por décadas como pertencente ao reino Protozoa, devido às suas características morfológicas (duas formas de vida: trofozoítas e cistos contendo até oito núcleos) e também à boa resposta terapêutica a agentes antiprotozoários (pentamidina e trimetoprim).

Em 1988, a classificação taxonômica do Pc mudou, colocando-o no reino Fungi, devido à homologia na subunidade ribossomal 16s do RNA, em genes mitocondriais, no gene da timidilato sintetase e no gene da di-hidrofolato redutase.

Considera-se atualmente que cada espécie de mamífero alberga uma única espécie de *Pneumocystis* geneticamente específica. Assim, não é possível uma espécie infectante de um dado hospedeiro ser transmitida para outro tipo de hospedeiro, não havendo reservatórios animais para aquisição da infecção pelo homem, não sendo a pneumocistose uma zoonose.

Em 2001, após revisão da nomenclatura, a espécie de *Pneumocystis* que coloniza e infecta

humanos passou a ser nomeada *Pneumocystis jiroveci,* em homenagem a Otto Jirovec, que primeiro descreveu o agente em humanos. Os principais eventos históricos da pneumocistose estão ilustrados na Fig. 25.1.

EPIDEMIOLOGIA

O DNA do Pc é encontrado no ar em torno de plantações de maçãs e na superfície de reservatórios de água, mas não se sabe se esses sítios constituem-se em nichos ecológicos do fungo fora do hospedeiro mamífero.

Em estudos de soroprevalência, anticorpos anti-*Pneumocystis* são encontrados universalmente em 65-100% das crianças entre 2 e 4 anos de idade. Esse fato corroborou por diversos anos a teoria de que a aquisição do agente ocorreria na infância, com o portador albergando *Pneumocystis* indefinidamente.

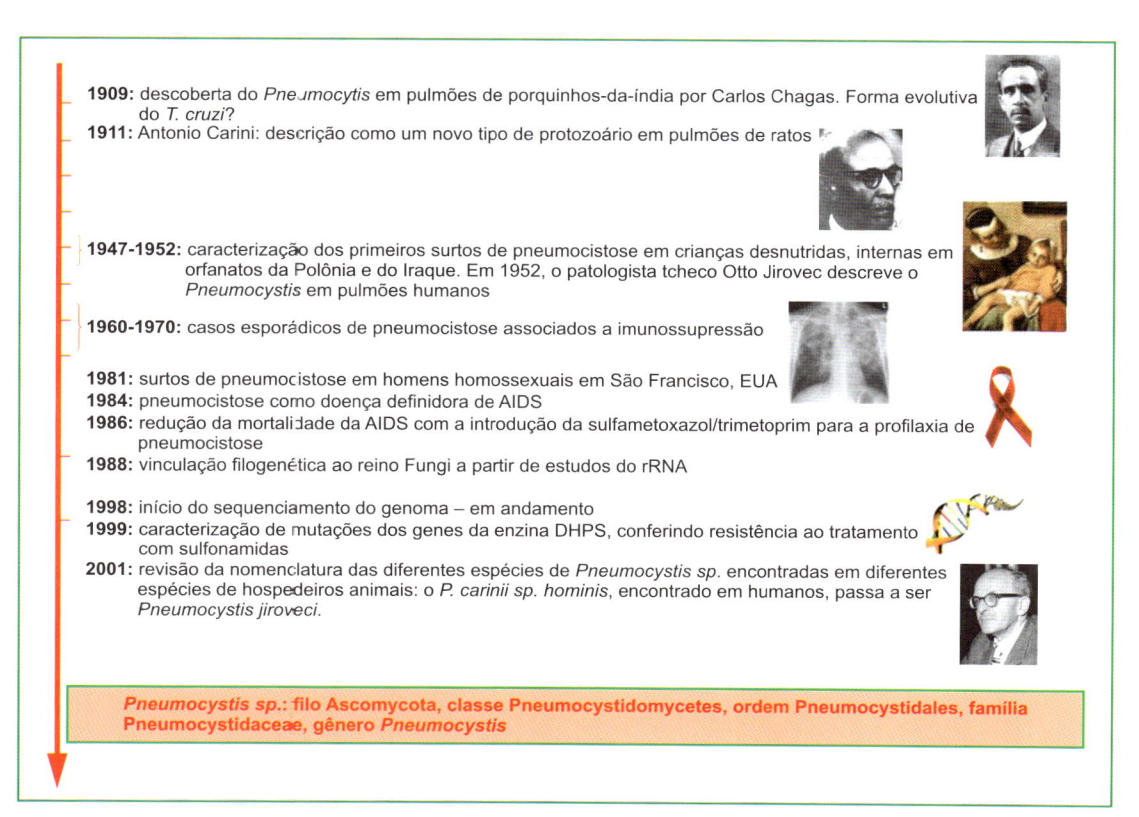

1909: descoberta do *Pneumocytis* em pulmões de porquinhos-da-índia por Carlos Chagas. Forma evolutiva do *T. cruzi*?
1911: Antonio Carini: descrição como um novo tipo de protozoário em pulmões de ratos

1947-1952: caracterização dos primeiros surtos de pneumocistose em crianças desnutridas, internas em orfanatos da Polônia e do Iraque. Em 1952, o patologista tcheco Otto Jirovec descreve o *Pneumocystis* em pulmões humanos

1960-1970: casos esporádicos de pneumocistose associados a imunossupressão

1981: surtos de pneumocistose em homens homossexuais em São Francisco, EUA
1984: pneumocistose como doença definidora de AIDS
1986: redução da mortalidade da AIDS com a introdução da sulfametoxazol/trimetoprim para a profilaxia de pneumocistose
1988: vinculação filogenética ao reino Fungi a partir de estudos do rRNA

1998: início do sequenciamento do genoma – em andamento
1999: caracterização de mutações dos genes da enzima DHPS, conferindo resistência ao tratamento com sulfonamidas
2001: revisão da nomenclatura das diferentes espécies de *Pneumocystis sp.* encontradas em diferentes espécies de hospedeiros animais: o *P. carinii sp. hominis*, encontrado em humanos, passa a ser *Pneumocystis jiroveci.*

Pneumocystis sp.: filo Ascomycota, classe Pneumocystidomycetes, ordem Pneumocystidales, família Pneumocystidaceae, gênero *Pneumocystis*

Fig. 25.1 *Pneumocystis sp.*: linha histórica de eventos.

A doença por Pc resultaria de reativação do agente latente diante do desenvolvimento de imunocomprometimento importante da imunidade celular. Porém, diversos estudos epidemiológicos e experimentais publicados durante as décadas de 1990 e 2000 negaram essa teoria, indicando que a infecção é transitória e que ocorrem episódios documentados de reinfecção. Esses estudos demonstraram: ausência do DNA do Pc em secreções respiratórias de animais e humanos imunocompetentes; surtos de transmissão intra-hospitalar com genótipos isolados semelhantes a um caso índice; durante surtos de pneumocistose em uma área urbana, a análise do genótipo tem relação com o local do surto, e não com o genótipo encontrado nos locais de nascimento dos indivíduos acometidos; em episódios recorrentes de pneumocistose em um mesmo indivíduo, são detectados diferentes genótipos de Pc.

A transmissão de Pc, a partir de estudos em animais e em humanos, é aceita como sendo por via aérea, pessoa a pessoa. Indivíduos imunocompetentes podem ser carreadores temporários de Pc, sem infecção ativa, e transmiti-lo para outros indivíduos. O tabagismo e doença pulmonar avançada são fatores de risco para a colonização em indivíduos imunocompetentes. Na doença pulmonar obstrutiva crônica, o carreamento do *P. jiroveci* foi demonstrado em torno de 10-40%.

O início da epidemia da AIDS, nos Estados Unidos (EUA), transformou a pneumocistose em uma doença comum, no início da década de 1980. A PCP tornou-se a principal doença definidora de AIDS (2/3 dos casos), com taxas de incidência de 20% ao ano entre aqueles com contagem de células CD4+ abaixo de 200 células/μL, e estimativa de 85% de ocorrência durante a vida do indivíduo infectado pelo vírus HIV. A pneumocistose em pacientes sem infecção pelo HIV ocorre em 5-25% dos pacientes transplantados, em 2-6% dos pacientes com colagenoses e em 1-25% dos pacientes com câncer. A pneumocistose no Brasil tem incidência de 37,1% a 55% entre pacientes infectados pelo HIV com sintomas respiratórios, de 57,3% entre pacientes com AIDS sob ventilação mecânica e de 13% em um estudo de autópsias em pacientes com AIDS (Fig. 25.2).

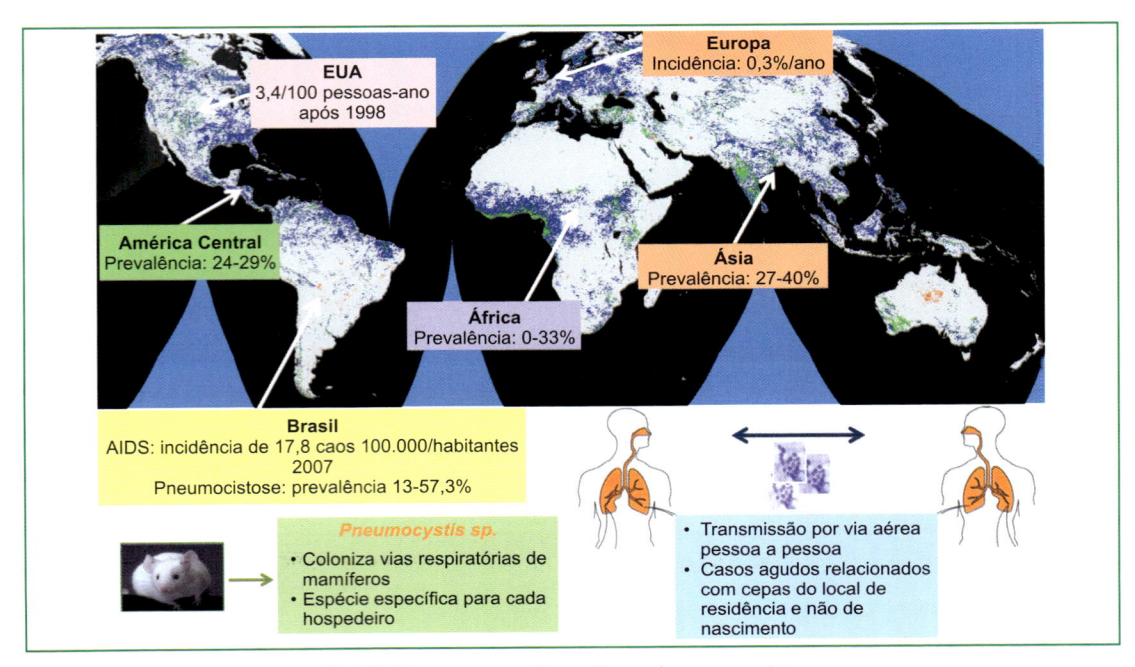

Fig. 25.2 Panorama epidemiológico da pneumocistose.

O primeiro declínio na incidência da pneumocistose ocorreu após a introdução de profilaxia com sulfametoxazol/trimetoprim (SMX/TMP) em 1989: o percentual de casos de AIDS com pneumocistose declinou de 53% em 1989 para 42% em 1992. Com a introdução da terapia antirretroviral combinada (HAART), houve um declínio da incidência dos casos de doença para 3,4 casos/pessoas-ano em 1998, uma queda de 65% na incidência em relação a 1995, ano prévio à introdução da HAART. Apesar desse declínio de incidência, a pneumocistose permanece sendo a principal doença oportunista grave nos indivíduos infectados pelo HIV.

CARACTERÍSTICAS BIOLÓGICAS DE *PNEUMOCYSTIS SP.*

O Pc encontra-se quase invariavelmente no alvéolo pulmonar do hospedeiro infectado, devido ao seu tropismo para a célula epitelial pulmonar, condição necessária para sua proliferação. A disseminação (fungemia) é rara, consequente à imunodepressão grave.

Durante o ciclo de vida, o Pc apresenta-se sob duas formas: forma trófica (trofozoíto) de 1-4 μm de diâmetro, e os cistos de 8-10 μm de diâmetro. Durante a infecção, os trofozoítos são mais abundantes (razão 10:1), têm forma ameboide com filópodes, são predominantemente haploides e podem conjugar-se para formar os cistos. Os cistos apresentam reprodução sexuada para produzir esporos. À microscopia eletrônica, os cistos apresentam-se em três fases: cisto precoce (2 núcleos), cisto intermediário (4 núcleos) e cisto tardio (8 núcleos). Quando o cisto maduro se rompe, libera oito formas tróficas, que passarão por crescimento vegetativo ou se conjugarão novamente para formar novos cistos (Fig. 25.3).

O Pc não se desenvolve em diversos tipos de meios de cultura, o que dificulta o estudo

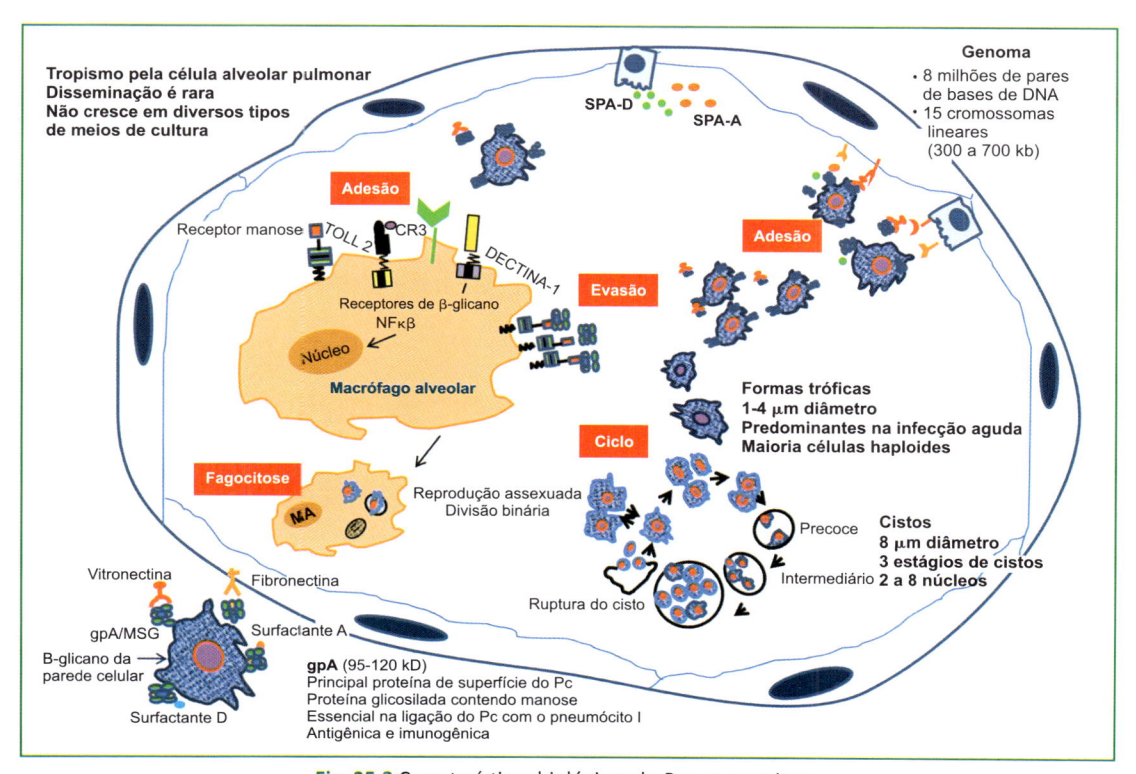

Fig. 25.3 Características biológicas de *Pneumocystis sp.*

do seu ciclo de vida e o estudo genético. Os modelos de animais infectados permanecem como a principal fonte de Pc para estudos laboratoriais, e o camundongo com imunodeficiência combinada grave é o modelo mais difundido. Porém, há alguns inconvenientes: os animais quase sempre são coinfectados com bactérias e outros fungos, devendo ser criados em câmaras de isolamento e receber antibióticos; o modelo *in vivo* dificulta a observação dos eventos iniciais que estabelecem a infecção, o ciclo de vida, a investigação da função de genes do Pc por substituição, deleção ou hiperexpressão desses genes.

Em relação ao Pc, nos últimos anos, os avanços na análise da função de genes do ciclo mitótico celular, da formação da parede celular, das vias metabólicas e da transdução de sinais intracelulares têm sido feitos através de analogias com o estudo de fungos heterólogos ascomicetos, filogeneticamente relacionados com o Pc – o *Saccharomyces cerevisiae* e o *Schizosaccharomyces pombe*.

O genoma do Pc não foi ainda totalmente sequenciado, porém existem três projetos em andamento analisando *P. carinii* e telômeros e os genes de *P. jiroveci* e de *Pneumocystis muris*. O genoma de *P. carinii* contém oito milhões de pares de bases de DNA divididos em 15 cromossomas lineares, cujo tamanho varia de 300 a 700 kb. Há uma grande heterogeneidade de polimorfismos no DNA de *P. jiroveci*. Os *loci* mtLSUrRNA e a região ITS (*internal transcribed spacer*) apresentam o maior número de polimorfismos. Há pelo menos 59 tipos de *P. jiroveci* de acordo com polimorfismos do *locus* ITS.

O *Pneumocystis* expressa uma grande quantidade de antígenos de superfície glicosilados com carboidratos de manose. O mais comum dentre eles é a glicoproteína A (gpA), também nomeada *major surface glycoprotein* (MSG), com peso molecular de 95-120 kDa.

O principal determinante antigênico do Pc que inicia a resposta imune ainda não é totalmente elucidado. O anticorpo monoclonal 4F11, produzido por camundongos imunizados pelo Pc, tem reação cruzada com o agente obtido de outros mamíferos, inclusive o humano, e a porção Fc desse anticorpo confere proteção em modelos de camundongos SCID expostos ao Pc. Um antígeno provável para esse anticorpo é a proteína de superfície A12.

A interação hospedeiro–*Pneumocystis* e a resposta imune

A interação entre o hospedeiro e o Pc inicia-se quando formas do fungo atingem as vias respiratórias inferiores, alcançando o espaço alveolar. As formas tróficas do Pc aderem fortemente à célula epitelial tipo I (pneumócito I) e, em menor grau, à célula tipo II (pneumócito II) pelas interdigitações celulares. Após a aderência, os pneumócitos aparecem vacuolizados, porém a estrutura celular e a função da barreira alveolocapilar são preservadas. A vitronectina e a fibronectina do fluido alveolar recobrem o Pc e medeiam a interação desse com os macrófagos alveolares, através dos receptores integrinas.

O macrófago alveolar é o principal fagócito no controle da infecção pelo Pc. Através da interação de receptores de manose, de receptores dectina-1 e de receptores Fc com a gpA/MSG, β-glicanos e proteínas opsonisantes na superfície do PC, ocorre a internalização do agente, com subsequente incorporação no fagolisossoma. A gpA/MSG estimula o macrófago alveolar e as células epiteliais a produzir citocinas proinflamatórias, quimiocinas e outros mediadores que participarão na erradicação do PC, mas também na injúria pulmonar: TNF-α, interleucina-8, eucosanoides e radicais reativos de oxigênio.

O β-glicano da parede celular do Pc é um componente importante para início da resposta inata e da inflamação do tecido pulmonar, sendo reconhecido por diferentes receptores de macrófagos alveolares, a dectina-1 (essencial para a produção de radicais reativos de oxigênio), o *toll-like receptor* 2, a integrina CD11b/CD18(CR3). Após a ligação do β-glicano a esses receptores, ocorre sinalização em cascata para a degradação do inibidor do fator de transcrição nuclear NF-κβ, que se transloca para o núcleo celular e inicia a expressão de TNF, IL-8 e MIP-2 (*macrophage inflammatory protein* 2). A MIP-2 também é produzida pela célula epitelial sob estímulo do β-glicano.

A função de células CD57+ NK é pouco estudada na pneumocistose. Essa subpopulação celular encontra-se diminuída no fluido alveolar durante a infecção em pacientes adultos com AIDS, e em crianças a função de células NK (citotóxica) é prejudicada.

As proteínas vitronectina e fibronectina, encontradas no fluido alveolar, ligam-se ao β-glicano e potencializam a resposta macrofágica ao ligarem-se com seus receptores – as integrinas, presentes na membrana do macrófago.

O surfactante pulmonar tem importância na interação hospedeiro-Pc e está alterado na vigência da pneumocistose, como consequência da resposta inflamatória. O surfactante A (SP-A) e D (SP-D), ambos colectinas hidrofílicas, interagem com a gpA/MSG. A SP-A aumenta a interação do Pc com o macrófago alveolar, e a SP-D medeia a agregação do Pc em grandes conglomerados, dificultando a fagocitose, e é um mecanismo de evasão do fungo. A produção das proteínas hidrofóbicas do surfactante SP-B e SP-C encontra-se diminuída durante a pneumocistose. Os fosfolipídios do surfactante, que reduzem a tensão superficial alveolar, estão diminuídos na pneumocistose, levando ao colabamento alveolar, com dificuldade para a ventilação.

A resposta inflamatória do hospedeiro é essencial para o controle e a eliminação do Pc; no entanto, essa resposta pode ser tão exuberante a ponto de causar dano alveolar difuso, prejuízo na troca gasosa e morte do hospedeiro. Durante a infecção, a reparação do epitélio danificado através de proliferação celular é prejudicada. Já foi demonstrado que insuficiência respiratória e morte estão relacionadas ao grau de inflamação pulmonar e não à quantidade de leveduras de Pc presentes no parênquima pulmonar durante a infecção.

A função de macrófagos é prejudicada em pacientes com AIDS, em pacientes com câncer e em modelos animais deficientes de macrófagos, e mostram um prejuízo no controle da infecção. Os neutrófilos também agem como fagócitos, porém participam da injúria pulmonar ao secretarem proteases, oxidantes e proteínas catiônicas, lesando as células epiteliais e o endotélio vascular.

O TNF-α é produzido principalmente pelo macrófago alveolar e tem um papel central na pneumocistose – é a citocina que amplia o recrutamento de neutrófilos, linfócitos e monócitos para destruição do Pc, induz a produção de IL-8 pela célula epitelial, IFN-γ pelos linfócitos, potencializando a ativação e o recrutamento celulares durante a infecção.

Os linfócitos T CD4+ são essenciais na defesa contra o Pc, tanto no hospedeiro humano quanto no modelo animal experimental, constituindo-se na célula de memória que coordena a resposta celular tardia, recrutando ainda monócitos e macrófagos para eliminar o Pc. O início da ativação e proliferação da célula T CD4+ ocorre tanto pelo estímulo do TNF-α e IL-1 liberados pelos macrófagos que interagiram com o Pc quanto diretamente através de contato de receptores de célula T com os antígenos do Pc, gerando IFN-γ e linfotactina (potente quimiotáxico para recrutamento adicional de linfócitos durante a pneumocistose).

Entretanto, os linfócitos T (CD4+ e CD8+) também exercem papel essencial na lesão pulmonar da pneumocistose, através de três evidências: a) camundongo SCID apresenta função pulmonar e oxigenação sanguínea preservadas até estágios avançados da pneumonia. Ao reconstituir a imunidade desses animais, com esplenócitos intactos, ocorre inflamação pulmonar intensa por células T CD4+ e CD8+; b) a inflamação não está diretamente relacionada com a quantidade de Pc, mas sim com o grau de infiltração pulmonar por neutrófilos, células T CD8+, e com a quantidade de IL-8 detectada no lavado broncoalveolar; c) os receptores de transplante de medula óssea podem apresentar episódio de pneumocistose após a recuperação da função do sistema imune, com recrutamento de células T CD4+ e CD8+ no tecido pulmonar infectado.

A infecção pelo vírus HIV leva a distúrbios na função do linfócito B, com aumento da suscetibilidade à apoptose, baixa resposta a estímulos antigênicos, hipergamaglobulinemia e aumento da expressão de marcadores de ativação. Porém, o papel dos linfócitos B na pneumocistose é pouco estudado. Sabe-se que os anticorpos são altamente prevalentes na população geral, porém os títulos são baixos antes da doença clínica nos indivíduos com AIDS, com pico de aumento desses títulos após 3-4 semanas da infecção e declínio nas semanas seguintes. Esses anticorpos reagem contra a fração MsgC da gpA/MSG. Não foi demonstrado o papel da resposta de anticorpos no tecido pulmonar infectado e nos linfonodos regionais.

Para escapar do sistema imune, o *Pneumocystis* utiliza vários mecanismos, incluindo adsorção de proteínas do hospedeiro, variação de suas próprias proteínas de superfície e supressão da resposta imune local.

A infecção aguda não confere imunidade protetora, podendo haver recorrência nos casos tratados, com manifestações clínicas semelhantes às do primeiro episódio (Fig. 25.4).

ASPECTOS ANATOMOPATOLÓGICOS

Os mecanismos de lesão na pneumocistose são:

a. **Destruição dos pneumócitos tipo I** por necrose nos pontos de adesão en-

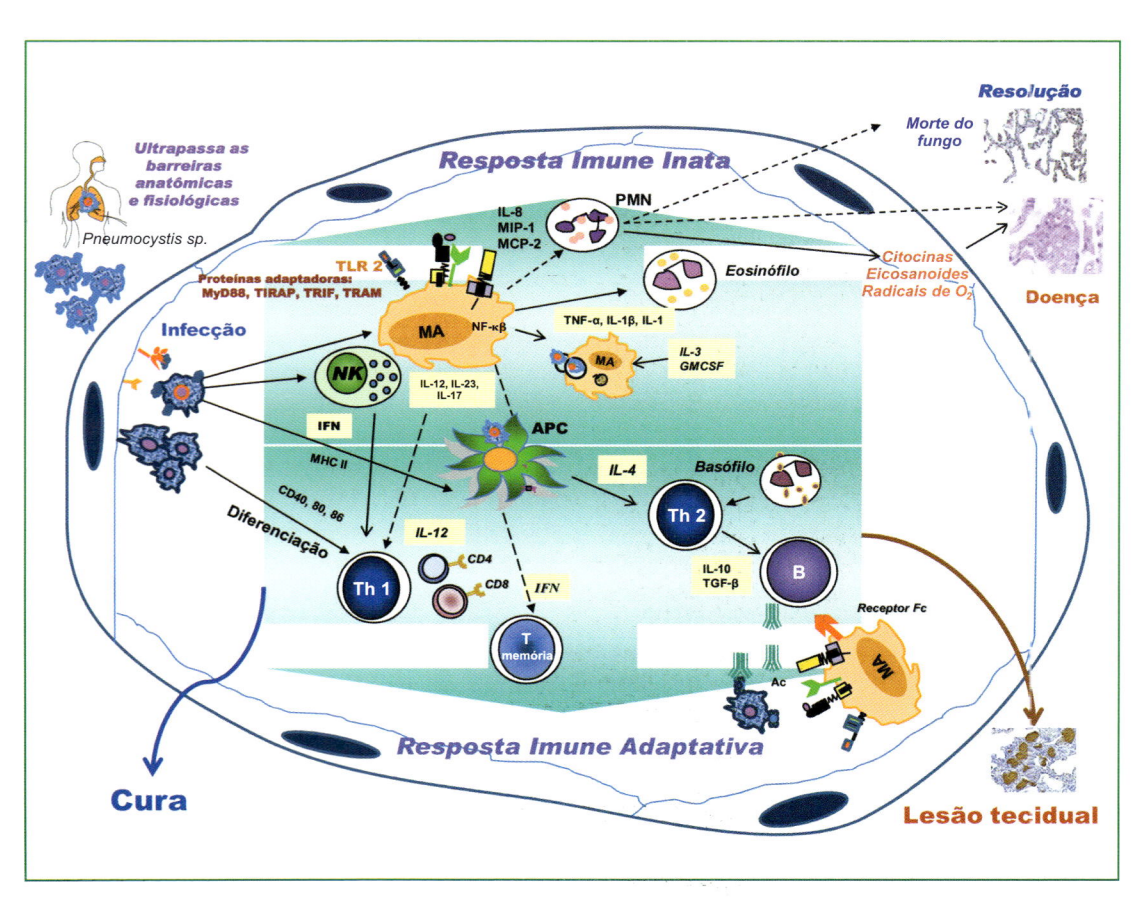

Fig. 25.4 Imunopatogênese do *Pneumocystis sp.*

tre as células e cistos ou formas tróficas de *P. jiroveci*. Consequentemente, observam-se hiperplasia reparadora de pneumócitos tipo II, aumento da permeabilidade alveolocapilar e exsudação de proteínas para a luz alveolar, formando uma matriz eosinofílica espumosa nesse local. Lectinas solúveis secretadas pelo parasito e pelas células de revestimento alveolar contribuem para a formação da matriz espumosa.

b. **Infiltrado inflamatório intersticial**, composto por linfócitos e macrófagos, atraídos para o local por citocinas secretadas por macrófagos e neutrófilos ativados pela degradação de parasitos e pela destruição dos pneumócitos tipo I.

c. **Alterações no sistema surfactante**, provavelmente induzidas pela presença do *P. jiroveci*, com diminuição dos fosfolipídios totais e da esfingomielina e aumento de fosfatidilcolina e da proteína SP-A.

d. **Alta densidade parasitária**, responsável pela extensão da reação inflamatória pulmonar.

O *P. jiroveci* pode causar diferentes quadros clínicos, pulmonares e mesmo em outros órgãos, dependendo da idade e do tipo de deficiência imunológica que o paciente apresenta. Assim, de acordo com as características do hospedeiro, temos:

- Pneumonia intersticial plasmocitária de crianças prematuras ou malnutridas (forma epidêmica). O exame histológico revela infiltrado plasmocitário maciço, espessando os septos alveolares. As luzes dos alvéolos contêm material eosinofílico espumoso, com cistos e formas tróficas do *P. jiroveci*. Acredita-se que os parasitos proliferam devido à produção insuficiente de imunoglobulina tipo A secretora, mobilizando plasmócitos para tentar conter a infecção. A inflamação septal compromete a dinâmica respiratória, causando os sintomas da doença.

- Pneumonia intersticial em adultos HIV-negativos, principalmente em pacientes imunocomprometidos. Em material de biópsias ou de necropsias, observa-se espessamento dos septos interalveolares por infiltrado de linfócitos e monócitos de intensidade variável e presença de material eosinofílico espumoso preenchendo a luz dos alvéolos, com aspecto em favo de mel, em meio ao qual se encontram cistos e formas tróficas de *P. jiroveci*. As células epiteliais septais mostram aspectos degenerativos e de hipertrofia, e há regeneração de pneumócitos tipo II, em grau variável. Alguns pacientes apresentam quadro histológico de dano alveolar difuso em fase aguda. Assim, observam-se fibrina e hemácias na luz dos alvéolos, membranas hialinas revestindo os septos alveolares com parasitos em sua superfície, edema e infiltrado mononuclear septal e hiperplasia de pneumócitos tipo II. Podem estar associados granulomas epitelioides, células gigantes em múltiplos focos, calcificação ou preenchimento dos alvéolos por células epiteliais descamadas misturadas a macrófagos. Pode-se ainda encontrar dano alveolar em organização, com proliferação fibroblástica ou fibrose septal e intra-alveolar, com micro-organismos entre o tecido conjuntivo. Nos casos com fibrose septal mais intensa, os micro-organismos geralmente não são identificados por técnicas de coloração histoquímica (Grocott, PAS, Giemsa, azul de toluidina), podendo-se identificar antígenos relacionados ao *P. jiroveci* por reação imuno-histoquímica. A disseminação para órgãos a distância é rara.

- Pneumocistose em indivíduos infectados pelo HIV. A avaliação anatomopatológica do pulmão demonstra quadro semelhante ao descrito em adultos imunocomprometidos HIV-negativos, com infiltrado inflamatório intersticial menos intenso, persistência do agente por períodos mais prolongados e maior frequência de progressão para fibrose. Esse aspecto histológico é bastante característico da pneumocistose pulmonar, mas não é patognomônico, devendo ser diferenciado de edema intra-alveolar, de proteinose alveolar e de deposição de fibrina. É necessária a demonstração do *P. jiroveci* na lesão, identificado por técnicas específicas. Podem-se observar padrões histopatológicos atípicos, como dano alveolar difuso (relacionado a alta mortalidade, mais frequente em material de necropsia), fibrose intraluminal e intersticial (nos casos de duração mais longa), pneumonia intersticial com exsudato intra-alveolar mínimo ou ausente, granulomas de células gigantes intra-alveolares circundando o agente, condensação de macrófagos nas luzes alveolares, massas de tecido conjuntivo endobrônquicas, necroses parenquimatosas com cavitação, bronquite obliterante, cistos e vasculite.

O estudo da resposta imune tecidual pulmonar nesses casos evidencia aumento de células NK, de macrófagos e de células TD8+ e diminuição das células TCD4+. Observa-se também expressão significativa de TNF-α nos septos interalveolares, IL-4, pequena expressão de IL-10 e escassa expressão de IFN-γ.

Os aspectos histopatológicos estão demonstrados nas Figs. 25.5 a 25.10.

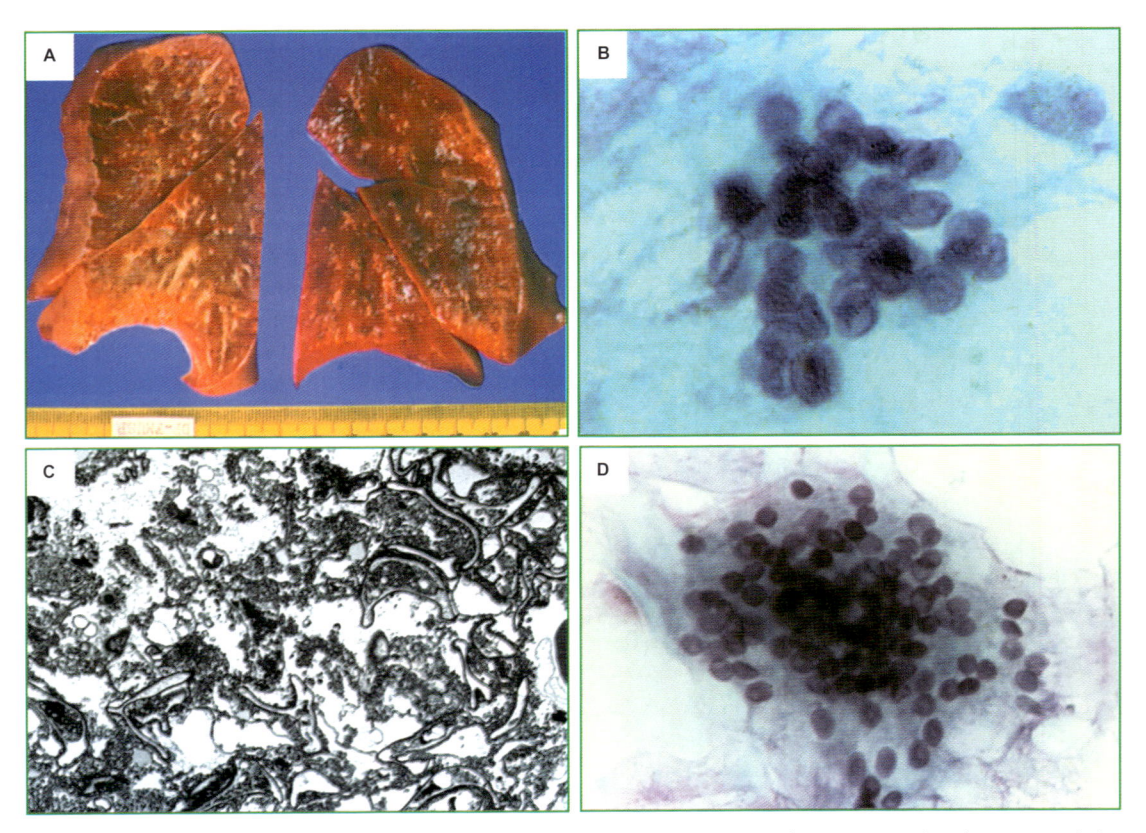

Fig. 25.5 A. Aspecto macroscópico do pulmão revelando acentuação da trama pulmonar e quadro de pneumonia intersticial. **B**. Escarro: presença de agregados de formas císticas do *P. jiroveci*, corados pela técnica de azul de toluidina O, modificado. **C**. Numerosos cistos de *P. jiroveci* amoldados e fazendo parte de *pellet* de lavado broncoalveolar processado e visualizado à microscopia eletrônica. **D**. Cistos de *P. jiroveci* detectados em lavado broncoalveolar (técnica de azul de toluidina O, modificado).

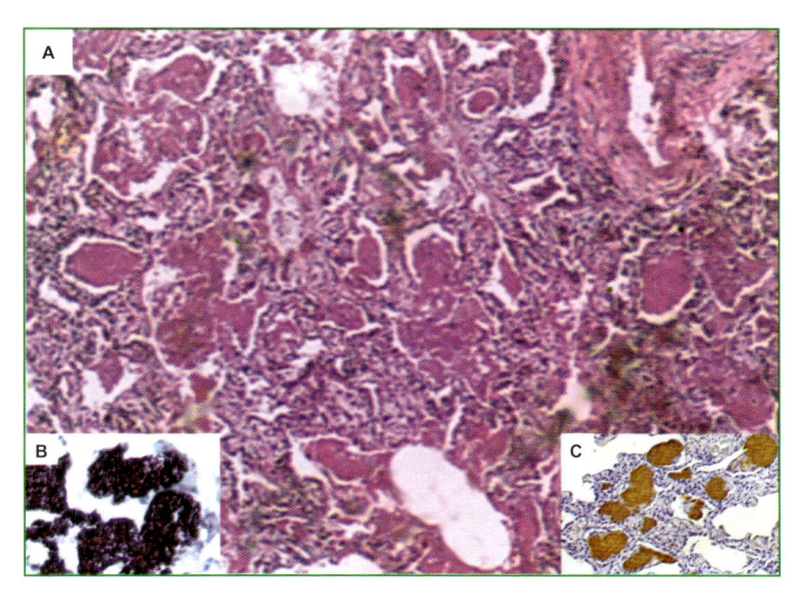

Fig. 25.6 A. Visão panorâmica microscópica da pneumonia intersticial por *P. jiroveci* mostrando espessamento septal por infiltrado inflamatório mononuclear e luzes dos alvéolos ocupadas por material espumoso, eosinofílico. Hematoxilina-eosina. Aumento original, 40×. **B**. Cisto do *P. jiroveci* na luz de alvéolos, corados pela técnica de Grocott. Aumento original, 400×. **C**. Presença de material antigênico de *Pneumocystis sp.* demonstrado por técnica imuno-histoquímica. Aumento original, 100×.

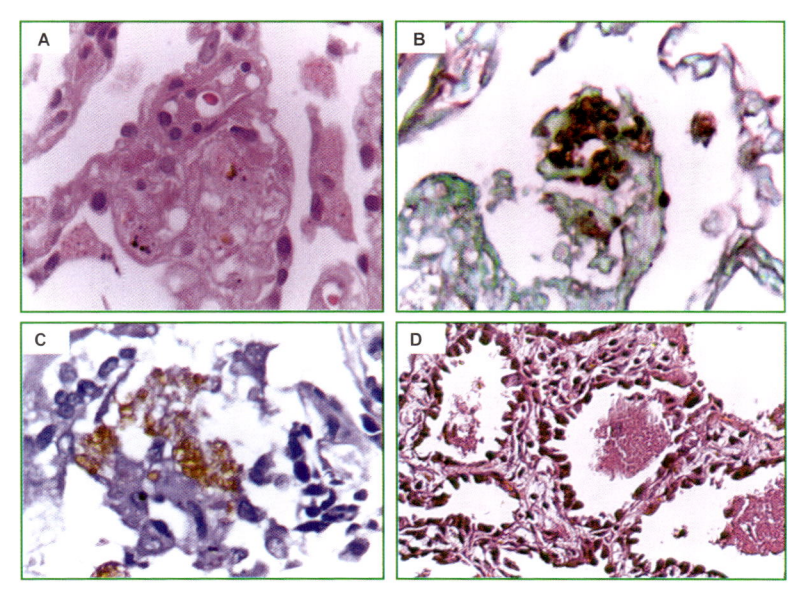

Fig. 25.7 A. Pneumocistose. Material eosinofílico, espumoso, com pequenos grânulos mais escuros (corpos intracísticos do *P. jiroveci*) em luz de alvéolo, HE. Aumento original, 400×. **B**. Coloração de Grocott evidenciando cistos de *P. jiroveci* na luz alveolar. Aumento original, 200×. **C**. Coloração imuno-histoquímica revelando material antigênico granular e formas císticas do *P. jiroveci* na luz alveolar. Aumento original, 400×. **D**. Alvéolo pulmonar totalmente revestido por pneumócitos II, refletindo aspecto regenerativo consequente a prévia destruição dos pneumócitos I. Presença de espuma eosinofílica na luz. Hematoxilina-eosina. Aumento original, 400×.

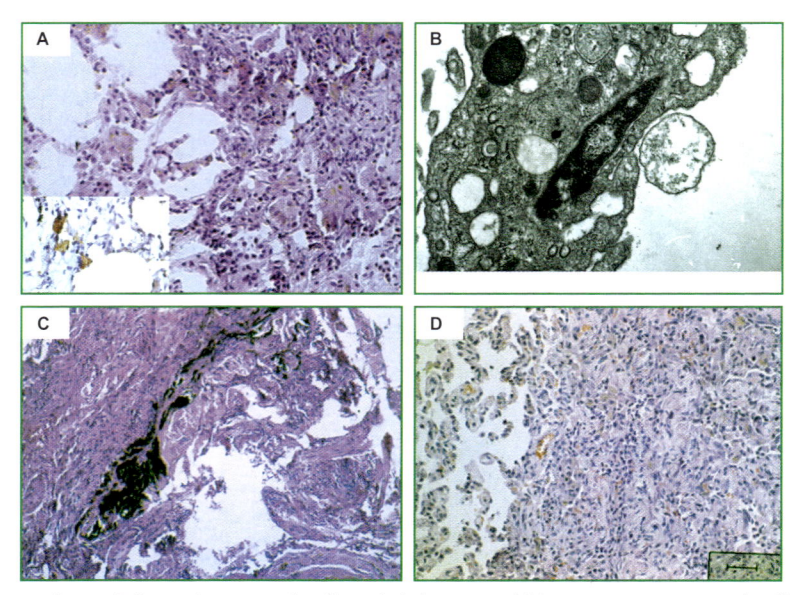

Fig. 25.8 A. Pneumonia por *P. jiroveci* em organização – alvéolos preenchidos por grupamentos de células macrofágicas com citoplasma de aspecto vacuolizado fagocitando debris celulares. Desaparecimento do material espumoso eosinofílico característico. HE. Aumento original, 100×. No detalhe: reação imuno-histoquímica evidenciando material antigênico de Pc incrustado nos septos alveolares. Aumento original, 400×. **B**. Pneumocistose revelando área de denso nfiltrado inflamatório mononuclear. HE. Aumento original, 100×. No detalhe: material antigênico de Pc no revestimento alveolar. Aumento original, 100×. **C**. Pneumocistose mostrando área extensa de fibrose e infiltrado inflamatório mononuclear, além de zona de condensação de pigmento antracótico. HE. Aumento original, 100×. **D**. Pneumocistose mostrando área nodular de inflamação com agregados de células epitelioides constituindo granuloma. HE. Aumento original, 100×.

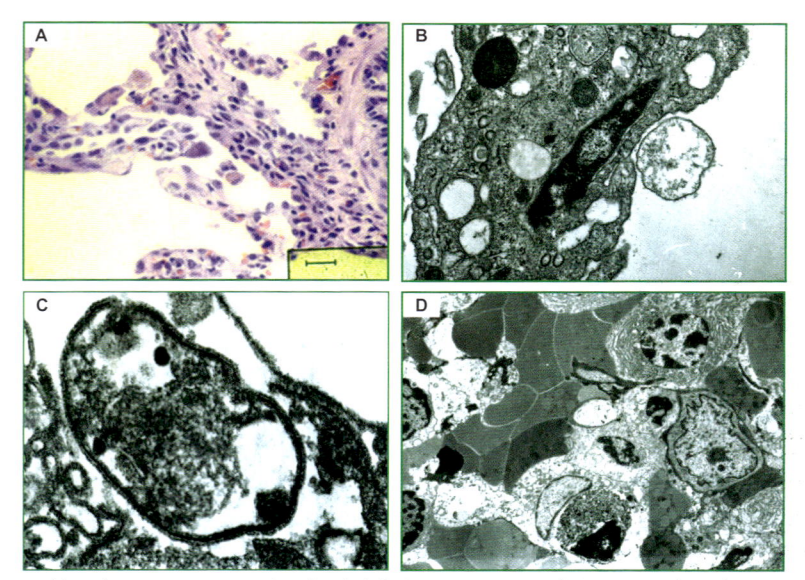

Fig. 25.9 A. Forma trófica do Pc presente na luz de alvéolo junto ao pneumócito 1, corado pela HE. Aumento original, 400×. **B**. Forma trófica do Pc aderindo à membrana de macrófago intra-alveolar. **C**. Forma trófica de Pc em processo de adesão ao pneumócito I. **D**. Luz alveolar preenchida por formas císticas típicas de Pc em meio a células inflamatórias mononucleadas e hemácias.

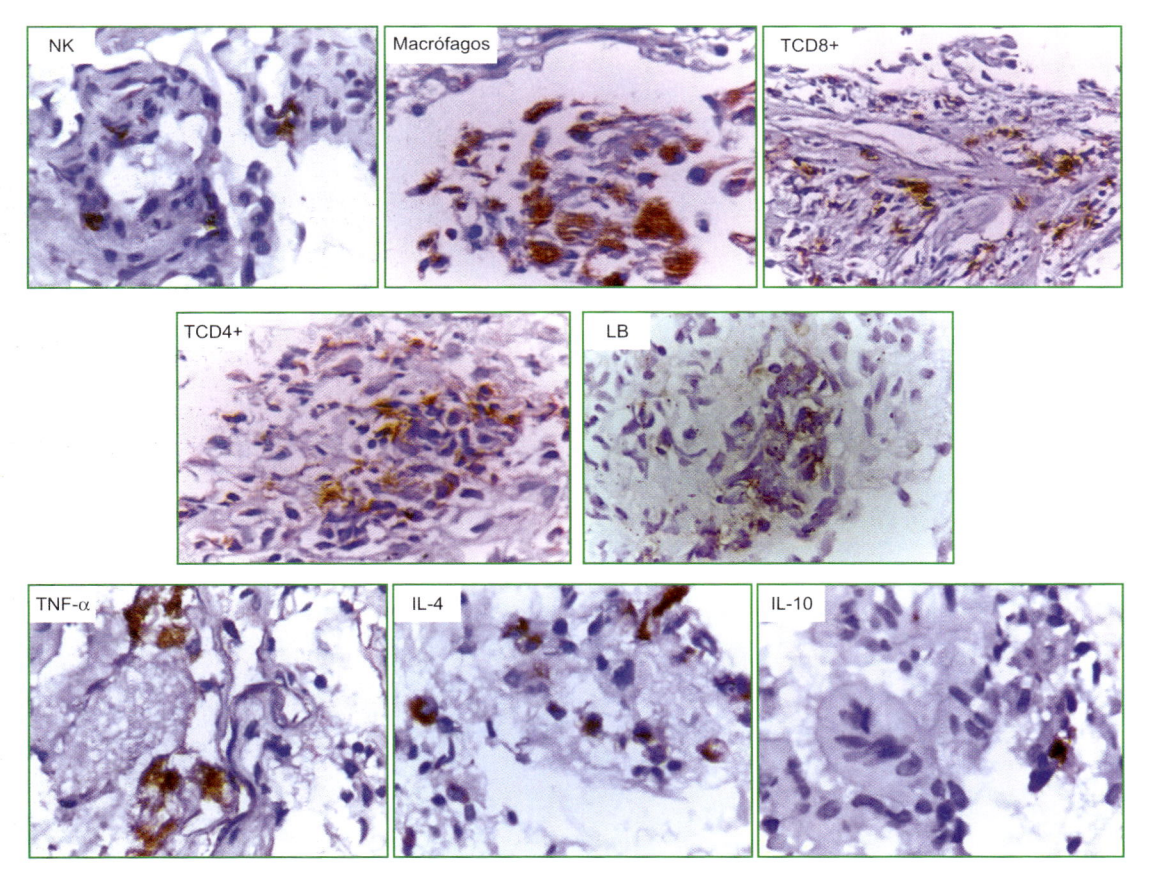

Fig. 25.10 Diagnóstico imunológico da resposta imune *in situ* do hospedeiro na pneumocistose. Reações imuno-histoquímicas com anticorpos específicos mostrando o fenótipo das células inflamatórias e as citocinas presentes nas lesões. Observam-se pequeno número de células NK, participação de numerosos macrófagos, predomínio dos linfócitos TCD8+ sobre os linfócitos TCD4+, pequena expressão de linfócitos B, marcada expressão de TNF-α e de IL-4 e pequena expressão de IL-10.

QUADRO CLÍNICO E DIAGNÓSTICO

Na forma infantil epidêmica da pneumocistose, que ocorre em crianças prematuras e desnutridas, os sintomas comuns são anorexia, dispneia, perda de peso e diarreia. Tosse e febre são infrequentes.

Pacientes imunocomprometidos com pneumocistose sem AIDS apresentam quadro de início abrupto, em geral grave, com insuficiência respiratória (40%), devido a intensa resposta inflamatória pulmonar neutrofílica e plasmocitária, coincidindo com a administração inicial ou o aumento das doses de imunossupressores. A mortalidade é em torno de 30-60%, com risco de morte maior nos pacientes com neoplasias, seguida dos transplantados de órgãos e, por último, dos com doenças inflamatórias.

Entre os pacientes com AIDS, a pneumocistose é a principal causa de admissão em unidade de terapia intensiva, devido à insuficiência respiratória, que ocorre em torno de 20-25% dos casos nesse grupo, e com aumento da taxa de mortalidade dos pacientes acometidos. Os quadros clínico e radiológico da pneumocistose em pacientes com AIDS podem ser bastante semelhantes aos determinados por outros agentes infecciosos (toxoplasmose, citomegalovirose, tuberculose, micobacteriose não tuberculosa, candidíase sistêmica, histoplasmose criptococose, histoplasmose, e paracoccidioidomicose, sarcoma de Kaposi, linfomas e pneumonia intersticial linfoide) ou podem mimetizar aqueles secundários a neoplasias. O diagnóstico diferencial deve ser feito por demonstração do agente em fluidos ou tecidos. Em alguns casos de AIDS, o *P. jiroveci* pode disseminar-se, havendo relatos de lesões secundárias em medula óssea, olhos, linfonodos, fígado, baço, trato gastrointestinal, rins, suprarrenais, pele, pleura, cérebro, tireoide. A disseminação ocorre com maior frequência nos pacientes com estádios mais avançados da doença de base, naqueles que recebem profilaxia com pentamidina inalatória e naqueles que não fazem tratamento profilático. O quadro clínico e os métodos diagnósticos da pneumocistose encontram-se resumidos nas Figs. 25.11 e 25.12.

Pneumocistose associada à AIDS

Células CD4+ < 200 células/mm³
Dispneia progressiva em semanas
Tosse pouco/não produtiva
Febre baixa
Taquipneia
Taquicardia
Dor pleurítica por pneumotórax espontâneo
Ausculta pulmonar normal ou com discretos estertores em bases
Taxa de mortalidade: 10-20%

Adenomegalias, derrame pleural e hepatomegalia: considerar outro diagnóstico

Pneumocistose não associada à AIDS

Dispneia de início agudo
Febre baixa
Taquipneia
Taquicardia
Dor pleurítica por pneumotórax espontâneo
Coincide com início ou aumento de dose de imunossupressores
Taxa de mortalidade: 30-60%

Fatores de riscos na pneumocistose relacionados ao óbito intra-hospitalar

Ventilação mecânica (VM)
VM instituída com retardo
VM por mais de 5 dias de duração
Pneumotórax
Terapêutica empírica para infecção pulmonar sem SMX/TMP
Infecção nosocomial
Cultura viral do lavado broncoalveolar positiva para CMV
Idosos

Achados radiográficos da pneumocistose

Infiltrado intersticial peri-hilar/difuso bilateral
Nódulos solitários ou múltiplos são raros
Infiltrados apenas em ápices, se usou pentamidina
Pneumatoceles e pneumotórax
Derrame pleural e linfadenopatia torácica são raros
TC de alta resolução: vidro despolido ou cistos

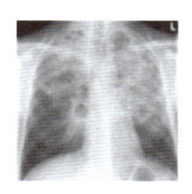 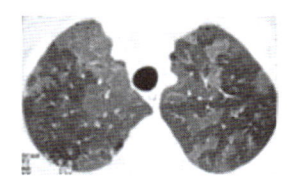

Fig. 25.11 Apresentação clínica da pneumocistose.

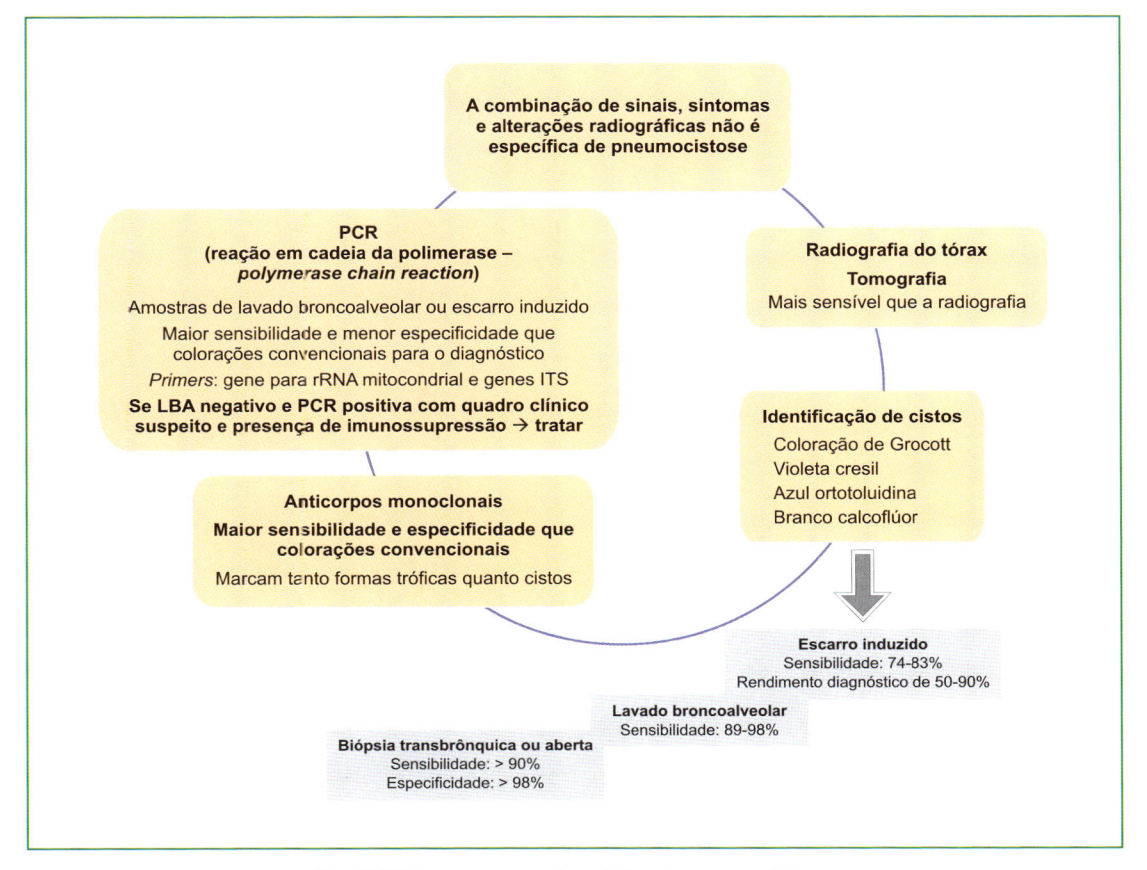

Fig. 25.12 Esquema para diagnóstico da pneumocistose.

PROFILAXIA E TRATAMENTO

A primeira escolha para o tratamento da PCP permanece sendo a combinação de sulfametoxazol/trimetoprim. A eficácia é atribuída ao componente sulfametoxazol do medicamento. Porém, efeitos adversos são comuns, o principal dos quais são as reações cutâneas às sulfas. Os pacientes alérgicos devem evitá-las. As indicações de profilaxia e a posologia podem ser visualizadas nas Figs. 25.13 e 25.14.

Pacientes com sintomas respiratórios discretos podem ser tratados em ambulatórios, recebendo medicação oral e sendo reavaliados regularmente. Contudo, pacientes graves com sinais de hipoxemia ao exame clínico e à gaso-

metria arterial devem ser hospitalizados para receber tratamento intravenoso.

Mutações que conferem resistência aos medicamentos têm sido detectadas na última década. Os resultados dos estudos avaliando a mortalidade nos casos de pneumocistose causada por micro-organismos resistentes são conflitantes. As mutações do gene que codifica a enzima di-hidropteroato sintetase (DHPS), que é inibida pela dapsona e pelo sulfametoxazol, são as mais estudadas. Em relação à DHPS, as duas mutações pontuais mais comuns são: substituição de alanina por treonina na posição 55 e substituição de serina por prolina na posição 57. Porém, o significado clínico dessas mutações quanto à falência da

INDICAÇÕES

1 – Pacientes infectados pelo vírus HIV, com contagem de células CD4+ abaixo de 200 células/mm³; pacientes com história de candidíase orofaríngea; pacientes recebendo HAART ou não, incluindo mulheres grávidas.

A profilaxia, primária ou secundária, pode ser suspensa após reconstituição imune por um período de 3 meses (CD4+ > 200 células/mm³).

2 – Pacientes não infectados pelo HIV: imunossuprimidos após transplantes de órgãos ou de medula óssea, pacientes com neoplasias sob tratamento quimioterápico e aqueles sob tratamento crônico com imunossupressores como a prednisona.

ESQUEMAS

DROGAS	DOSES	VIA ADMINISTRAÇÃO	COMENTÁRIOS
TRIMETOPRIM-SULFAMETOXAZOL	1 comprimido de 80 mg/400mg ao dia; ou 1 comprimido 160/800 3 vezes por semana	VO	Primeira escolha
DAPSONA	100 mg ao dia	VO	1. Esquema alternativo 2. Contraindicado na deficiência de G6-PD
DAPSONA+ PIRIMETAMINA+ LEUCOCORIN	50 mg ao dia 50 mg por semana 25 mg por semana	VO	1. Esquema alternativo 2. Contraindicado na deficiência de G6-PD
DAPSONA+ PIRIMETAMINA+ LEUCOCORIN	200 mg por semana 75 mg por semana 25 mg por semana	VO	1. Esquema alternativo 2. Contraindicado na deficiência de G6-PD
PENTAMIDINA	300 mg ao mês	Aerosol	Esquema alternativo
ATOVAQUONA	1.500 mg ao dia	VO	Para melhor absorção, tomar com dieta gordurosa

Fig. 25.13 Profilaxia da pneumocistose.

DROGAS	DOSES	VIA	COMENTÁRIOS
SULFAMETOXAZOL-TRIMETOPRIM	75-100 mg/kg – 15-20 mg/kg ao dia, dividido em 4 doses	VO ou IV	Primeira escolha
PRIMAQUINA-CLINDAMICINA	30 mg ao dia 600 mg 3 vezes ao dia	VO	Esquema alternativo
ATOVAQUONA	750 mg 2 vezes ao dia	VO	Esquema alternativo
PENTAMIDINA	4 mg/kg ao dia 600 mg ao dia	VO Aerosol	Esquema alternativo
PREDNISONA Tratamento adjuvante	40 mg 2 vezes ao dia por 5 dias; 40 mg/dia do 6º ao 11º dia; 20 mg/dia do 12º ao 21º dia. *Casos de PCP sem AIDS com hipoxemia: prednisona 60 mg dia por 21 dias ou mais	VO	1. Indicado quando há hipoxemia: pO_2 < 70 mmHg ou gradiente alveoloarterial > 35. 2. Quando há necessidade de corticosteroides intravenosos: hidrocortisona ou metilprednisolona em doses equivalentes às da prednisona.

Fig. 25.14 Tratamento da pneumocistose.

profilaxia e do tratamento não está ainda plenamente estabelecido. As incidências dessas mutações variam geograficamente. No Brasil, um estudo demonstrou a ausência de mutações da DHPS em uma população de pacientes de Porto Alegre.

Enzimas envolvidas no metabolismo do Pc constituem o alvo para a ação de drogas para o tratamento e a profilaxia da pneumocistose: a di-hidropteroato sintetase é alvo para o sulfametoxazol, a di-hidrofolato redutase é o alvo do trimetoprim, a lanosterol 14α-dimetilase, envolvida na produção de esterol da membrana celular, é alvo de azóis. Outras enzimas potenciais são: a timidilato sintetase, que catalisa a metilação da 2´-desoxiuridina 5´-monofosfato para 2´-desoxitimidina 5´-monofosfato, e a S-adenosil-L-metionina: esterol C-24 metiltransferase.

Ainda são múltiplos os desafios para o melhor entendimento da pneumocistose: desenvolvimento de meios de cultura para o agente, sequenciamento do genoma, caracterização das vias de sinalização intracelular e metabólicas, definição do papel da colonização em indivíduos saudáveis, expansão de informações a respeito do real papel protetor e lesivo da imunidade, obtenção de vacinas eficazes e descoberta de novas alternativas terapêuticas.

BIBLIOGRAFIA

Castro LM, Pagliari C, Fernandes ER, Brasil RA, Duarte MIS. Immunohistochemical study of the cellular immune response in human Pneumocystis carinii pneumonia. *J Bras Patol Med Lab* 2006; 42(1):1-4.

Chagas C. Nova tripanozomiase humana. *Mem Inst Oswaldo Cruz* 1909; 1:159-218.

Focaccia R, Duarte MIS. Pneumonia por *Pneumocystis carinii*. *In*: Castro LP, Cunha AS, Rezende JM (eds.). *Protozooses Humanas*. São Paulo: Fundo Editorial BYK; 1994. p. 199-210.

Focaccia R, Duarte MIS, Oliveira, MS. Pneumocistose. *In*: Veronesi R, Focaccia R (eds.) *Veronesi – Tratado de Infectologia*. São Paulo: Atheneu; 1996. p. 1130-1145.

Huang L, Morris A, Limper AH, Beck JM. An official ATS workshop summary: recent advances and future directions in Pneumocystis pneumonia (PCP). *Proc Am Thorac Soc* 2006; 3:655-664.

Huang L, Quartin A, Jones D, Havlir DV. Intensive care of patients with HIV infection. *N Engl J Med* 2006; 355:173-81.

Laursen AL, Moller B, Rungby J *et al*. *Pneumocystis carinii* induced activation of the respiratory burst in human monocytes and macrophages. *Clin Exp Immunol* 1994; 98:196-202.

Morris A, Lundgren JD, Masur H *et al*. Current epidemiology of *Pneumocystis* pneumonia. *Emerging Infectious Diseases* 2004; 10(10):1713-1720.

Northfelt DW, Clement MJ, Sharon S. Extrapulmonary pneumocystosis: clinical features in human immunodeficiency virus infection. *Medicine* 1990; 69:392-398.

Peglow SL, Smulian AG, Linke MJ *et al*. Serologic responses to *Pneumocystis carinii* antigens in health and disease. *J Infec Dis* 1990; 161:296-306.

Pop SM, Kolls JK, Steele C. *Pneumocystis*: immune recognition and evasion. *The International Journal of Biochemistry & Cell Biology* 2006; 38:17-22.

Singhal R, Mirdha BR, Guleria R. Human pneumocystosis. *Indian J Chest Dis Allied Sci* 2005; 47:273-283.

Thomas CF, Limper AH. *Pneumocystis* pneumonia. *N Engl J Med* 2004; 350:2487-98.

Wissmann G, Alvarez-Martinez MJ, Meshnick SR, Dihel AR, Prolla JC. Absence of dihydropteroate synthase mutations in Pneumocystis jirovecii from Brazilian AIDS patients. *J Eukaryot Microbiol* 2006; 53(4):305-7.

26

Importância das Leveduras nas Infecções Nosocomiais: Marcadores Fenotípicos e Genotípicos

Claudete Rodrigues Paula • Luciana da Silva Ruiz

Nas últimas décadas, houve inúmeros avanços na tecnologia disponível na área médica, representados pela introdução de diversos métodos diagnósticos e novas técnicas cirúrgicas, disponibilidade de novos biomateriais para próteses, sondas e cateteres, avanços na quimioterapia de tumores, desenvolvimento de novos antibióticos e técnicas de transplante de órgãos. Esses avanços possibilitaram a maior sobrevida de doentes críticos. Tais pacientes, frequentemente internados em unidades de terapia intensiva (UTIs), quando submetidos a procedimentos invasivos, quimioterapia ou antibioticoterapia apresentam maior risco para a aquisição de infecções nosocomiais, particularmente infecções fúngicas. Esses micro-organismos, em outras épocas frequentemente considerados contaminantes ou colonizantes, passaram a ter características oportunistas, tendo sido responsáveis por surtos de infecções hospitalares e também por causarem infecções de alta letalidade, particularmente nos imunossuprimidos, nos quais se apresentam como infecções rapidamente progressivas, de difícil diagnóstico e refratárias a terapêutica.

A aquisição de infecções hospitalares depende de uma complexa interação entre hospedeiro suscetível e o agente infeccioso. Os fatores referentes ao patógeno incluem dose do inóculo suficiente para causar infecção, patogenicidade e infectividade. O controle da infecção fúngica hospitalar requer o conhecimento do hospital como um complexo ecossistema.

A colonização da pele ou da mucosa dos tratos gastrointestinal, genitourinário ou respiratório pode representar a primeira etapa no estabelecimento de infecções fúngicas sistêmicas. Esses sítios são considerados reservatórios de agentes responsáveis pela maioria das infecções hospitalares de origem endógena.

A taxa de colonização em indivíduos hospitalizados é considerada mais alta do que na comunidade em geral. Procedimentos clínicos, a doença de base e uma permanência hospitalar prolongada contribuem para a rápida multiplicação de agentes colonizantes.

As manifestações clínicas das infecções fúngicas nosocomiais podem se apresentar sob diversas formas: infecção da corrente sanguínea (fungemia), infecção do trato urinário, infecção de ferida cirúrgica, abscesso cutâneo relacionado à inserção de cateter, infecção do músculo cardíaco, entre outras.

INFECÇÕES NOSOCOMIAIS E ESPÉCIES DE LEVEDURAS

A incidência global das infecções nosocomiais por fungos tem aumentado muito na maioria dos hospitais, mas nos últimos anos aquelas produzidas por *Candida spp.* apresentaram um incremento muito maior. Outras leveduras também são relatadas como agentes de infecções nosocomiais, incluindo *Trichosporon sp.*, *Malassezia furfur*, *Cryptococcus sp.*, *Pichia sp.*, *Rhodotorula sp.*, entre outras.

Nas últimas décadas, o número de espécies do gênero *Candida* de importância médica vem aumentando progressivamente, constituindo um grupo dominante de infecções fúngicas nos hospitais. Espécies de *Candida* são responsáveis por até 78% dos casos de infecções nosocomiais fúngicas. Nota-se, particularmente, um nítido aumento na incidência de infecções da corrente sanguínea causadas por essa levedura. Ela se tornou o quarto grupo de patógeno mais isolado de culturas de sangue. A mortalidade associada à candidemia (infecção da corrente sanguínea por *Candida*) é de 20 a 40%, e, particularmente, de 18 a 80% em pacientes neutropênicos.

O gênero *Candida* compreende mais de 150 espécies; cerca de 15 estão relacionadas a infecção hospitalar. Dentre elas destacam-se: *C. albicans*, *C. parapsilosis*, *C. tropicalis*, *C. guilliermondii*, *C. glabrata*, *C. lusitaniae*, *C. rugosa*, *C. catenulata*, *C. dubliniensis* e *C. inconspicua*.

C. albicans é a principal espécie isolada de pacientes com infecção nosocomial, e responsável por 5% de todos os episódios. É o principal patógeno envolvido nos casos de candidemia, respondendo por mais de 50% de todas

as infecções da corrente sanguínea causadas por *Candida* nos EUA e Canadá. No Brasil, *C. albicans* também é o principal agente envolvido nos casos de candidemia. O trato urinário tem a mais alta taxa de infecção por *C. albicans* por número de altas hospitalares.

Embora *C. albicans* permaneça como a espécie de levedura mais comumente isolada de micoses superficiais e profundas, nos últimos anos vem aumentando o número de infecções invasivas causadas por espécies não *albicans*. Uma explicação para a emergência de espécies não *albicans* é a seleção de espécies menos suscetíveis pela pressão do uso de agentes antifúngicos. Diferenças espécie-específicas na suscetibilidade ao fluconazol e a outros agentes antifúngicos claramente existem e podem ser significativas para a emergência de espécies não *albicans* em algumas instituições.

Embora *C. parapsilosis* possa ser isolada de outras fontes na natureza, essa espécie faz parte da microbiota normal da pele humana. Pode ser responsável por casos de endocardite, artrite, peritonite, entre outras infecções. Essa espécie tem sido cada vez mais isolada de sangue de pacientes hospitalizados, e nos EUA e Europa é responsável por 7% a 15% das candidemias. Fungemia devido a essa espécie de *Candida* geralmente está relacionada à presença de cateter venoso central, bem como ao uso de nutrição parenteral, devido à sua capacidade de produzir biofilmes.

C. tropicalis e *C. krusei* são espécies que possuem tendência a colonização prévia do trato gastrointestinal e de outros sítios, antes de causar candidemia ou formas sistêmicas de candidíase. *Candida tropicalis* possui considerável potencial biológico como agente oportunista, e é relatada como o agente etiológico mais comum de candidemia em pacientes com neoplasias, com frequência maior em leucemias e menor em tumores sólidos. Em países da América Latina, particularmente o Brasil, essa espécie é extremamente frequente, mesmo entre pacientes não portadores de câncer, constituindo-se na segunda ou terceira principal causa de candidemia.

Outra espécie não *albicans* que vem surgindo como importante patógeno hospitalar é *C. glabrata*, que constitui a segunda ou terceira espécie mais comum na maioria dos casos de candidemia relatados nos EUA e Europa. Isolados clínicos dessa espécie apresentam menor sensibilidade ao fluconazol; consequentemente, um aumento nos índices de colonização/infecção por *C. glabrata* tem sido observado em diferentes grupos de pacientes expostos prolongadamente a esse antifúngico. Essa levedura é a terceira espécie mais comum em relatos de infecção urinária.

C. lusitaniae é a espécie da microbiota normal dos tratos gastrointestinal e respiratório. No entanto, é considerada importante causa de infecção nosocomial em pacientes imunocomprometidos, e sua importância deve-se ao fato de algumas cepas serem resistentes à anfotericina B, tradicional arma terapêutica utilizada para infecções fúngicas graves.

A frequência de isolamento das diferentes espécies de *Candida* varia segundo o país, o hospital, as unidades hospitalares e o ano de estudo. Existem variações geográficas significativas no padrão etiológico de infecções invasivas por *Candida spp.* documentadas em vários países. Enquanto na América do Norte nota-se o predomínio de *C. glabrata* entre as espécies não *albicans*, na América do Sul observa-se predomínio de *C. parapsilosis* e *C. tropicalis*.

Embora o gênero *Candida* seja o maior responsável pelas infecções nosocomiais por fungos, outros gêneros de leveduras presentes na microbiota normal humana ou no ambiente têm surgido como patógenos emergentes nesses episódios.

Diversas espécies do gênero *Malassezia*, levedura saprófita do couro cabeludo e pele, podem causar infecção superficial (Pitiríase *versicolor*) e, com baixa frequência, fungemias, sobretudo em unidades de terapia intensiva neonatal. A via de transmissão da levedura para a corrente sanguínea é através das mãos dos profissionais médicos e paramédicos ou através da infusão parenteral contaminada.

A espécie *furfur* é a principal espécie relacionada a casos de sepse em pacientes neonatos.

Amostras de *Cryptococcus neoformans* têm sido relacionadas a casos de infecção nosocomial. Com o advento da AIDS e de outras doenças imunossupressoras, essa levedura passou a ter uma preocupação mais acentuada por parte dos pesquisadores e dos membros de controle de infecção dos hospitais, uma vez que indivíduos imunocomprometidos são altamente suscetíveis a esse tipo de infecção.

Trichosporon beigelii é uma levedura ubíqua, presente no solo, e é agente de infecções superficiais de alta prevalência em indivíduos saudáveis (*Piedra branca*). Essa levedura, no entanto, em pacientes imunocomprometidos, ocasiona formas graves e disseminadas da doença. Infecções sistêmicas causadas por *Trichosporon*, incluindo peritonite associada a cateter de diálise, infecções graves de pele e sistema respiratório e endocardite, foram diagnosticadas em pacientes hospitalizados em estado de imunodepressão profunda.

Pichia anomala é levedura contaminante habitual da indústria de cerveja. Há descrição de surtos epidêmicos em neonatos de baixo peso, alguns colonizados previamente e outros sem vínculo algum com fonte de contaminação.

As infecções nosocomiais causadas por fungos estão se tornando mais proeminentes nos últimos anos. Atualmente está havendo um aumento do número de pacientes imunocomprometidos e de pacientes medicados com larga quantidade de agentes antimicrobianos nos hospitais. Consequentemente, infecções por agentes fúngicos têm sido observadas mais comumente em pacientes hospitalizados. A adoção de práticas de higiene constantes por parte da equipe médica, a diminuição do uso em larga escala de agentes antimicrobianos, a construção de instalações adequadas, bem como o desenvolvimento de um diagnóstico mais rápido e efetivo, são medidas que auxiliam na diminuição da taxa de mortalidade de pacientes imunocomprometidos altamente suscetíveis à infecção nosocomial por fungos.

MARCADORES EPIDEMIOLÓGICOS EM INFECÇÕES NOSOCOMIAIS

Fungos, principalmente leveduras do gênero *Candida*, estão emergindo como importantes patógenos nosocomiais, especialmente em pacientes imunocomprometidos. Pouco se conhece sobre o modo de transmissão e as fontes de infecção de leveduras dentro de ambientes hospitalares. Uma melhor compreensão da epidemiologia do micro-organismo auxiliaria no desenvolvimento racional de medidas eficazes para a prevenção e o controle dessas infecções nosocomiais.

Documentar qual a fonte de infecção tem sido um trabalho muito difícil. Para tal, estudos de tipagem dos isolados vêm sendo realizados e utilizados como marcadores epidemiológicos, para evidenciar se a levedura é proveniente do próprio indivíduo ou de fonte externa, ou, ainda, se é responsável por recidivas da infecção.

A utilização de marcadores faz-se epidemiologicamente importante não somente para a detecção da fonte da infecção, mas também para o reconhecimento de surtos hospitalares, a detecção de transmissão cruzada de patógenos nosocomiais, o reconhecimento de cepas virulentas e o auxílio da prevenção, diagnóstico e tratamento das infecções em ambiente hospitalar.

As diferenças na patogenicidade de isolados leveduriformes impulsionaram o desenvolvimento de muitos métodos para dividir as espécies de leveduras dentro de isolados ou subpopulações. Todas essas técnicas devem seguir alguns critérios para serem consideradas marcadores epidemiológicos, como (I) garantir que todos os organismos dentro da espécie sejam tipáveis pelo método utilizado, (II) possuir alto poder discriminatório, (III) possuir boa reprodutibilidade, (IV) utilizar-se de equipamentos convencionais a qualquer laboratório e (V) ser de fácil manuseio.

Leveduras, principalmente *Candida spp.*, possuem um notável índice de variação em relação às suas características fenotípicas e genotípicas, com isso, estudos com marcadores têm sido realizados com base em técnicas de tipagem, nas quais são analisadas e comparadas essas variações apresentadas pelas leveduras. Ressaltamos que nenhum método descrito na literatura ainda é o ideal, por todos apresentarem limitações, principalmente em relação à reprodutibilidade. No entanto, são capazes de permitir uma boa discriminação das cepas.

Marcadores fenotípicos

Marcadores fenotípicos baseiam-se nas características produzidas pela expressão gênica, como morfologia da colônia (morfotipagem), padrões bioquímicos, produção de enzimas (enzimotipagem), tipos sorológicos (sorotipagem) e sensibilidade a toxinas e antifúngicos (resistotipagem). As técnicas empregadas para esses marcadores costumam ser trabalhosas, consumir tempo (1-8 dias) e possuir poder discriminatório limitado.

Dentre os marcadores fenotípicos mais empregados para a tipagem destacam-se a morfotipagem, a produção de exoenzimas e a resposta às toxinas *killer*. Faremos a seguir uma descrição detalhada desses métodos utilizados para tipagem de leveduras.

Morfotipagem

Com base nas diferenças de produção e extensão de franjas marginais e na topografia das colônias de *C. albicans* obtidas através da inoculação de isolados em meio ágar-extrato de malte, Phongpaichit e cols. (1987) geraram um código de 7 dígitos que teoricamente permitia a produção de 100 morfotipos diferentes. O código é simples e expressa características morfológicas através de números, fixando pontos de referência. Eles encontraram um índice de reprodutibilidade de 84% para os isolados idênticos e de 96% para o morfotipo que diferia em um caractere. Esse sistema foi baseado nas observações de Brown-Thomsen (1968), verificando que cepas de *C. albicans* produziam grandes variações na morfologia quando semeadas em estrias em ágar-extrato de malte (Fig. 26.1).

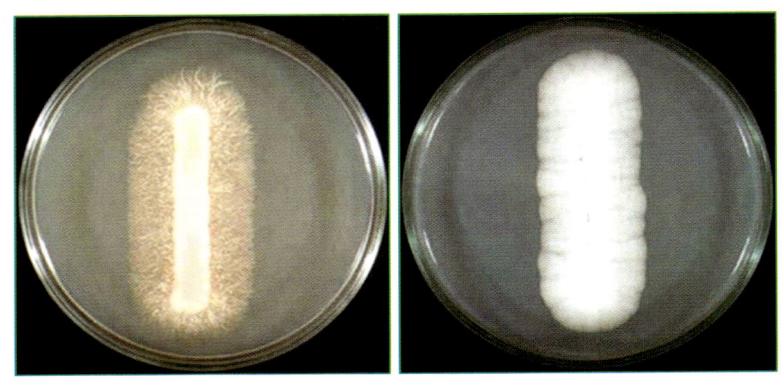

Fig. 26.1 Morfotipos de *Candida spp.* obtidos através da técnica de morfotipagem.

Em 1989, Hunter e cols., propuseram a redução desse esquema para um composto de 4 dígitos, analisando a formação de franjas na borda da colônia e na sua superfície (Quadro 26.1). Esse estudo analisou 446 isolados de *C. albicans* provenientes de diferentes materiais biológicos, e foram encontrados 50 morfotipos diferentes.

A principal vantagem da morfotipagem é que ela não requer aparelhos caros e sofisticados para sua execução e é adequada para o uso em laboratórios nos quais outros métodos de tipagem são impraticáveis. Além disso, a técnica apresenta bons índices discriminatórios entre os isolados, mostrando-se um valioso instrumento como marcador epidemiológico. No entanto, as avaliações dos morfotipos são subjetivas, e podem ocorrer variações entre os diferentes observadores, o que provoca limitações ao uso rotineiro do método.

Produção de exoenzimas

Muitos micro-organismos patogênicos possuem enzimas hidrolíticas que destroem, alteram ou prejudicam a integridade da membrana celular do hospedeiro, levando a uma disfunção ou interrupção de suas atividades. Desde que as membranas contêm lipídios e proteínas, elas constituem um alvo de ataque enzimático. Infecções por leveduras, principalmente *C. albicans*, podem estar relacionadas à produção das exoenzimas proteinases ácidas, fosfolipases, hialuronidases e condroitina sulfatase.

A habilidade em produzir enzimas hidrolíticas, portanto, é considerado um importante fator de patogenicidade para leveduras do gênero *Candida spp.* As principais enzimas consideradas fatores de virulência produzidas por esses micro-organismos são as proteinases, que hidrolisam ligações peptídicas, e as fosfolipases, que hidrolisam os fosfoglicerídeos. A liberação dessas enzimas pelas células leveduriformes, aderidas às células do hospedeiro facilita o poder invasor e interfere no metabolismo celular do hospedeiro, devido a alterações no transporte de íons pela célula e/ou na permeabilidade seletiva da célula, podendo conduzir à morte celular.

A produção das enzimas extracelulares por espécies de *Candida spp.* é detectada, para a proteinase, em um meio básico enriquecido com albumina e vitaminas (Ruchel *et al.*, 1982) e, para a fosfolipase, em ágar-Sabouraud-dextrose (SDA) acrescido de gema de ovo (Prince *et al.*, 1982).

A presença da enzima é detectada pela formação de um halo opaco ao redor da colônia leveduriforme (Fig. 26.2). A atividade enzimática é resultado da relação entre o diâmetro da colônia e o diâmetro da colônia mais o halo formado. Os isolados são classificados como negativos, positivos ou fortemente positivos

Quadro 26.1
Modelo de tipificação de morfotipos de *Candida spp.* (Segundo HUNTER *et al.*, 1989)

Ordem dos dígitos	Descrição	Código
1º Franja – Distribuição	ausente	0
	descontínua (= 20% da margem)	1
	descontínua (20 a 50% da margem)	2
	descontínua (60 a 90% da margem)	3
	contínua, somente na periferia ou fios conspícuos em leque	5
	contínua, com filamentos paralelos	7
2º Franja – Comprimento	ausente	0
	igual ou menor a 2 mm	2
	entre 3 e 5 mm	3
	igual ou maior a 6 mm	5
3º Franja – Textura	ausente	0
	muito grosseira	1
	grosseira	2
	intermediária	3
	fina	4
4º Superfície – Topografia	lisa	0
	nodular	1
	escavada	2
	crateriforme	4
	crateriformes com dobras e pregas	5
	dobras e pregas	6
	pelos	8

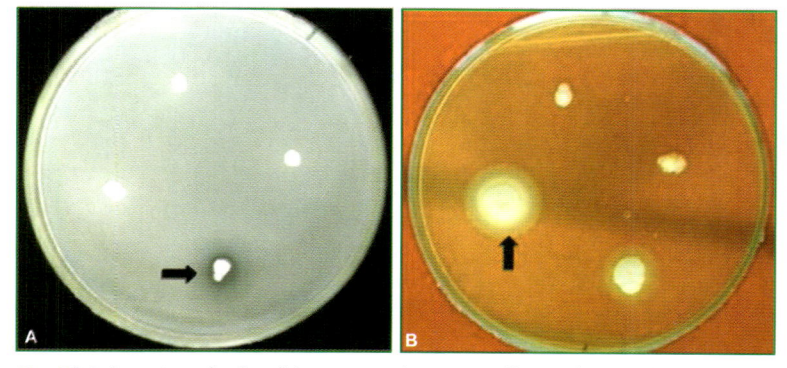

Fig. 26.2 Amostras de *Candida spp.* produtoras e não produtoras de proteinase (A) e fosfolipase (B). O halo ao redor da colônia (indicado pela seta) representa a produção das exoenzimas.

para a produção das enzimas de acordo com os resultados obtidos para a atividade enzimática.

Essas diferenças em relação ao nível de produção das enzimas proteinase e fosfolipase são utilizadas como uma propriedade que pode ser utilizada como critério de tipagem para espécies de *Candida spp.*

Sensibilidade às toxinas killer

Desde a década de 1970, além do estudo de enzimas participantes do processo infeccioso, vários outros estudos passaram a caracterizar as leveduras quanto ao fenômeno de produção de compostos proteicos denominados toxinas *killer*, observado em espécies dos gêneros *Candida*, *Cryptococcus*, *Torulopsis*, *Trichosporon*, *Pichia* e *Hansenula*, entre outros.

Essas toxinas mostram-se letais para outras leveduras da mesma espécie, e a ocorrência de leveduras de atividade *killer* foi também demonstrada contra bactérias, actinomicetos aeróbios, micro-organismos aclorofilados e leveduras lipolíticas como aquelas pertencentes ao gênero *Malassezia*.

Quanto às características das toxinas *killer*, sabe-se que elas são sensíveis a proteólise e a alterações de temperatura e pH, e atuam formando poros na membrana citoplasmática, acarretando alteração da permeabilidade, com perda de íons potássio, inibição de transporte ativo de aminoácidos e acidificação do interior celular, resultando na morte dos isolados sensíveis.

Com base na capacidade de certas leveduras em produzir essa toxina, Polonelli e cols. (1983) selecionaram, dentre 54 leveduras, 9 isolados *killer* pertencentes aos gêneros *Hansenula* e *Pichia* e desenvolveram um método de tipagem codificado por 3 dígitos, capazes de distinguir 512 *killer*-tipos para amostras de *C. albicans*.

A tipagem de isolados de *Candida spp.* pela determinação de sua sensibilidade a um painel de toxinas *killer* (Quadro 26.2) produzidas por espécies de *Hansenula* e *Pichia*, ambas de procedência conhecida, permite a discriminação de um significativo número de tipos sensíveis. Dessa forma, a aplicação desse sistema *killer* como um marcador epidemiológico para diferenciar isolados de uma mesma espécie de

Quadro 26.2

Codificação do sistema *killer* (segundo Polonelli *et al.*, 1983)

Atividade do 1º *triplet* de leveduras				Atividade do 2º *triplet* de leveduras				Atividade do 3º *triplet* de leveduras			
K_1	K_2	K_3	Código	K_4	K_5	K_6	Código	K_7	K_8	K_9	Código
+	+	+	1	+	+	+	1	+	+	+	1
+	+	−	2	+	+	−	2	+	+	−	2
+	−	+	3	+	−	+	3	+	−	+	3
−	+	+	4	−	+	+	4	−	+	+	4
+	−	−	5	+	−	−	5	+	−	−	5
−	−	+	6	−	+	−	6	−	+	−	6
−	−	+	7	−	−	+	7	−	−	+	7
−	−	−	8	−	−	−	8	−	−	−	8

K1 = *Hansenula sp.*, K2 = *Pichia sp.*, K3 = *H. anomala*, K4 = *H. anomala*, K5 = *H. anomala*, K6 = *H. californica*, K7 = *H. canadensis*, K8 = *H. dimennae*, K9 = *H. marakii*.

+ Sensível   − Resistente

Exemplo: amostra *killer*-tipo **587** → 5 = sensível a K1 e resistente a K2 e K3; 8 = resistente a K4, K5 e K6; 7 = resistente a K7 e K8 e sensível a K9.

levedura pode ser um método muito útil na vigilância de infecções nosocomiais.

Marcadores genotípicos

Marcadores genotípicos detectam diferenças diretamente na informação genética, ou seja, baseiam-se no conceito de que o fenótipo que se manifesta é a expressão biológica de eventos que se processam nos genes.

Recentes avanços em biologia molecular têm permitido, através da análise de DNA genômico, classificar as leveduras em subespécies, sendo os métodos moleculares muito utilizados em investigações epidemiológicas.

Dentre as vantagens da adoção de marcadores genotípicos comparativamente aos marcadores fenotípicos destaca-se a minimização de problemas relacionados à variação na expressão de caracteres e à reprodutibilidade, além de serem técnicas que consomem menos tempo e com alto índice discriminatório.

Os diversos métodos moleculares utilizados como marcadores diferem em relação ao nível de polimorfismo detectado e informação genética, reprodutibilidade, especificidade do *locus*, requisitos técnicos e investimento financeiro. Muitas das técnicas moleculares frequentemente utilizadas para a tipagem de leveduras baseiam-se na separação eletroforética de fragmentos ou moléculas de DNA que diferem em tamanho e/ou número, dentre as quais destacamos as técnicas de RAPD (*random amplified polymorphic DNA*), RFLP (*restriction fragment length polymorphism*) e a cariotipagem por PFGE (*pulsed-field gel electrophoresis*). O resultado eletroforético é representado por padrões característicos observados em bandas nos géis, que refletem essencialmente um polimorfismo genético, ou seja, variações nas sequências de bases e na organização genética (Fig. 26.3).

Atualmente, muitos estudos também vêm utilizando uma nova técnica baseada na repetição de sequências curtas de bases, ou microssatélites, ao longo do genoma do micro-organismo, e a leitura dos resultados é realizada em aparelho de sequenciador au-

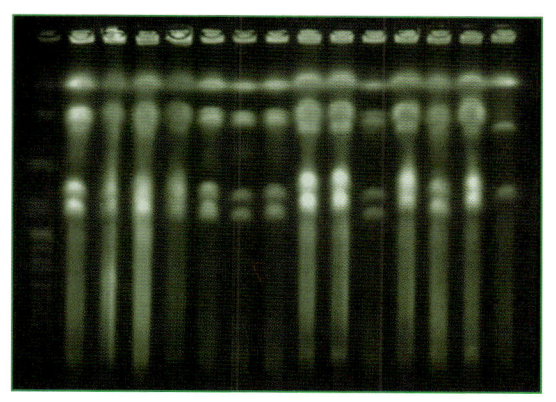

Fig. 26.3 Bandas cromossômicas íntegras obtidas através da eletroforese de campo pulsado (PFGE).

tomatizado. A descrição dos padrões de bandas ou de microssatélites como *fingerprints* ("impressões digitais") de DNA remete-nos às possibilidades de comparação de perfis e ao reconhecimento sistemático de semelhanças e diferenças, as quais são utilizadas para agrupar os micro-organismos segundo sua maior ou menor similaridade genética. Vários estudos relatam a utilização dessas técnicas como marcadores genotípicos para isolados clínicos e ambientais de espécies fúngicas de importância médica, principalmente leveduras do gênero *Candida*.

A reação em cadeia da polimerase (*polymerase chain reaction*), PCR, que consiste na amplificação de cópias de fragmentos de DNA, veio possibilitar a amplificação rotineira de um *locus* gênico específico cujo produto pode, por sua vez, ser submetido a análises por RAPD, entre outras. O método de RAPD utiliza pequenos oligonucleotídeos (9 a 10 pares de bases) iniciadores de sequências aleatórias, que hibridam com o DNA genômico com afinidade tal que podem ser utilizados para iniciar a amplificação de diferentes regiões do genoma, o que é uma de suas melhores características. O RAPD detecta variações em pequenas regiões, que podem variar entre as cepas; dessa forma, após a separação eletroforética dos produtos amplificados, podem ser gerados padrões característicos de bandas.

Essa técnica é considerada vantajosa, pois é de fácil execução, além de utilizar quantidade mínima de DNA. Vários estudos relatam sua utilização como marcador genotípico para isolados clínicos e ambientais de espécies fúngicas de importância médica, principalmente leveduras do gênero *Candida spp.*

A técnica de RFLP analisa as variações de tamanhos de fragmentos de DNA gerados por digestão com endonucleases de restrição, representados por sítios de reconhecimento para cada enzima. As endonucleases são enzimas que reconhecem sequências específicas, usualmente 4 a 6 nucleotídeos, e cortam o DNA dentro ou na proximidade do sítio de reconhecimento. Múltiplas bandas podem ser detectadas, e polimorfismos do DNA podem ser facilmente identificados e comparados. Padrões de RFLP foram os primeiros marcadores utilizados para o estudo comparativo de diferentes isolados, e continuam encontrando um bom uso em estudos de genética de populações.

O método de eletroforese em campo pulsado (PFGE) é uma técnica de eletroforese em gel de agarose que utiliza campos elétricos de orientação alternada, permitindo a separação de moléculas grandes de DNA, incluindo os cromossomos, que podem variar nas espécies e entre as espécies, no tamanho e no número, sendo assim caracterizados por um determinado perfil ou cariótipo. Há mais de 2 décadas o PFGE é amplamente utilizado em análises epidemiológicas e no estudo da variedade de espécies de leveduras de importância médica. *Candida albicans*, levedura diploide com um número haploide de oito cromossomos, foi uma das primeiras espécies examinadas por eletroforese em campo pulsado. Apesar de ser uma técnica que consome muito tempo e ter custo elevado, é um método de tipagem de boa reprodutibilidade e poder discriminatório e, frequentemente, é o método de escolha para muitas avaliações epidemiológicas.

Recentemente, a repetição de *tandens* curtos (STRs) ou microssatélites também tem assumido um papel importante como marcadores moleculares de genomas eucariotos em diversas áreas, como na oncogenética, genética de populações e na caracterização e identificação de isolados de leveduras. Esses ocorrem em milhares de cópias dispersas em todo o genoma, são geralmente constituídos de 1 a 6 nucleotídeos e exibem alto polimorfismo, transmissão codominante mendeliana e tipagem por PCR. A técnica de microssatélites analisa fragmentos de DNA do tipo espécie-específico, com leitura de dados em aparelho sequenciador automatizado, o que contribui para o aumento do poder discriminatório e da reprodutibilidade do método. Os *primers* mais utilizados para distinguir molecularmente isolados de *C. albicans* e *C. parapsilosis*, utilizando-se a técnica de microssatélites, são, para *C. albicans*: *CDC3* (Sentido: TTTCCTCTTCCTTTCATATAGAA, Antissentido: GGATTCACTAGCAGCAGACA), *EF3* (Sentido: TTTCCTCTTCCTTTCATATAGAA, Antissentido: GGATTCACTA GCAGCAGACA), *HIS3* (Sentido: TGGCAAAAATGATATTCCAA, Antissentido: TACACTATGCCCCAAACACA); e para *C. parapsilosis*: *A* (Sentido: AGCGCTGCAATCTAAACAGA, Antissentido: TTGCATCTGCAGAGAGCGTA), *B* (Sentido: AGGTTTGTAGTAGT GTCCCTATGG, Antissentido: TATCTCTCTCGCCATTTGAACG) e *C* (Sentido: GTGAGTGCTAAGTCTTGGCTAGTTC, Antissentido: TCTCACAGTACACACCAGTCAGTAC). Esses *primers* possuem bom poder discriminatório, conseguindo discriminar os isolados de forma satisfatória.

A aplicação de marcadores moleculares vem gerando contribuições interessantes, principalmente no que se refere a infecções fúngicas no âmbito hospitalar. Paula e cols. (2006) descreveram dois casos de infecção nosocomial fatal por *Pichia anomala* em UTI neonatal, e, com a utilização da técnica de RAPD, além do uso de marcadores fenotípicos, os autores observaram que se tratava da mesma cepa nos dois casos. Não foi possível, porém, detectar a fonte de infecção. Caramalac e cols. (2007) investigaram a ocorrência de candidíase na mucosa vaginal de 100 parturientes e na mucosa oral de seus respectivos recém-nascidos. Com a utlização do RAPD, foi

Quadro 26.3

Resumo das características das diferentes técnicas de marcadores moleculares

CARACTERÍSTICAS	METODOLOGIA			
	RFLP	RAPD	Microssatélites	PFGE
Uso	Fácil	Fácil	Fácil	Moderado
Interpretação	Fácil	Fácil	Moderada	Fácil
Polimorfismo	Baixo-Alto	Baixo-Alto	Muito alto	Alto
Poder discriminatório	Moderado	Alto	Alto	Alto
Resultado (dias)	1	1	2	3
Reprodutibilidade interlaboratorial	Boa	Moderada	Boa	Boa
Reprodutibilidade intralaboratorial	Boa	Boa	Boa	Boa
Custo total	Moderado	Moderado	Moderado	Moderado
Custo/teste	Baixo	Baixo	Moderado	Moderado

possível detectar que, em alguns casos, a mucosa vaginal teria sido a fonte de transmissão para o neonato, uma vez que os perfis moleculares para as espécies de *Candida* se mostraram similares. Ruiz (2008) detectou um surto hospitalar por *C. parapsilosis*, em UTI neonatal, através da técnica de microssatélites.

Embora existam muitas técnicas moleculares disponíveis para a análise de amostras de uma população, não há ainda um método ideal, e a escolha de um marcador molecular depende dos objetivos do estudo. Além disso, algumas características são importantes para a introdução de um marcador molecular em um estudo epidemiológico, como facilidade no uso e interpretação, polimorfismo, poder discriminatório, reprodutibilidade, consumo de tempo e custo (Quadro 26.3).

BIBLIOGRAFIA

Botterel F, Cesterke C, Costa C, Bretagne S. Analysis of microsatellite markers of *Candida albicans* used for rapid typing. *J Clin Microbiol* 2001; 39:4076-4081.

Brow-Thomsen J. Variability in *Candida albicans* (Robin) Berkhout. 1. Studies on morphology and biochemical activity. *Heredias* 1968; 60:355-398.

Caramalac DA; Ruiz LS, Batista GCM *et al*. *Candida* isolated from vaginal mucosa of mothers and oral mucosa of neonates: occurrence and biotypes concordance. *The Pediatric Infectious Diseases Journal* 2007; 26:553-557.

Colombo AL. Diagnóstico de doenças fúngicas oportunistas: o grande desafio para os centros médicos de atendimento terciário. *In*: *Prática Hospitalar*. nº 52. São Paulo: Editora e Publicidade 2007. p. 50-55.

Fundyga RE, Lott TJ, Arnold J. Population structure of *Candida albicans*, a member of the human flora, as determined by microsatellite loci. *Infect Gen Evol* 2002; 2:57-968.

Hunter, PR *et al*. Morphotype markers of virulence in human candidal infections. *Journal of Medical Microbiology* 1989; 28:85-101 p.

Lacaz CS, Porto E, Martins JEC, Heins Vaccari EM, Melo NT. *Tratado de Micologia Médica*. 9ª ed. São Paulo: Sarvier, 2002. 1104.

Lasker BA, Butler G, Lott TJ. Molecular genotyping of *Candida parapsilosis* group I clinical isolates by analysis of polymorphic microsatellite markers. *J Clin Microbiol* 2006; 44:750-759.

Matsumoto FE. Candidemia em hospital infantil de São Paulo: caracterização das leveduras em associação e sensibilidade aos antifúngicos. 128f. Tese (Doutorado em Ciências – Microbiologia) – Instituto de Ciências Biomédicas, Universidade de São Paulo, São Paulo, 2006.

Matsumoto FE, Gandra RF, Ruiz LS, Auler ME, Marques SAV, Gambale W, Pires MFC, Paula, CR.

Yeasts isolated from blood and catheter in children from a public hospital of São Paulo, Brazil. *Mycopathologia* 2001; 154:63-69.

Paula CR, Krebs V, Gambale W *et al*. Nosocomial infection in newborns by *Pichia anomala* in a Brazilian intensive care unit. *Medical Mycology* 2006; 44:479-484.

Paula CR, Montelli AC, Ruiz LS *et al*. Infecção hospitalar fúngica: experiência em hospitais públicos de São Paulo. *In*: *Prática Hospitalar*. nº 52. São Paulo: Editora e Publicidade, 2007. p. 63-66.

Phongpaichit S *et al*. Strain differentiation of Candida albicans by morphotyping. *Epidem Infect* 1987; 99:421-428.

Polonelli L, Archibusacci C, Sestito M, Morace G. "Killer" system: a simple method for differentiating *Candida albicans* strains. *J Clin Microbiol* 1983; 17:774-780.

Price MF, Wilkinson ID, Gentry LO. Plate methods for detection of phospholipase in *Candida albicans*. *Sabouraudia* 1982; 20:15-20.

Ribeiro M, Paula C, Paula CR. Up-regulation of ERG11 gene among fluconazole-resistant *Candida albicans* generated in vitro: is there any clinical implication? *Diagnostic Microbiology and Infectious Disease* 2007; 57:71-75.

Rüchel R, Tgegeler R, Trost M. A comparison of secretory proteinase from different strains of *Candida albicans*. *Saboraudia* 1982; 20:233-244.

Ruiz LS. Fungemia por leveduras: perfis fenotípicos e moleculares e sensibilidade antifúngica de amostras isoladas no Hospital das Clínicas de Botucatu, São Paulo. 111f. Tese (Doutorado em Ciências – Microbiologia) – Instituto de Ciências Biomédicas, Universidade de São Paulo, São Paulo, 2008.

Ruiz LS, Sugizaki MF, Montelli AC, Matsumoto FE, Pires MFC, da Silva BCM, Silva EH, Gandra RF, Gonçalves da Silva E, Auler ME, Paula CR. Fungemia by yeasts in Brazil: ocurrence and phenotypic study of strains isolated at the Public Hospital, Botucatu, São Paulo. *J Mycol Medical* 2005; 15:13-21.

Silva EH, Ruiz LS, Matsumoto FE *et al*. Candiduria in a public hospital of São Paulo: Characteristics of the yeast isolates. *Revista do Instituto de Medicina Tropical* 2007; 49:349-353.

27 Dermatoses Relacionadas às Leveduras do Gênero Malassezia

Valéria Maria de Souza Framil

INTRODUÇÃO

O agente etiológico da pitiríase versicolor foi isolado por Eichstedt em 1846, e também por Sluyter em 1847. Esses autores denominaram a doença, porém não propuseram nome ao fungo. Malassez, em 1874, enfatizou a etiologia fúngica, caracterizando-o como "semelhante à levedura", e em sua homenagem Bailion, em 1889, denominou-o *Malassezia furfur*. Vários autores isolaram o mesmo fungo e propuseram outros nomes, como *Pityrosporum ovale* e *Pityrosporum orbiculare*.

Malassezia furfur, levedura antropofílica lipodependente, pode apresentar-se na forma oval ou cilíndrica. A primeira é denominada *Pityrosporum ovale* e a segunda, *Pityrosporum orbiculare*. Gueho e Meyer, em 1989, passaram a considerar a inclusão dessas formas dentro de uma única espécie: *Malassezia furfur*. O gênero *Malassezia* foi recentemente estudado, e várias espécies foram descritas na literatura. Gueho e cols. reconheceram sete espécies distintas do gênero *Malassezia*: *M.*

furfur, *M. pachydermatis*, *M. globosa*, *M. obtusa*, *M. restricta*, *M. slooffiae* e *M. sympodialis*. Recentemente, 3 espécies foram incluídas: *M. dermatis*, *M. yamatoensis* e *M. nana*. Sugita e cols., em 2003, descreveram, através de PCR com *primers* específicos, uma nova espécie de *Malassezia*: *M. japonica*. Foi isolada em pacientes portadores de dermatite atópica e indivíduos saudáveis. Finalmente, Batra *et al.*, em 2005, descreveram uma espécie emergente da levedura: *Malassezia baillon*.

DERMATOSES DECORRENTES DA FORMA PATOGÊNICA DAS LEVEDURAS DO GÊNERO *MALASSEZIA*

Pitiríase versicolor

Conceito

Pitiríase versicolor é uma infecção crônica da camada córnea causada por leveduras do gênero *Malassezia*, assintomática na maioria das vezes.

Patogênese

Leveduras do gênero *Malassezia* são membros da biota normal da pele e passam a determinar manifestações clínicas sob certas condições que permitem a pseudofilamentação da levedura. Cerca de 97% dos indivíduos clinicamente normais são portadores do fungo no couro cabeludo e 92%, no tronco.

Vários fatores são tidos como responsáveis pelo rompimento do equilíbrio leveduras do gênero *Malassezia*-hospedeiro (homem): idade, sexo, raça, predisposição genética, fatores geoclimáticos que favorecem a hiperoleosidade e a hiper-hidratação, além de fatores sociológicos que indicam a importância dos hábitos e comportamento do homem na sociedade. Fatores predisponentes endógenos como má nutrição, avitaminoses, gravidez, diabetes, doença de Cushing, corticoterapia prolongada, terapia parenteral, contraceptivo oral e imunodeficiência também são relatados.

Manifestações clínicas

As manifestações clínicas da pitiríase versicolor caracterizam-se por lesões maculares múltiplas, inicialmente perifoliculares, com descamação fina. O estiramento da pele afetada pode facilitar a visualização da descamação. Essa manobra é conhecida por sinal de Zireli (Fig. 27.1). O sinal da unha consiste em passar a unha sobre a lesão, com a mesma finalidade: observar a descamação. A coloração é variável, do branco ao acastanhado, podendo mais raramente tornar-se eritematosa, o que justifica a denominação pitiríase versicolor. As lesões crescem e coalescem até atingirem grandes áreas. Comprometem tronco, ombros, parte superior dos braços, pescoço, face e dobras flexurais (Fig. 27.2). Na maioria dos casos, são assintomáticas, exceção feita às formas eritematosas, que, em geral, são pruriginosas (Fig. 27.3). Outras variantes clínicas como lesões hiperpigmentadas (Fig. 27.4), lesões hipocrômicas e hipercrômicas (Fig. 27.5) e lesões foliculares (Fig. 27.6) também podem ocorrer.

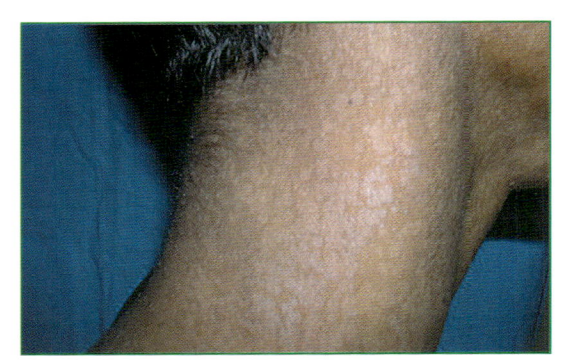

Fig. 27.1 Sinal de Zireli.

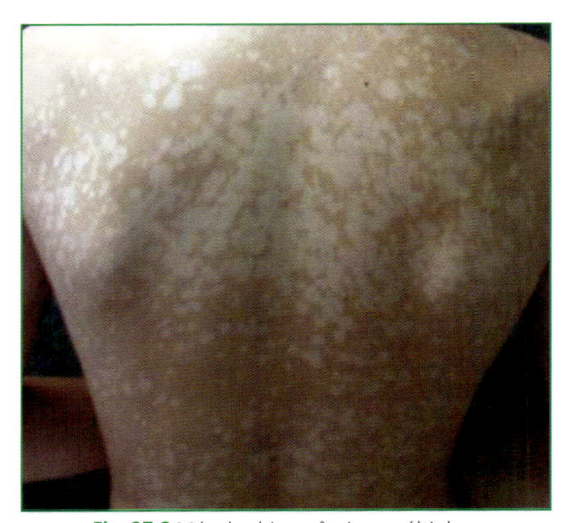

Fig. 27.2 Máculas hipocrômicas múltiplas.

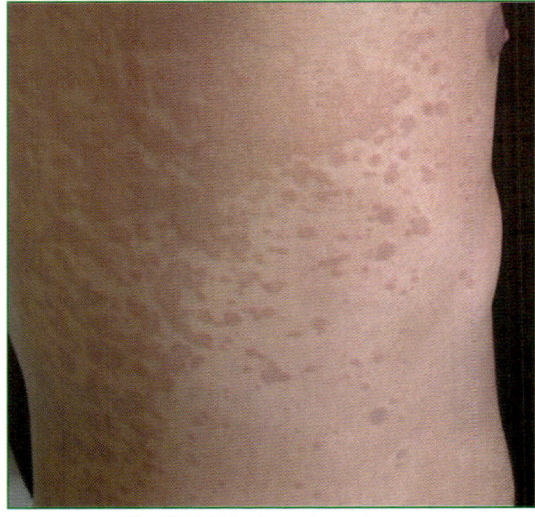

Fig. 27.3 Máculas eritematosas.

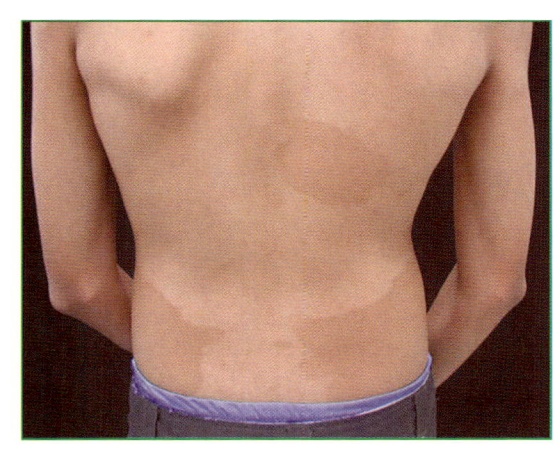

Fig. 27.4 Lesões hiperpigmentadas.

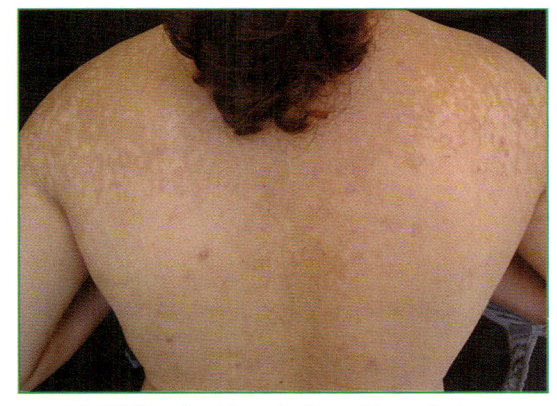

Fig. 27.5 Lesões hipocrômicas e hipercrômicas.

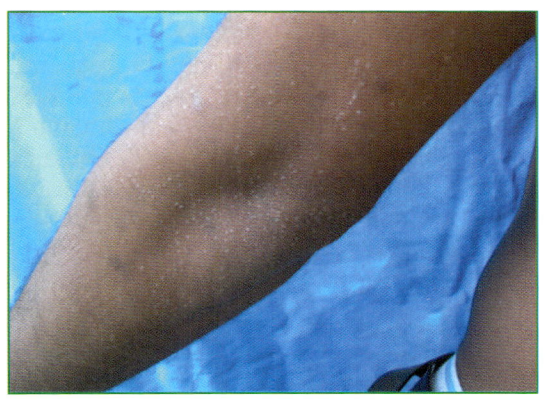

Fig. 27.6 Lesões foliculares.

É descrita a pitiríase versicolor atrófica, forma rara em que as lesões são deprimidas pelo uso prolongado de corticosteroides tópicos. Recentemente, outras variantes clínicas foram identificadas: pitiríase versicolor rubra (máculas eritematosas), pitiríase versicolor nigra (máculas enegrecidas) e pitiríase versicolor alba. Vários estudos procuram explicar a variação de tonalidade das lesões, às vezes no mesmo paciente. As lesões hiperpigmentadas parecem ocorrer devido ao aumento do tamanho dos melanossomos e a mudanças em sua distribuição. Lesões hipopigmentadas podem ser resultantes da inibição da reação dopatirosinase por frações lipídicas (ácidos dicarboxílicos) produzidas pelo fungo quando em meio gorduroso, determinando a pouca melanização. Pitiríase versicolor evolui por surtos, com melhoras e pioras, tornando-se recidivante ou crônica. Devido à presença de vários fatores predisponentes, a recorrência é o maior problema, sendo obrigatória a orientação aos pacientes quanto aos fatores predisponentes da doença e ao esquema de tratamento profilático. A pitiríase versicolor é recidivante quando apresenta um índice de recorrência alto após o tratamento com antifúngico adequado. Autores observaram um índice de recorrência de 60% após 1 ano e de 80% após 2 anos de tratamento. Provavelmente, a recorrência ocorre tanto pela presença de leveduras no folículo pilossebáceo como por diversos fatores predisponentes que permitem a multiplicação e a pseudofilamentação da levedura.

Diagnóstico laboratorial

Exame micológico

O exame direto, realizado a partir de material colhido através da raspagem da lesão ou com fita durex (sinal de Porto), mostra células leveduriformes agrupadas, assemelhando-se a "cachos de uva", e fragmentos de pseudo-hifas curtos e grossos (Fig. 27.7).

O material pode ser apenas clarificado por KOH (hidróxido de potássio), corado com tinta lavável azul ou Gram. O isolamento em cultura só é possível em meios enriquecidos

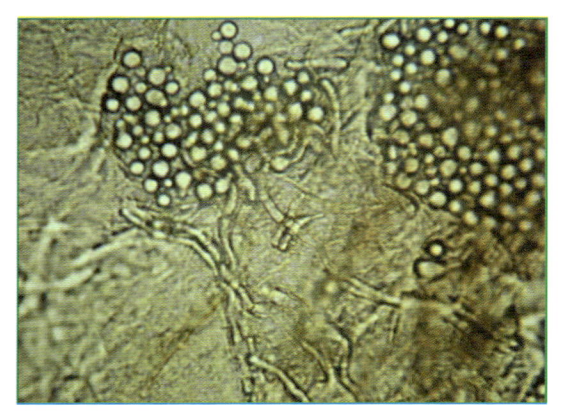

Fig. 27.7 Presença de células leveduriformes agrupadas em "cachos de uva" e de pseudo-hifas.

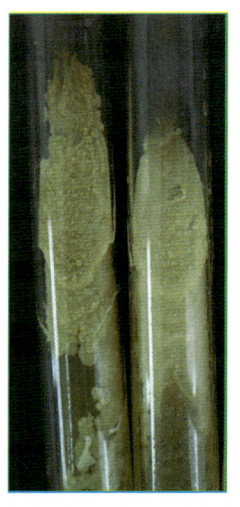

Fig. 27.8 Cultura de *Malassezia spp.* (Cortesia da Profª Drª Márcia Melhem – Instituto Adolfo Lutz.)

com azeite de oliva incubados a temperaturas de 32°C a 35°C por 15 dias. A colônia é leveduriforme branco-amarelada (Fig. 27.8).

O estudo microscópico da cultura mostra células leveduriformes com aspecto de "garrafa de boliche", em que o brotamento é único.

Lâmpada de Wood

O exame com a lâmpada de Wood revela fluorescência amarelada ou prateada, que permite avaliar a extensão do acometimento cutâneo.

A substância responsável pela fluorescência é uma coproporfirina, que também está presente em culturas do fungo.

Histopatologia

Na coloração pelo PAS, células globosas, células com formato de "garrafa de boliche" e pseudo-hifas curtas podem ser observadas na camada córnea, que apresenta discreta hiperqueratose. Em lesões eritematosas e pruriginosas, pode ser observado infiltrado perivascular rico em linfócitos na derme.

Tratamento e prognóstico

Por ser a *Malassezia* um componente da biota normal da pele, o paciente com pitiríase versicolor deve ser orientado no sentido de tentar evitar hábitos que possam transformar o fungo sapróbio em parasita (utilização de lubrificantes na pele, sudorese excessiva, higiene inadequada, etc.).

O tratamento tópico pode ser feito com agentes queratolíticos, hipossulfito de sódio a 20%, sulfeto de selênio, derivados imidazólicos ou derivados morfolínicos. O tratamento sistêmico é possível, tanto com derivados azólicos (cetoconazol, 200 mg/dia, durante 10 a 20 dias) como com derivados triazólicos (itraconazol, 200 mg/dia durante 5 a 7 dias). O fluconazol pode ser utilizado em dose única de 450 mg. A pitiríase versicolor tem evolução crônica e recidivante, necessitando muitas vezes de tratamentos múltiplos ou de profilaxia. Exposição ao sol deve ser recomendada para acelerar a repigmentação da frequente hipocromia residual. No tratamento profilático, preconiza-se o uso de cetoconazol 200 mg ao dia por 3 dias consecutivos, 1 vez ao mês durante 6 meses. Também pode ser utilizado itraconazol 400 mg por mês, por 6 meses, ou fluconazol 450 mg por mês por 6 meses.

Malasseziose

Malasseziose é a doença sistêmica causada por leveduras do gênero *Malassezia*. Esses fungos podem ser causa de fungemia e septicemia, tanto em crianças de baixo peso como em adultos imunodeprimidos. A introdução do fungo no organismo é feita por meio de cateteres utilizados para alimentação parenteral lipídica. Febre é o sintoma mais comum. Coração e pulmões são os órgãos mais acometidos.

DERMATOSES DECORRENTES DE METABÓLITOS DAS LEVEDURAS DO GÊNERO *MALASSEZIA*

Foliculite pitirospórica

A entidade parece estar relacionada aos produtos de degradação do fungo. As leveduras do gênero *Malassezia* têm capacidade de hidrolisar ácidos graxos livres e triglicerídeos, podendo ocorrer reação inflamatória no folículo piloso. Clinicamente, a foliculite pitirospórica é caracterizada por pápulas foliculares eritematosas e pústulas localizadas no pescoço, tronco e membros superiores, acometendo principalmente mulheres entre 25 e 35 anos. São fatores predisponentes para o aparecimento da foliculite pitirospórica: antibioticoterapia, diabetes mellitus, imunossupressão e oclusão local. Ao exame histopatológico, visualizam-se apenas células leveduriformes no óstio folicular e na porção infundibular do canal pilossebáceo. No diagnóstico diferencial, devem ser consideradas acne monomorfa, foliculite bacteriana, foliculite pustulosa eosinofílica e foliculite pustulosa por *Demodex spp.* Foliculite pitirospórica pode ser tratada com antifúngicos tópicos e/ou sistêmicos. Em geral o tratamento é mais longo do que o da pitiríase versicolor, e as recidivas são frequentes.

Dermatite seborreica

Dermatite seborreica é afecção crônica, de caráter recidivante e distribuição universal, com prevalência estimada de 2% a 5% na população geral. É descrita associação entre dermatite seborreica e leveduras do gênero *Malassezia*, porém seu papel na etiologia da dermatose não é bem conhecido. Tem sido demonstrada a presença de maior número dessas leveduras em lesões de dermatite seborreica do que em pele normal.

Dermatite atópica

A influência das leveduras do gênero *Malassezia* na dermatite atópica é ainda controversa, podendo estar associada à presença de anticorpos séricos do tipo IgE, específico para antígenos dessa levedura. Faergemann observou *prick-test* positivo com extrato proteico de leveduras do gênero *Malassezia* em adultos (de 75% a 80%) com dermatite atópica localizada na face, couro cabeludo e pescoço. O resultado terapêutico da associação de antifúngico e corticoide nesses pacientes foi superior ao obtido com corticoide isolado. Estudos realizados nos últimos 10 anos mostram que 40% a 65% dos pacientes com dermatite atópica apresentaram alguma relação com leveduras do gênero *Malassezia,* em testes cutâneos positivos ou presença de IgE sérica específica.

Papilomatose confluente e reticulada de Gougerot e Carteaud

A papilomatose confluente e reticulada foi descrita inicialmente por Gougerot e Carteaud, em 1927. É caracterizada por pápulas eritematoacastanhadas que evoluem para placas hiperqueratósicas e reticuladas, distribuídas em áreas seborreicas (Fig. 27.9).

É mais frequente no sexo feminino, e sua etiologia permanece obscura. Em alguns casos, há associação com endocrinopatia (testes anormais de tolerância à glicose, diabetes, disfunções tireoidianas). A ocorrência de casos familiares pode indicar predisposição genética. O diagnóstico é feito por exame clínico e histopatológico, em que são encontradas hiperceratose, acantose e papilomatose (Fig. 27.10). Podem ser encontradas leveduras do gênero *Malassezia*, porém seu papel na etiologia da dermatose é questionável. A resposta terapêutica é variável, e as recidivas, frequentes.

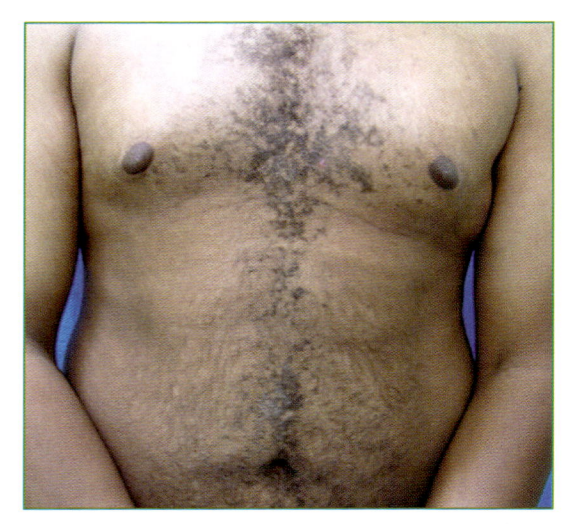

Fig. 27.9 Pápulas eritematoacastanhadas que evoluem para placas hiperqueratósicas e reticuladas, distribuídas em áreas seborreicas.

Pustulose neonatal por levedura do gênero *Malassezia*

A pustulose neonatal por leveduras do gênero *Malassezia* foi descrita em 1991. Clinicamente, observam-se eritema e papulopústulas em face, pescoço e couro cabeludo de recém-nascidos (Fig. 27.11).

O aumento da secreção das glândulas sebáceas durante o primeiro mês de vida provavelmente favorece a colonização pela levedura. Acredita-se que o termo acne neonatal seja inadequado. O diagnóstico laboratorial consiste em coleta de material clínico da lesão pustulosa e, pela coloração de Gram, observação das células leveduriformes em forma de "garrafa de boliche" (Fig. 27.12). O diagnóstico diferencial inclui acne neonatal, eritema tóxico neonatal e pustulose neonata., entre

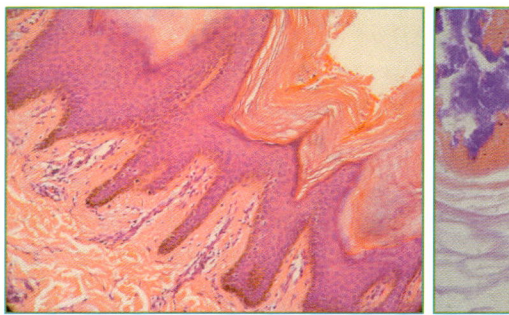

Fig. 27.10 Hiperceratose, acantose e papilomatose com a presença das estruturas fúngicas da *Malassezia spp.*

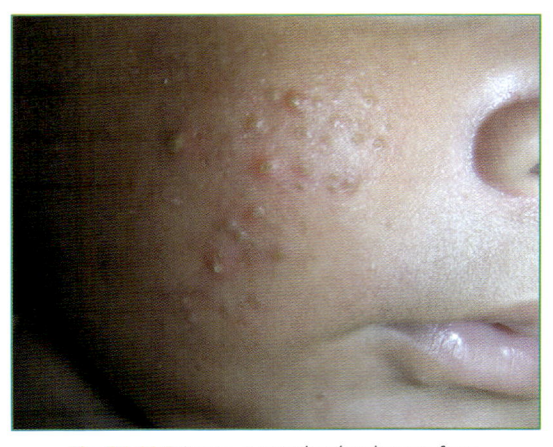

Fig. 27.11 Eritema e papulopústulas em face.

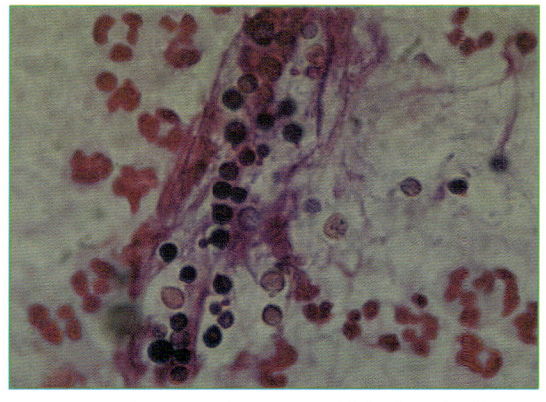

Fig. 27.12 Coloração pelo Gram – células leveduriformes em forma de "garrafa de boliche".

outros. Há desaparecimento das lesões com a utilização de antifúngicos tópicos.

BIBLIOGRAFIA

Batra R, Boekhout T, Guého E, Cabañes JF, Dawson Jr. TL, Gupta AK. Mini review: Malassezia baillon, emerging clinical yeasts. *FEMS Yeast Res* 2005; 5:1101-13.

Faergemann J. Treatment of pityriasis versicolor with a single dose of fluconazole. *Acta Derm Venerol* 1992; 72:74-5.

Guého E, Boekhout T, Ashbee HR, Guillot J, Van Belkum A, Faergemann J. The role of Malassezia species in the ecology of human skin and as pathogens. *Med Mycol* 1998; 36(Suppl. 1):220-9.

Guého E, Meyer SA. A reevaluation of the genus *Malassezia* by means of genome comparison. *Antonie Van Leeuwenhoek* 1989; 55:245-51.

Guého E, Midgley G, Guillot J. The genus *Malassezia* with description four new species. *Antonie Van Leeuwenhoek* 1996; 69:337-55.

Guillot J, Guého E. The diversity of *Malassezia* yeasts confirmed by rRNA sequence and nuclear DNA comparisons. *Antonie Van Leeuwenhoek* 1995; 67:297-314.

Guillot J, Guého E, Lesourd M, Midgley G, Chévrier G, Dupont B. Identification of *Malassezia furfur* species. A practical approach. *J Mycol Med* 1996; 6:103-10.

Ingham E, Cunningham AC. Malassezia furfur. Review article. *J Med Vet Mycol* 1993; 13:265-88.

Maeda M, Makimura K, Yamaguchi H. Pityriasis versicolor rubra. *Eur J Dermatol* 2002; 12:160-4.

Midgley G. Morphologycal variation in Malassezia furfur and its significance in pityriasis versicolor. *In*: Bossche H, Odds FC, Kerridge D. *Dimorphic Fungi in Biology and Medicine*. New York: Plenum Press 1993. p. 267-77.

Roberts SO. *Pityrosporum orbiculare*: incidence and distribution on clinically normal skin. *Br J Dermatol* 1969; 81:264-9.

Sugita T, Tajima M, Takashima M, Amaya M, Saito M, Tsuboi R et al. A new yeast, *Malassezia yamatoensis*, isolated from a patient with seborrheic dermatitis, and its distribution in patients and healthy subjects. *Microbiol Immunol* 2004; 48: 579-83.

Sugita T, Takashima M, Kodama M, Tsuboi R, Nishikawa A. Description of a new yeast species, *Malassezia japonica*, and its detection in patients with atopic dermatitis and health subjects. *Clin Microbiol* 2003; 41:4695-9.

Sugita T, Takashima M, Shinoda T, Suto H, Unno T, Tsuboi R et al. New yeast species *Malassezia dermatis*, isolated from patient with atopic dermatitis. *J Clin Microbiol* 2002; 40:1363-7.

Zaitz C, Ruiz LRB, Souza VM. Dermatoses associadas às leveduras do gênero *Malassezia*. *An Bras Dermatol* 2000; 75:129-42.

28 Micoses Causadas por Leveduras do Gênero Trichosporon

Valéria Maria de Souza Framil

INTRODUÇÃO

A piedra branca foi isolada pela primeira vez em perucas de cabelo humano, em Londres, no ano de 1865, por Beigel. A origem fúngica foi descrita por Hailer em 1866, e denominou o fungo *Sclerotium beigelii* em homenagem a Beigel. O nome inicial do fungo foi substituído por *Trichosporon beigelii* por Vuillemin, em 1902, ao demonstrar uma infecção em pelos de bigode e basear-se em estudo de Behrend, que foi o criador do gênero *Trichosporon*. Kreger van Rij, em 1984, considerou a espécie *Trichosporon cutaneum* sinônimo de *Trichosporon beigelii*. Em 1992, Guého e cols., após uma profunda revisão do gênero baseada em características morfológicas, bioquímicas e moleculares, fazem referência a outras espécies do gênero *Trichosporon*: *T. asahii*, *T. asteroides*, *T. cutaneum*, *T. inkin*, *T. mucoides* e *T. ovoides*. Em 1999, Sugita e cols., após uma profunda revisão do gênero baseado em estudo da sequência de nucleotídeos de 45 amostras de *Trichosporon*, citaram as mes-

mas 6 espécies anteriores distintas do gênero *Trichosporon* patogênicas para o homem. Segundo Lacaz, em 2002, a espécie *Trichosporon beigelii* deve permanecer válida, apesar de sua ampla variação fenotípica. As várias espécies de *Trichosporon* são responsáveis por infecções superficiais e profundas no homem, e provavelmente os casos de piedra branca são causados por *T. ovoides* e *T. inkin*, e os casos de infecção disseminada são provocados por *T. asahii* e *T. mucoides*.

PIEDRA BRANCA

Conceito

Infecção fúngica crônica e assintomática da cutícula do pelo, caracterizada pela presença de nódulos firmes e irregulares, de coloração esbranquiçada ou acastanhada, causada pelo gênero *Trichosporon*. As espécies mais comumente envolvidas em casos de piedra branca são *T. ovoides* e *T. inkin*.

Etiologia e epidemiologia

O gênero *Trichosporon* é caracterizado por um binômio: blastoconídios e artroconídios. O fungo já foi recuperado de macacos e cavalos, mas o *habitat* natural do *T. beigelii* é o solo, a água e os vegetais. Pode fazer parte da biota normal da pele e mucosas oral e anal.

A piedra branca é encontrada em regiões de clima temperado e tropical. No Brasil, a doença já foi registrada nos estados do Pará, Rio Grande do Sul, São Paulo, Rio de Janeiro, Paraíba e Espírito Santo. Afeta igualmente os sexos e todos os grupos etários, porém a piedra branca genital é mais comum no adulto jovem do sexo masculino. A área anal de homens homossexuais é rica em *T. beigelli*. O modo de transmissão ainda não é bem conhecido. Alguns autores sugerem fatores predisponentes como hábitos de higiene inadequados, calor e umidade. A transmissão sexual e animais domésticos como fonte provável de transmissão a humanos são considerados por alguns autores.

Manifestações clínicas

Nódulos de coloração variável do branco ao castanho-claro, moles, de várias formas e tamanhos, localizados em pelos das áreas perianal e pubiana (Fig. 28.1), cabelos (Fig. 28.2),

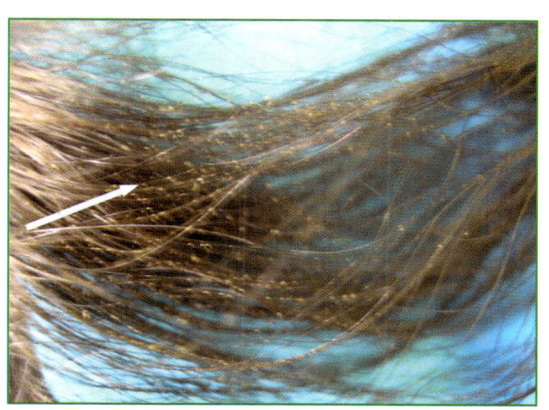

Fig. 28.2 Nódulos esbranquiçados e amolecidos nos cabelos (*seta*).

pelos axilares e da região da barba. O folículo piloso não é afetado, mas a pele subjacente pode estar comprometida. Às vezes, os pelos são clinicamente normais, apresentando aspecto rugoso à palpação.

Diagnóstico laboratorial

Exame micológico

O exame direto com KOH do pelo contaminado permite a visualização de estruturas fúngicas perpendiculares à superfície do pelo, formando nódulo (Fig. 28.3). A cultura é levedurifor-

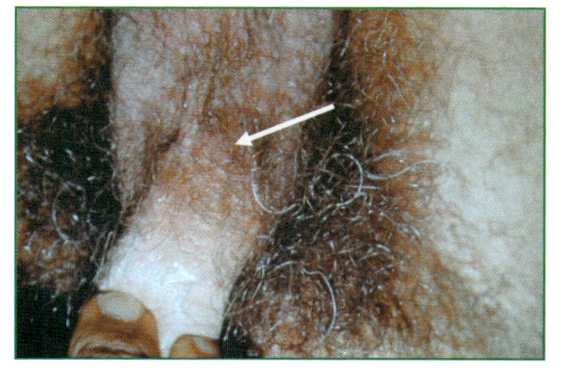

Fig. 28.1 Nódulos esbranquiçados e moles nos pelos pubianos (*seta*). (Colaboração dos professores Arival Cardoso de Brito e Mário Fernando Ribeiro de Miranda.)

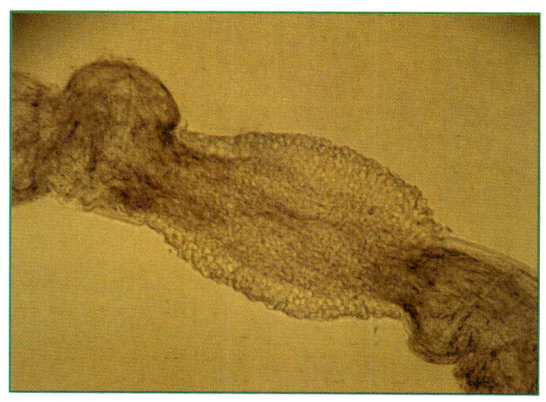

Fig. 28.3 Piedra branca. Exame direto: nódulo hialino composto de artroconídios e alguns blastoconídios.

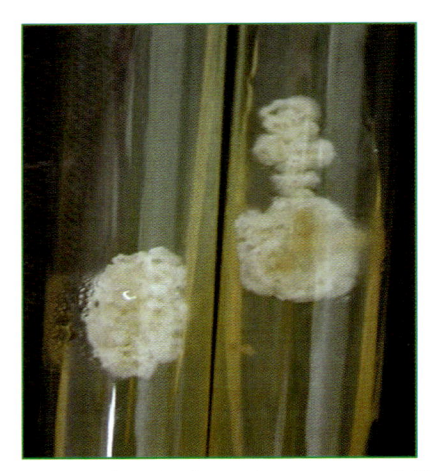

Fig. 28.4 Cultura leveduriforme de aspecto cerebriforme.

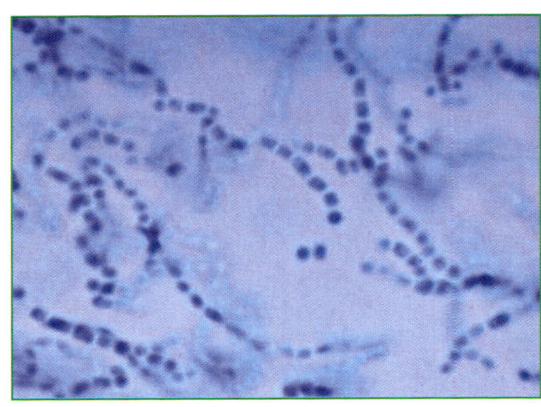

Fig. 28.5 *Trichosporon spp.*: micromorfologia – artroconídios retangulares, ovoides ou redondos, e a presença de blastoconídios.

me branco-amarelada (Fig. 28.4), semeada em meio de ágar-Sabouraud à temperatura de 25-30°C por um período de 2 a 5 dias. Na micromorfologia, visualizam-se artroconídios retangulares, ovoides ou redondos, e a presença de blastoconídios (Fig. 28.5).

O processo de identificação final do gênero *Trichosporon* ocorre através da mesma metodologia preconizada para as leveduras (Quadro 28.1).

Tratamento

Cortar ou barbear a área afetada pode solucionar a doença, mas, devido à frequente re-corrência, antifúngicos de uso tópico podem ser indicados.

ONICOMICOSE

As espécies de *Trichosporon* podem causar lesões de onicomicose e panarício. Pires e cols., em 1995, e Proença e cols., em 1996, registraram casos de onicomicose por *T. beigelii*.

TRICOSPORONOSE

Nas últimas décadas, tem sido observado no mundo todo um aumento da incidência de in-

Quadro 28.1
Características fisiológicas das espécies do gênero *Trichosporon**

	T. asahii	*T. cutaneum*	*T. inkin*	*T. mucoides*	*T. ovoides*
L-arabinose	+	+	−	+	V
Sorbitol	−	+	−	+	−
Melibiose	−	+	−	+	−
Myo-Inositol	−	+	+	+	−
37°C	+	−	+	+	V
0,1% ciclo-heximida	+	−	V	+	+
Apressório	−	−	+	−	+

+, positivo; −, negativo; V, positivo ou negativo.
*Segundo Rocha e cols., 2004.

fecções fúngicas, além do reconhecimento de leveduras como importantes agentes patogênicos oportunistas. Entre elas, a tricosporonose vem sendo citada na literatura. É uma infecção fúngica ocasionalmente fatal, encontrada em imunocomprometidos como pacientes neutropênicos, em quimioterapia, portadores de doenças hematológicas e AIDS. As principais espécies de *Trichosporon* citadas na literatura como responsáveis por pneumonites, infecções mucosas, endocardites, ceratites, hepatites, peritonites e infecções hospitalares são: *T. ashii, T. asteroides, T. cutaneum* e *T. mucoides*.

Vários estudos no Brasil relataram casos de tricosporonose. Neves e cols., em 2002, isolaram *T. pullulans* de lesões orais e secreção orofaríngea de um paciente com AIDS. Rodrigues e cols., em 2006, descreveram 22 casos de infecção hospitalar causada por *T. asahii* detectada durante um período de 6 anos. Silva e cols., em 2008, citaram o isolamento de 10 cepas de *T. asahii* da cavidade bucal e urina de pacientes internados na unidade de terapia intensiva (UTI) por 6 meses. Os mesmos autores relataram um caso de tricosporonose sistêmica com isolamento de *T. cutaneum* em um menino de 3 anos de idade, nascido com tumor de Wilms.

Até o momento, o *T. asahii* é a espécie mais comum, podendo ser encontrado na biota normal dos profissionais de saúde e nas áreas dos hospitais como em corredores de enfermarias, com prevalência de cerca de 30% entre as leveduras isoladas. A tricosporonose está associada a alta morbidade e mortalidade, além de ser de difícil tratamento. As terapias são eficazes apenas quando a doença é detectada em uma fase inicial, e, portanto, o diagnóstico precoce é um importante fator no sucesso para o tratamento da tricosporonose. Infelizmente, dificuldades na identificação desses micro-organismos levam a atrasos no tratamento e diagnóstico *post-mortem*.

São relatados casos de resistência a 5-fluorcitosina, azólicos e anfotericina B. Há indícios crescentes de que a administração combinada de fluconazol e anfotericina B pode ser superior a qualquer medicamento utilizado como monoterapia na infecção invasiva.

BIBLIOGRAFIA

Brito AC, Costa CAA. "Piedra" em Belém do Pará. *An Bras Dermatol* 1966; 41:227-8.

Carneiro JA, Alonso AM, Araújo FA. Novos casos de piedra branca genital (PBG). *An Bras Dermatol* 1973; 48:133-6.

Carneiro JA, Assis FA, Trindade Filho J, Carvalho CAQ. Piedra branca genital – 40 casos. *An Bras Dermatol* 1971; 46:265-9.

Carvalho AMR, Melo LRB, Moraes VL, Neves RP. Invasive *Trichosporon cutaneum* infection in an infant with Wilms' tumor. *Braz J Microbiol* 2008; 39:59-60.

Diniz LM e Souza Filho JB. Estudo de 15 casos de piedra branca observados na Grande Vitória (Espírito Santo – Brasil) durante cinco anos. *An Bras Dermatol* 2005; 80(1):49-52.

Fischman O, Camargo ZP, Meireles MCA. Genital white piedra: an emerging new fungal disease? 5th International Conference on Mycoses. *PAHO Sci Publ* 1980; 396:70-6.

Gondim-Gonçalves H, Mapurunga ACP, Melo-Monteiro C, Lowy G, Lima AAB. Piedra branca – revisão de literatura a respeito de três casos. *Rev Bras Med* 1991; 48:541-7.

Guého E, de Hoog GS, Smith MT. Neotypification of the genus *Trichosporon*. *Antonie van Leeuwenhoeck* 1992; 61:285-8.

Guého E, Smith MT, de Hoog GS, Billon-Grand GC, Christen R, Batenburg-van der Vegte WH. Contributions to a revision of the genus *Trichosporon*. *Antonie van Leeuwenhoeck* 1992; 61:289-316.

Kalter DC, Tschen JA, Cernoch PL, McBridge ME, Sperber J, Bruce S, Wolf JE. Genital white piedra: epidemiology, microbiology and therapy. *J Am Acad Dermatol* 1986; 14:982-93.

Kreger-van Rij NJW. Genus 16. *Trichosporon* Behrend. *In*: NJW Kreger-van Rij. *The Yeasts: A Taxonomic Study*. 3rd ed. Amsterdam: Elsevier, 1984. p. 933-62.

Lacaz CS, Porto E, Martins JEC, Heins-Vaccari EM, Melo NT. *Tratado de Micologia Médica Lacaz*. 9ª ed. São Paulo: Sarvier, 2002. p. 631-3.

Londero AT, Ramos CD, Fischman O. White piedra of unusual localization. *Sabouraudia* 1966; 5:132-3.

Magalhães AR, Bona de Mondino SS, Silva M, Nishikawa MM. Morphological and biochemical characterization of the aetiological agents of white piedra. *Mem Inst Oswaldo Cruz* 2008; Rio de Janeiro, 103(8):786-90.

Neves RJ, Cavalcanti MAQ, Chaves GM, Magalhães OMC. *Trichosporon pullulans* (Lidner) diddens & lodder isolated from the oral cavity of AIDS patient. *Braz J Microbiol* 2002; 33:241-2.

Nora AB, Zoppas B de A, Stefani M, Bombel MG, Ribeiro RG. Piedra branca extragenital: relato de um caso no RS. *An Bras Dermatol* 2002; 77:473-7.

Pires MC, Costa AR, Toledo RP, Mohalen DF. Onicomicose por *Trichosporon beigelii*: relato de caso. *An Bras Dermatol* 1995; 70(5):457-9.

Pontes ZBVS, Ramos AL, Lima EO, Guerra MFL, Oliveira NMC, Santos JP. Clinical and mycological study of scalp white piedra in the state of Paraíba, Brazil. *Mem Ins Oswaldo Cruz* 2002; 97:747-50.

Proença NG, Manhaes LF, Sampaio AGF e Assumção SP. Onicomicose por *Trichosporon beigelii*. *An Bras Dermatol* 1996; 71:259-60.

Rocha MFG, Sidrim JJC, Diógenes MJN. Piedras. *In*: Sidrim JJC e Rocha MFG. *Micologia Médica à Luz de Autores Contemporâneos*. Rio de Janeiro: Editora Guanabara Koogan, 2004. p. 127-34.

Rodrigues GS, de Faria RR, Guazzelli LS, Oliveira FM, Severo LC. Nosocomial infection due to *Trichosporon asahii*: clinical revision of 22 cases. *Rev Iberoam Micol* 2006; 23:85-9.

Silva RBO, Fusco-Almeida AM, Matsumoto MT, Baeza LC, Benaducci T, Mendes-Giannini MJS. Genetic diversity and antifungal susceptibility testing of *Trichosporon asahii* isolated of intensive care units patients. *Brazilian Journal of Microbiology* 2008; 39:585-92.

Stenderup A, Schonheyder H, Ebbesen P, Melbye M. White piedra and *Trichosporon beigelii* carriage in homosexual men. *J Med Vet Mycol* 1986; 24:401-6.

Sugita T, Nishikawa A, Ikeda R e cols. Identification of medically relevant *Trichosporon* species based on sequences of internal transcribed spacer regions and construction of a database for Trichosporon identification. *J Clin Microbiol* 1999; 37:1985-93.

Talhari S, Neves RN. *Dermatologia Tropical*. Rio de Janeiro: Medsi, 1995. p. 122-3.

Torssander J, Carlsson B, von Krogh G. *Trichosporon beigelii*: increased occurrence in homosexual men. *Mykosen* 1985; 28:355-6.

Walzman M, Leeming JG. White piedra and *Trichosporon beigelii*: the incidence in patients attending a clinic in genitourinary medicine. *Genet Med* 1989; 65:331-4.

Zaror LC, Moreno MI, Fishman O, Petri V, Carvalho MTF, Pope S, Porfírio N. Piedra blanca genital. Reporte de tres casos. *Bol Micol* 1989; 4:125-7.

29 Micoses Causadas por Leveduras do Gênero Candida

Valéria Maria de Souza Framil

INTRODUÇÃO

A infecção cutânea, mucosa ou sistêmica causada por leveduras do gênero *Candida* é denominada candidíase. Casos de candidíase são descritos desde a antiguidade, e a principal espécie patogênica do gênero é a *Candida albicans*, descrita pela primeira vez por Langenbeck em 1839, em afta de paciente com febre tifoide (Lacaz, 2002). No início do século XX acreditava-se que a única espécie patogênica para o homem era a *Candida albicans*. No entanto, a partir da década de 1950, estudos complementares demonstraram outras espécies também patogênicas, como *Candida tropicalis*, *Candida glabrata*, *Candida krusei*, *Candida parapsilosis*, *Candida kefyr*, *Candida lusitaniae*, *Candida inconspicua*, *Candida rugosa*, *Candida dubliniensis* e *Candida guilliermondii* (Abi-Said *et al.*, 1997; Merz *et al.*, 1986; Pfaller, 1995). Numerosos estudos atualmente indicam que *C. albicans* é mais frequente do que as espécies não *albicans*, respondendo por 80 a 90% dos casos (Beck-Sague & Jarvis, 1993; Lacaz, 2002).

ECOLOGIA

As leveduras do gênero *Candida* fazem parte da microbiota normal do homem, sendo encontradas como sapróbias na boca, áreas flexurais, orofaringe, intestino, vagina e escarro em pacientes clinicamente saudáveis. A maioria das infecções por *Candida* tem origem endógena. Também pode ser encontrada em superfícies e objetos, tanto na comunidade como em ambientes hospitalares. *Candida albicans* é a espécie de levedura mais frequente (Cohen *et al.*, 1969; Critchley *et al.*, 1985).

PATOGÊNESE

No homem, leveduras do gênero *Candida* são isoladas mais frequentemente na cavidade oral e detectadas em aproximadamente 31 a 55% dos indivíduos normais (Odds, 1998). Manifestações de candidíase cutaneomucosa como candidíase orofaríngea e vulvovaginite são frequentes, autolimitadas, e ocorrem na maioria das vezes em indivíduos imunocompetentes (Kwon-Chung, 1992). Em pacientes internados, a taxa de colonização está relacionada ao estado imunológico e ao tempo de permanência no hospital. O aumento da incidência de infecções por *Candida* tem sido observado em pacientes imunodeprimidos, principalmente portadores de AIDS, idosos, neutropênicos, pós-cirúrgicos ou em unidades de terapia intensiva (Beck-Sague *et al.*, 1993; Bodey, 1986; Bonacini *et al.*, 1991; Komshian *et al.*, 1989; Sant'ana *et al.*, 2002). As manifestações de virulência dos fungos oportunistas estão intimamente relacionadas com a presença de fatores de risco inerentes ao hospedeiro, como os fatores predisponentes intrínsecos (velhice, gravidez, prematuridade, neoplasias, hemopatias, endocrinopatias, avitaminoses, tuberculose, AIDS) e os extrínsecos. O aumento da colonização fúngica por fatores extrínsecos pode ocorrer devido a antibioticoterapia prolongada, quebra da barreira normal da pele ou mucosas devido a cirurgias, uso de sondas e cateteres e diminuição ou perda dos mecanismos imunológicos, possibilitando a disseminação da infecção nos tecidos e órgãos internos (Blumberg *et al.*, 2001). Em contrapartida, devem ser levados em consideração os fatores de virulência das leveduras, destacando-se a capacidade de aderência, a formação de pseudomicélios, a variabilidade fenotípica e a produção de enzimas secretoras e toxinas. *Candida spp.* têm a habilidade de aderir a diversas superfícies, como epitélios, camadas endoteliais, trombos venosos, plástico, acrílico. A capacidade de formar biofilmes permite a persistência da levedura e facilita a colonização, invasão e disseminação da infecção (Baillie *et al.*, 1998). Proteinases e fosfolipases espécie-específicas são proteínas secretoras que agem como fatores de virulência na célula do hospedeiro (Ghannoum, 2002). A capacidade de variabilidade fenotípica de *Candida* em resposta às condições externas tem sido amplamente estudada. O aumento de secreção de enzimas proteolíticas e a formação de pseudo-hifas têm sido associados a esse fenômeno. *Candida albicans* isolada a partir de infecção ativa tem maior variabilidade fenotí-

pica que aquelas associadas ao comensalismo (Lacaz, 2002; Sanglard *et al.*, 2002).

MANIFESTAÇÕES CLÍNICAS

Casos de candidíase ocorrem em todas as partes do mundo, nas mais variadas formas clínicas, e é impossível obter dados a esse respeito. As manifestações clínicas variam de acordo com a localização da infecção. Armstrong, em 1995, de maneira prática, classificou as candidíases em duas categorias: a candidíase não hematogênica (superficial e profunda) e a candidíase decorrente de disseminação hematogênica.

Candidíase cutânea: Acomete preferencialmente áreas de dobras da pele, formando placas eritematosas e lesões satélites (Fig. 29.1).

Paroníquia e onicomicose: A paroníquia é a inflamação dos tecidos periungueais por ação de substâncias químicas, que atuam como irritantes primários, levando ao processo inflamatório. Secundariamente, pode ocorrer infecção por bactérias e leveduras do gênero *Candida*. Esse processo tende a se cronificar, ocasionando distrofia da lâmina ungueal e hipertrofia das dobras ungueais laterais e proximal. No tratamento das paroníquias, é fundamental a remoção dos contactantes,

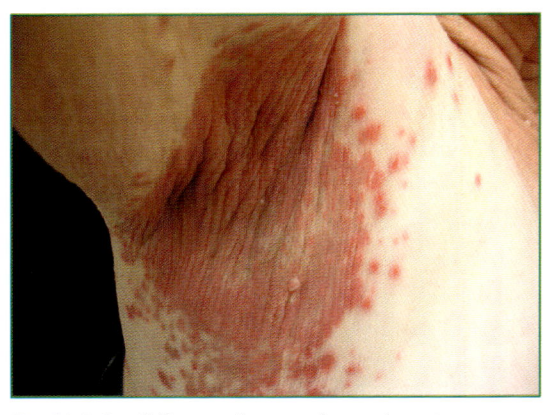

Fig. 29.1 Candidíase cutânea – placa eritematosa e presença de lesões satélites.

uma vez que a terapia tópica leva a resposta parcial e temporária, com recorrência após a interrupção. O controle da inflamação é obtido com corticoides tópicos, sistêmicos ou intralesionais, e o controle da infecção secundária, com antifúngicos e antibióticos (Fig. 29.2).

Candidíase da área das fraldas: Costuma ocorrer quando há dermatite por irritação (contato da pele com urina e fezes) e maceração. O pico de incidência ocorre entre o 3º e o 4º mês de vida. Eritema, macerado esbranquiçado, pústulas e lesões papulosas e exulceradas satélites são características (Fig. 29.3).

Candidíase oral: É frequente entre os recém-nascidos e adultos diabéticos, debilitados ou em uso de próteses dentárias não adaptadas. Pode se apresentar clinicamente sob a forma de candidíase aguda pseudomembranosa (placas esbranquiçadas na mucosa oral e bordas laterais da língua), candidíase aguda atrófica eritematosa (áreas eritematosas geralmente na língua, decorrentes de antibioticoterapia prolongada ou infecção pelo HIV), candidíase eritematosa crônica (forma mais comum, geralmente associada a aparelhos ortodônticos, próteses ou uso de chupetas, que facilitam o acúmulo de saliva e a proliferação de *Candida spp.*, levando a eritema e edema no palato), queilite angular (Fig. 29.4) e candidíase hiperplásica crônica (leucoplasia candidósica, mais comum em adultos, associada ao hábito de fumar).

Candidíase mucocutânea crônica: A candidíase mucocutânea crônica é frequentemente generalizada e observada em pacientes com imunossupressão primária, adquirida, ou com deficiências nutricionais graves. As manifestações clínicas apresentam-se como: candidíase mucocutânea crônica familiar, doença autossômica recessiva com lesões em boca e unhas; candidíase mucocutânea crônica difusa, mais grave, que compromete pele e mucosas, podendo ocasionar lesões granulomatosas; síndrome endocrinopática associada

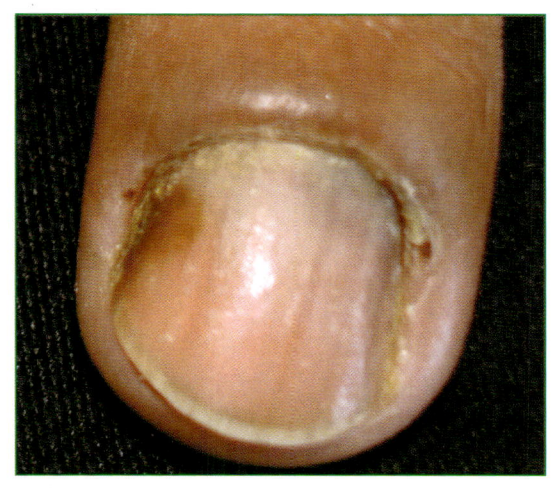

Fig. 29.2 Paroníquia – eritema e edema periungueal.

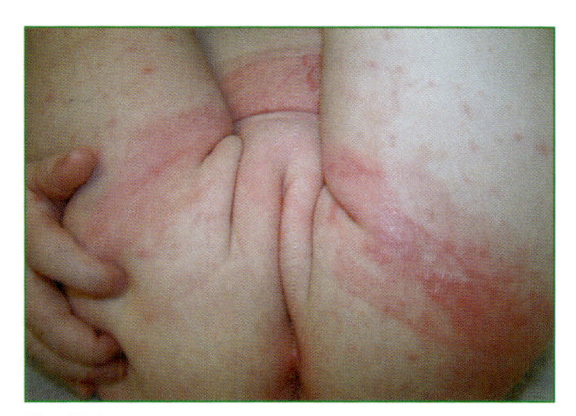

Fig. 29.3 Lesão eritematosa com presença de lesões satélites.

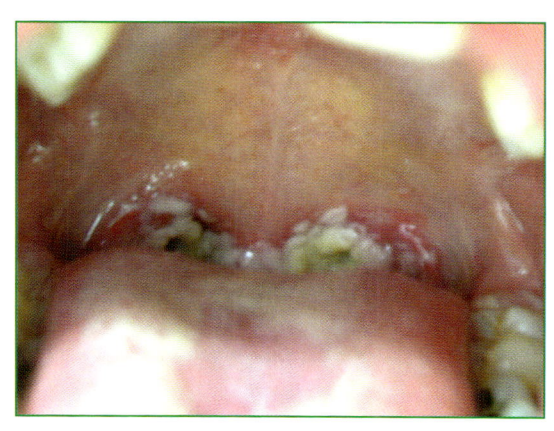

Fig. 29.4 Placas esbranquiçadas com base eritematosa.

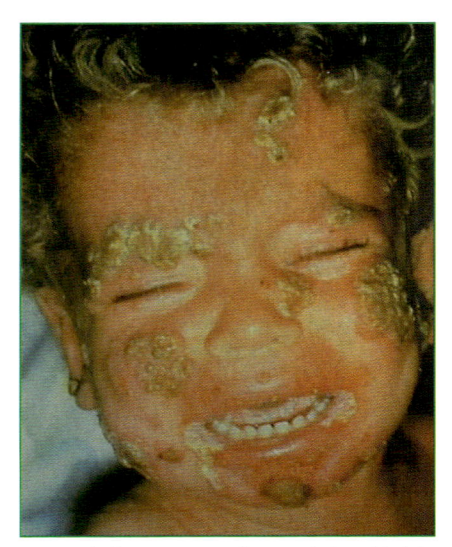

Fig. 29.5 Candidíase mucocutânea crônica. (Colaboração do Prof. Fausto Forin Alonso – Santa Casa de São Paulo.)

à candidíase, que pode preceder ou suceder quadro de hipoparatireoidismo ou hipoadrenocorticalismo, apresentando lesões em boca, unhas e pele (Fig. 29.5).

Candidíase vaginal: É uma manifestação clínica frequente, com a presença de corrimento esbranquiçado e prurido. Ocorre particularmente em grávidas, diabéticas e pacientes que se submeteram a antibioticoterapia prolongada. As mulheres com infecção pelo HIV apresentam maior número de episódios de candidíase vaginal, com duração mais prolongada e quadro clínico mais grave.

Candidíase sistêmica: A candidíase sistêmica é grave e de difícil diagnóstico. Pode afetar um ou mais órgãos, evoluindo para candidíase disseminada. O termo candidíase hematogênica é utilizado para identificar todas as infecções que envolvem a presença de *Candida spp.* na corrente sanguínea. Os pacientes com risco para candidemia ou candidíase disseminada são neonatos, transplantados com ou sem neutropenia, portadores de neoplasias malignas, grandes queimados, pacientes com cirurgias abdominais ou em nutrição parenteral.

Também são descritas lesões alérgicas, distantes dos focos primários ativos, que são estéreis e denominadas candídides.

Quadro 29.1

Infecções por *Candida spp.* no homem – espectro da doença (Reproduzido de Eggimann *et al.*, 2003)

Infecção hematogênica	Infecção não hematogênica
Candidemia	**Candidíase superficial**
Endoftalmite	Candidíase cutânea
Infecção relacionada a cateter vascular	Candidíase orofaríngea
Tromboflebite séptica	Vaginite
Endocardite	
Artrite	**Candidíase profunda**
Osteomielite	Candidíase esofagiana
Espondilodiscite	Candidíase urinária/cistite
Meningite	Peritonite
Pielonefrite	Traqueíte/bronquite
Candidíase pulmonar	
Candidíase hepatoesplênica	

TRATAMENTO

Várias medicações podem ser empregadas nas diferentes manifestações clínicas da candidíase. Nas candidíases superficiais, devem ser afastados os fatores que favorecem a patogenicidade da levedura e utilizados fármacos, geralmente de uso tópico, que quase sempre levam a bons resultados. Existem na atualidade agentes orais muito bem absorvidos e que são empregados nas candidíases oral e vaginal. Já nos processos sistêmicos, utiliza-se a medicação oral ou parenteral. Na candidíase superficial, pode-se empregar solução de violeta de genciana, bicarbonato ou borato de sódio, compostos iodados, derivados imidazólicos, como clotrimazol, miconazol, cetoconazol, oxiconazol, terconazol, e derivados poliênicos, como a nistatina. Em casos mais extensos, podem-se empregar drogas sistêmicas como o itraconazol ou o fluconazol. Na candidíase sistêmica, a anfotericina B é um dos fármacos de eleição, sendo também empregados a 5-fluorocitosina e os derivados triazólicos como o fluconazol e o itraconazol.

BIBLIOGRAFIA

Abi-Said D, Anaissie E, Uzun O, Raad I, Pinzcowski H, Vartivarian S. The epidemiology of hematogenous candidiasis by different Candida species. *Clin Infect Dis* 1997; 24:1122-8.

Armstrong D. Overview of invasive fungal infections and clinical presentation. *Clin Infect Dis* 1995; 2:17-24.

Baillie GS, Douglas LJ. Effect of growth rate on resistance of *Candida albicans* biofilms to antifungal agents. *Antimicrob Agents Chemother* 1998; 42:1900-5.

Beck-Sague CM, Jarvis TR and The National Nosocomial Infections Surveillance System. Secular trends in the epidemiology of nosocomial fungal infections in the United States. *J Infect Dis* 1993; 167:1247-51.

Blumberg HM, Jarvis R, Soucie JM, Edwards JE, Patterson JE, Pfaller MA *et al*. Risk factors for candidal bloodstream infections in surgical intensive care unit patients: The NEMIS Prospective Multicenter Study. *Clin Infect Dis* 2001; 33:177-86.

Bodey GP. Candidiasis in cancer patients. *Am J Med* 1986; 77:13-9.

Bonacini M, Young T, Laine L. The causes of esophageal symptoms in human immunodeficiency virus infection: a prospective study of 110 patients. *Arch Intern Med* 1991; 151:1567-72.

Cohen R, Roth FJ, Delgado E, Ahearn DG, Kalser MH. Fungal flora of the normal human small and large intestine. *N Engl J Med* 1969; 280:638-41.

Critchley IA, Douglas LJ. Differential adhesion of pathogenic Candida species to epithelial and inert surfaces. *FEMS Microbiol Lett* 1985; 28:199-203.

Eggimann P, Garbino J, Pittet D. Epidemiology of Candida species infections in critically ill non-immunosuppressed patients. *Lancet Infect Dis* 2003; 3(11):685-702.

Ghannoum MA. Potential role of phospholipases in virulence and fungal pathogenesis. *Clin Microbiol Rev* 2002; 13:122-43.

Komshian SV, Uwaydah AK, and Sobel JD. Fungemia caused by Candida species and *Torulopsis glabrata* in the hospitalized patient: frequency, characteristics and evaluation of factors influencing outcome. *Rev Infect Dis* 1989; 11:379-90.

Kwon-Chung, KJ & Bennett, JE. Candidiasis (moniliasis, thrush, Candida paronychia, Candida endocarditis, bronchomycosis, mycotic vulvovaginitis, candiosis). In: _____. *Medical Mycology*. Philadelphia: Lea & Febiger; 1992. p. 280-336.

Lacaz CS, Porto E, Martins JEC, Heins-Vaccari EM e Melo NT. Leveduras de interesse médico. *In*: Lacaz CS, Porto E, Martins JEC, Heins-Vaccari EM e Melo NT. *Tratado de Micologia Médica Lacaz*. 9ª ed. São Paulo: Sarvier; 2002. p. 123-73.

Merz WG, Karp JE, Schron D, Saral R. Increased incidence of fungemia caused by *Candida krusei*. *J Clin Microbiol* 1986; 24:581-4.

Odds FC. Candida and candidosis: a review and bibliography. 2nd ed.. London: Bailliere Tindall, 1998. p. 67.

Pfaller MA. Epidemiology of candidiasis. *J Hosp Infect* 1995; 30:329-38.

Sanglard D, Odds FC. Resistance of Candida species to antifungal agents: molecular mechanisms and clinical consequences. *Lancet Infect Dis* 2002; 2:73-85.

Sant'Ana PL, Milan EP e Martinez R. Multicenter Brazilian study of oral Candida species isolated from AIDS Patients. *Mem Inst Oswaldo Cruz*, Rio de Janeiro 2002; 97(2):253-7.

30 Criptococose

Sílvio Alencar Marques • Rosangela M. Pires de Camargo

INTRODUÇÃO

Criptococose é doença grave que ocorre em pacientes infectados pelo vírus da imunodeficiência humana (HIV) ou não. É enfermidade causada por espécies de leveduras encapsuladas do *Phylum* Basidiomiceto, o *Cryptococcus neoformans* e o *Cryptococcus gattii*. Ambas as espécies constituem-se nos agentes fúngicos mais frequentes a comprometer o sistema nervoso central (SNC). O *C. neoformans* é patógeno oportunista, enquanto o *C. gattii* é patógeno principalmente, mas não exclusivamente, primário.

Mesmo na atualidade, com a disponibilidade da terapêutica antirretroviral efetiva (TARV) para pacientes infectados pelo HIV, casos de criptococose são frequentes e apresentam alto índice de morbidade e letalidade.[1,9,11]

HISTÓRICO

Otto **Busse**, patologista do Hospital Virchow em Berlim, em 1894, observou corpúsculos redondos encapsulados em lesão sarcomasímile da tíbia de paciente e isolou o agente causal em cultura.[6] Abraham **Buschke**, dermatologista, de forma independente de Busse, também obteve cultivo de material da lesão da mesma paciente e publicou seus achados em 1885, denominando o fungo de *Coccidium*. Ainda em 1894, Francesco **Sanfelice**, biólogo italiano, isolou o fungo de suco de pêssego e o denominou *Saccharomyces neoformans*.[6] Ainda em 1895, **Sanfelice** demonstrou a patogenicidade do fungo através da inoculação em animais de experimentação. Em 1895, Busse, em nova publicação, denominou o fungo de *Saccharomyces hominis*.

Em 1901, ambas as "espécies" foram transportadas para o gênero *Cryptococcus*, mas mantendo a distinção *hominis* e *neoformans*.[6] Em 1905, fungo com características semelhantes e isolado de paciente com meningite foi designado *Torula hystolitica* e a doença denominada "torulose", denominações que prevaleceram por muitos anos.

Apenas em 1950 foi proposta a uniformização de nomes e conceitos, e consagraram-se as denominações *Cryptococcus neoformans,* para o agente causal, e criptococose, para a doença. A associação da enfermidade criptococose com doenças consumptivas deu-se na década de 1950, assim como os primeiros isolados do fungo a partir de amostras de solo e de dejetos de aves.[6]

Em 1970, a partir de amostras de paciente com leucemia, descreveu-se o *Cryptococcus gattii,* então como variedade do *C. neoformans.*[19]

EPIDEMIOLOGIA E ECOLOGIA

O *C. neoformans* é fungo de distribuição universal, sendo isolado do solo, principalmente aquele solo contaminado com excreta de aves, pombos em particular, além de madeira em decomposição, frutos, vegetais e ocos de árvores. Causa doença principalmente em pacientes com imunodeficiência HIV-induzida. Antes do período de disponibilidade da TARV, a criptococose constituía-se em flagelo para os pacientes com AIDS, pois é frequente e apresenta altos índices de letalidade, o que infelizmente ainda permanece em países ou regiões em que a TARV não é disponível gratuitamente.[11,12] Na atualidade, apesar da menor incidência, quando comparada a décadas passadas, a criptococose se mantém como enfermidade de grande importância, clínica e epidemiológica.[9,12]

O *Cryptococcus gattii* apresenta epidemiologia e ecologia distintas do *C. neoformans,* pois não tem distribuição universal e é praticamente restrito às regiões tropicais e subtropicais do Brasil, África, Austrália e sul da Califórnia.[8,13] Laboratorialmente, distingue-se do *C. neoformans* com base no sorotipo capsular, pois o *C. gattii* pertence aos sorotipos B e C, enquanto o *C. neoformans* pertence aos sorotipos A e D. De forma semelhante ao *C. neoformans,* o *C. gattii* provoca principalmente doenças pulmonar e meníngea, mas, distintamente daquele, tende a provocar mais criptococoma do que doença difusa e a incidir mais em paciente imunocompetente.[17]

Ecologicamente, o *C. gattii* está associado às arvores do tipo eucaliptos (*Eucalyptus camaldulensis* e *E. tereticornis*) na Austrália. No Brasil, tem sido isolado de ocos de árvores de diferentes espécies, como *Moquilea tomentosa* (oiti), *Cassia grandis* (cássia gigante, cássia-rosa) *Mangira indica* (mangueira) e *Ficus spp.* (figueira, gameleira), entre outras, incluindo o *E. camaldulensis* na cidade de São Paulo.[8,13]

Criptococose é também enfermidade que acomete diversas espécies de animais, principalmente o gato. Estudo australiano de 2004 mostrou dados relativos a 155 gatos e 40 cães diagnosticados no período de 20 anos (1981-2001), sendo os animais de origem rural, suburbana e urbana.[16] Em 71% dos gatos em que o cultivo foi possível (n = 142), o isolado constituiu-se de *C. neoformans*, à época denominado variedade *grubii* (*C. neoformans* sorotipo A); os demais foram infectados pelo *C. gattii.*[16] Dos cães com cultura positiva (n = 35), o *C. neoformans* foi isolado em 81%, e o *C. gattii*, nos demais. Os cães desenvolveram doença do SNC como aquela observada em humanos, enquanto nos gatos a doença foi mais localizada nas cavidades nasais.[16]

PATOGÊNESE

Como nas demais infecções fúngicas sistêmicas, aceita-se a via inalatória como a porta de entrada da infecção pelo *Cryptococcus* a partir de fonte de contágio ambiental. Basidiosporos, que são partículas de pequeno tamanho, facilmente aerossolizáveis e mais resistentes à dessecação do que as células leveduriformes, constituem-se nas prováveis partículas infectantes. O processo infeccioso pulmonar permaneceria latente por períodos variáveis de tempo até que um desequilíbrio na relação agente-hospedeiro permitisse a reativação da infecção e a disseminação e instalação da doença clinicamente manifesta, principalmente de localização pulmonar e do SNC.[4]

A imunodeficiência HIV-induzida tem se constituído na mais frequente causa de ruptura do equilíbrio agente-hospedeiro associada à criptococose-doença. Além da imunodeficiência HIV-induzida, pacientes com imunossupressão pós-transplante sob corticoterapia prolongada, doença linfoproliferativa ou doenças autoimunes, e mesmo pacientes imunocompetentes, podem desenvolver doença clinicamente manifesta.[12,17]

Embora incomum, aceita-se a existência de criptococose cutânea primária, ou seja, casos em que ocorrem inoculação transcutânea, síndrome cancriforme e desenvolvimento de doença localizada.[14] Tais casos são definidos na literatura pela presença de lesão cutânea específica, junto à ausência de disseminação. Nesses casos, além de alta frequência de história de trauma e associação com fonte ambiental de *Cryptococcus*, a lesão cutânea difere do padrão usualmente associado à disseminação hematogênica. Isto é, em vez de lesões múltiplas e padrão papulonodular, as lesões associadas a provável inoculação local são do tipo celulite, placa infiltrada localizada ou úlcera.[5,7,14]

CLÍNICA

Meningoencefalite

A infecção do cérebro e das meninges é a apresentação clínica mais comum da criptococose e também a causa de morte específica mais comum. Com frequência a apresentação clínica é indolente, com manifestação do tipo cefaleia (em 67% a 100% dos pacientes), febre (62% a 95%), confusão mental e alteração do comportamento (18% a 28%), presença de sinais meníngeos (25% a 30%), convulsão (4% a 9%), sinais neurológicos (6% a 17%).[1,3] À medida que o quadro progride, o paciente passa a ficar letárgico, e o coma pode ocorrer de forma abrupta. Pode também ocorrer de os sinais e sintomas evoluírem rapidamente com história curta, em torno de 2 semanas de evolução.[3] Eventualmente a manifestação do SNC pode simular massa tumoral encefálica (criptococoma), com diagnóstico de certeza por biópsia estereotáxica guiada pela tomografia computadorizada.[16]

Pneumonia

Diz-se que criptococose-doença sem que exista manifestação do SNC ocorre em 10% a 33% dos pacientes de AIDS. Dessas, a mais frequente é a pneumonia. Dos pacientes, em geral, com criptococose, 40% têm doença pulmonar concomitante.[1,3]

A infecção pulmonar pelo *Cryptococcus* manifesta-se por diferentes formas e com curso pouco previsível. As manifestações mais comuns são: tosse produtiva, às vezes hemoptise, e dispneia progressiva. Lesão tumoral pode estar presente. A febre é sinal concomitante. As alterações radiográficas são variáveis, desde infiltração intersticial até consolidação lobar e derrame pleural.[1,3]

Lesões cutâneas

A ocorrência de lesões cutâneas é referida em 5% a 10% dos casos. Com raras exceções, as lesões são o produto de fungemia.[5] As lesões podem ser do tipo pápula ou papulonodular, normocrômicas ou amareladas, lembrando as lesões do molusco contagioso, de padrão ulcerado, vegetante ou mesmo tipo vasculite-símile (Fig. 30.1).[5] Em geral as lesões cutâneas estão presentes em grande número e localizam-se preferencialmente na face, região cervical e no tronco.[5]

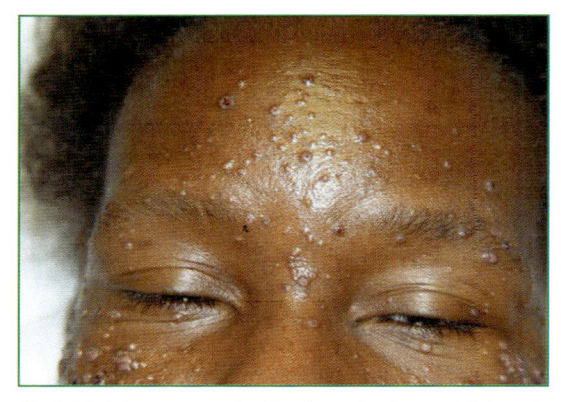

Fig. 30.1 Criptococose. Lesões tipo pápulas e nódulos, algumas exulceradas, localizadas na face de paciente com AIDS.

De especial importância é o fato de a lesão cutânea em muitas vezes preceder as manifestações do SNC e se constituir em importante auxílio ao diagnóstico precoce.

Nos eventuais casos de lesão primária isolada, as lesões tendem a ter padrão de lesão infiltrada, tumoral, ulcerada ou ulcerovegetante.[14]

Outras manifestações

Outras possíveis manifestações clínicas são o comprometimento ocular, articular ou gastrointestinal. Mas são menos frequentes e estão associadas a doença disseminada e mau prognóstico.[1,3,6]

DIAGNÓSTICO

Vários são os métodos para o diagnóstico de criptococose e que se adaptam aos diferentes materiais biológicos disponíveis.

O exame direto do liquor cefalorraquidiano (LCR) com o auxílio de nanquim é especialmente útil quando de suspeita de meningoencefalite por *Cryptococcus*. As células fúngicas são arredondadas, com cápsula de polissacarídeo, e o nanquim não penetra na cápsula, apenas delimita a célula e sua cápsula (Fig. 30.2). Se o volume de liquor obtido for pequeno (< 1,5 mL), usa-se uma gota para o exame direto e o restante para o cultivo. Se o volume for maior que 1,5 mL, o ideal é centrifugar todo o volume e utilizar parte do *pellet* para o exame direto e o restante do *pellet* e o sobrenadante para o cultivo. Quando a amostra for de urina, há que centrifugar, usar uma fração do *pellet* obtido diluído com uma gota de água destilada e cultivar o restante. As células fúngicas têm aspecto arredondado ou ovoide, eventualmente a cápsula pode estar diminuta ou ausente, e pode-se mesmo observar a formação de filamentos. As amostras de urina contêm artefatos que tornam o exame direto com o nanquim mais difícil de ser interpretado. Amostras de escarro e pus devem ser submetidas a tratamento com hidróxido de sódio

a 10% por período de 5 a 10 minutos antes de se adicionar o nanquim.

O cultivo de material deve ser realizado em ágar Sabouraud com cloranfenicol ou ágar infusão cérebro-coração. A maioria dos isolados de *Cryptococcus* é sensível à ciclo-heximida, portanto essa deve ser evitada na composição do ágar. O ágar Sabouraud semeado com a amostra suspeita deve ser incubado a 30°/35°C, e as colônias começam a ser visíveis com 2 a 3 dias. A cultura do *Cryptococcus* apresenta aspecto leveduriforme, mucoide, cor creme a amarronzada, que escorre para o fundo do tubo (Fig. 30.3). O material para

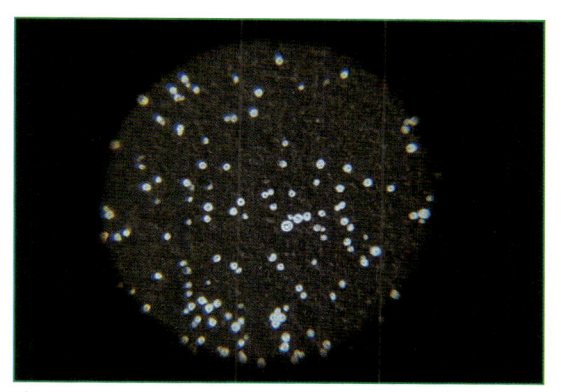

Fig. 30.2 Criptococose. Exame direto com nanquim revelando células fúngicas encapsuladas.

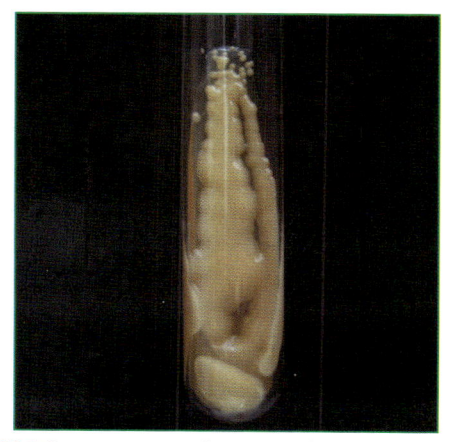

Fig. 30.3 *Cryptococcus neoformans*. Cultivo leveduriforme, cremoso, escorrendo para o fundo do tubo de ensaio.

cultivo pode ser qualquer material biológico e mesmo fragmento obtido por biópsia cutânea, pulmonar, óssea ou outra. Para hemocultura, a sensibilidade é baixa, em torno de 10%.[6] A identificação da espécie decorre da utilização de métodos bioquímicos, fisiológicos ou moleculares.

A distinção entre *C. neoformans* e *C. gattii* pode ser obtida utilizando-se o ágar contendo canavalina, glicina e azul de bromotimol. O *C. neoformans* vai crescer transformando o ágar na cor amarela, e o *C. gattii*, transformando o meio na cor azul.[2,6]

O sorodiagnóstico baseia-se na detecção de antígenos presentes na cápsula de polissacarídeo do *Cryptococcus*. Utiliza-se a técnica da aglutinação em látex para amostras de soro, liquor e urina. Com amostras de soro e liquor, o teste apresenta alta sensibilidade (em torno de 90%) e boa especificidade, porém é possível reação cruzada com antígenos presentes em pacientes com artrite reumatoide ou pacientes com infecção por *Trichosporon spp.* disseminada.[2,6] Teste falso-negativo pode também ocorrer quando há baixo título de antígenos e infecção por *Cryptococcus* com cápsula diminuta ou ausente.[2,6]

O diagnóstico histopatológico se obtém a partir de amostras de tecido sólido, mais comumente biópsias de pele. O *Cryptococcus* é mais bem observado com as colorações de PAS, azul alcião e mucicarmim (Fig. 30.4). A

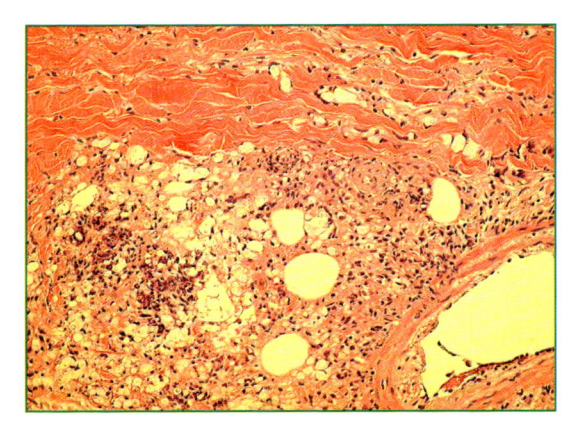

Fig. 30.5 Criptococose. Exame histopatológico mostrando células fúngicas em que apenas o núcleo se faz visível, em meio a escasso infiltrado inflamatório. (HE 100×)

coloração pela hematoxilina-eosina (HE) é bastante útil para análise da intensidade do infiltrado inflamatório, particularmente diminuto ou ausente nos pacientes com imunossupressão. Na coloração pela HE, o aspecto é de "espaços vazios" "mucoides" em meio ao tecido conjuntivo e infiltrado inflamatório de intensidade variável (Fig. 30.5).

Infecção experimental

O camundongo, o rato e a cobaia (*Cavia porcellus*) são os animais de experimentação mais suscetíveis à infecção experimental.[6] Podem ser utilizados como auxiliar diagnóstico, para pesquisa, inclusive testes terapêuticos, e para tentativas de isolamento do fungo a partir de amostras de solo. A infecção pode ser obtida por inoculação na veia da cauda. A doença obtida nesses animais é semelhante à observada em humanos. Isolados virulentos de *Cryptococcus* produzem cápsulas de melanina e crescem a 37°C. Cepas pouco virulentas ou avirulentas aos animais são aquelas em que falta uma ou outra das características acima.[6]

Uma característica que se observa em camundongos é o crescimento do crânio devido ao aumento da massa cerebral pela proliferação mucoide das cepas virulentas. Os animais

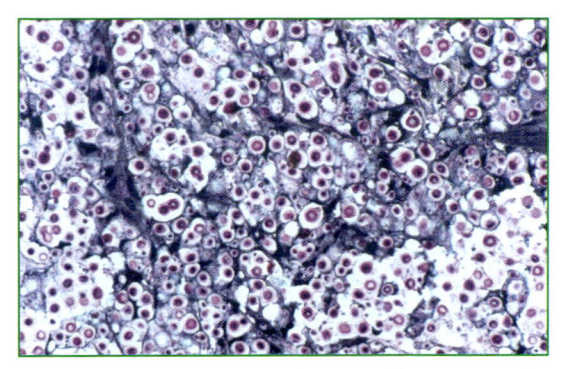

Fig. 30.4 Criptococose. Exame histopatológico mostrando inúmeras células fúngicas. Ausência de infiltrado inflamatório. (Mucicarmim 100×)

devem ser sacrificados entre 2 e 4 semanas, e fragmentos de cérebro e pulmão e demais vísceras, semeados em ágar-Sabouraud ou ágar infusão cérebro-coração, ou ágar Niger, mantidos entre 30 e 37°C.[6]

DOENÇA ANIMAL

A criptococose-doença, naturalmente adquirida por animais, não é rara nas regiões endêmicas. Dentre as espécies suscetíveis, além do cão e do gato referidos anteriormente, os bovinos, equinos, o coala e também psitacídeos desenvolvem a doença e podem ser portadores sadios do *Cryptococcus*.[10,15,18]

TRATAMENTO

A criptococose é doença em geral muito grave e deve ser tratada em esquema de internação hospitalar, com acompanhamento especializado médico e de enfermagem. Os fármacos efetivos na criptococose são:

1. Anfotericina B deoxicolato – para formas graves, meningoencefálicas, pulmonares ou disseminadas.
2. Anfotericina B lipossomal – para formas graves meningoencefálicas, pulmonares ou disseminadas, quando não for possível o uso da anfotericina B deoxicolato.
3. 5-fluorocitosina – como adjuvante ao tratamento com anfotericina B, quando disponível.
4. Itraconazol – para formas leves e moderadas da histoplasmose. Útil na manutenção pós-utilização da anfotericina B, caso indicado.
5. Fluconazol – opção para formas leves. Tem excelente penetração no LCR e pode ser uma alternativa, caso necessário.

A anfotericina deoxicolato é utilizada na dose de 0,75 a 1,0 mg/kg/dia ou em dias alternados. Nas formas meningoencefálicas, a associação com 5-fluorocitosina é muito útil, caso disponível. A injeção intratecal da an-

fotericina B é pouco prática e de efetividade duvidosa. A dose total vai depender da gravidade clínica, mas em geral é em torno de 2,0 a 2,5 g de dose acumulada. A sistemática de uso e os efeitos adversos a curto e longo prazos estão detalhadamente descritos no Cap. 33, Paracoccidioidomicose. É de primeira escolha em quaisquer dos casos de doença meningoencefálica comprovada.

O itraconazol é eficaz como primeira escolha nas formas leves e moderadas da criptococose, na dose de 200 a 400 mg/dia por 6 a 12 meses.[2] O itraconazol, 200 mg/dia, pode ser utilizado indefinidamente como manutenção pós-tratamento nos casos em que a causa da imunossupressão que favoreceu a criptococose doença não pode ser revertida.

Nunca é demais ressaltar que a criptococose é enfermidade de alta morbidade e letalidade, e o tratamento requer condições hospitalares adequadas e *expertise* na condução terapêutica.

REFERÊNCIAS BIBLIOGRÁFICAS

1. Chuck SL, Sande MA. Infections with *Cryptococcus neoformans* in the acquired immunodeficiency syndrome. *New Engl J Med* 1989; 321:794-8.
2. Consenso em Criptococose – 2008. *Rev Soc Bras Med Trop* 2008; 41:524-44.
3. Dismukes WE. Cryptococcal meningitis in patients with AIDS. *J Infect Dis* 1988; 157:624-7.
4. Garcia-Hermoso D, Janborn G, Dromer F. Epidemiological evidence for dormant *Cryptococcus neoformans* infection. *J Clin Microbiol* 1999; 37:3204-9.
5. Hernandez AD. Cutaneous cryptococcosis. *Dermatol Clin* 1989; 7:269-74.
6. Kwon-Chung KJ, Bennett JE. Cryptococcosis. *In*: Kwon-Chung K, Bennett JE (eds.). *Medical Mycology* Vol. 1. Philadelphia: Lea & Febiger, 1992. p. 397-446.
7. Lacaz CS, Heins-Vaccari EM, Hernandez-Arriagada GL *et al*. Primary cutaneous cryptococcosis due to *Cryptococcus neoformans* var. *gattii* serotype B in an immunocompetent patient. *Rev Inst Med Trop São Paulo* 2002; 44:225-8.
8. Lazera MS, Salmito Cavalcanti MA, Londero AT *et al*. Possible primary ecological niche of

   Cryptococcus neoformans. Med Mycol 2000; 38:379-83.

9. Lindenberg AS, Chang MR, Paniago AM *et al.* Clinical and epidemiological features of 123 cases of cryptococcosis in Mato Grosso do Sul, Brazil. *Rev Inst Med Trop São Paulo* 2008; 50:75-8.

10. Malik R, Krockenberger MB, Cross G *et al.* Avian cryptococcosis. *Med Mycol* 2003; 41: 115-24.

11. McCarthy KM, Cohen C, Schneider H *et al.* Cryptococcosis in Gauteng: implications for monitoring of HIV treatment programmes. *S Afr Med J* 2008; 98:452-64.

12. Mirza SA, Phelan M, Rimland D *et al.* The changing epidemiology of cryptococcosis: an update from population-based active surveillance in 2 large metropolitan areas, 1992-2000. *Clin Infect Dis* 2003; 36:789-94.

13. Montenegro H, Paula CR. Environmental isolation of *Cryptococcus neoformans* var. *gattii* and *C. neoformans* var. *neoformans* in the city of São Paulo, Brazil. *Med Mycol* 2000; 38: 385-90.

14. Neuville S, Dromer F, Morin O *et al.* Primary cutaneous cryptococcosis: a distinct clinical entity. *Clin Infect Dis* 2003; 36:337- 47.

15. O'Brien CR, Krockenberger MB, Wigney DI, Martin P, Malik R. Retrospective study of feline and canine cryptococcosis in Australia from 1981 to 2001: 195 cases. *Med Mycol* 2004; 42:449-60.

16. Oliveira FM, Severo CB, Guazzelli LS, Severo LC. *Cryptococcus gattii* fungemia: report of a case with lung and brain lesions mimicking radiological features of malignancy. *Rev Inst Med Trop São Paulo* 2007; 49:263-5.

17. Pappas PG, Perfect JR, Cloud GA. Cryptococcosis in human immunodeficiency virus-negative patients in the era of effective azole therapy. *Clin Infect Dis* 2001; 33:690-9.

18. Raso TF, Werther K, Miranda ET *et al.* Cryptococcosis outbreak in psittacine birds in Brazil. *Med Mycol* 2004; 42:355-62.

19. Vanbreuseghem R, Takashio M. An atypical strain of *Cryptococcus neoformans* (san Felice) Vuillemin 1894. *Cryptococcus* var. *gattii* var. nov. *Ann Soc Belg Med Trop* 1970; 50:695-702.

31 Outras Leveduroses de Importância em Micologia Médica

Valéria Maria de Souza Framil

GEOTRICHUM CANDIDUM

Geotrichum candidum é um fungo oportunista, denominado impropriamente "levedura artrosporada", produzindo artroconídios e ausência de blastoconídios (Fig. 31.1). É frequentemente isolado do solo, água, leite, trato gastrointestinal do homem e de outros mamíferos. A geotricose é uma doença emergente que acomete pacientes imunodeprimidos como diabéticos, portadores de neoplasias malignas, leucemias e AIDS, podendo desenvolver infecções disseminadas fatais. A patogênese de *G. candidum* no homem ainda não está clara. Há poucos trabalhos na literatura, e Buchta & Oteenasek, em 1988, descreveram sua sensibilidade *in vitro* à anfotericina B.

RHODOTORULA SPP.

Leveduras do gênero *Rhodotorula* são isoladas do solo, do ar, da água e de laticínios (Fig. 31.2). São frequentemente encontradas como contaminantes da pele, pulmão, urina e fezes. Seu isolamento no sangue tem grande significado, indicando infecção sistêmica. A espécie mais citada na literatura é a *Rhodotorula rubra*, que, provavelmente, está associada a uma variedade de doenças no homem, como infecções cutâneas superficiais, quadros pul-

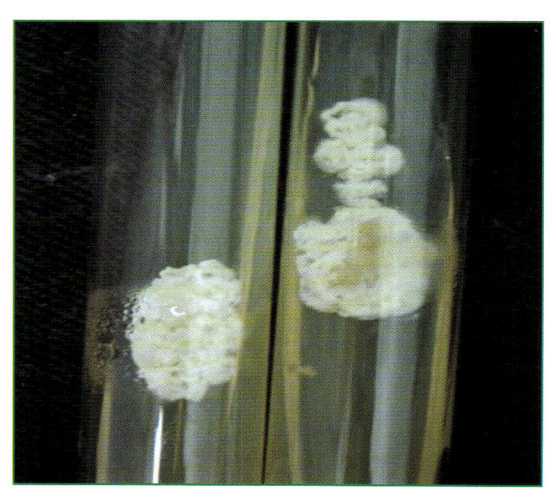

Fig. 31.1 Cultura de *Geotrichum candidum*.

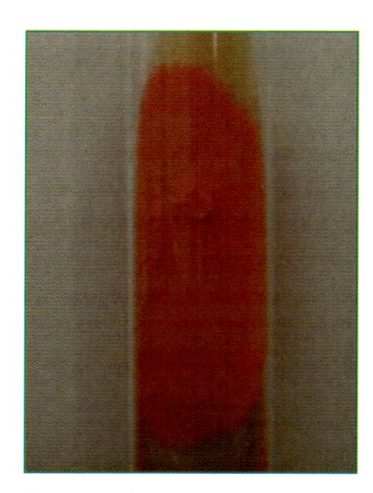

Fig. 31.2 Cultura de *Rhodotorula spp.*

monares, renais e de SNC. Pires e cols., em 1990, descreveram um caso de *Rhodotorula rubra,* isolada repetidas vezes em meio de cultura apropriado, em cabelos humanos simulando piedra branca. Casos de fungemia por *Rhodotorula rubra* têm sido relatados na literatura em pacientes com leucemia mieloide aguda, neutropenia, uso de cateter venoso central e AIDS.

BIBLIOGRAFIA

Buchta V & Oteenasek M. *Geotrichum candidum* – an opportunistic agent of mycotic diseases. *Mycoses* 1988; 31:363-70.

Chung JW, Kim BN, Kim YS. Central venous catheter-related *Rhodotorula rubra* fungemia. *J Infect Chemother* 2002; 8(1):109-10.

Ergon MC, Yucesoy M. Evaluation of species distribution of yeasts isolated from intensive care units during the four years period. *Mikrobiyol Bul* 2005; 39(3):309-18.

Kantardjiev T, Kuzmanova A, Baikushev R, Zisova L, Velinov T. Isolation and identification of *Geotrichum candidum* as an etiologic agent of geotrichosis in Bulgaria. *Folia Med (Plovdiv)*1998; 40(4):42-4.

Kassamali H, Anaissie E, Ro J, Rolston K, Kantarjian H, Fainstein V, Bodey GP. Disseminated Geotrichum candidum infection. *J Clin Microbiol* 1987; 25(9):1782-3.

Lacaz CS, Porto E, Martins JEC, Heins-Vaccari EM, Melo NT. *Tratado de Micologia Médica Lacaz*. 9ª ed. São Paulo: Sarvier, 2002. p. 618-35.

Lo Re V, Fishman NO, Nachamkin I. Recurrent catheter-related *Rhodotorula rubra* infection. *Clin Microbiol Infect* 2003; 9(8):897-900.

Pires MFC, Szeszs MW, Pukinskas SRBS, Giudice MC, Paula CR, Purchio A. *Rhodotorula rubra* em cabelos humanos simulando quadro de piedra branca. *Rev Microbiol* 1990; 21(3): 262-7.

Pottier I, Gente S, Vernoux JP, Gueguen M. Safety assessment of dairy microorganisms: *Geotrichum candidum*. *Int J Food Microbiol* 2008; 126(3):327-32.

Tricerri R, Oppezzi M, Dodero M, Piersantelli N, Guida B, Cassola G. Esophageal ulcer caused by *Geotrichum candidum* in a case of AIDS. *Pathologica* 1990; 82(1078):187-91.

32

Virulência e Resistência nas Infecções por Fungos Dimórficos

Sílvio Alencar Marques

INTRODUÇÃO

Patogenicidade, conceitualmente, refere-se à capacidade de determinada espécie ou subespécie (ou variedade ou cepa) de determinado micro-organismo causar doença em um dado hospedeiro. Seria um atributo qualitativo, para o qual não se distinguiria grau: o organismo é ou não é patogênico. Contudo, entendemos que patogenicidade não é atributo estático; na verdade, pode variar segundo outras características relativas ao encontro agente-hospedeiro.

Nesse sentido, a fórmula utilizada por Fava Netto,[6] descrita ao abordar o mesmo tema na primeira edição deste compêndio, nos parece muito adequada, pois utiliza a ideia de que patogenicidade corresponde a um fenômeno dinâmico e que atenderia à seguinte equação: P = NVA/R, em que N = o volume de inóculo do agente, V = virulência, A = alergia e R = resistência do hospedeiro.

Em mais detalhes: *volume de inóculo* diz respeito à quantidade de conídios infectantes, em geral como resultante de características ecológicas favorecedoras à proliferação ambiental do fungo, criando condição de infecção ou, em certas circunstâncias, contágios maciços, intensos, capazes de resultar em doença aguda sintomática, como se vê na histoplasmose ou na coccidioidomicose aguda. Na eventualidade de infecção aguda sintomática, o volume de inóculo é o fator determinante, quase que independente de outras variáveis da equação citada.

Virulência, por sua vez, corresponde a características igualmente dinâmicas, pois a virulência dos fungos dimórficos pode ser variável segundo a linhagem genética da cepa infectante, segundo a via de inoculação no hospedeiro, segundo o sítio final da infecção, e, mesmo, pode mostrar-se atenuada por passagem sucessiva em cultivos.

Alergia, como sinônimo de hipersensibilidade do hospedeiro, parece ser fenômeno ausente na relação agente-hospedeiro quando se consideram fungos dimórficos, ao contrário do que se observa na infecção por certos dermatófitos quando de tinhas intensamente inflamatórias.

Resistência corresponde à capacidade do hospedeiro, em dado momento, de responder à infecção fúngica. A resistência, por sua vez, é regulada por *n* variáveis e sofre várias influências, entre elas: da idade do hospedeiro, do seu estado nutricional, do seu bem-estar psíquico, da sobrecarga ou não de trabalho a que se submete, de eventuais imunodeficiências primárias ou adquiridas, de comorbidades, de uso de fármacos imunomoduladores, do contato prévio com o agente. Enfim, depende de série de variáveis que podem interferir na capacidade inata de resposta imune do hospedeiro e/ou na sua capacidade de resposta imune específica, celular ou humoral.

A patogenicidade dos fungos dimórficos é considerada, em princípio, baixa, pois diante da grande quantidade de indivíduos infectados, estimados pela alta frequência de reações intradérmicas positivas na população de risco, é relativamente pequeno o número de doença ativa clinicamente manifesta.

Especificamente em relação às infecções por fungos dimórficos mais prevalentes no Brasil, pode-se considerar em relação ao que se segue.

PARACOCCIDIOIDOMICOSE

Virulência

Como descrito no Cap. 11, Micologia Médica Molecular, a variabilidade genética do *Paracoccidioides brasiliensis* vai além do polimorfismo intraespecífico e permite caracterizar a existência de espécies crípticas, ou seja, espécies divergentes cujos caracteres fenotípicos conhecidos não são capazes de distingui-las[2] e, até o presente, agrupadas em espécies identificadas por siglas: S1 (constituídas de isolados prevalentes no Brasil, Argentina, Paraguai, Peru e Venezuela); PS2 (Brasil e Venezuela); PS3 (Colômbia), Pb01 (Brasil Central) e Pb01-símile (Brasil Central).[2]

Questão imediata que decorre dessas observações e de alta importância para a prática clínica é se a variabilidade genética demonstrada tem implicações distintas em termos de, por exemplo, virulência. Em outras palavras, se a paracoccidioidomicose-doença apresenta (na média dos casos) gravidade clínica distinta segundo a região em que predominam determinados perfis genéticos. Ou, ainda, mais especificamente, seria a paracoccidioidomicose-doença que incide no Brasil Central (na média dos casos), por exemplo, distinta daquela que incide no estado do Rio Grande do Sul?

É evidente que fatores intrínsecos relativos à história clínica e ao hospedeiro têm papel crucial e talvez decisivo no resultado clínico final, mas há que se valorizar o possível papel da virulência da espécie ou cepa infectante.

Kanetsuna e cols. (1972)[13] e posteriormente San Blas & San Blas (1977),[29] em estudos relacionados à transformação da fase micelial para leveduriforme de *P. brasiliensis*, associaram a virulência à presença e à quantidade de α-1,3-glucana na parede da célula fúngica. Contudo, a simples presença da α-1,3-glucana por si só não caracteriza virulência, pois cepas avirulentas de *P. brasiliensis* apresentam quantidade de α-1,3-glucana na parede celular externa da célula leveduriforme em quantidade semelhante àquelas de cepas virulentas.

Brummer e cols. (1990)[5] investigaram virulência em camundongos suscetíveis à infecção por *P. brasiliensis* e em amostras de isolados recentes de caso clínico obtidos tanto após repiques em meios de culturas quanto após repiques sucessivos por pelo menos 15 anos. Os autores observaram doença e a disseminação esperada do fungo nos animais inoculados com isolados recentes; doença limitada em animais inoculados com isolados após subculturas (repiques) e ausência de doença pós-inoculação por isolados subcultivados por pelo menos 15 anos. A conclusão foi que *P. brasiliensis* se torna avirulento após cultivos repetidos por longos períodos. Fato semelhante foi também observado com *Coccidioides immitis* e *Blastomyces dermatitidis*, com amostras de cultivos seriados ao longo dos anos. Os fatores relativos à perda de virulência nas amostras mantidas em cultivo por longo tempo não foram, contudo, investigados no estudo de Brummer e cols. [5]

Kashino e cols. (1990),[15] trabalhando com camundongos suscetíveis (B10.A) e resistentes (A/Sn) e com cepas de *P. brasiliensis* denominadas Pb18, virulentas e Pb18 atenuadas após sucessivos subcultivos, demonstraram que as mesmas cepas, quando reisoladas das duas linhagens de camundongos e novamente semeadas em meio de Fava Netto, apresentaram curvas de crescimento distintas e não se correlacionaram com a patogenicidade prévia de cada cepa. Ou seja, cepas avirulentas, após terem sido reisoladas de camundongo resistente, apresentaram curva de crescimento mais rápida que cepas previamente virulentas. Sugeriram os autores que o fungo, para sobreviver às defesas do organismo resistente, sofreria modificações metabólicas que se refletiriam na sua velocidade de multiplicação e crescimento, detectadas *in vitro*.

Singer-Vermes e cols. (1994)[33] estudaram a patogenicidade e a imunogenicidade de isolados de pacientes com paracoccidioidomicose que apresentavam diferentes formas clínicas e diferentes graus de gravidade clínica e procedentes de mesmo serviço no interior do estado de São Paulo. Amostras desses isolados foram inoculadas em camundongos suscetíveis (B10.A), e no acompanhamento dos camundongos com os isolados de diferentes formas clínicas de origem não foi possível estabelecer clara correlação entre virulência, disseminação da infecção ou imunogenicidade. Contudo, observou-se tendência à correlação entre menor dose letal, menor número de camundongos apresentando peritonite específica e lesões mais discretas, em associação com os isolados de pacientes com formas clínicas mais localizadas e benignas.

Sano e cols. (1999),[31] Peraçolli e cols. (1999),[27] Hebeler-Barbosa e cols. (2003)[11] e Marcoris e cols. (2006)[19] demonstraram, através de métodos distintos, que isolados de *P. brasiliensis* de tatus (*Dasypus novemcinctus*) são patogênicos para camundongos e *hamsters*, inclusive com evidências de maior virulência que os isolados de casos clínicos humanos quando mantidos em repetidos subcultivos (Hebeler-Barbosa *et al.*, 2003).[11]

Kurokawa e cols. (2005)[18] estudaram o perfil de virulência de 10 isolados de *P. brasiliensis* e sua possível correlação com morfologia em cultura e padrão genético. A intensidade de virulência foi investigada pela quantificação de células fúngicas viáveis através de unidades formadoras de colônia a partir de pulmões de camundongos infectados e pelo estudo do comprometimento histológico causado pela infecção fúngica. Os autores conseguiram definir graus de virulência: alta, intermediária e baixa e avirulência. Cepas definidas como de baixa virulência ou avirulentas mostraram alta similaridade genética (98,7%), definida pela técnica RAPD *(random amplified polymorphic DNA)* e morfologia glabra e cerebriforme do cultivo. Cepas com alta virulência mostraram alta similaridade genética entre si (96%) e morfologia de cultivo cotonosa. O método não foi capaz de agrupar ou distinguir cepas que demonstraram virulência intermediária. Correlação entre virulência de *P. brasiliensis* e isolados agrupados pela técnica de RAPD já havia sido empregada por Molinari-Madlum e cols. (1999),[22] e a possível vinculação entre morfologia cotonosa de cultivo em temperatura ambiente e maior virulência já havia sido sugerida previamente por Sano e cols. (1997).[30]

Vicentini e cols. (1994)[35] demonstraram, partindo da premissa de que a interação do agente infectante com a matriz extracelular se correlaciona com a capacidade de invasão tecidual do agente, que, especificamente, a interação com a laminina, que é a glicoproteína mais abundante da membrana basal, pode influenciar a patogenicidade de micro-organismos. Os autores utilizaram o modelo de infecção intratesticular do *hamster* e observaram que a laminina extracelular se liga à célula leveduriforme de *P. brasiliensis* e amplifica a adesão do fungo a células (*Mardin-Darby canine kidney cells*) em cultura *in vitro*. E, ainda, que especificamente a glicoproteína de 43 kDa é a responsável pela adesão, o que a configuraria como fator possível de virulência de *P. brasiliensis*. Esses achados permitiram aos autores corroborarem a ideia de que a ligação do fungo à matriz extracelular se constitui em etapa essencial para invasão local tecidual do fungo e posterior disseminação.

No entanto, André e cols. (2004),[1] utilizando modelo de inoculação intratraqueal em camundongos suscetíveis (B10.A) e resistentes (A/Sn) e amostras de *P. brasiliensis* de alta virulência (Pb18) e baixa virulência (Pb265) previamente ligadas (envoltas) com laminina, não observaram amplificação do processo infeccioso nos camundongos infectados, mas sim o contrário. Os autores sugeriram que a virulência pode estar relacionada à produção de diferentes proteínas de adesão ou dependentes de maior concentração de determinada adesina, o que favoreceria a ligação de *P. brasiliensis* a componentes da membrana basal ou da matriz extracelular do hospedeiro como passo essencial para a proliferação local e disseminação.

Taborda e cols. (2008)[34] exploraram a possibilidade de a produção de melanina por fungos dimórficos ser considerada fator relacionado à virulência desses fungos, na medida em que a presença de melanina reduziria a suscetibilidade da célula fúngica diante de resposta de defesa do hospedeiro, assim como seria fator de proteção do fungo contra drogas antifúngicas.

Resistência

Os fatores envolvidos com a resistência do hospedeiro diante da infecção por *P. brasiliensis* já foram explorados quando do capítulo específico sobre paracoccidioidomicose (Cap. 33).

Em síntese, do ponto de vista imune, a resposta imediata do hospedeiro se dá por acúmulo de células polimorfonucleares com ativação e consumo de complemento como parte de resposta inata inespecífica. Se a infecção não for debelada nesse ponto, as células polimorfonucleares são progressivamente substituí-das por células mononucleares e histiócitos e pela formação de granuloma epitelioide, constituindo-se na resposta imune específica.[3] Os elementos moleculares envolvidos na consolidação dessa defesa são complexos e múltiplos, e citocinas de padrão Th1 e célula T CD4+ são elementos-chave na resistência à infecção. Estudos imuno-histoquímicos têm demonstrado que granulomas bem formados estão associados à expressão tecidual de IL-12, γ-interferon e TNF-α. Quando os granulomas são mal formados, a expressão no tecido, detectada por imuno-histoquímica, é de IL-5 e IL-10, e há grande produção de imunoglobulinas, compatíveis portanto com o padrão Th2 de resposta imune. *In vitro*, há estudos que sugerem ser a IL-10 a citocina dominante na supressão da resposta anti-*P. brasiliensis*, bloqueando a imunidade mediada por γ-interferon e IL-12.[3]

Exemplo clínico da importância desses mediadores é a ocorrência de paracoccidioidomicose disseminada em paciente com deficiência genética na subunidade β1 do receptor para IL-12 e IL-23 associada a produção reduzida de γ-interferon.[3] Quanto ao TNF-α, estudos demonstram ser ele o mais potente agonista da capacidade fungicida de macrófagos.[26] Pacientes com formas juvenis, usualmente consideradas mais graves da enfermidade, cursam com níveis elevados de IL-18 e receptor para TNF no soro. Em pacientes de forma crônica da paracoccidioidomicose observam-se imunomarcação de TNF-α e de TGF-β no infiltrado inflamatório da lesão pré-tratamento e redução substancial da presença do TNF-α já no 20º dia de tratamento, ao passo que TGF-β permanecia com alta expressão tecidual e associada com a formação de fibrose e cicatriz da lesão.[26]

Na histoplasmose experimental, a neutralização de TNF-α associa-se a menor produção de espécies reativas de nitrogênio, aumento no nível de secreção de IL-4 e IL-10 e progressão da infecção e morte do animal infectado.[12,17]

É possível, portanto, afirmar que a integridade da capacidade de resposta inata e imunocelular do paciente infectado é crucial para o controle da infecção e o equilíbrio agente-hospedeiro. Como descrito no início do capítulo, vários fatores podem interferir na capacidade de resistência do hospedeiro, facilitando a evolução de infecção para a doença ou, em momentos subsequentes, rompendo a relação de equilíbrio agente-hospedeiro. Na prática clínica, a ruptura desse equilíbrio associa-se à existência de história de consumo abusivo de álcool aliada a subnutrição.

O eventual papel protetor da paracoccidioidomicose-doença no sexo feminino, a ser exercido pelo estrógeno, é matéria controversa e não claramente definida até o presente.

HISTOPLASMOSE

Volume de inóculo

A histoplasmose, causada por *Histoplasma capsulatum* var. *capsulatum*, é uma das micoses sistêmicas causadas por fungos dimórficos em que é possível diagnosticar episódios agudos de infecção pulmonar.[17] As demais são a coccidioidomicose e a blastomicose (doença de Gilchrist).

As manifestações clínicas de caráter agudo associadas à primoinfecção com *H. capsulatum* var. *capsulatum* estão na direta dependência do volume de inóculo infectante. Circunstâncias que exponham o paciente a infecção maciça, como a exploração de cavernas habitadas por morcegos, ou exposição a cômodos ou residências ou locais abandonados que possam servir de refúgio a aves ou morcegos, são propícias à infecção aguda, às vezes acometendo grande número de pessoas simultaneamente.[17] O volume de inóculo necessário para que ocorra a manifestação clínica de infecção pulmonar aguda é desconhecido.

Virulência

As considerações relativas à variabilidade genética de *P. brasiliensis*, que permitem inclusive o seu agrupamento em espécies crípticas com prevalência segundo regiões geográficas,

valem também para o *Histoplasma capsulatum* var. *capsulatum*.

A par das análises filogenéticas realizadas por Kasuga e cols. (2003),[16] que, com base em análise molecular, propuseram a existência de oito "clados" que agrupariam as variedades de *H. capsulatum* segundo suas similaridades genéticas e incidência regional (ver Cap. 34), outros trabalhos mostram avanços na correlação entre variabilidade genética e expressão clínica.

É descrito, por exemplo, que a histoplasmose associada à AIDS no Brasil apresenta características clínicas diferentes daquela que ocorre nos Estados Unidos da América (EUA) quando associada à AIDS, e a frequência de lesões cutâneas é um dos parâmetros mais sensíveis.[8] Para explorar possíveis causas dessa distinção, Karimi e cols. (2002),[14] além de estudar parâmetros clínicos e demográficos entre casos clínicos diagnosticados no Brasil e EUA, estudaram características moleculares dos isolados dos pacientes incluídos no Brasil. Foram capazes de associar os isolados de pacientes brasileiros aos marcadores moleculares de isolados da América do Sul, distintos dos prevalentes na América do Norte, a sugerir que a distinção molecular do agente tem implicação no produto clínico final.[14]

Zancopé-Oliveira e cols. (2005),[36] trabalhando com 22 isolados de pacientes diagnosticados em diferentes áreas geográficas do Brasil, observaram distinções moleculares em significância tal que propuseram a existência de, ao menos, três agrupamentos (*clusters*) de *H. capsulatum* var. *capsulatum* e que correspondem a grandes áreas geográficas, assim designados: *cluster* I – regiões Nordeste e Norte do país; *cluster* II – regiões Sudoeste e Sul; e *cluster* III – isolados do Brasil Central. Os autores não investigaram as características clínicas que pudessem identificar padrões eventualmente associados, de forma consistente, com *clusters* específicos.

Sabe-se que as manifestações clínicas da histoplasmose-doença, assim como as manifestações clínicas das demais micoses sistêmicas por fungos dimórficos, são o produto dinâmico de várias variáveis, sintetizadas no que se convencionou designar "relação agente-hospedeiro", como comentado no início do capítulo. Mas, é indubitável que a virulência da cepa infectante tem seu papel e que pode estar intimamente dependente da configuração molecular de cepas (ou *clusters*) predominantes nas diferentes regiões geográficas do país ou do continente.

É reconhecido de há muito que é a capacidade de transformação de micélio a levedura quando da mudança de temperatura entre meio ambiente e temperatura do tecido do hospedeiro que provê aos fungos dimórficos a base de sua patogenicidade.[13,24,29] O conhecimento dos mecanismos que regulam essa transformação é essencial para o controle da infecção.

Nemecek e cols. (2006)[24] demonstraram, em relação a *Blastomyces dermatitidis* e *Histoplasma capsulatum* var. *capsulatum*, que a transformação de micélio em levedura e mesmo a integridade da parede celular, intensidade de esporulação e expressão de genes ligados à virulência estão na dependência da expressão de genes que codificam histidina quinases, reconhecidos pela sigla DRK1, que codificam proteínas envolvidas na sinalização de resposta a estímulos ambientais, entre os quais a mudança de temperatura. O gene DRK1 é considerado indispensável para expressão de dimorfismo, virulência e patogenicidade de *B. dermatitidis* e *H. capsulatum*.[24]

Sugerida por diversos autores como fator de virulência de *P. brasiliensis*,[13,29] a molécula α-1,3-glucana, um polissacarídeo constituinte da parede celular da célula leveduriforme dos fungos dimórficos, também mostrou constituir-se em elemento de virulência de *H. capsulatum*.[28] A α-1,3-glucana atuaria ao interferir no reconhecimento da molécula β-glucana (presente na parede de células micelianas do fungo dimórfico infectante) por células fagocitárias, consequentemente facilitando a evasão ao sistema de defesa imune. Em outras palavras, os autores demonstraram que a α-1,3-glucana contribui para a patogenicidade ao interferir na capacidade de reconhecimento de fagócitos teciduais do estímulo imune a cargo da β-glucana presente na parede da célula invasora. Além disso, demonstraram que a α-1,3-glucana interfere na produção de TNF-α, ou por atuar como molécula supressora ou por interferir na expressão do receptor (dectina-1) na membrana celular de células macrofágicas e dendríticas.[28]

Resistência

O controle da infecção por *H. capsulatum* baseia-se na ativação da resposta imunocelular em cooperação com a resposta imune inata.[24]

Células T e células fagocíticas exercem papel central na resistência ao *H. capsulatum*. A resposta eficaz depende da indução de citocinas como γ-interferon (γ-INF) e fator de necrose tumoral-α (TNF-α) e subsequente ativação de células fagocitárias.[17,25] A primeira célula efetora na resistência ao *H. capsulatum* é o macrófago que fagocita a célula invasora e que deve ser capaz de destruí-lo. Caso não destrua o fungo infectante, a produção de TNF-α é rápida e intensa. O bloqueio experimental da produção e resposta de TNF-α está associado a alta mortalidade de camundongos infectados com *H. capsulatum*.[12] O mesmo se observa em relação à produção de γ-INF, pois camundongos isogênicos deficientes em γ-INF apresentam altos índices de mortalidade pós-infecção. A eficácia da resposta imune humoral é limitada na histoplasmose experimental em camundongos, porém a indução de anticorpos das classes IgG1 e IgG2a contra a proteína de choque térmico de 60 kDa é protetora da infecção experimental em camundongos.[9]

Na prática clínica, sabe-se que pequena percentagem de indivíduos infectados desenvolve doença clinicamente manifesta, o que mostra que a capacidade de resistência do hospedeiro perante o *H. capsulatum* é adequada.[16] Na experiência brasileira, a histoplasmose clínica é doença associada a paciente em estado de imunossupressão, particularmente aquela induzida pela infecção pelo HIV/AIDS, circunstância em que a histoplasmose produz doença disseminada e grave.[8]

ESPOROTRICOSE

Como destacado no Cap. 34, admite-se a existência de pelo menos seis espécies pertencentes ao gênero *Sporothrix*, ao menos quatro das quais estariam relacionadas aos casos de doença da rotina clínica, quais sejam: *Sporothrix schenckii*, *S. brasiliensis*, *S. mexicana* e *S. globosa*.[20] Os estudos relativos à virulência devem, se possível, levar em consideração essa nova realidade taxonômica.

Os trabalhos iniciais nessa linha procuraram investigar concentrações inibitórias mínimas (MIC) das distintas espécies diante de diferentes fármacos. Trabalho pioneiro de Marimon e cols. (2008) testou 92 isolados de cinco espécies do gênero *Sporothrix* contra 12 fármacos antifúngicos.[21] Observaram diferenças significantes, tendo sido *S. brasiliensis* o fungo mais sensível e *S. mexicana* o menos sensível. Dos fármacos, o mais eficaz (*in vitro*) foi a terbenafina, seguida pelo cetoconazol e posaconazol.[21]

Evidentemente, essas características de sensibilidade a fármacos são distintas da análise de virulência, mas os dados referem-se ao primeiro trabalho a aceitar a realidade de novas espécies e procurar demonstrar distinção de cunho prático entre elas.

Virulência

Ressalvada a importância de se trabalhar com as novas espécies do gênero *Sporothrix*, é de importância relatar investigação de Brito e cols. (2007),[4] que estudaram virulência de isolados, distintos do ponto de vista de origem clínica, utilizando o camundongo BALB/c como modelo de inoculação subcutânea e vários parâmetros de análise de virulência, como: desenvolvimento de lesões cutâneas no animal infectado; sinais de inatividade; perda de peso média dos lotes segundo a cepa infectante; taxas de sobrevida; número de células viáveis nos pulmões e baço através de unidades formadoras de colônia; número de órgãos acometidos; peso médio dos baços excisados, segundo lotes e cepa infectante e resposta imune *in*

vitro (incluindo a produção de γ-INF). Esses autores observaram resultados distintos segundo diferentes isolados, a sugerir variabilidade de virulência segundo a cepa,[4] porém ainda trabalhando segundo a referência de espécie única, *Sporothrix schenckii*.

Como descrito recentemente por Taborda e cols. (2008), ao *P. brasiliensis*[34] Morris-Jones e cols. (2003)[23] já haviam associado a capacidade de produção de melanina pelo fungo como fator de virulência, e, especificamente em relação ao *S. schenckii* (como espécie referência), a capacidade de produção de melanina *in vivo* ampliaria sua capacidade de remover radicais oxidativos dos fagócitos, reduzindo, em consequência, a capacidade de resposta de defesa dos fagócitos.[23]

Infectividade

Embora o termo *infectividade* não esteja listado na equação que resulta em patogenicidade (capacidade do agente de causar doença em determinado hospedeiro), (P = NVA/R) (ver início do capítulo), seu significado literal aproxima-se daquele de patogenicidade. No entanto, será utilizado incorporando também o sentido de *transmissibilidade*.

Hay & Morris-Jones (2008),[10] a propósito da epidemia de esporotricose zoonótica (envolvendo o gato doméstico) na região metropolitana do Rio de Janeiro,[31] magistralmente discutiram a questão da *infectividade* da célula leveduriforme de *S. schenkii*. Como se sabe, a transmissibilidade de fungos dimórficos se dá através de conídios ou propágulos do fungo na sua forma miceliana no ambiente, e não na sua forma leveduriforme. Tanto é assim que não se aceita transmissão inter-humana dos fungos dimórficos, e os poucos casos familiares de paracoccidioidomicose descritos teriam a ver com provável fonte comum de infecção.[7] Mas, ao se admitir a epidemia de esporotricose como verdadeira zoonose (transmissibilidade do gato para o homem), há que se admitir que a transmissão se dá através de células leveduriformes, o que vai contra o pressuposto sobre transmissão de fungos dimórficos.[10]

Por outro lado, sabe-se da riqueza de células de *Sporothrix schenckii* nas lesões cutaneomucosas dos felinos, claramente visíveis nos exames anatomopatológicos e distintas do que se observa na esporotricose humana.[32] Portanto, a possibilidade de transmissibilidade a partir das lesões abertas, secretantes, via células leveduriformes, se apoia nessa observação e em evidências a partir de histórias clínicas que reforçam a transmissão direta. Evidentemente, como argumento contrário, há que se admitir que seja muito difícil, senão impossível, deixar de considerar que o contágio humano se deva a exposição à mesma fonte ambiental a que estão submetidos os felinos.

De qualquer forma é tópico importante, ainda não esclarecido, e que nos parece ter lugar para citação e análise neste capítulo.

REFERÊNCIAS BIBLIOGRÁFICAS

1. André DC, Lopes JD, Franco MF *et al.* Binding of laminin to *Paracoccidioides brasiliensis* induces a less severe pulmonary paracoccidioidomycosis caused by virulent and low-virulence isolates. *Microbes Infect* 2004; 6:549-558.

2. Bagagli ETR, Bosco SMG, McEwen JG. *Paracoccidioides brasiliensis*: phylogenetic and ecological aspects. *Mycopathologia* 2008; 165:197-207.

3. Benard G. An overview of the immunopathology of human paracoccidioidomycosis. *Mycopathologia* 2008; 165:209-221.

4. Brito MM, Conceição-Silva F, Mogardo FN *et al.* Comparison of virulence of different *Sporothrix schenckii* clinical isolates using experimental murine model. *Med Mycol* 2007; 45:721-729.

5. Brummer E, Restrepo A, Hanson LH, Stevens DA. Virulence of *Paracoccidioides brasiliensis*: the influence of in vitro passages and storage. *Mycopathologia* 1990; 109:13-17.

6. Fava Netto C. Virulência e resistência nas infecções pelos fungos dimórficos: *Paracoccidioides brasiliensis*, *Histoplasma capsulatum* e *Sporothrix schenckii*. In: Zaitz C, Campbell I, Marques SA, Ruiz LR, VMS (eds.). *Compêndio de Micologia Médica*. São Paulo: Medsi, 1998. p. 219-230.

7. Fava Netto C, Castro RM, Gonçalves AP, Dillon NL. Ocorrência familiar da blastomicose sul-americana. A propósito de 14 casos. *Rev Inst Med Trop São Paulo* 1965; 7:322-326.

8. Goldani LZ, Aquino VR, Lunardi LW, Cunha VS, Santos RP. Two specific strains of *Histoplasma capsulatum* causing mucocutaneous manifestations of histoplasmosis. Preliminary analysis of a frequent manifestation of histoplasmosis in Southern Brazil. *Mycopathologia* 2009; 167:181-186.

9. Guimarães AJFS, Gomez FJ, Zancopé-Oliveira RM, Nosachuck JD. Monoclonal antibodies to heat shock protein 60 alter the pathogenesis of *Histoplasma capsulatum*. *Infect Immun* 2009; 77:1357-1367.

10. Hay JR, Morris-Jones R. Outbreaks of sporotrichosis. *Curr Opin Infect Dis* 2008; 21:119-121.

11. Hebeler-Barbosa F, Montenegro MR, Bagagli E. Virulence profile of ten *Paracoccidioides brasiliensis* isolates obtained from armadillos (*Dasypus novemcinctus*). *Med Mycol* 2003; 41:89-96.

12. Holbrook ED, Rappleye C. *Histoplasma capsulatum* pathogenesis: making a lifestyle switch. *Curr Opin Microbiol* 2008; 11:318-324.

13. Kanetsuna F, Carbonell L, Azuma I, Yamamura Y. Biochemical studies on the thermal dimorphism of *Paracoccidioides brasiliensis*. *J Bacteriol* 1972; 110:208-213.

14. Karimi K, Wheat J, Connoly P *et al.* Differences in histoplasmosis in patients with acquired immunodeficiency syndrome in the United States and Brazil. *J Infect Dis* 2002; 186:1655-1660.

15. Kashino SS, Singer-Vermes LM, Calich VLG, Burger E. Alterations in the pathogenicity of *Paracoccidioides brasiliensis* isolate do not correlate with its *in vitro* growth. *Mycopathologia* 1990; 111:173-180.

16. Kasuga T, White JT, Koening J *et al.* Phylogeography of the fungus pathogen *Histoplasma capsulatum*. *Molec Ecol* 2003; 12:3383-3401.

17. Kauffman CA. Histoplasmosis: a clinical and laboratory update. *Clin Microbiol Rev* 2007; 20:115-132.

18. Kurokawa CS, Lopes CR, Sugizaki MF, Kuramae EE, Franco MF, Peraçolli MTS. Virulence profile of ten *Paracoccidioides brasiliensis* isolates. Association with morphologic and genetic patterns. *Rev Inst Med Trop São Paulo* 2005; 47:257-262.

19. Marcoris SAG, Sugizaki MA, Peraçolli MTS *et al.* Virulence attenuation and phenotypic variation of *Paracoccidioides brasiliensis* isolates obtained from armadillos and patients. *Mem Inst Oswaldo Cruz* 2006; 101:101-104.

20. Marimon RSC, Gené J, Cano J, Guarro J. *Sporothrix brasiliensis*, *S. globosa*, and *S. mexicana*, three new *Sporothrix* species of clinical interest. *J Clin Microbiol* 2007; 45:3198-3206.

21. Marimon RSC, Gené J, Cano J, Guarro J. In vitro antifungal susceptibilities of five species of *Sporothrix*. *Antimicrob Agents Chemother* 2008; 52:732-734.

22. Molinari-Madlum EE, Felipe MSS, Soares CMA. Virulence of *Paracoccidioides brasiliensis* can be correlated to groups defined by random amplified polymorphic DNA analysis. *Med Mycol* 1999; 37:269-276.

23. Morris-Jones R, Youngchim S, Gomez BL *et al.* Synthesis of melanin-like pigments by *Sporothrix schenckii* in vitro during mammalian infection. *Infect Immun* 2003; 713:4026-4033.

24. Nemecek JC, Wuthrich M, Klein BS. Global control of dimorphism and virulence in fungi. *Science* 2006; 312:583-588.

25. Nosanchuk JD, Gacser A. *Histoplasma capsulatum* at the host-pathogen interface. *Microbes Infect* 2008; 10:973-977.

26. Parise-Fortes MR, Marques SA, Soares AMVC, Kurokawa CS, Marques MEA, Peraçolli MTS. Cytokines released from blood monocytes and expressed in mucocutaneous lesions of patients with paracoccidioidomycosis evaluated before and during trimethoprim-sulfamethoxazol treatment. *Br J Dermatol* 2006;154:634-640.

27. Peraçolli MTS, Sugizaki MA, Mendes RP, Naiff R, Montenegro MR. *Paracoccidioides brasiliensis* isolated from armadillos is virulent to Syrian hamsters. *Mycopathologia* 1999; 148: 123-30.

28. Rappleye CA, Eissenberg LG, Goldman WE. *Histoplasma capsulatum* α-(1,3)-glucan blocks innate immune recognition by β-glucan receptor. *Proc Natl Acad Sci USA* 2007; 104:1366-1370.

29. San Blas G, San Blas, F. *Paracoccidioides brasiliensis*: cell wall structure and virulence. *Mycopathologia* 1977; 62:77-86.

30. Sano A, Tanaka R, Nishimura K *et al.* Characteristics of 17 *Paracoccidioides brasiliensis* isolates. *Myccoscience* 1997; 38:117-22.

31. Sano A, Tanaka R, Yokoyama K *et al.* Comparison between human and armadillo *Paracoccidioides brasiliensis* isolates by random amplified polymorphic DNA analysis. *Mycopathologia* 1999; 143:165-169.

32. Schubach A, Barros MBL, Wanke B. Epidemic sporotrichosis. *Curr Opin Infect Dis* 2008; 21:129-33.

33. Singer-Vermes LM, Burger E, Calich VLG *et al.* Pathogenicity and immunogenicity of *Paracoccidioides brasiliensis* isolates in the human disease and in an experimental murine model. *Clin Exp Immunol* 1994; 97:113-9.

34. Taborda CP, Silva MB, Nosachuk JD, Travassos LR. Melanin as a virulence factor of *Paracoccidioides brasiliensis* and other dimorphic pathogen fungi. *Mycopathologia* 2008; 165:331-9.

35. Vicentini AP, Gesztesi JL, Franco MF *et al.* Binding of *Paracoccidioides brasiliensis* to laminin through surface glycoprotein gp43 leads to enhancement of fungal pathogenesis. *Infect Immun* 1994; 62:1465-9.

36. Zancopé-Oliveira RM, Tavares PMS, Muniz MM. Genetic diversity of *Histoplasma capsulatum* strains in Brazil. *FEMS Immunol Med Microbiol* 2005; 45:443-449.

33 Paracoccidioidomicose

Sílvio Alencar Marques

INTRODUÇÃO

A paracoccidioidomicose é doença infecciosa de evolução aguda, subaguda ou crônica, causada por fungo dimórfico, o *Paracoccidioides brasiliensis*.

É enfermidade de alta prevalência no Brasil e em diversos países da América do Sul, sendo também diagnosticada em países da América Central e no México. Aspectos como alta incidência (estimada, por exemplo, em 1 a 3 casos por 100.000 habitantes em regiões endêmicas),[44] complexa relação agente-hospedeiro, variabilidade filogenética, enfermidade multissistêmica, dificuldades terapêuticas e recidivas relativamente frequentes fazem com que a paracoccidioidomicose seja, desde sua primeira descrição, em 1908, objeto de alto interesse clínico e de pesquisa.

HISTÓRICO

Adolfo Lutz, em 1908, enquanto diretor do Instituto Bacteriológico de São Paulo (hoje Instituto Adolfo Lutz), relatou caso clínico pioneiro de dois pacientes apresentando uma "micose pseudococcidioica" e rotulou a apresentação como "contribuição ao conhecimento das hifoblastomicoses americanas".[26] Nessa publicação, Lutz descreveu os aspectos clínicos, histopatológicos e microbiológicos dos casos estudados. Ele reconheceu a natureza fúngica do agente, salientou as diferenças morfológicas do fungo em cultivo à temperatura ambiente em relação àquelas observadas em tecido e o diferenciou do *Coccidioides immitis*, fungo já previamente descrito e conhecido.

Alfonse Splendore, biólogo italiano então trabalhando no Brasil, condensou seus estudos sobre a nova enfermidade em publicação de 1912, em que relatou casos adicionais, sugeriu o caráter primário das lesões da mucosa oral, descreveu pormenorizadamente o fungo e propôs a denominação de *Zymonema brasiliense* para ele.[52]

Vários trabalhos e relatos de caso se sucederam até 1930, quando foi publicado o trabalho de Floriano de Almeida que detalhou as características do fungo, *in vitro* e em animais de experimentação, distinguindo-o definitivamente do *Coccidioides immitis* e propondo a denominação, consagrada e universal, de *Paracoccidioides brasiliensis*.[2]

A esses autores, ícones dos estudos pioneiros da paracoccidioidomicose, há que se acrescentar Pablo Negroni, na Argentina, que em 1931 demonstrou *in vitro* o dimorfismo térmico do *P. brasiliensis*; Almeida e Lacaz, em 1941,[3] que sintetizaram antígeno a partir de filtrado de *pool* de cultura para uso em intradermorreação e criaram o termo "paracoccidioidina"; Fava Netto, em 1955 e 1961, que descreveu a elaboração e a utilização de antígeno polissacarídeo como substrato às reações de fixação de complemento, de precipitação em tubos e da paracoccidioidina.[16,17]

Ainda, Lacaz e Sampaio, em 1958, que publicaram os primeiros e excelentes resultados obtidos com o uso da anfotericina B na paracoccidioidomicose;[23] Pablo Negroni, na Argentina (1967),[38] que obteve sucesso em isolar o fungo a partir de amostras do solo de região endêmica; Naif e cols., que em 1986 relataram paracoccidioidomicose enzoótica em tatus (*Dasypus novemcinctus*) capturados no sul do estado do Pará e mudaram o raciocínio sobre a ecologia do fungo.[37]

Também, Puccia e cols., que em 1986 isolaram antígeno exocelular de massa molecular de 43 Kda específico do *P. brasiliensis*.[42] Ainda, em 1987, Franco e cols.,[18] que propuseram classificação de formas clínicas que se tornou referência universal e uniformizou conceitos. Em 1991, o trabalho de referência de Del Negro e cols.,[13] sobre sensibilidade, especificidade e eficiência dos testes sorológicos na paracoccidioidomicose. A demonstração histológica passo a passo da patogênese da infecção pulmonar no camundongo por DeFaveri e cols., em 1992.[12] Em 2006, o consenso terapêutico sobre a paracoccidioidomicose.[47] E, em 2008, no periódico *Mycopathologia*, edição histórica comemorativa dos 100 anos da publicação de Adolfo Lutz.

EPIDEMIOLOGIA

A paracoccidioidomicose é autóctone e restrita ao continente americano. É diagnosticada desde os 34° 5' de latitude sul (altura da cidade de Buenos Aires) até os 23° de latitude norte (sul do México). No espaço territorial entre esses dois extremos, a incidência é variável, sendo mais frequente no Brasil, Colômbia, Venezuela e Argentina. Não há relatos de casos autóctones em Belize e Nicaragua (América Central) e Chile, Suriname, Guiana, Guiana Francesa (América do Sul).

A incidência é variável não só entre os países, mas também entre distintas regiões no mesmo país. Como exemplo, observa-se franco contraste entre a incidência rara ou mesmo ausente nas regiões áridas e semiáridas do Nordeste do Brasil *versus* a alta incidência das regiões Centro e Sudoeste do país. Alterações ambientais com a expansão da fronteira agrícola na região Norte do Brasil têm se associado ao aumento do número de casos nessa região. Na Argentina, existe alta incidência nas regiões Noroeste e Nordeste e raridade ou ausência nas regiões meridionais. Na Colômbia, há alta incidência nas regiões de bosque subtropical úmido, conhecidas como zona cafeeira, enquanto é rara ou ausente nas regiões andinas. Há evidências, portanto, de condições ecológicas que favoreçam a sobrevida do *P. brasiliensis* na natureza. Essas condições seriam: temperatura média entre 17°-24°C com invernos relativamente curtos e não muito rigorosos; pluviosidade entre 500-2.500 mm/ano; altitude entre o nível do mar e os 1.500 m; solos férteis, mais frequentemente ácidos e com cobertura vegetal. Utilizando-se dados de incidência geográfica e delimitação espacial, tornou-se possível estabelecer relação mais aproximada entre maior frequência de casos e condições ecológicas, tais como: presença de rochas basálticas, solo tipo latossolo, pluviosidade anual entre 1.500 e 1.600 mm/ano e, mais especificamente, solos de fina textura e pluviosidade acima de 1.400 mm/ano.[51] Buscando maior especificidade, Terçarioli e cols., trabalhando com amostras de solo coletadas de tocas de tatus de região endêmica e sob condições controladas e que foram semeadas com amostras de *P. brasiliensis*, e posteriormente recuperadas por métodos moleculares, foram capazes de detectar que o *P. brasiliensis* é capaz de sobreviver e proliferar em solo arenoso e tipo saibro com alta umidade porém com pequenas quantidades de hidróxido de alumínio.[54] Se existem para o *P. brasiliensis*, à semelhança do que existe para o *Histoplasma capsulatum*, nichos ecológicos mais restritos, nos quais o paciente se infectaria com mais frequência e intensidade, isso é premissa ainda não comprovada, basicamente pela inexistência, até o presente, de relato de surto epidêmico de paracoccidioidomicose.

Em anos recentes, análises filogenéticas de isolados de *P. brasiliensis* de diferentes origens têm demonstrado a existência de espécies crípticas distinguíveis pela diversidade molecular que exibem. Há muito tem sido observado que o *P. brasiliensis* apresenta distintas características fenotípicas demonstradas por: variabilidade de velocidade de crescimento em meios padronizados, aspecto morfológico de colônias micelianas, diferentes intensidades de produção de conídias e velocidade e capacidade diferentes na transformação na cultura miceliana a leveduriforme, na morfologia de células leveduriformes, na virulência distinta de cepas de isolados humanos e de tatus, em distintas tolerâncias a distintas temperaturas (termotolerância) e, quando da interação com o hospedeiro, promover expressão clínica extremamente variável.[6] Portanto, tais observações já sinalizam a diversidade genotípica, e no momento foi possível identificar ao menos alguns agrupamentos, denominados espécies crípticas, ocultas, e denominadas, até o presente, PS2 (prevalentes no Brasil e Venezuela), PS3 (restrita à Colômbia), S1 (Brasil e Argentina) e Pb-01 (Brasil).[6]

O isolamento do *P. brasiliensis* em tatus, cães e em animais silvestres[45] demonstra que o *P. brasiliensis* é capaz de infectar e mesmo causar doenças em espécies outras que não o homem.

SEXO E IDADE

O sexo masculino corresponde a aproximadamente 90% dos casos. Abaixo dos 12 anos de idade, a incidência entre os sexos é semelhante. A idade mais acometida é aquela entre os 30 e 50 anos, e casos abaixo dos 10 anos de idade somam entre 3,5% e 5% em diferentes amostras.[25] Os extremos de idade publicados são de 2 a 102 anos. No total dos casos, a mediana das idades é de 45 anos, mas no sexo feminino cai para 25 anos. É controverso se fatores hormonais protegem a mulher da evolução da infecção à doença. Há dados laboratoriais que sugerem que o estrógeno seria fator protetor.[46] Porém, há que se considerar que o homem se expõe profissionalmente mais, fica sujeito a repetidas reinfecções e apresenta mais altas taxas de comorbidades como o alcoolismo e o tabagismo. Esses fatores são, provavelmente, capazes de interferir na relação agente-hospedeiro, favorecendo a progressão de infecção para doença no sexo masculino. Nos casos associados à infecção pelo HIV/AIDS, a relação entre os sexos é aproximadamente a mesma, com 87,2% de pacientes do sexo masculino.[28]

PROFISSÃO

O trabalhador ou o ex-trabalhador rural são a maioria nas amostragens. Porém, não se deve excluir a hipótese diagnóstica, *a priori*, mesmo que não exista aparente fator de risco. Não é possível afirmar que atividades de lazer em parques e terrenos baldios e a prática de jardinagem nas áreas urbanas de regiões endêmicas sejam isentas de risco de possível infecção.

CONTÁGIO E TEMPO DE LATÊNCIA

O contágio se dá pela inalação de conídios infectantes, à semelhança das demais micoses sistêmicas causadas por fungos dimórficos. Tal conceito baseia-se em evidências clínicas e histopatológicas e é interpretado como similar à formação do complexo primário pulmonar da tuberculose.[24] Tais evidências têm sido largamente comprovadas pelo diagnóstico da paracoccidioidomicose em pacientes residindo na Europa, Estados Unidos ou Ásia, vários anos após terem deixado países endêmicos. O mais longo tempo de latência correspondeu a paciente diagnosticado nos EUA, 60 anos após ter deixado o Brasil.[1]

INQUÉRITO EPIDEMIOLÓGICO

Tais inquéritos, através de intradermorreação de paracoccidioidina, auxiliam a mapear e a quantificar a importância de determinada área endêmica. A maioria dos inquéritos no Brasil utiliza o antígeno (Ag) polissacarídico de Fava Neto na diluição de 1/10. A técnica padrão se constitui na injeção de 0,1 mL do Ag intradérmico e em medir após 24 ou 48 horas o diâmetro da induração resultante. Induração com diâmetro igual ou maior que 5 mm é considerada positiva e é indicativa de infecção pregressa pelo *P. brasiliensis*.

É possível a reação cruzada (reação falso-positiva) em paciente previamente infectado pelo *H. capsulatum*. Portanto, em inquéritos epidemiológicos, é recomendável que se utilizem os dois antígenos de forma simultânea, um em cada antebraço, e o resultado seja informado segundo todas as opções de positividade obtidas no inquérito.

Recentemente tem sido utilizado o exoantígeno purificado do *P. brasiliensis*, de 43 Kda, como antígeno para intradermorreação. Inquérito utilizando esse novo antígeno está informado no Quadro 33.1, junto a outros inquéritos clássicos com o antígeno de Fava Netto. Há que se ter em mente que nem sempre os índices de infecção encontrados são respaldados por dados de incidência da doença na região pesquisada.

ETIOLOGIA

O *Paracoccidioides brasiliensis* (Splendore, Almeida), 1930, é fungo com características de dimorfismo térmico, que cresce como micélio (M) à temperatura de 25°C, e como célula leveduriforme (L) no tecido do hospedeiro e *in vitro* a 37°C.

A classificação filogenética, baseada em análise de sequência de DNA, o coloca no Phylum Ascomicota, Classe Euromycetes, Ordem Oxygenales, Família Onygenaceae, junto ao *Histoplasma capsulatum*, *Blastomyces dermatitidis* e *Coccidioides immitis* e *C. posadasii*. Seu estado teleomórfico não é conhecido.

A forma miceliana cresce lentamente a 25°C em vários tipos de meio de cultura. Em ágar-Sabouraud, produz colônia de cor branca a creme, elevada com pregas e dobras e aspecto de "pipoca estourada" (Fig. 33.1). O micélio aéreo é curto, e a colônia é bastante aderida

Quadro 33.1

Inquéritos populacionais com paracoccidioidina – antígeno Ag-polissacarídeo (Fava Netto) e Ag-43 Kda

Autores	Amostragem	Diluição	Positividade do Ag
Fava Netto e Raphael[17] (1961)	Pacientes de PCM* (n = 79)	1/10	87%
Carandina e Magaldi[10] (1975)	Zona rural – Botucatu – SP (n = 408)	1/8	13%
Bagatin[7] (1986)	Sorocaba – SP (n = 358)	1/10	49,6%
Pereira[41] (1988)	Goiânia – GO (n = 966)	1/10	19,4%
Diógenes e cols.[15] (1990)	Pereiro – CE (n = 138)	1/10	32,1%
Marques e cols.[30] (1996)	Pacientes de PCM (n = 30)	43 Kda	96,7%

*Paracoccidioidomicose.

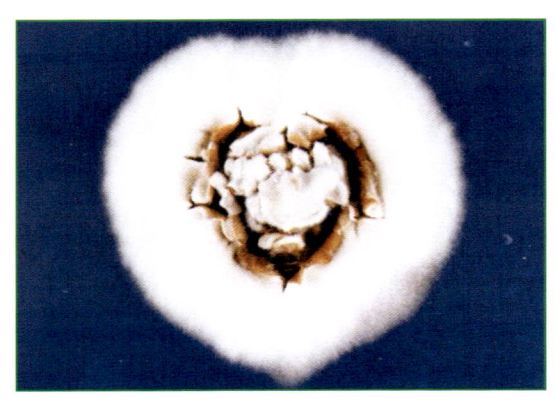

Fig. 33.1 *Paracoccidioides brasiliensis*. Cultura à temperatura ambiente. Micélio aéreo curto. Centro elevado enrugado. (Gentileza Dr. Eduardo Bagagli. IB-Unesp.)

ao meio. A micromorfologia da forma miceliana em Sabouraud mostra hifas septadas, com artrósporos, clamidósporos intercalares e aluriósporos globosos.

A transformação de fase M para L é obtida transferindo-se amostras de cultura miceliana para ágar-cérebro-coração (BHI-Difco®) ou ágar-sangue mais glicose e cisteína, incubando a 37ºC. É necessário fazer repiques periódicos para que se obtenha cultura leveduriforme pura e em menor tempo. A macromorfologia da cultura da fase L é de aspecto enrugado, cerebriforme e de cor creme (Fig. 33.2). A mi-

cromorfologia mostra células leveduriformes de diâmetro entre 6 e 30 µm, multinucleadas, coroadas por gemulações múltiplas, que são as células-filhas, essas de diâmetro entre 2 e 10 µm e conectadas às células-mães por ligação de base estreita (Fig. 33.3).

O metabolismo do fungo na fase miceliana parece ser eminentemente aeróbico, enquanto na fase leveduriforme o metabolismo é anaeróbico.[4] Análises moleculares relataram a participação de 66 genes envolvidos na síntese e manutenção da parede celular, membrana celular e citoesqueleto do fungo.[4,49] Em relação à síntese da parede celular do *P. brasiliensis*, estudos indicam que polissacarídeos, α e β-1,3-glicana exercem papel fundamental na morfologia da célula e no dimorfismo. Enquanto a β-glicana é única na fase miceliana e está presente em pequena quantidade na célula leveduriforme, a α-1,3-glicana é exclusiva da célula leveduriforme.[21,52] A presença da α-1,3-glicana se correlaciona com a virulência do fungo ao promover mecanismo de escape às defesas do hospedeiro, por menor estímulo à resposta inata do hospedeiro e menor estímulo à produção de TNF-α, à semelhança do observado em relação ao *H. capsulatum*.[48] Isolados não virulentos do *P. brasiliensis* contêm menor quantidade de α-1,3-glicana e maior quantidade de β-glicana. Cepas virulentas

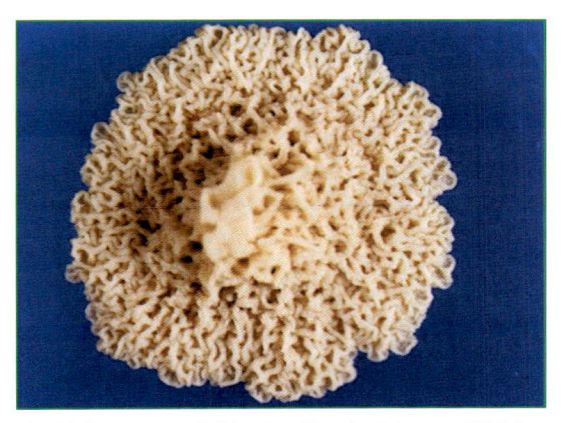

Fig. 33.2 *Paracoccidioides brasiliensis*. Cultura a 37ºC. Leveduriforme. Cor creme. Aspecto cerebriforme. (Gentileza Dr. Eduardo Bagagli. IB-Unesp.)

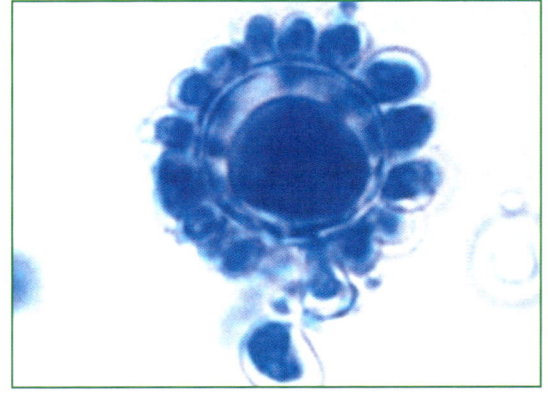

Fig. 33.3 *Paracoccidioides brasiliensis*. Cultura a 37ºC. Micromorfologia: célula-mãe e células-filhas em brotamento. (Gentileza Dr. Eduardo Bagagli. IB-Unesp.)

invertem e promovem a maior expressão de α-1,3-glicana. A virulência do *P. brasiliensis*, a rigor, está vinculada à expressão de 30 genes relacionados a diferentes atividades do fungo, além da constituição da parede celular, como os associados ao metabolismo, à secreção de proteases e outros.[53]

A transformação de fase miceliana em leveduriforme também tem sido estudada sob o aspecto da influência de hormônios femininos. A transformação de M em L *in vitro* é inibida por 17-β-estradiol e por dietilestilbestrol, mas não é inibida por testosterona ou 17-α-estradiol.[46] Aquelas frações estrogênicas não interferiram na transformação de fase L para fase M.[46] O mecanismo pelo qual 17-β-estradiol atua no *P. brasiliensis* seria o bloqueio da síntese de proteínas que se expressam durante a transformação da fase M em L. Portanto, o estrógeno poderia, através desses mecanismos, interferir na patogenicidade do *P. brasiliensis* no paciente do sexo feminino.

Além das diferenças morfológicas e bioquímicas entre as fases M e L, há diferenças quantitativas e qualitativas na expressão de componentes antigênicos. O componente antigênico galactomanana é encontrado apenas na fase miceliana. Frações antigênicas das fases M e L contêm glicoproteínas, e aquelas que mais intensamente reagiram com soros específicos na imunodifusão puderam ser isoladas e posteriormente identificadas por SDS-PAGE como tendo peso molecular de 43, 55 e 72 Kda. Posteriormente, demonstrou-se que o componente de 43 Kda imunoprecipitava quando submetido a prova com inúmeras amostras de soro de paracoccidioidomicose, ao contrário da fração de 55 Kda. A fração de 43 Kda (denominada GP-43) mostrou-se não reagente com soro de indivíduo normal, e soros anti-GP-43 não foram absorvidos por antígenos de *Candida albicans*, e demonstrou-se ser a molécula imunodominante responsável pela imunoprecipitação específica, pelo arco E$_2$ e pela banda imunoeletroforética específica previamente descrita.[9,13,32,42]

A estrutura de GP-43 contém galactose, glicose e glicosamina, e sua composição de aminoácidos difere da encontrada na fração de 55 Kda. Investigações acerca da especificidade antigênica da GP-43 para o diagnóstico da paracoccidioidomicose mostraram reatividade cruzada contra soros de pacientes com histoplasmose e lacaziose (doença de Jorge Lobo). Essa reatividade cruzada foi baixa ou ausente quando se usaram técnicas de imunoprecipitação em meio sólido (imunoprecipitação, imunodifusão e imunoeletroforese), mas estava ausente quando se utilizaram técnica tipo ELISA e *immunoblotting*.[9] Há circunstâncias em que o antígeno da GP-43 não é reconhecido por soro de pacientes de paracoccidioidomicose (reações falso-negativas) na reação de imunodifusão, mas apenas reconhecível com as técnicas de ELISA e *Western blot*.[14] Essas circunstâncias seriam aquelas associadas a pacientes com grave comprometimento pulmonar[9,14] ou a casos de formas leves com menor estimulação imune à produção de anticorpos.

Característica adicional da GP-43 é sua atividade proteolítica, capaz de hidrolisar caseína, colágeno e elastina e, portanto, de eventualmente influenciar a virulência do *P. brasiliensis*.[33] Além disso, a GP-43 permite a adesão do *P. brasiliensis* à laminina, aumentando a aderência do fungo à matriz extracelular e, consequentemente, sua patogenicidade.[55]

Outras moléculas antigênicas têm sido descritas; dessas, uma glicoproteína de 70-72 Kda tem se mostrado como muito sensível (96%) para o diagnóstico de paracoccidioidomicose em teste de *immunoblotting*, embora mostre reação cruzada com soros de outras micoses no teste de ELISA.[9] Pacientes durante o tratamento apresentam redução dos níveis de anticorpos anti-GP43 e anti-GP70, e esses indicadores sorológicos podem ser utilizados como avaliação de resposta terapêutica.[32] As frações antigênicas GP-43 e GP-70 são consideradas marcadores da paracoccidioidomicose.[9]

PATOGÊNESE

A grande frequência de lesões da mucosa oral nos pacientes de paracoccidioidomicose,[29] associada ao hábito referido pela quase totalidade dos pacientes de levar talos de capim à boca e de palitar dentes com gravetos de madeira, aliada ao fato de que em muitos casos a lesão radiológica pulmonar é inaparente, fez com que por muito tempo se acreditasse que a porta de entrada do *P. brasiliensis* fosse a mucosa da cavidade oral. No entanto, desde 1956, com Gonzáles-Ochoa, e à luz de inúmeras evidências, consolidou-se a teoria do contágio via inalatória.[19,24,27] Evidências clínicas nesse sentido são: presença de lesões mucosas multifocais na cavidade oral não acompanhadas por gânglio satélite, diagnóstico da presença do fungo na secreção obtida por lavado brônquico em pulmões radiologicamente inocentes; diagnóstico de doença pulmonar isolada em pacientes na Europa e Ásia; relato de infecção pulmonar autolimitada; diagnóstico de complexo pulmonar primário, com presença de linfangite em tecido produto de pneumectomia por neoplasia do pulmão.[1,19,24] E, ainda, constituem evidências laboratoriais: inoculação cutânea ou mucosa em camundongo produzindo apenas lesão granulomatosa focal; observação de lesões cutâneas, da mucosa nasal e perianal quando de inoculação intracardíaca; facilidade de obtenção de infecção pulmonar por inoculação por via nasal ou intratraqueal e com observação de lesões extrapulmonares em 50% dos animais.[12]

As outras vias teóricas de contágio, como mucosa gástrica ou intestinal, deixaram de ser consideradas por falta de evidências clínicas irrefutáveis e ausência de evidência experimental. A possibilidade de infecção transcutânea é admitida como possível porém excepcional, e é preciso que se demonstre a presença de gânglio satélite infartado para que se caracterize a formação do complexo primário de infecção.[11]

Se inalado, o fungo pode ser destruído ao atingir o parênquima pulmonar ou, ao contrário, se multiplicar e produzir o foco primário e desse foco primário pulmonar atingir o gânglio regional no hilo pulmonar e constituir o complexo primário pulmonar. Durante a instalação do complexo pulmonar, pode ocorrer a disseminação do fungo, transitoriamente, por via hematogênica, com a instalação dos chamados focos metastáticos em diferentes órgãos e sistemas.

A infecção, a esse tempo assintomática ou oligossintomática, pode evoluir das seguintes formas: resolução e cicatrização completa do complexo primário para involução e manutenção de focos quiescentes, com fungos viáveis no parênquima pulmonar ou em um ou mais focos metastáticos; ou, ainda, evoluir para doença progressiva pulmonar ou multissistêmica.[18]

A paracoccidioidomicose doença manifesta-se com mais frequência em momentos posteriores à primoinfecção por reativação de foco quiescente, consequente a ruptura do equilíbrio agente-hospedeiro, a denominada *reativação endógena*. Ou quando de eventual *reinfecção exógena*, ou seja, evolução para doença por reinfecção em momento de particular suscetibilidade do hospedeiro.

Ao atingir o alvéolo, na dependência do volume do inóculo infectante, da virulência da cepa infectante e da capacidade de resposta do hospedeiro, o fungo pode ou não ser destruído por células fagocíticas não imunomediadas (resposta inata do hospedeiro). As capacidades intrínsecas da cepa infectante do *P. brasiliensis* de aderência às células do hospedeiro, de adaptação à temperatura corporal e de produção de proteinases ampliam as chances iniciais de o fungo suplantar a resposta imune inespecífica.[8,12,20,33,34]

A primeira interação, agente-hospedeiro, leva ao consumo de complemento e quimiotaxia de neutrófilos, esses com distintas capacidades de digestão do fungo. Em modelo de inoculação intratesticular de *hamster*, Iabuki e Montenegro demonstraram, 6, 12 e 18 horas pós-inóculo, que se observaram células fúngicas circundadas por neutrófilos. No corte 18 horas pós-inóculo, foram observadas as primeiras células mononucleares organizando-se ao redor de neutrófilos, os quais, após 36 horas, estavam degenerados. O número de células mononucleares aumentava a partir das 36 horas do inóculo, e as células assumiam aspecto de células epitelioides. No 5º dia pós-infecção, observou-se a formação de granuloma típico, com células epitelioides e células gigantes circunscrevendo microabscesso central contendo fungos e raros neutrófilos. Nesse momento, material antigênico rastreado por imunofluorescência foi observado restrito à parede da célula fúngica ou ao citoplasma de células mononucleares, e não difusamente no estroma, como nos primeiros dias da infecção.[21]

A qualidade da transição de resposta inata para resposta imunomediada será balizada pela capacidade de células macrofágicas de destruir o agente, apresentar antígenos aos linfócitos T e pelo perfil de citocinas secretadas. Estudos com pacientes mostram que pacientes com formas de padrão agudo-subagudo da doença (mais grave) apresentam perfil de citocinas do tipo Th2, com predomínio de IL-4, IL-5 e IL-10 e alta produção de anticorpos do tipo IgE e IgG4.[8] Pacientes com doença crônica apresentam certo equilíbrio na produção de citocinas tipo Th1 e tipo Th2.[8] Granulomas bem formados expressam γ-interferon e não IL-5 ou IL-10, enquanto TNF-α está expresso tanto em granulomas bem formados como em granulomas frouxos, menos eficazes na contenção da infecção.[8] O TNF-α e TGF-β1 estão presentes na lesão tecidual humana antes do tratamento específico.[40] E, aos 20 dias do início do tratamento, a presença de TNF-α está bastante reduzida, enquanto TGF-β1 está altamente expressa e associada à formação de fibrose cicatricial.[40] Doença disseminada e grave foi observada em paciente com deficiência na interação IL-12/γ-INF por mutação na subunidade β1 do receptor para IL-12, o que demonstra a importância da integridade de função de citocinas do perfil Th1 na contenção da doença.[36]

Tanto no modelo *hamster* quanto no modelo inoculação intratraqueal estudado por DeFaveri, a resposta granulomatosa permaneceu compacta, circunscrevendo o fungo ao ponto de inoculação, mas após 70 a 90 dias a resposta inflamatória se tornou progressivamente mais exsudativa, perdeu-se a compactação do granuloma, e os fungos passaram a se multiplicar ativamente e a ser detectados nos linfonodos de 13% dos camundongos e de 82% dos *hamsters*; além disso, em 14% desses houve disseminação para órgãos a distância.[12] Esses fatos indicam que, ao menos no modelo animal, em um primeiro momento predomina padrão de resposta imunocelular tipo Th1 e que posteriormente predomina padrão tipo Th2, fase essa caracterizada por dissolução do granuloma, multiplicação e difusão do fungo e de antígenos e alta produção de anticorpos específicos.[12]

No modelo humano, é possível inferir que, havendo consistência e predomínio de resposta imunoespecífica do tipo Th1, o processo infeccioso inicial permanece contido, com destruição total das células fúngicas ou sua contenção, ou evolução para doença de caráter mais limitado e de intensidade leve. Se, como nos modelos animais citados, a resposta imune tipo Th1 for transitória ou não ocorrer, o paciente poderá evoluir para doença clinicamente manifesta e potencialmente grave.

As variáveis que influem no padrão de resposta imunomediada diante do *P. brasiliensis*, se tipo Th1 ou tipo Th2, e na intensidade e modulação da resposta, não estão definidas. Porém, é de se supor que fatores genéticos individuais, presença de comorbidades e fatores ambientais como cepa, virulência e quantidade de fungos infectantes sejam importantes, além de: tipo de tecido em que se implanta o fungo e riqueza local de células fagocíticas, se em indivíduo previamente imunizado ou não, quantidade de produção de antígenos e formato espacial do imunógeno.

Outras vias de modulação da resposta imune específica direcionada ao *P. brasiliensis* têm sido investigadas, como: vias enzimáticas intracelulares de sinalização de produção de citocinas e de ativação de transcrição gênica; estudo de moléculas coestimulatórias à função de linfócitos T e fatores indutores de apoptose de linfócitos T com implicações na resposta imune. Há também estudos no sentido de potencializar a função fagocítica de células do hospedeiro através de estratégias de aumento da capacidade de resposta imune, eventualmente através de imunização prévia de indivíduos em comunidade de alto risco.

MANIFESTAÇÕES CLÍNICAS

A variabilidade de manifestação clínica na paracoccidioidomicose é produto da complexa interação agente-hospedeiro e das múltiplas variáveis capazes de influenciar a história natural de tal interação. A classificação mais utilizada universalmente é produto de consenso de comitê de especialistas e publicado em 1987, acrescida de item relativo à paracoccidioidomicose associada à imunossupressão.[18] Essa classificação está reproduzida no Quadro 33.2.

Paracoccidioidomicose infecção

Denominação relativa ao paciente paracoccidioidinopositivo sem sinais clínicos e laboratoriais de doença. Corresponde àqueles que se infectaram e desenvolveram o complexo primário, mas não progrediram para a doença.

Nesses pacientes, o complexo primário é assintomático ou oligossintomático, e são excepcionais os achados radiológicos ou histopatológicos que documentam essa fase. Nas

áreas endêmicas, os índices de indivíduos paracoccidioidinopositivo são altos, com valores de até 49,6% dos indivíduos pesquisados, mas a evolução para doença é incomum.

Ao contrário da histoplasmose ou da tuberculose, a paracoccidioidomicose não apresenta, de rotina, resíduo calcificado do complexo primário no parênquima pulmonar, mas pode apresentar imagens radiológicas de linfonodomegalia hilar.

Paracoccidioidomicose doença

Decorre da progressão do complexo primário, da reativação de foco quiescente (*reinfecção endógena*), ou, ainda, de *reinfecção exógena*.

Forma aguda-subaguda (FASA)

Correspondeu a 14,9% dos 315 pacientes diagnosticados no Serviço de Dermatologia da Faculdade de Medicina de Botucatu (FMB-Unesp). Caracteriza-se por história clínica de curta duração, de semanas a poucos meses, e aumento de linfonodos superficiais, acompanhados de febre diária, inapetência, emagrecimento e adinamia.

Acomete mais crianças e jovens, sendo pouco frequente entre os 20 e 30 anos de idade e absolutamente incomum acima dos 30 anos, daí também ser referida como "tipo juvenil". A distribuição por sexo é semelhante, e nos prépúberes é praticamente idêntica. O quadro clínico expressa o tropismo do fungo pelo sistema monocítico-fagocitário. Em quase todos esses pacientes há linfadenomegalia superficial cervical e, menos frequentemente, axilar, inguinal e de localização profunda, mediastinal, peri-ilíacos e periaórticos (Fig. 33.4).

Os linfonodos (superficiais) são inicialmente firmes, coalescentes, mas com o passar do tempo, sem tratamento, evoluem para abscedação e fístula. Não há tendência para cicatrização espontânea. Com frequência há hepatomegalia e esplenomegalia associadas. Eventualmente, a clínica preponderante é de icterícia, decorrente de lesão específica do parênquima hepático ou por obstrução de dre-

---

Quadro 33.2

Classificação clínica da paracoccidioidomicose

1. Paracoccidioidomicose infecção
2. Paracoccidioidomicose doença
   2.1. Forma aguda-subaguda (tipo juvenil)
      2.1.1. Moderada
      2.1.2. Grave
   2.2. Forma crônica (tipo adulto)
      2.2.1. Unifocal: leve, moderada, grave
      2.2.2. Multifocal: leve, moderada, grave
3. Paracoccidioidomicose – associada a imunossupressão
4. Paracoccidioidomicose – sequelar

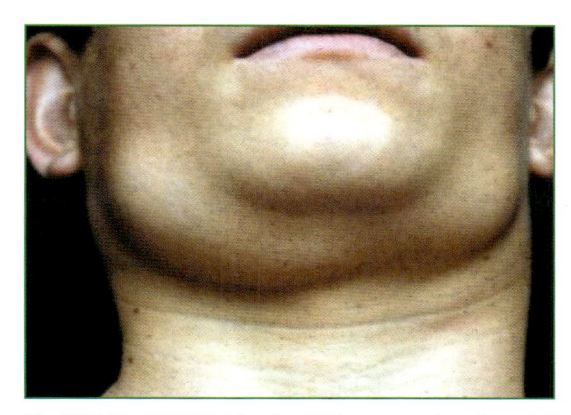

Fig. 33.4 Paracoccidioidomicose; forma aguda-subaguda. Linfonodomegalia submandibular.

nagem biliar extra-hepática por massa ganglionar comprimindo a região do hilo.

O comprometimento cutâneo é frequente e ocorre, em geral, por disseminação hematogênica do fungo. As lesões iniciais são de padrão papuloacneiforme, com evolução para lesão noduloulcerada e vegetante. As lesões de mucosa, incomuns nessa forma clínica, são manifestas em 5% dos casos[2G] (Fig. 33.5).

As lesões ósseas específicas são relativamente comuns e observadas em 15% dos casos. São mais frequentes em ossos do gradeado costal, clavícula e ossos longos. As lesões são líticas, pode haver fratura óssea espontânea, e no geral são assintomáticas (Fig. 33.6).

O trato intestinal pode ser acometido nos pacientes com FASA. Estudo com abordagem endoscópica e biópsias (não restritos a casos de FASA) mostrou lesão duodenal específica em 10% dos casos. Em necropsias, os achados se situaram entre 8% e 43,8% dos casos estudados e localizados principalmente na região ileocecal.

Evidências radiológicas de comprometimento pulmonar não são comuns na FASA.

Laboratorialmente, os pacientes portadores de paracoccidioidomicose tipo FASA (Dermatologia da FMB-Unesp) apresentaram alterações que somaram (n = 47): anemia (em 50% dos casos), leucocitose (57,1%), com desvio (38,8%), eosinofilia (53,1%), velocidade de hemossedimentação aumentada (87,8%), verminose (64,3%, principalmente por *Strongyloides stercoralis*), albumina diminuída (52,7%) e globulina aumentada (35,1%).

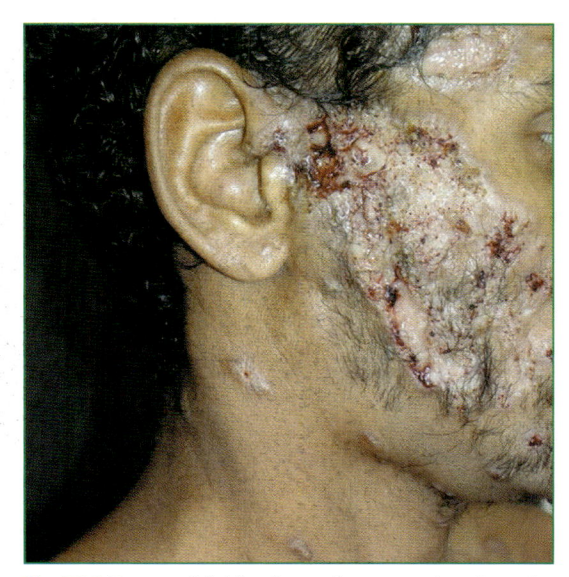

Fig. 33.5 Paracoccidioidomicose; forma aguda-subaguda. Lesões ulcerovegetantes. Linfonodomegalia cervical.

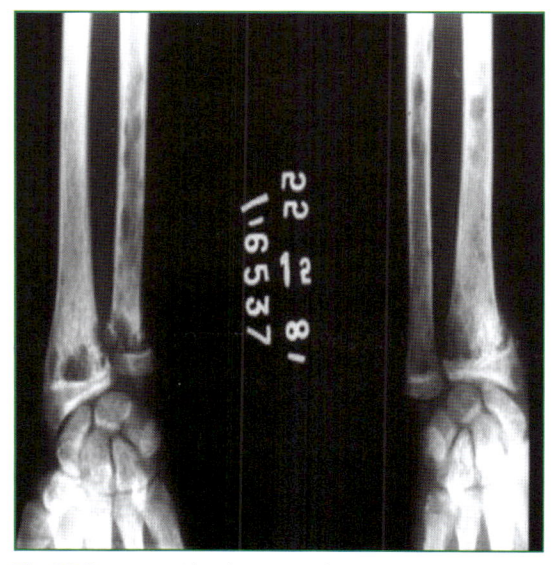

Fig. 33.6 Paracoccidioidomicose; forma aguda-subaguda. Lesões osteolíticas do rádio e da ulna.

Os pacientes com FASA evidenciam comprometimento mais pronunciado da resposta imune quando comparados aos pacientes com forma crônica ou aos pacientes controles: menor resposta proliferativa de linfócitos T diante de estímulo *in vitro* com antígenos do *P. brasiliensis*; aumento absoluto e relativo de células T supressoras circulantes, com redução da relação CD4/CD8; predominância de citocinas de padrão Th2 (IL-4, IL-5, IL-10) e, ainda, baixos níveis de IL-2, γ-INF e TNF-α.[8,39] Deve-se acrescentar que cerca de 30% dos pacientes FASA são paracoccidioidinonegativos. Em relação à imunidade humoral, os pacientes apresentam respostas exacerbadas, com altos índices de anticorpos circulantes.[8,39]

Forma crônica

É a forma clínica clássica, a mais comum, própria do paciente adulto, masculino, lavrador ou ex-lavrador. Como regra, decorre de reativação de foco quiescente pulmonar ou metastático, ou de reinfecção exógena. A história clínica é mais longa que na FASA, as recaídas são mais frequentes, e o consumo abusivo de álcool e o tabagismo mais comuns. Existem dois subtipos clínicos:

Unifocal

É menos frequente. Refere-se a casos em que a enfermidade está restrita a único órgão ou sistema. O mais encontrado é doença restrita aos pulmões, mas pode ser doença isolada da suprarrenal, do sistema nervoso central (SNC), dos ossos, ou mesmo (raramente) da pele.

As manifestações clínicas são relativas ao órgão comprometido. Quando pulmonar, a tosse inicialmente seca e logo produtiva é o sinal proeminente, acompanhada de dispneia progressiva. Emagrecimento e adinamia acompanham o quadro.

O comprometimento do SNC não é comum. Manifesta-se por sinais e sintomas de processo expansivo centroencefálico: sinais de hipertensão intracraniana, convulsões ou sinais neurológicos localizatórios. O comprometimento meníngeo ou medular é raro. A neuroparacoccidioidomicose é forma bastante grave da doença.

A doença isolada da suprarrenal não é comum, apresentando-se com sinais de fraqueza, tonturas, hipotensão arterial, hiperpigmentação cutaneomucosa difusa e hiponatremia, indicativos de insuficiência adrenal (doença de Addison).

A lesão cutânea como manifestação isolada aparentemente é rara. A par de eventuais casos de inoculação cutânea primária, observam-se lesões infiltrativas sarcoídicas, de evolução lenta, granulomas tuberculoides e paucifúngicos na histopatologia e confusão diagnóstica com hanseníase tuberculoide.

Os pacientes com quadro isolado, unifocal, apresentam imunidade celular relativamente preservada e sorologia em geral positiva, com títulos baixos a moderados na reação de imunodifusão (ID).

Multifocal

É a mais frequente das formas clínicas, ocorrendo em 80,7% (n = 315) de amostra da Dermatologia da FMB-Unesp. A expressão clínica clássica é a associação de lesão mucosa e/ou cutânea e quadro pulmonar específico.

A lesão da mucosa orolaringeofaríngea ocorre em cerca de 60% de 152 casos estudados segundo a morfologia de lesão orocutânea.[29] A localização mucosa mais frequente é a cavidade bucal, onde provoca lesões do tipo ulcerado, com microgranulações e pontilhado hemorrágico, aspecto denominado estomatite moriforme. O comprometimento do lábio inferior é o mais comum, seguido de localização nas gengivas, região jugal, palato mole e língua. As lesões são dolorosas, espontaneamente ou à mastigação, provocam sialorreia, prejudicam a higiene bucal e contribuem enormemente para a depleção nutricional do paciente (Fig. 33.7).

As lesões posteriores, laringofaríngeas, não são raras, e manifestam-se por dificuldade à deglutição e por rouquidão. A combinação de

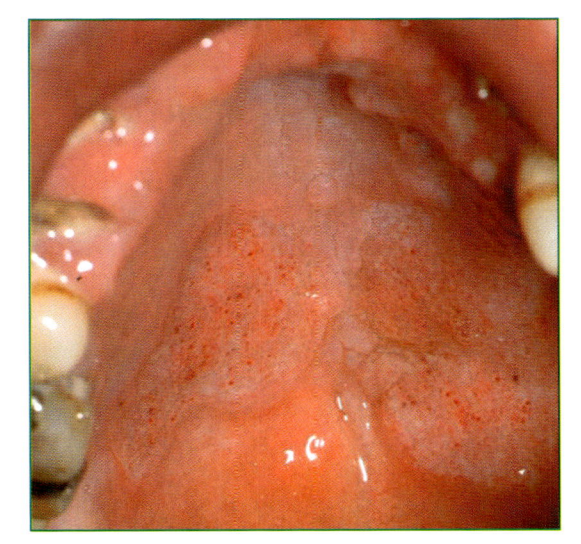

Fig. 33.7 Paracoccidioidomicose; forma crônica. Lesão ulcerada rasa com microgranulações e pontilhado hemorrágico. Palato.

lesão infiltrativa e vegetante na laringe pode provocar quadro de obstrução e necessitar de traqueotomia. Lesões menos frequentes são aquelas que comprometem a pirâmide nasal, septo, assoalho bucal e lábio superior, como se fosse leishmaniose.

A mucosa da conjuntiva bulbar e do tarso é raramente acometida, assim como a mucosa genital masculina ou feminina, mas nessas localizações tendem a repetir o aspecto moriforme.[29]

As lesões cutâneas nas formas crônicas ocorrem entre 30% e 61,2% em diferentes séries.[29] Elas têm origem por contiguidade a lesões mucosas, linfonodais ou ósseas, ou por disseminação hematogênica. A localização mais comum é a face, seguida por membros inferiores, membros superiores e tronco. O padrão predominante é o de lesão ulcerada ou ulcerovegetante, seguido por lesões infiltrativas, vegetante-verrucosas e papuloacneiforme.[29]

As lesões cutâneas são, habitualmente, limpas, poucos secretantes e recobertas por crostas. Não raro as lesões ulceradas exibem granulações finas e pontilhados hemorrági-

cos, semelhantemente ao observado nas lesões mucosas.

A frequência, o número e as características das lesões cutâneas são consequência da interação agente-hospedeiro como um todo. Sua grande importância junto às lesões mucosas é a de permitir a suspeita clínica precoce e proporcionar fácil acesso a biópsia e coleta de material para exame direto.

As lesões pulmonares são praticamente a regra nessa forma clínica e se expressam por lesões desde discretas, intersticiais, de distribuição bilateral, simétrica, para-hilar, até lesões que comprometem todo o parênquima, com micro e macronódulos isolados ou confluentes, em configuração pneumônica.[27] Os padrões de alteração radiológica mais observados são: micronodular ou reticular (Fig. 33.8); intersticial; nodular; pneumônico ou lesões não circunscritas múltiplas; cavitária e fibrose.[27]

Outras lesões como pneumotórax, derrame pleural e consolidações lobares, são possíveis. Tosse e dispneia são as manifestações mais comuns nesses pacientes, mas, por serem de instalação progressiva, insidiosas e frequentemente imputadas ao tabagismo, costumam ser pouco valorizadas pelos pacientes. Ao

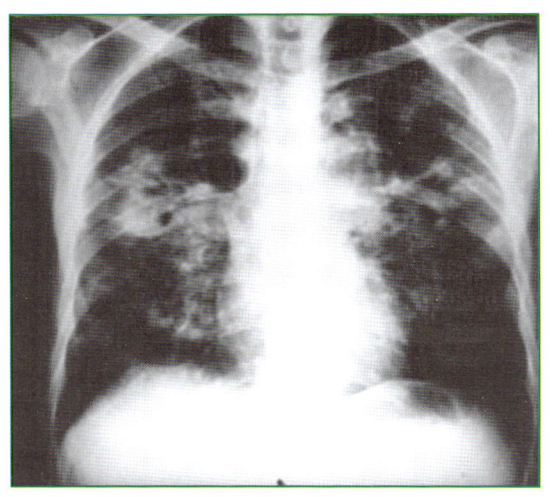

Fig. 33.8 Paracoccidioidomicose; forma crônica. Lesão pulmonar intersticial e macronodular.

exame clínico, as alterações pulmonares são discretas e desproporcionais ao comprometimento efetivo.

Em relação a outros órgãos e sistemas, é necessário valorizar o comprometimento da suprarrenal, não raro subclínico e apenas revelado por testes realizados de rotina, como a avaliação de resposta após rápida estimulação com ACTH.[35]

O comprometimento do trato digestivo não é investigado de rotina, mas no interrogatório do paciente é preciso ter em mente a possibilidade do acometimento e investigar apropriadamente caso haja indícios,[31] assim como investigar queixas relativas ao SNC, osteoarticulares ou de prostatismo. Localizações na mama, bexiga, genital, rins e tireoide são bastante raras.[35]

Paracoccidioidomicose associada a imunossupressão

Como ocorre com outros fungos dimórficos, a paracoccidioidomicose também apresenta comportamento oportunista, que pode ser altamente agressivo quando incidente em paciente imunodeficiente. Contudo, a frequência com que ocorre tal associação é menor que a esperada, dados os índices de infecção pelo *P. brasiliensis* observados nas áreas endêmicas. A associação mais comum é de paracoccidioidomicose e neoplasia, infecção pelo HIV/AIDS, transplantes, terapia imunossupressora e doenças linfoproliferativas.[28,48]

Em tais pacientes, a paracoccidioidomicose apresenta quadros que se aproximam do observado na FASA, pois a disseminação do fungo é facilitada pelo estado de imunodeficiência. Portanto, as lesões pulmonares, linfonodais, cutâneas e ósseas são frequentes. Nesses pacientes, a reação intradérmica de paracoccidioidina em geral é negativa, e a sorologia é fracamente positiva, ou até mesmo negativa na imunodifusão ou na imunoeletroforese. O quadro em geral é grave, e a mortalidade específica pode chegar a 35% dos casos associados à infecção pelo HIV/AIDS.[28]

Paracoccidioidomicose sequelar

Essa forma corresponde às manifestações resultantes da combinação: processo infeccioso, eventualmente destrutivo, agravantes (tabagismo) e reparação cicatricial. São cinco os quadros principais:

Sequela pulmonar

As alterações pulmonares observadas são principalmente do tipo obstrutivo, representado pela doença pulmonar obstrutiva crônica (DPOC), que se agrava ou se instala póstratamento; ou do tipo restritivo, esse mais diretamente associado a fibrose pulmonar; e, ainda, a associação dos dois tipos. Em geral o paciente apresenta um sério predisponente que é o tabagismo. A DPOC é a mais importante causa de incapacitação para o trabalho relacionada à paracoccidioidomicose.

Microstomia

A cicatrização de lesão perioral e intraoral provoca microstomia de intensidade variável, interferindo com a deglutição, a fonação e a higiene da cavidade bucal, causando grave prejuízo estético. É possível o estreitamento ou mesmo oclusão laríngeos, que podem resultar em traqueotomia definitiva.

Insuficiência da suprarrenal

A insuficiência clínica ou subclínica da suprarrenal, como resultado do tratamento, é complicação possível e frequentemente de incidência subestimada.

Insuficiência renal

Alterações persistentes da função renal e mesmo de hipertensão arterial podem ser complicações tardias do uso da anfotericina B. É mais frequente após dose acumulada maior que 4 g e por predisposições individuais.

Ginecomastia e diminuição da libido

São consequentes à destruição parcial ou total dos testículos pela doença ou por uso do cetoconazol como terapêutica; nesse caso, são dose e tempo-dependentes, e reversíveis.

DIAGNÓSTICO LABORATORIAL

A confirmação diagnóstica exige a visualização e o reconhecimento do agente de maneira irrefutável. Para tanto, são utilizadas amostras de tecido oriundas de raspado de lesão, secreção brônquica, pus aspirado, liquor, líquido ascítico, líquido sinovial, derrame pleural e eventuais outros fluidos. Todos são preparados de acordo com suas peculiaridades e finalidades.

Exame micológico direto

O *P. brasiliensis* é observado como célula hialina, arredondada, única ou com células-filhas em um ou mais brotamentos. As paredes são birrefringentes e esverdeadas. No citoplasma, são observados o núcleo e as organelas. A quantidade de fungos é variável, maior em material purulento aspirado de linfonodo (Fig. 33.9).

Cultura

O meio de cultura rotineiro para isolamento é o de Sabouraud ou Sabouraud acrescido de actidiona e cloranfenicol. Pode ser utilizado ágar-batata-dextrose. O crescimento é lento à temperatura ambiente, com micélios aéreos curtos, de coloração branco-amarelada e aspecto de "pipoca estourada" (Fig. 33.1). A 37°C, em meio BHI-Difco®, com repiques sucessivos, se obtém cultura leveduriforme, de cor creme e aspecto enrugado, cerebriforme (Fig. 33.2).

Exame citopatológico

Muito utilizado para análise de escarro emblocado em parafina e corado pelos métodos de Gomori (para fungos) e Faraco (para BAAR). Utilizado também para análise de material obtido por punção biópsia por agulha fina de órgão sólido ou lesão tumoral (Fig. 33.10).

Exame histopatológico

É realizado a partir de biópsia de tecido suspeito. A amostra é habitualmente de lesão cutânea ou mucosa, na qual se observa epiderme ulcerada ou reativa, com acantose e mesmo hiperplasia pseudoepiteliomatosa. Na derme, observam-se processo inflamatório crônico granulomatoso, de intensidade variável, com a presença de células de Langhans, histiócitos, linfócitos, plasmócitos e eosinófilos (Fig. 33.11).

O centro do granuloma pode estar preenchido por microabscessos contendo células

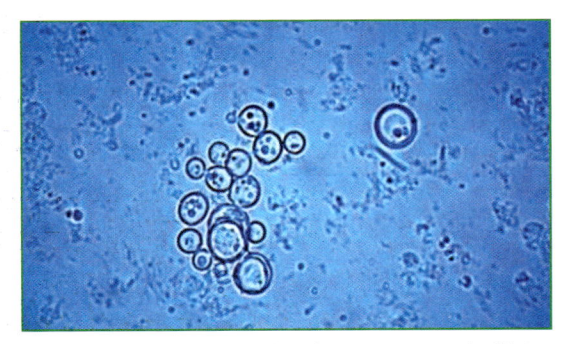

Fig. 33.9 *Paracoccidioides brasiliensis.* Exame micológico direto: células leveduriformes, dupla membrana, multinucleadas, arredondadas, com um ou mais brotamentos.

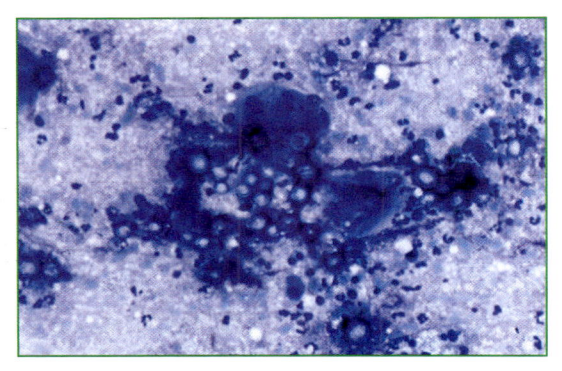

Fig. 33.10 Paracoccidioidomicose. Exame citopatológico. Células fúngicas intra ou extracelulares. (Giemsa 40×)

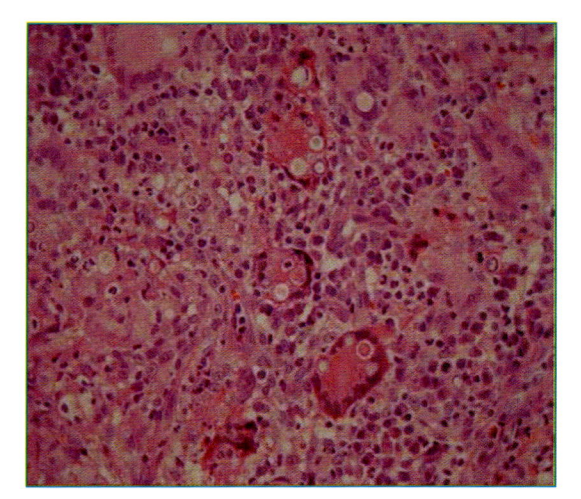

Fig. 33.11 Paracoccidioidomicose. Exame histopatológico. Infiltrado granulomatoso com infiltração de polimorfonucleares e inúmeras células fúngicas intra e extracitoplasmáticas. (HE 100×)

fúngicas. Em circunstâncias de déficit pronunciado de resposta imune, o processo inflamatório é mais exsudativo e o granuloma é permeado por edema e polimorfonucleares. Nesse caso, as células fúngicas estão presentes em maior quantidade e em franca multiplicação (Fig. 33.12). Os fungos são mais bem observados quando se usam as colorações de PAS e Grocott-Gomori (prata-metenamina).

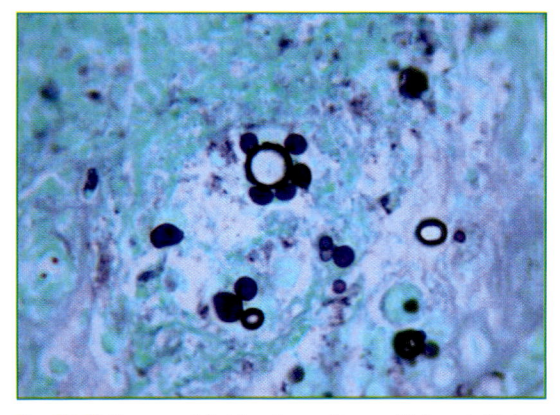

Fig. 33.12 Paracoccidioidomicose. Exame histopatológico. *P. brasiliensis* em gemulação. (Gomori 400×)

Sorologia

Mais utilizada para acompanhamento durante e após tratamento, mas também como auxiliar diagnóstico. Os métodos mais utilizados são os de imunodifusão (ID) e de contraimunoeletroforese (CIEF), os quais mostraram: ID – sensibilidade de 84,3% em 841 amostras de soro específico testados e especificidade de 98,9%.[43] O antígeno utilizado foi o filtrado de cultura leveduriforme. Quando utilizada a GP-43 como antígeno, a sensibilidade foi de praticamente 100%, com raras amostras falso-negativas. Com a CIEF e antígenos extraídos por sonificação de suspensão de células leveduriformes, ou filtrado de cultura, foram obtidas sensibilidade de 77% a 97% e especificidade de 95%. Quando se utilizou a GP-43 como antígeno, a sensibilidade foi de 91,7% em pacientes com forma aguda e de 81,8% em pacientes de forma crônica.[9,13,14]

O método imunoenzimático tipo ELISA é extremamente sensível. Com filtrado de cultura leveduriforme como substrato antigênico e valor de *cut-off* de 1:40, Mendes-Giannini e cols. obtiveram 100% de sensibilidade e 88% de especificidade; com a GP-43 como antígeno, obtiveram 100% de sensibilidade e 100% de especificidade com IgG-ELISA.[32]

A técnica de *Western blot* é também extremamente específica, porém de uso restrito a poucos serviços.

Resultados falso-negativos são passíveis de ocorrer e dependem da sensibilidade do método, do tipo de antígeno utilizado e das características clínicas do paciente investigado.[9,14] A correlação clínico-sorológica é sempre recomendável.

DIAGNÓSTICO DIFERENCIAL

Diagnósticos diferenciais clínicos principais: da paracoccidioidomicose pulmonar é com a tuberculose; da lesão orolaringofaríngea é com carcinoma espinocelular; da lesão cutânea, se isolada, é com a esporotricose, leishmaniose, cromoblastomicose e hanseníase tuberculoide (se lesão sarcoídica). Se há doença disseminada, o diferencial é com histoplasmose, criptococcose, esporotricose e mesmo leishmaniose (quando generalizada). Quando de comprometimento linfonodal, o diferencial é com linfoma de Hodgkin e tuberculose linfonodal. Quando há comprometimento intestinal, é com tuberculose e linfoma. E o diferencial da lesão óssea é com histoplasmose e tuberculose.

TRATAMENTO

Três grupos de fármacos são eficazes na paracoccidioidomicose.[47]

Sulfonamidas

Particularmente, o sulfametoxazol, que é derivado rapidamente absorvido e eliminado, e, quando associado ao trimetoprim, exerce ação sinérgica genérica aos sulfamídicos. Atuam inibindo a incorporação do ácido para-aminobenzoico no ácido fólico e por inibição da síntese do tetra-hidrofolato; em consequência, há inibição da síntese do DNA da célula fúngica (e também daquelas células do hospedeiro de alto *turnover*). Os sulfamídicos são fármacos de ação fungostática.

A associação sulfametoxazol (400 mg)-trimetoprim (80 mg) (SMZ-TMP) é utilizada, em geral, nas formas leves e moderadas da paracoccidioidomicose, nas seguintes doses e tempos:

Formas leves: 1.600 a 2.400 mg/dia por 12 meses

Formas moderadas: 1.600 a 2.400 mg/dia por 18 meses

A formulação para uso intravenoso é utilizada como de escolha na neuroparacoccidioidomicose, ou como segunda opção nas formas graves da doença.

Os efeitos colaterais possíveis são: *rash* cutâneo (incluindo síndrome de Stevens-Johnson e necrólise epidérmica tóxica); anemia megaloblástica; leucopenia; trombocitopenia; intolerância gástrica, hepatite tóxica e cefaleia.

Anfotericina B

É antibiótico poliênico derivado do *Streptomyces nodosus*. É utilizada no Brasil para o tratamento da paracoccidioidomicose desde 1958. Atua através da ligação ao ergosterol presente na membrana plasmática da célula fúngica, aumentando a sua permeabilidade e permitindo a perda de moléculas citoplasmáticas essenciais.

A anfotericina B penetra mal no liquor cefalorraquidiano e no humor vítreo. É excretada basicamente pela via biliar, e apenas fração é excretada como droga ativa na urina.

Pode ser utilizada na dose de 0,5 a 1,0 mg/kg/dia ou em dias alternados. Deve ser diluída em soro glicosado a 5%-500 mL e correr em 6 horas (o soro fisiológico precipita o sal). Pode-se acrescentar à infusão o acetato de deltahidrocortisona – 50 mg/infusão e a heparina 1.000 U. Deve-se iniciar a anfotericina B com um quarto da dose prevista e aumentar para dois quartos, três quartos, estabilizando na dose diária prevista, até o máximo de 75 mg/dia. A dose total para o tratamento do paciente é em torno de 30 mg/kg.

A anfotericina B induz, sabidamente, efeitos colaterais imediatos e tardios. Os imediatos são relativos à reação pirogênica com febre, calafrios, náuseas e que podem ser combatidos pela redução do gotejamento e mais 1 mL de dipirona sódica intravenosa. Os efeitos colaterais tardios são: diminuição da função renal, com elevação da concentração de ureia e creatinina, e redução dos níveis do íon potássio (K^+). A hipopotassemia resultante implica riscos cardíacos e requer reposição oral diária, excepcionalmente intravenosa, e monitorização periódica.

Níveis de ureia de até 200 mg% são aceitáveis; a partir daí, é necessária a redução da dose diária ou a utilização da dose prevista em dias alternados. A hiper-hidratação oral ou parenteral com soro fisiológico diminui os efeitos colaterais renais. Não se pode usar os seguintes fármacos em associação à anfotericina B: aminoglicosídeos, anti-inflamatórios não hormonais e ciclosporina. Até o limite de

4 g de dose acumulada de anfotericina espera-se regressão da função renal ao normal.

No presente, a anfotericina B é reservada para casos graves. A anfotericina B lipossomal não é eficaz na paracoccidioidomicose.

Derivados azólicos

São quatro os derivados azólicos utilizados com eficácia: cetoconazol, itraconazol, fluconazol e o triazólico de segunda geração voriconazol. Atuam por inibição da síntese do ergosterol da membrana plasmática fúngica. Na prática, apenas o itraconazol é recomendado, pela combinação de custo, segurança e eficácia.

É utilizado nas seguintes doses e tempos:

Formas leves: 200 mg/dia por 6 a 9 meses
Formas moderadas: 200 mg/dia por 12 a 18 meses

Na neuroparacoccidioidomicose, o fluconazol pode ser utilizado na dose intravenosa de 400 a 800 mg/dia, por 30 dias, como dose de ataque.

Os efeitos adversos dos derivados azólicos são mais vinculados ao cetoconazol, e os mais importantes são: intolerância gástrica, hepatopatia de grau leve a grave, ginecomastia e diminuição da libido (dose e tempo-dependente).

Os derivados azólicos, em menor intensidade o fluconazol e o voriconazol, apresentam interação medicamentosa com vários fármacos que utilizam a mesma via metabólica, enzimas do complexo citocromo P450, principalmente com: rifampicina, ciclosporina, varfarina, fenitoína, nifedipino e sulfonilureia. Portanto, a utilização concomitante dos azólicos com esses medicamentos é formalmente contraindicada.

CRITÉRIOS DE CURA

O paciente de paracoccidioidomicose poderá ser considerado curado quando apresentar ausência de sinais clínicos, ausência de sinais de atividade pulmonar à telerradiografia do tórax e sorologia negativa por 2 anos, quando se utiliza a reação de imunodifusão para controle.

REFERÊNCIAS BIBLIOGRÁFICAS

1. Ajello L, Polonelli L. Imported paracoccidioidomycosis: a public health problem in non-endemic areas. *Eur J Epidemiol* 1985; 1(3):160-5.
2. Almeida FP. Estudos comparativos do granuloma coccidióidico nos Estados Unidos e no Brasil. Novo gênero para o parasita brasileiro. *An Fac Med Univ São Paulo* 1930; 5(2):125-41.
3. Almeida FP, Lacaz CS. Intradermorreação com paracoccidioidina no diagnóstico do granuloma paracoccidióidico. II. A reação de Montenegro no granuloma paracoccidióidico. *Folia Clin Biol* (São Paulo) 1941; 13(2):177-82.
4. Andrade RV, Paes HC, Nicola AM *et al*. Cell organization, sulphur metabolism and ion transport-related genes are differentially expressed in Paracoccidioides brasiliensis mycelium and yeast cells. *BMC Genomics* 2006; 7:208.
5. Bagagli E, Franco M, Bosco SMG, Hebeler-Barbosa F, Trinca LA, Montenegro MR. High frequency of Paracoccidioides brasiliensis infection in armadillo (*Dasypus novemcinctus*) – an ecological study. *Med Mycol* 2003; 41:217-23.
6. Bagagli E, Theodoro RC, Bosco SMG, McEwen JG. *Paracoccidioides brasiliensis*: phylogenetic and ecological aspects. *Mycopathologia* 2008; 165:197-207.
7. Bagatin E. Inquérito epidemiológico com paracoccidioidina na região de Sorocaba – Estado de São Paulo. *An Bras Dermatol* 1986; 61(1):5-8.
8. Benard G. An overview of the immunopathology of human paracoccidioidomycosis. *Mycopathologia* 2008; 165:209-221.
9. Camargo ZP. Serology of paracoccidioidomycosis. Mycopathologia 2008; 165:289-302.
10. Carandina L, Magaldi C. Inquérito sobre blastomicose sul-americana pela intradermorreação em uma comunidade rural do município de Botucatu-SP (Brasil). *Rev Saúde Públ São Paulo* 1974; 8:171-80.
11. Castro RM, Cuce LC, Fava Netto C. Paracoccidioidomicose. Inoculação acidental *in anima nobile*. Relato de um caso. *Med Cut ILA* 1975; 3(4):289-92.

12. Defaveri J, Rezkallaw-Iwasso MT, Franco MF. Experimental pulmonary paracoccidioidomycosis in the mice: morphology and correlation of lesions with the humoral and cellular immune response. *Mycopathologia* 1982; 77(1): 3-11.

13. Del Negro GMB, Garcia NM, Rodrigues EG *et al.* The sensitivity, specificity and efficiency values of some serological tests used in the diagnosis of paracoccidioidomycosis. *Rev Inst Med Trop São Paulo* 1991; 33:277-80.

14. Del Negro GMB, Benard G, Assis CM, Vidal MSM. Lack of reactivity of paracoccidioidomycosis sera in the double immunodiffusion test with the GP43 antigen: report of two cases. *J Med Vet Mycol* 1995; 33(2):113-6.

15. Diógenes MJ, Gonçalves HM, Mapurunga AC *et al.* Histoplasmin abd paracoccidioidin reactions in Serra de Pereiro (Ceará State-Brazil). *Rev Inst Med Trop São Paulo* 1990; 32(2): 116-20.

16. Fava Netto C. Estudos quantitativos sobre a fixação de complemento na blastomicose sul-americana com antígenos polissacarídeos. *Arq Circ Clin Exp* 1955; 18:197-254.

17. Fava Netto C, Raphael A. A reação intradérmica com polissacáride do *Paracoccidioides brasiliensis* na blastomicose sul-americana. *Rev Inst Med Trop São Paulo* 1961; 3:161-5.

18. Franco M, Montenegro MR, Mendes RP *et al.* Paracoccidioidomycosis: a recently proposed classification of its clinical forms. *Rev Soc Bras Med Trop* 1987; 20(2):129-32.

19. Gonzalez-Ochoa A. Theories regarding the portal of entry of *Paracoccidioides brasiliensis*, a brief review. *PAHO Scient Publ* 1972; 254: 278-83.

20. Hanna SA, Monteiro da Silva JL, Mendes-Giannini MJS. Adherence and intracellular parasitism of *Paracoccidioides brasiliensis* in Vero cells. *Microbes Infect* 2000; 2:877-884.

21. Iabuki K, Montenegro MR. Experimental paracoccidioidomycosis in the Syrian hamster: morphology, ultrastructure and correlation of lesions with presence of specific antigens and serum levels of antibodies. *Mycopathologia* 1979; 67(3):131-41.

22. Kanetsuma F, Carbonell LM. Cell wall glucans of the yeast and mycelial forms of *Paracoccidioides brasiliensis*. *J Bacteriol* 1970; 101: 675-80.

23. Lacaz CS, Sampaio SAP. Tratamento da blastomicose sul-americana com anfotericina B. Resultados preliminares. *Rev Paul Med* 1958; 52(6):443-50.

24. Londero AT, Severo LC. The gamut of progressive pulmonary paracoccidioidomycosis. *Mycopathologia* 1981; 75(1):65-74.

25. Londero AT, Rios-Goncalves AJ, Florin TGM, Nogueira SA. Paracoccidioidomycosis in Brazilian children. A critical review (1911-1994). *Arq Bras Med* 1966; 70(4):197-203.

26. Lutz A. Uma mycose pseudococcídica localizada na boca e observada no Brasil: contribuição ao conhecimento das hyphoblastomycoses americanas. *Brasil Med* 1908; 22:121-24; 141-4.

27. Magalhães AEA, Guerrini R. Roentgenographic patterns of chest lesions. The use of computerized tomography in paracoccidioidomycosis. *In*: Franco M, Lacaz CS, Restrepo-Moreno A, Del-Negro G (eds.). *Paracoccidioidomycosis*. Boca Ratton: CRC Press, 1994. Chap. 20.

28. Marques SA, Shikanai-Yasuda MA. Paracoccidioidomycosis associated with immunosuppression, AIDS, and cancer. *In*: Franco M, Lacaz CS, Restrepo-Moreno A, Del-Negro G (eds.). *Paracoccidioidomycosis*. Boca Ratton: CRC Press, 1994. Chap. 30.

29. Marques SA, Cortez DB, Lastória JC, Camargo RMP, Marques MEA. Paracoccidioidomicose: frequência, morfologia e patogênese de lesões tegumentares. *An Bras Dermatol* 2007; 82(4):411-7.

30. Marques M, Soares A, Franco M *et al.* Evaluation of *Paracoccidioides brasiliensis* exoantigen in the detection of delayed dermal hypersensitivity in experimental and human paracoccidioidomycosis. *J Med Vet Mycol* 1996; 34(4):265-72.

31. Martinez R, Módena JLP, Barbieri-Neto J, Fiorillo AM. Avaliação endoscópica do comprometimento de esôfago, estômago e duodeno na paracoccidioidomicose humana. *Arq Gastroenterol São Paulo* 1986; 23(1):21-5.

32. Mendes-Giannini MJS, Bueno JP, Shikanai-Yasuda MA *et al.* Antibody response to the 43Kda glycoprotein of *Paracoccidioides brasiliensis* as a marker for the evaluation of patients under treatment. *Am J Trop Med Hyg* 1990; 43(2):200-6.

33. Mendes-Giannini MJS, Morais RA, Ricci TA. Proteolytic acitvity of the 43000 molecular weight antigen secreted by *Paracoccidioides brasiliensis*. *Rev Inst Med Trop São Paulo* 1990; 32(5):384-5.

34. Mendes-Giannini MJS, Andreotti PF, Vicenzi LR et al. Binding of extracellular matrix protein to *Paracoccidioides brasiliensis*. *Microbes Infect* 2006; 8:1550-1559.

35. Mendes RP. The gamut of clinical manifestations. *In*: Franco M, Lacaz CS, Restrepo-Moreno A, Del-Negro G (eds.). *Paracoccidioidomycosis*. Boca Ratton: CRC Press, 1994. Chap. 16.

36. Moraes-Vasconcelos D, Grumach AS, Yamaguti A et al. *Paracoccidioides brasiliensis* disseminated disease in a patient with inherited deficiency in the β1 subunit of the interleukin (IL)-12/IL-23 receptor. *Clin Infect Dis* 2005; 41:e31-e37.

37. Naif RD, Ferreira LCL, Barret TV et al. Paracoccidioidomicose em tatus (*Dasypus novemcinctus*) no estado do Pará. *Rev Inst Med Trop São Paulo* 1986; 28(1):19-17.

38. Negroni P. Aislamento de Paracoccidioides brasiliensis de uma amostra de tierra del chaco argentino. *Bol Acad Med Buenos Aires* 1967; 45:513-6.

39. Oliveira SJ, Manoni RL, Musatti CC et al. Cytokines and lymphocyte proliferation in juvenile and adult form of paracoccidioidomycosis. Comparison with infected and non-infected controls. *Microbes Infect* 2002; 4:139-144.

40. Parise-Fortes MR, Marques AS, Soares AMVC, Kurokawa CS, Marques MEA, Peraçolli MTS. Cytokines released from blood monocytes and expressed in mucocutaneous lesions of patients with paracoccidioidomycosis evaluated before and during trimethoprim-sulfamethoxazole treatment. *Br J Dermatol* 2006; 154:634-50.

41. Pereira AJCS. Inquérito intradérmico para paracoccidioidomicose em Goiânia. *Rev Patol Trop* 1988; 17(2):157-86.

42. Puccia R, Schendeman S, Grin PA, Travassos LR. Exocellular components of Paracoccidioides brasiliensis. Identification of a specific antigen. *Infect Immun* 1986; 53:199-206.

43. Restrepo A. Report of activities of the committee on paracoccidioidomycosis serodiagnosis. *ISHAM Myc Newsletter* 1992; 59:4-6.

44. Restrepo-Moreno A. The ecology of Paracoccidioides brasiliensis. *In*: Franco M, Lacaz CS, Restrepo-Moreno A, Del-Negro G (eds.). *Paracoccidioidomycosis*. Boca Ratton: CRC Press, 1994. Chap. 8.

45. Richini-Pereira VB, Bosco SMG, Griese J et al. Molecular detection of Paracoccidioides brasiliensis in road-killed wild animals. *Med Mycol* 2008; 46:35-40.

46. Salazar ME, Restrepo A, Stevens DA. Inhibitions by estrogens of conidium-to-yeast conversion in the fungus Paracoccidioides brasiliensis. *Infect Immun* 1988; 56:711-13.

47. Shikanay-Yasuda MA, Queiroz-Telles F, Mendes RP, Colombo AL, Moretti ML. Consenso em paracoccidioidomicose. *Rev Soc Bras Med Trop* 2006; 39:297-310.

48. Shikanai-Yasuda MA, Conceição YM, Kono A, Rivitti E, Campos AF, Campos SV. Neoplasia and paracoccidioidomycosis. *Mycopathologia* 2008; 165(4-5):303-12.

49. Silva SS, Paes HC, Soares CMA, Fernandes L, Felipe MSS. Insights into the pathobiology of Paracoccidioides brasiliensis from transcriptome analysis – advances and perspectives. *Mycopathologia* 2008; 165:249-58.

50. Silva CL, Silva MF, Faccioli LH et al. Differential correlation between interleukin patterns in disseminated and chronic human paracoccidioidomycosis. *Clin Exp Immunol* 1995; 101:314-20.

51. Simões LB, Marques SA, Bagagli E. Distribution of paracoccidioidomycosis: determination of ecologic correlate through spatial analyses. *Med Mycol* 2004; 42(6):517-23.

52. Splendore A. Zymonematosi com localizazzione nella cavita della boca, osservata in Brasile. *Bull Soc Path Exot* 1912; 24:807-11.

53. Tavares AH, Silva SS, Bernardes VV et al. Virulence insights from the Paracoccidioides brasiliensis transcriptome. *Genet Mol Res* 2005; 4:372-89.

54. Tercarioli GR, Bagagli E, Reis GM et al. Ecological study of Paracoccidioides brasiliensis in soil: growth ability, conidia production and molecular detection. *BMC Microbiol* 2007; 7: 92-99.

55. Vicentini AP, Gesztesi JL, Franco MF et al. Biding of *Paracoccidioides brasiliensis* to laminina through surface glycoprotein gp43 leads to enhancement of fungal pathogenesis. *Infect Immun* 1994; 62:1465-9.

34 Histoplasmose

Sílvio Alencar Marques • Rosangela M. Pires de Camargo

INTRODUÇÃO

Histoplasmose é quadro de evolução aguda ou crônica, capaz de acometer o homem e certos animais. É causada pelo *Histoplasma capsulatum* var. *capsulatum*, *H. capsulatum* var. *duboisii* (ambos causam doença humana) e *H. capsulatum* var. *farciminosum* (doença em equinos e muares). O *H. capsulatum* var. *capsulatum* existe como micélio de vida saprobiótica no meio ambiente e prolifera principalmente em excreta de aves e morcegos. A doença humana se dá por inalação do agente, que apresenta distribuição universal, porém é mais prevalente nas regiões endêmicas de clima subtropical e temperado. O quadro infeccioso inicial é geralmente subclínico com resolução espontânea e posteriormente identificado por achado de calcificação residual pulmonar e teste intradérmico de hipersensibilidade específica (histoplasmina), positivo. Dependendo das circunstâncias em que se deu o contágio, particularmente aquelas relativas ao volume de inóculo, o quadro inicial pode manifestar-se com clínica pulmonar aguda de variável gravidade. De enfermidade relativamente rara, quase que restrita a surtos epidêmicos agudos e a quadro oropulmonar em homens tabagistas ou alcoolistas crônicos, a histoplasmose ganhou grande importância, dados sua alta frequência e comportamento oportunista em pacientes imunossuprimidos pela infecção pelo vírus da imunodeficiência humana (HIV).

HISTÓRICO

Samuel Taylor **Darling**, patologista do Ancon Canal Zone Hospital durante a construção do Canal do Panamá, observou e descreveu, em material de necropsia em 1905, enfermidade sistêmica, caracterizada pela presença de grande número de parasitos no interior de macrófagos e histiócitos.[8] Pelas características de coloração e pelo tamanho do parasito, Darling acreditou tratar-se de um protozoário, e, pela presença de possível cápsula, o denominou *Histoplasma capsulatum*. Não reconheceu a natureza fúngica do agente, mas o distinguiu da *Leishmania spp.*, causadora do calazar. Ao primeiro paciente, trabalhador na construção do Canal, logo se seguiram dois outros, também trabalhadores do Canal, e com o mesmo quadro clínico e os mesmos achados de necropsia. Coube a Henrique da **Rocha-Lima**, médico sanitarista, patologista e microbiologista brasileiro, em 1913, trabalhando na Alemanha, o reconhecimento da natureza fúngica do agente.[28] Rocha-Lima percebeu a identidade do agente causal comparando lâminas do caso de Darling com lâminas de linfangite epizoótica de cavalos causada por fungo à época conhecido por *Cryptococcus farciminosum*, hoje *H. capsulatum* var. *farciminosum*. Em 1934, De Monbreun procedeu ao isolamento do fungo a partir de paciente, procedeu à inoculação animal e recuperou o fungo através de cultura, preenchendo portanto os postulados de Koch.[9]

Em 1940, revisão da literatura informava a existência, até então, de 45 casos de histoplasmose, todos com evolução fatal.[23] Um pouco antes, em 1938, no Tennessee, EUA,[15] surgiram as primeiras evidências da existência de histoplasmose infecção, pela descrição de pacientes com calcificações pulmonares consequentes a suposta primoinfecção tuberculosa, porém com testes tuberculínicos negativos. Em 1944, em paciente com diagnóstico de histoplasmose, utilizou-se pela primeira vez o teste intradérmico preparado com filtrado de cultura do fungo e que resultou positivo no paciente e em familiares. Essas evidências levaram à reinvestigação de crianças com calcificação pulmonar e testes tuberculinos negativos, os quais foram desafiados com ambos os testes.[6] Observou-se que 49% de 1.291 crianças eram histoplasminopositivas e tuberculinonegativas, e que 33% eram histoplasminonegativas e tuberculinopositivas.[6] Essa investigação confirmou a ideia de que grande número de pessoas poderia infectar-se pelo *H. capsulatum* e apresentar quadro autolimitado, com manifestações clínicas discretas ou subclínicas. O modelo epidemiológico que sugeria a via inalatória como método de

contágio consolidou-se com o isolamento do fungo a partir do solo por Emmons em 1948, resultados obtidos, particularmente, a partir de solos ricos em dejetos de aves.[11]

Em 1987, a ocorrência de histoplasmose extrapulmonar em paciente infectado pelo HIV foi incluída pelo Centers for Disease Control (CDC) de Atlanta (EUA) como indicativa de síndrome da imunodeficiência adquirida (AIDS).

O *Histoplasma capsulatum* var. *duboisii* foi descrito em 1945 e 1947, de forma e por autores independentes, como célula leveduriforme de grande diâmetro em tecido de lesão cutânea de europeus que haviam trabalhado na África.[5,10] Em 1952, Dubois isolou o fungo a partir de lesão cutânea, e no mesmo ano Vanbreuseghem o designou como nova espécie: *Histoplasma duboisii*. Em 1957, Drout o incluiu como variedade da espécie do *H. capsulatum*.[27]

EPIDEMIOLOGIA E ECOLOGIA

A histoplasmose é enfermidade de distribuição universal, porém apresenta níveis de alta endemia em áreas da América do Norte, particularmente nas regiões pertencentes às bacias hidrográficas dos rios Missouri, Ohio e Mississippi, onde inquéritos com histoplasmina mostram positividade de até 90%.[14,27] Na América do Sul, é mais frequente na Argentina, nas regiões entre as latitudes 32° e 39° sul, onde se detecta positividade de até 67,7% à histoplasmina.[20] No Brasil, inúmeros inquéritos têm mostrado índices de positividade muito variável, mas a maioria dos estudos aponta valores em torno de 20%.[12,13,21] A frequência de histoplasmose doença no Brasil é rara quando se consideram suas formas clássicas, mas é a micose sistêmica oportunista mais comum associada à AIDS.

Ecologicamente, o *Histoplasma capsulatum* var. *capsulatum* é fungo saprobiótico do solo e de vegetais em decomposição e mais adaptado às condições ecológicas propiciadas por temperaturas médias entre 15 e 20 e 800 e 1.200 mm de chuva como média anual.[14] O fungo tem sido isolado do solo em inúmeras oportunidades. Na natureza, é especialmente favorecido por solos ricos em dejetos de aves e morcegos. Portanto, atividades como a limpeza de galinheiros e pombais, remoção de dejetos em granjas de aves e exploração de cavernas habitadas por morcegos oferecem alto risco de contágio e doença pulmonar aguda.[27,29]

Como descrito anteriormente, admitia-se que a espécie *Histoplasma capsulatum* apresentava três variedades que condicionavam enfermidades claramente distintas: *H. capsulatum* var. *capsulatum*, a histoplasmose clássica; *H. capsulatum* var. *duboisii*, que causa a histoplasmose africana; e *H. capsulatum* var. *farciminosum*, que provoca doença em equinos e muares. Recentemente, Kasuga e cols. (2003),[19] a partir da análise filogenética de 137 amostras de cultura, associadas às três enfermidades descritas e oriundas dos três continentes, estudaram a variação na sequência de DNA em quatro genes codificadores de proteína independentes. Ao menos oito clados (ramos) filogenéticos foram identificados: clado da América do Norte classe 1; clado da América do Norte classe 2; clado da América Latina grupo A; clado da América Latina grupo B; clado da Austrália; clado da Holanda (Indonésia?); clado eurasiano e clado africano. Sete dos clados representavam grupos geneticamente isolados e poderiam ser reconhecidos como espécies filogenéticas. Amostras de *H. capsulatum* var. *capsulatum* foram encontradas em todos os oito clados. O clado africano incluiu todas as amostras de *H. capsulatum* var. *duboisii*, assim como amostras das demais variedades. As 13 amostras estudadas como var. *farciminosum* mostraram sequências compatíveis com três dos clados. Esses dados demonstram que não há sentido, do ponto de vista filogenético, em aceitar como válidas apenas as três variedades de *H. capsulatum* hoje reconhecidas.[19] Ou seja, teríamos que passar a aceitar a existência de populações geográficas distintas geneticamente ou novas espécies distintas filogeneticamente.

No Brasil, Zancopé-Oliveira e cols. (2005),[33] trabalhando com 22 amostras de *H. capsula-* *tum* var. *capsulatum* procedentes de várias regiões geográficas do país e utilizando RAPD para amplificação do DNA e para delinear polimorfismos das amostras, foram capazes de definir três agrupamentos (*clusters*): *cluster* I, composto de isolados procedentes da região Nordeste do Brasil; *cluster* II, formado por isolados do Sul-Sudeste; *cluster* III, do estado de Goiás e com apenas 48% de similaridade com demais isolados, e a cepa 84564 do Rio de Janeiro, que não mostrou nenhuma correlação com os demais isolados.

Na região Sul do Brasil, Goldani e cols. (2009),[16] investigando amostras de oito casos de histoplasmose com lesões mucocutâneas e utilizando como método a amplificação da região ITS e sequenciamento, definiram a existência de dois fragmentos distintos, denominados Hc1 e Hc2, que foram idênticos aos de amostras de pacientes da Colômbia e Argentina, mas diferentes de isolados dos EUA. Em conclusão, sugeriram que o observado é coerente com o que é descrito: maior frequência de lesões mucocutâneas nos casos de histoplasmose diagnosticados na América Latina *versus* o observado nos EUA,[17] o que encontra respaldo nas diferenças genéticas do *H. capsulatum* var. *capsulatum* prevalente nas distintas regiões, quais sejam, Brasil e EUA.

PATOGÊNESE

A primoinfecção tem localização quase que exclusivamente pulmonar através de inalação de microconídias em suspensão, sendo rara a primoinfecção transcutânea. Atingindo o alvéolo pulmonar, o fungo transforma-se em célula leveduriforme adaptada à temperatura corporal. A resposta tecidual é inicialmente neutrofílica e linfocitária, e em 10-14 dias transforma-se em resposta imune específica, com infiltrado inflamatório tipo granulomatoso tuberculoide com possível necrose caseosa e, em pelo menos 95% dos casos de primoinfecção, evolução para resolução e calcificação.[4] Do momento da instalação do fungo no tecido até a resolução da infecção, pode ocorrer disseminação hematogênica com implantação do fungo em tecidos a distância do foco primário pulmonar, particularmente nos tecidos ricos em células monocíticas e fagocitárias. Quando da interação agente-hospedeiro, nem sempre a resposta imune predomina, e, em certas circunstâncias, a infecção progride para doença pulmonar aguda autolimitada ou para doença disseminada e grave. Outra possibilidade é a permanência de fungos quiescentes, viáveis, no parênquima pulmonar ou em outros tecidos, com chance de eventual reativação futura por alteração no equilíbrio agente-hospedeiro, à semelhança do observado em outras infecções sistêmicas por fungos dimórficos.[13,29]

CLÍNICA

As manifestações clínicas na histoplasmose podem ser classificadas em:

1. Histoplasmose infecção
   - assintomática
   - infecção sintomática pulmonar aguda
2. Histoplasmose doença
   - pulmonar crônica (adulto)
   - multifocal crônica (adulto)
   - disseminada aguda (juvenil)
   - disseminada oportunista
3. Histoplasmoma. Fibrose mediastinal.

Em 95% dos casos de *histoplasmose infecção*, o quadro é assintomático e apresenta resolução espontânea; pode ser revelado pela positivação do teste intradérmico com histoplasmina. Um terço dos infectados desenvolve calcificações nodulares pulmonares. As reações sorológicas podem ser positivas transitoriamente.

A histoplasmose sintomática pulmonar aguda quase sempre decorre da exposição a focos altamente infectantes, por exemplo, exploração de cavernas habitadas por morcegos. As manifestações clínicas vão depender do volume de inóculo inalado e podem variar de simples quadro pseudogripal a quadro pulmonar pneumônico grave, com necessidade de suporte ventilatório. O mais comum é a presença de sinais e sintomas indicativos de processo infeccioso pulmonar, com febre, adinamia, mialgia, anorexia, tosse seca e dor torácica, ventilatório-dependente. A investigação radiológica pulmonar mostra infiltrado intersticial difuso, de variável intensidade, com a presença ou não de micronódulos, associado a adenomegalia hilar. Em 5% a 10% dos casos, podem estar associados: lesões cutâneas tipo eritema nodoso, artrite, derrame pleural ou derrame pericárdico.[13,18,26,29]

O quadro de *infecção sintomática pulmonar aguda* é, em princípio, autorresolutivo, e, após período de estado de 1 a 3 semanas, começa a involuir, com resolução em 1 a 3 meses. Laboratorialmente, observam-se VHS aumentado, leucocitose e sorologia específica positiva transitoriamente. A reação intradérmica à histoplasmina torna-se positiva. Evolutivamente, o quadro radiológico pulmonar vai demonstrar grau variável de fibrose e calcificações residuais.[18,29]

A *histoplasmose pulmonar crônica* isolada e cavitária do adulto é observada em pacientes masculinos, idosos e com doença pulmonar obstrutiva crônica de base. Manifesta-se por tosse produtiva, dor torácica, dispneia progressiva, febre, inapetência e adinamia. O quadro radiológico pulmonar sugere tuberculose, com a qual pode estar associada. Observam-se infiltrado intersticial e micronodular apical, variado grau de fibrose e presença de cavitações. Após o tratamento específico, as condições ventilatórias permanecem limitadas.[13,18]

A *histoplasmose multifocal crônica* corresponde à mais comum das formas clássicas da histoplasmose. É típica do adulto do sexo masculino e caracteriza-se pela presença de lesões tegumentopulmonares.[1] Corresponde, em termos de fisiopatogênese, à reativação de focos contendo fungos viáveis quiescentes. Essa reativação endógena é consequência de diminuição na capacidade de defesa imunocelular, decorrente de fatores ou cofatores como idade avançada, tabagismo, alcoolismo ou doença consumptiva associada. O quadro clínico clássico é a presença de lesão de mucosa orofaríngea, ulcerada, com granulações finas ou não, às vezes recobertas por pseudomembrana ou até mesmo com aspecto necrótico. É característica a lesão ulcerada da língua, de disposição longitudinal, associada a macroglossia e muito dolorosa. As lesões cutâneas, nessa forma clínica, ocorrem em 10% dos casos, apresentam aspecto predominantemente ulcerovegetante, às vezes ulceronecrótico com infecção secundária.[1]

O comprometimento pulmonar, quase sempre presente, é de intensidade variável, predominando o infiltrado intersticial difuso. O comprometimento hepatoesplênico é pouco frequente, e a suprarrenal pode apresentar comprometimento com manifestações clínicas ou subclínicas, à semelhança do que ocorre na paracoccidioidomicose.

A história clínica é em geral de emagrecimento e adinamia progressivos, associados a odinofagia ou alteração da voz e tosse crônica persistente. O diagnóstico diferencial se faz com as demais doenças infecciosas crônicas multissistêmicas e com o carcinoma espinocelular quando de lesão aparentemente isolada da orofaringe.

Histoplasmose disseminada aguda-subaguda é observada particularmente na infância, mas também na adolescência. É forma clínica rara e corresponde a progressão do complexo primário, particularmente para órgãos ricos em células do sistema monocítico-fagocitário. O quadro clínico é rapidamente evolutivo e caracterizado por febre persistente, anorexia, adinamia, emagrecimento e, menos frequentemente, vômitos e diarreia. Ao exame observam-se linfadenomegalia generalizada com tendência à fistulização e hepatoesplenomegalia. A presença de lesões cutâneas é comum, assim como de lesões osteolíticas. Em certos casos, pode haver comprometimento meningoencefálico associado.

Nessa forma disseminada aguda da infância, a utilização de métodos como cintilografia óssea, ultrassonografia ou tomografia computadorizada é extremamente útil para identificar lesões ósseas inaparentes, dimensionar o comprometimento hepatoesplênico e diagnosticar possível comprometimento linfonodal intra-abdominal.

A *histoplasmose disseminada oportunista* é aquela associada à AIDS ou a outro fator de imunossupressão grave, inclusive a utilização de imunobiológicos anti-TNF-α, e apresenta muitos aspectos clínicos semelhantes àquela que ocorre na infância.[2,3,7,17,22,25,30,31] O quadro pode decorrer tanto da reativação de foco quiescente quanto da progressão de infecção recente, e caracteriza-se, na apresentação típica associada à AIDS, por evolução aguda-subaguda de doença infecciosa febril, com grande frequência de lesões orocutâneas, em paciente HIV-positivo com contagem de CD4 menor que 150 células/mm^3.

Outras manifestações clínicas são anorexia, adinamia, emagrecimento, linfadenomegalia, hepatoesplenomegalia, comprometimento da medula óssea e lesões pulmonares. As lesões cutâneas podem estar presentes em grande número e apresentar aspecto variável, desde lesões papuloacneiformes (Figs. 34.1 e 34.2) até lesões ulceronecróticas múltiplas. Em até 85% dos casos associados a AIDS, a histoplasmose pode corresponder à primeira manifestação oportunista da síndrome.[2] A histoplasmose disseminada pode estar também associada a imunossupressão pós-transplante e a corticoterapia prolongada.[3,22]

Histoplasmoma corresponde a quadro raro de massa tumoral pulmonar, constituída de tecido colágeno e calcificações, que aumenta lenta e progressivamente de tamanho e envol-

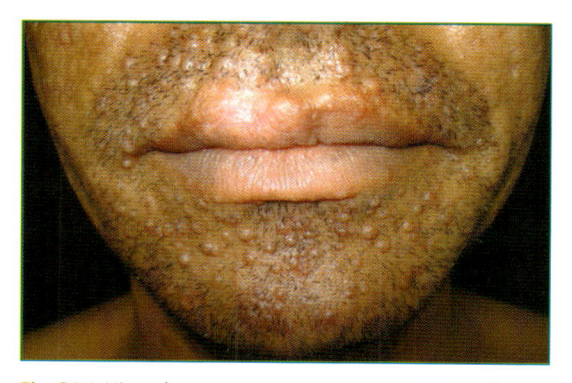

Fig. 34.1 Histoplasmose em paciente com AIDS. Múltiplas lesões papulosas, normocrômicas, distribuídas na face. Lesão infiltrada no lábio superior.

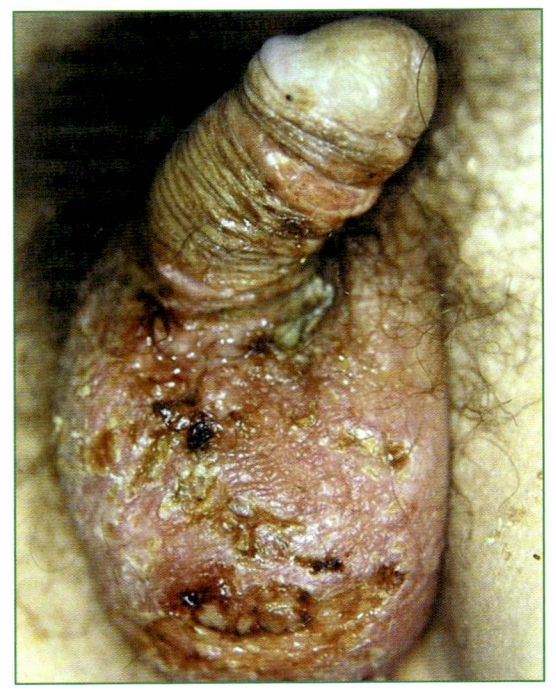

Fig. 34.2 Histoplasmose em paciente com AIDS. Múltiplas lesões ulceronecróticas no escroto e pênis.

ve um foco primário cicatrizado. Esse comportamento cicatricial aberrante é provavelmente imunomediado e em resposta a estímulo antigênico ali presente. A clínica é silenciosa, a não ser que haja compressão brônquica com a formação de atelectasia.[13,18,27]

A *fibrose mediastinal* corresponde à mesma resposta de hipersensibilidade anteriormente descrita, porém envolvendo massa ganglionar do espaço mediastinal. Tem diâmetro crescente devido à persistente produção de colágeno e subsequente calcificação. As complicações possíveis são a eventual compressão de estruturas vitais, particularmente a veia cava superior, e, mais raramente, a formação de fístula.[13,18,27]

Outros quadros que envolvem reações hiperimunes e a infecção pelo *H. capsulatum* var. *capsulatum* são: a síndrome ocular, caracterizada por coriorretinite, e a granulomatose bronquicêntrica.[18,27]

DIAGNÓSTICO

O diagnóstico etiológico de certeza depende do isolamento do fungo em cultivo, e provas para caracterização definitiva do *H. capsulatum* var. *capsulatum* devem ser realizadas. O reconhecimento do fungo em corte histológico ou em exame direto é diagnóstico que exige observador experiente, e, se possível, o diagnóstico deve ser confirmado pelo cultivo. O material para semeadura pode ser obtido por biópsia, aspirado, lavado brônquico, amostra de sangue ou punção de medula óssea. O meio de cultura pode ser o de Sabouraud, acrescido de cloranfenicol e actidiona, e o tempo de crescimento é de até 30 dias à temperatura ambiente.

O aspecto da cultura em temperatura ambiente é o de aparência algodonosa branca (Fig. 34.3). A 37°C, a cultura é leveduriforme, de cor creme e aspecto membranoso.

Na micromorfologia, à temperatura ambiente, observam-se macroconídios arredondados de superfície ornamentada por projeções denominadas estalagmósporos, associados a escassos macroconídios de paredes lisas (Fig. 34.4). A 37°C, as células são leveduriformes, de pequeno diâmetro ou ovais, com gemulação única e base estreita. Teste definitivo de que

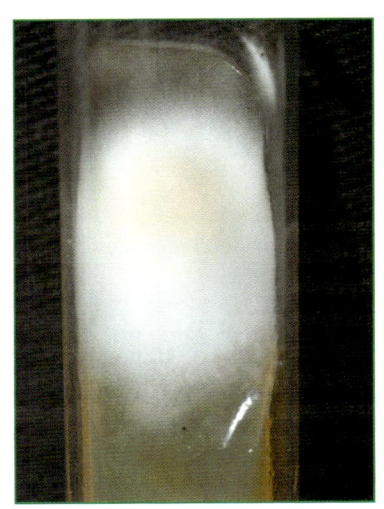

Fig. 34.3 *Histoplasma capsulatum* var. *capsulatum*. Crescimento algodonoso em cultivo à temperatura ambiente.

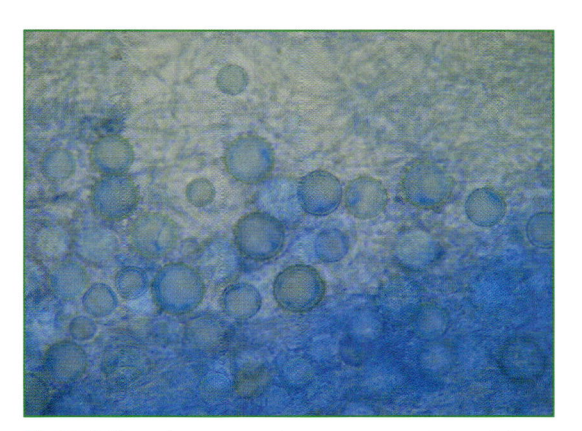

Fig. 34.4 *Histoplasma capsulatum* var. *capsulatum*. Micromorfologia à temperatura ambiente. Macroconídios com projeções na superfície denominadas estalagmosporos.

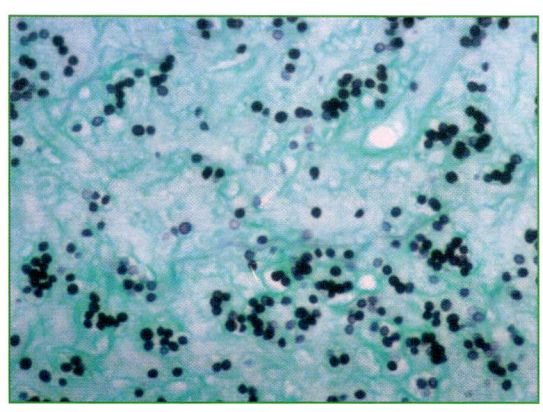

Fig. 34.5 Histoplasmose. Corte histológico mostrando estruturas fúngicas diminutas, intra e extracelular. (prata-metenamina, 400×)

o isolado é o *H. capsulatum* var. *capsulatum* decorre da demonstração da transformação de micélio em levedura com a alteração da temperatura ou da utilização de teste de quimioluminescência comercial.

O aspecto histopatológico dependerá da forma clínica. Nas formas crônicas, associadas a resposta imunocelular mais preservada, há hiperplasia pseudoepiteliomatosa da epiderme, com processo inflamatório dérmico crônico, granulomatoso, compacto, e, às vezes, presença de necrose caseosa. Os fungos estão presentes em número variável, com esporulação pouco evidente ou ausentes e restritos ao citoplasma de células fagocíticas. Nas formas clínicas disseminadas, o quadro histológico reflete a deficiência de resposta imune. Nesses casos, o processo inflamatório é predominantemente exsudativo, com granulomas frouxos e malformados e grande número de células fúngicas, no interior de histiócitos ou mesmo extracelulares (Fig. 34.5).

As células fúngicas são visualizáveis nas colorações por hematoxilina e eosina, Giemsa, PAS e prata-metenamina (Grocott-Gomori); essas duas últimas são especialmente úteis para diagnóstico diferencial com parasitos do gênero *Leishmania*. A quantidade, o formato, a uniformidade no tamanho das células fúngicas, a esporulação única e a base estreita de ligação entre célula-mãe e célula-filha auxiliam no diagnóstico histológico diferencial com células de *Paracoccidioides brasiliensis*, *Sporothrix schenkii* e *Blastomyces dermatitidis*.

A sorologia como método coadjuvante ao diagnóstico utiliza as técnicas de fixação de complemento (FC), contraimunoeletroforese (CIEF) e imunodifusão em gel (ID). A sensibilidade diagnóstica é de 90% para CIEF e ID e de até 100% para a FC, porém há perda da especificidade, podendo ocorrer reação cruzada falso-postiva com soro de paciente com paracoccidioidomicose. As reações sorológicas podem ser tituladas e, portanto, servir como parâmetro de resposta terapêutica. Em pacientes com AIDS, a sorologia pode ser negativa ou fracamente positiva, portanto, menos adequada para diagnóstico e seguimento.[13,18]

A metodologia de detecção de antígenos do *H. capsulatum* na urina e no soro utiliza métodos de radioimunoensaio e é sensível para pacientes com doença disseminada. Em pacientes de AIDS, o método foi positivo em 95% quando se utilizam amostras de urina (antigenúria) e de 86% com amostras de soro (antigenemia).[18]

Métodos moleculares de auxílio diagnóstico, objetivando rapidez no diagnóstico, ainda não são disponíveis comercialmente.

A reação intradérmica de histoplasmina indica, quando positiva, infecção pregressa ou presente, sendo mais utilizada em inquéritos epidemiológicos. A recomendação é a utilização do antígeno polissacarídeo desenvolvido e testado por Fava Neto.[12] É possível a reação cruzada em indivíduo paracoccidioidinopositivo.

INFECÇÃO EXPERIMENTAL

O camundongo é o animal de experimentação mais suscetível à infecção experimental, podendo ser utilizado como auxiliar diagnóstico, para pesquisa, inclusive testes terapêuticos, e para tentativas de isolamento do fungo a partir de amostras de solo.[11] A técnica para inoculação de material de biópsia compreende maceração, homogeneização em solução salina e injeção de 1 mL na cavidade peritoneal de camundongos. Os animais devem ser sacrificados entre 2 e 4 semanas, e fragmentos de fígado e baço, semeados em ágar Sabouraud ou ágar-sangue, mantidos em temperatura ambiente e observados por até 1 mês.[24]

Tentativas de isolamento do fungo a partir de animais silvestres podem utilizar o modelo *hamster* ou métodos moleculares.[24]

DOENÇA ANIMAL

A histoplasmose doença, causada pelo *H. capsulatum* var. *capsulatum,* naturalmente adquirida por animais, não é rara nas regiões endêmicas. Entre as espécies suscetíveis estão cão, gato, cavalo, bovinos, entre outros. O cão é o mais frequentemente acometido, podendo apresentar infecção subclínica ou doença pulmonar crônica, doença tegumento-pulmonar ou mesmo histoplasmose disseminada aguda.[27]

HISTOPLASMOSE AFRICANA

Causada pelo *Histoplasma capsulatum* var. *duboisii*, foi descrita em 1945 e 1947.[5,10] Epidemiologicamente, restringe-se às regiões de clima tropical úmido da África. Casos não au-

tóctones têm sido descritos em outras regiões, inclusive na América do Sul.

Clinicamente, caracteriza-se por doença localizada e de evolução crônica, com alto percentual de comprometimento cutâneo, ou ósseo, ou linfonodal ou visceral. O aspecto morfológico das lesões cutâneas é variável, de pápulas e nódulos a lesão ulcerovegetante. O diagnóstico, através do exame direto ou histopatológico, é facilitado pela presença de grande quantidade de fungos, desde formas diminutas até células de grande diâmetro. Os fungos encontram-se isolados ou dispostos em cadeia de até cinco células e são mais bem demonstrados quando corados pelo PAS ou pela prata-metenamina.

TRATAMENTO

Os fármacos eficazes e as opções para tratamento da histoplasmose são:

1. Anfotericina B deoxicolato – para formas graves, pulmonares ou disseminadas.
2. Anfotericina B lipossomal – para formas graves ou disseminadas, quando não for possível o uso da anfotericina B deoxicolato.
3. Itraconazol – para formas leves a moderadas da histoplasmose. Útil na manutenção pós-anfotericina B, caso indicado.
4. Voriconazol – é eficaz e pode ser reservada para tratamentos de resgate.
5. Posaconazol – igualmente eficaz, e também reservada para tratamentos de resgate.

A anfotericina deoxicolato pode ser utilizada na dose de 0,75 a 1,0 mg/kg/dia ou em dias alternados. A dose total vai depender da gravidade clínica, mas em geral é em torno de 2,0 a 2,5 g de dose acumulada. A sistemática de uso e os efeitos adversos a curto e longo prazos estão detalhadamente descritos no Cap. 33, Paracoccidioidomicose.

O itraconazol é bastante eficaz como primeira escolha nas formas leve e moderada da histoplasmose, na dose de 200 mg, 3 vezes ao dia por 3 dias, sendo reduzida para 400 mg/dia por 12 meses.[32] O itraconazol, 200 mg/dia, pode ser utilizado indefinidamente como manutenção pós-tratamento nos casos em que a causa da imunossupressão que favoreceu a histoplasmose doença não pode ser revertida.[32]

O consenso terapêutico elaborado por Wheat e cols.[32] para a Sociedade de Doenças Infecciosas dos EUA é extremamente útil e traz indicações terapêuticas para as mais diversas manifestações clínicas possíveis da histoplasmose e para situações especiais, como a ocorrência em crianças, gestantes e pacientes com nefropatias.

Na histoplasmose africana, as opções terapêuticas são a anfotericina B deoxicolato e o itraconazol, nas doses aqui descritas anteriormente. Na histoplasmose animal por *H. capsulatum* var. *capsulatum*, propõe-se a utilização do cetoconazol 10 a 15 mg/kg/dia ou do itraconazol 5 mg/kg/dia.

REFERÊNCIAS BIBLIOGRÁFICAS

1. Bava AJRA, Negroni R, Bianchi M. Estudio de 102 casos de histoplasmosis no asociada al SIDA diagnosticadas en el Hospital Muniz durante 1975-1994. *Rev Arg Micol* 1996; 19: 12-17.

2. Bonifaz A, Chang P, Moreno K *et al*. Disseminated cutaneous histoplasmosis in acquired immunodeficiency syndrome: report of 23 cases. *Clin Exp Dermatol* 2009; 34:481-486.

3. Borges ASFM, Silvestre MTA *et al*. Histoplasmose em pacientes imunodeprimidos. Estudo de 18 casos observados em Uberlândia-MG. *Rev Soc Med Trop* 1997; 30:119-24.

4. Bradsher RW. Histoplasmosis and blastomycosis. *Clin Infect Dis* 1996; 22:102-11.

5. Catanei AKP. Nouvelle mycose humaine observée au Soudan français. *Arch Inst Pasteur Alger* 1945; 23:203-5.

6. Christie APJ. Pulmonary calcification in negative reactors to tuberculin. *Am J Public Health* 1945; 35: 1131-47.

7. Cunha VS, Zampese MS, Aquino VR, Cestari T, Goldani LZ. Mucocutaneous manifestations of disseminated histoplasmosis in patients with acquired immunodeficiency syndrome: parti-

cular aspects in a Latin-American population. *Clin Exp Dermatol* 2007; 32:250-5.

8. Darling STA. A protozoan general infection producing pseudotubercles in the lungs and focal necrosis in the liver, spleen and lymph nodes. *J Am Med Assoc* 1906; 46:1283-5.

9. De Monbreun WA. The cultivation and cultural characteristics of Darling's *Histoplasma capsulatum*. *Am J Trop Med* 1934; 14:93-135.

10. Ducan JT. A unique form of histoplasmosis. *Trans R Soc Trop Med Hyg* 1947; 40:364-5.

11. Emmons CW. Isolation of Histoplasma capsulatum from soil. *Public Health Rep* 1949; 64:892-6.

12. Fava SC, Fava Neto C. Epidemiology survey of histoplasmin and paracoccidioidin sensitivity in Brazil. *Rev Inst Med Trop São Paulo* 1998; 40:155-64.

13. Ferreira MS, Borges A. Histoplasmosis. *Rev Soc Bras Med Trop* 2009; 42:192-8.

14. Furculow ML. Recent studies on the epidemiology of histoplasmosis. *Ann NY Acad Sci* 1958; 72:127-64.

15. Gass RSGR, Harrison EF *et al*. Tuberculosis studies in Tennessee: roentgenological evidence of tuberculous infection in relation to tuberculin sensitivity in school children. *Am Rev Tuberc* 1938; 38:441-7.

16. Goldani LZ, Aquino VR, Lunardi LW, Cunha VS, Santos RP. Two specific strains of *Histoplasma capsulatum* causing mucocutaneous manifestations of histoplasmosis: preliminary analysis of a frequent manifestation of histoplasmosis in Southern Brazil. *Mycopathologia* 2009;167:181-6.

17. Karimi K, Wheat LJ, Connolly P *et al*. Differences in histoplasmosis in patients with acquired immunodeficiency syndrome in the United States and Brazil. *J Infect Dis* 2002; 186:1655-60.

18. Kauffman CA. Histoplasmosis: a clinical and laboratory update. *Clin Microbiol Rev* 2007; 20:115-32.

19. Kasuga T, White JT, Koening J *et al*. Phylogeography of the fungus pathogen Histoplasma capsulatum. *Molec Ecol* 2003; 12:3383-3401.

20. Komaid AG, Duran EL. Histoplasmosis in northwestern Argentina. Prevalence of *Histoplasma capsulati* and paracoccidioidomycosis in the population of Chuasca, Gonzalo and Protero in the province of Tucuman. *Mycopathologia* 1995; 129:17-23.

21. Londeiro AT, Ramos C. The status of histo-plasmosis in Brazil. *Mycopathologia* 1978; 64:153-6.

22. Marques SA, Hozumi S, Camargo RMP, Carvalho MFC, Marques MEA. Histoplasmosis presenting as cellulitis 18 years after renal transplantation. *Med Mycol* 2008; 46:725-8.

23. Meleney HE. Histoplasmosis: a review with mention of thirteen unpublished cases. *Am J Trop Med* 1940; 20:603-16.

24. Naiff RD, Barret TV, Naiff MF *et al*. New records of Histoplasma capsulatum from wild animals in the Brazilian Amazon. *Rev Inst Med Trop São Paulo* 1996; 38:273-7.

25. Negroni RTA, Benetucci J *et al*. Manifestationes cutaneo-mucosas de la histoplasmosis en pacientes con SIDA. *Rev Arg Derm* 1990; 71:71.

26. Retallack DM, Woods JP. Molecular epidemiology, pathogenesis and genetics of the dimorphic fungus *Histoplasma capsulatum*. *Microbes Infect* 1999; 1:817-25.

27. Rippon JW. Histoplasmosis. *In*: Rippon JW (ed.). *Medical Mycology. The Pathogenic Fungi and The Pathogenic Actinomycetes*. 3rd ed. Philadelphia: WB Saunders Company, 1988. p. 381-432.

28. Rocha Lima H. Bitrag zur kenntnis der Blastomykoses Lymphangitis epizootica and Histoplasmosia. *Zentralbl Bakterial* 1913; 67:233-49.

29. Severo LC, Petrillo VF, Camargo J *et al*. Acute pulmonary histoplasmosis and first isolation of *Histoplasma capsulatum* from soil of Rio Grande do Sul – Brazil. *Rev Inst Med Trop São Paulo* 1986; 28:51-5.

30. Tsiodras S, Samonis G, Baumpos DT, Kontoyiannis DP. Fungal infection complicating tumor necrosis factor alpha blockade therapy. *Mayo Clin Proc* 2008; 83:181-94.

31. Wheat LJ, Connoly-Springfield PA, Baker RL *et al*. Disseminated histoplasmosis in the acquired immune deficiency syndrome: clinical findings, diagnosis and treatment, and review of the literature. *Medicine* 1990; 69:361-74.

32. Wheat JFA, Kleiman MB *et al*. Practice guidelines for the management of patients with histoplasmosis. *Clin Infect Dis* 2007; 45:807-25.

33. Zancopé-Oliveira RM, Tavares PMS, Muniz MM. Genetic diversity of Histoplasma capsulatum strains in Brazil. *FEMS Immunol Med Microbiol* 2005; 45:443-9.

35 Blastomicose

Sílvio Alencar Marques

INTRODUÇÃO

Blastomicose é infecção aguda ou crônica causada pelo *Blastomyces dermatitidis*, um fungo dimórfico capaz de provocar doença no homem e em animais. É enfermidade endêmica de regiões específicas dos Estados Unidos e do Canadá, mas também diagnosticada nas Américas Central e do Sul, África e Ásia.[2,1-,14,25] Como sinonímias, são utilizadas as denominações blastomicose norte-americana e doença de Gilchrist.

HISTÓRICO

A enfermidade foi descrita em 1894 por Gilchrist, a partir da observação de paciente com lesão cutânea.[17] Em 1896, Gilchrist e Stokes relataram o segundo caso clínico, cultivaram o agente causal à temperatura ambiente e o denominaram *Blastomyces dermatitidis*.[18] Em 1907, demonstrou-se o dimorfismo térmico do *B. dermatitidis*.[20] Até 1951, acreditava-se que a blastomicose teria um padrão clínico distinto caso a infecção fosse pulmonar e outro padrão caso o inóculo primário fosse cutâneo, mas Schwartz e Baum demonstraram que, com frequência, os quadros cutâneos crônicos apresentavam lesão pulmonar concomitante ou precedente e que todos os casos de blastomicose tinham origem nos pulmões, à semelhança das demais micoses sistêmicas.[32] Em 1955, Wilson descreveu quatro casos de inoculação cutânea primária, reafirmando critérios sugeridos quando do relato de coccidioidomicose de inoculação cutânea primária.[33,34] Em 1961, relatou-se o primeiro isolamento do fungo a partir do solo, o que se repetiu em ocasiões posteriores, inclusive a partir de vegetais em decomposição.[10] Em 1989, surgiu o primeiro relato de blastomicose associada a síndrome da imunodeficiência adquirida.[22]

EPIDEMIOLOGIA E ECOLOGIA

Há vários aspectos acerca da epidemiologia da blastomicose que a diferenciam da paracoccidioidomicose: 1) a blastomicose não é restrita ao continente americano, com 81 casos relatados na África até 1987 e com casos autóctones na Índia e Oriente Médio;[5,25] 2) ocorrência de surtos epidêmicos na blastomicose com contágio de até 26 pacientes simultaneamente,[23] o que não tem sido relatado na paracoccidioidomicose; 3) é relativamente incomum, com apenas 1.476 casos humanos relatados ou informados entre 1895 e 1968;[14,15,25] 4) é comum em cães, entre os quais se podem também observar surtos epidêmicos.[1,15,35]

A área de ocorrência da blastomicose nos EUA é semelhante àquela da histoplasmose, ou seja, os vales dos rios Mississippi e Ohio, estendendo-se para o Canadá, região dos Grandes Lagos, estados de Illinois e Ontário e para a região noroeste, nos estados de Minnesota e Wisconsin, e, excepcionalmente, para o sul, com relatos no Novo México e México.[2,11,14,23-25,30]

Essa delimitação geográfica baseia-se em dados de relatos de casos, pois não há reação intradérmica específica eficaz que permita inquéritos epidemiológicos. Na África, a blastomicose é descrita desde a Argélia e Tunísia, ao norte, até a África do Sul.[4,5,25]

Surtos epidêmicos têm sido descritos, resultando, em seu conjunto, em pelo menos 98 casos clinicamente sintomáticos. O maior deles ocorreu no estado de Wisconsin, em 1984, no qual 26 crianças e adultos, dentre 95 participantes de acampamento em parque natural, desenvolveram doença pulmonar aguda 21 a 106 dias após a exposição.[23]

O *B. dermatitidis* é isolado com dificuldade e em pequeno número de vezes a partir de amostras de solo, vegetais e de vegetais em decomposição. Esses isolados foram obtidos de coletas nas áreas em que ocorreram os surtos epidêmicos. Dados daí advindos sugerem que o *habitat* do *B. dermatitidis* deve ser próximo a lagos ou correntes de água, em ambientes úmidos, de bosques, de solo fértil e com pH ácido.[9,24,25]

A blastomicose doença tem sido descrita mais no sexo masculino (90%), particularmente entre os 30 e 60 anos de idade; em uma amostra de 989 casos, apenas 3% ocorreram na faixa etária de 0 a 19 anos, embora mais recentemente tenha sido relatada incidência entre 2% e 11% em crianças na região de Kantaro (Ontário) no Canadá.[3,27,31] Dados adicionais a serem citados: 1) a blastomicose doença é três vezes mais frequente em pacientes da raça negra na região Sul dos EUA; 2) há possibilidade comprovada de transmissão inter-humana; 3) ocorrência, não rara, de inoculação acidental em laboratório ou quando de necropsias.[3,7,10,11,19,26]

A associação com AIDS é bem menos frequente do que aquela referida em relação à histoplasmose nos países endêmicos.[22,35]

PATOGÊNESE

A infecção pulmonar primária é a regra na blastomicose, à semelhança das demais micoses sistêmicas causadas por fungos dimórficos. O contágio se dá pela inalação de conídias do *B. dermatitidis* a partir de fontes ambientais. O quadro clínico associado à primoinfecção pode ser assintomático ou sintomático, com tendência de resolução, podendo permanecer com focos pulmonares ou a distância contendo fungos viáveis. As manifestações clínicas de doença ativa decorrem ou da progressão do complexo primário ou da reativação de foco quiescente, o que é mais comum.[3,6,25]

As diferenças observadas nas manifestações clínicas dos casos diagnosticados nos EUA (mais agressivos) e aqueles diagnosticados na África podem estar associadas a diferenças antigênicas observadas em isolados de regiões distintas, classificados em sorotipo 1, que contém o denominado exoantígeno A (isolados dos EUA), e em sorotipo 2, ausência do exoantígeno A, e que corresponde à maioria dos isolados na África.[21,25]

CLÍNICA

As manifestações clínicas da blastomicose são apresentadas de forma segmentada, segundo o órgão ou sistema acometido, e subdivididas em:

Blastomicose pulmonar

Compreende as manifestações sintomáticas da infecção doença aguda e as da doença crônica. O quadro agudo caracteriza-se por febre (100%), tosse produtiva (83%) e dor torácica, imitando quadro pneumônico bacteriano do tipo comunitário com achados radiológicos de infiltrado micronodular disseminado. Esses pacientes de modo geral se recuperam em semanas, sem tratamento. A resolução radiológica se faz sem resíduo calcificado pulmonar.[3,6,8,31]

As manifestações pulmonares de doença crônica ocorrem no mínimo em 70% dos casos clínicos. As manifestações pulmonares são em geral insidiosas, com tosse e dispneia progressivas, com tempo médio de história de 10 meses, que se agrava lentamente, acompanhadas de emagrecimento e adinamia. As alterações radiológicas encontradas em série de 63 casos estudados foram: infiltrado intersticial e micronodular, nódulos e cavitações, com lobo único comprometido em 67% dos casos, principalmente lobo superior. As cavitações foram observadas em 37% dos casos, e o derrame pleural, ainda que discreto, esteve presente em 21% dos casos. Os óbitos associados à doença pulmonar são relacionados aos seguintes fatores de risco: idade avançada, associação com doença pulmonar obstrutiva crônica, câncer como comorbidade e pertencer à raça negra.[3,6,8,11,31]

Blastomicose cutânea

É manifestação cutânea frequente na blastomicose, sendo observada em 57% de 534 casos.[25] Tal frequência a situa como a micose sistêmica com maior índice de comprometimento cutâneo quando se considera o paciente imunocompetente. A localização cutânea de lesões é produto da disseminação hematogênica do fungo ou da inoculação cutânea primária, evento raro mas bem documentado.[6,10,19,26,33]

As lesões são de evolução relativamente lenta e classicamente de padrão vegetante e vegetante-verrucoso. Lesões ulceradas e eventualmente do tipo abscesso podem ser observadas. As localizações mais frequentes são a face e as extremidades. Lesão da mucosa oral é rara.[3,25]

Blastomicose osteoarticular

A osteomielite específica pode ocorrer em 14% a 60% dos casos, segundo diferentes relatos, e também ocorre como manifestação frequente em cães.[3,6,14,29]

As lesões são em geral assintomáticas ou oligossintomáticas e diagnosticadas a partir de complicações articulares ou da formação de abscesso cutâneo contíguo ou através de investigação sistemática com cintilografia. Praticamente qualquer articulação pode ser acometida, e são citados como mais frequentes vértebras, crânio, costelas e ossos longos.[3,29]

Outros órgãos

A blastomicose compromete o trato genitourinário em até 25% dos casos, mas especificamente rins, próstata e epidídimo. A lesão renal corresponde a abscessos na cortical do rim e em geral é associada a doença disseminada. As lesões prostáticas, de epidídimo e, mais raramente, de testículos e próstata estão associadas a doença pulmonar crônica ou a doença disseminada.[3,8,25,30]

Doença do SNC é relatada em até 10% dos casos e manifesta-se como abscesso cerebral, lesão meníngea ou lesão medular. Em geral as manifestações do SNC estão associadas a doença disseminada.[3,13,25]

Lesão ganglionar é possível e lembra aquela da tuberculose. Comprometimentos mais raros são as de localização ocular, suprarrenal, hepática e esplênica.[3,25]

Blastomicose associada a imunossupressão

Em série de 19 casos estudados, a blastomicose associada à AIDS manifestou-se de forma disseminada em 63% dos pacientes. Em 85%, a contagem de CD4 esteve abaixo de 200 células/mm[3] e o comprometimento do SNC ocorreu em 46% dos casos (contra 5% a 10% na blastomicose clássica).[36]

Blastomicose associada a imunossupressão pós-transplante tem sido relatada, mas é incomum.[6,16]

DIAGNÓSTICO

O diagnóstico de certeza depende do isolamento do fungo em cultura ou do reconhecimento de formas leveduriformes específicas no tecido ou em secreções.

O *B. dermatitidis* pode ser revelado ao exame direto de diferentes amostras, como: raspado de lesão, material purulento ou secreção brônquica. Sua correta identificação é facilitada pelo aspecto morfológico uniforme de célula leveduriforme, caracterizada pelo formato globoso, paredes finas, refringentes, medindo entre 8 e 15 μm, com brotamento único, em que a célula-filha se prende à célula-mãe por ligação de base larga. Eventualmente, formas minutas ou catenuladas estão presentes, dificultando o diagnóstico.[25]

O cultivo se obtém utilizando o ágar Sabouraud ou ágar-infusão cérebro-coração (BHI-Difco®) após incubação à temperatura de 25°C a 30°C por 3 a 4 semanas. A colônia miceliana é de coloração branco-amarronzada, de aparência sulcada ou lisa e centro elevado. A micromorfologia mostra hifas, conidióforos e, nas extremidades desses, conídios arredondados e globosos. Os conídios são mais evidentes e numerosos quando se utiliza cultivo em lâmina com meios de cultura pobres em nutrientes, como o ágar-batata.[25]

A transformação de forma miceliana (M) para forma leveduriforme (L) pode ser realizada em BHI, mas não em meio contendo actidiona e cloranfenicol, e incubada a 37°C. A colônia leveduriforme assume o aspecto granular, enrugado ou cerebriforme, muito semelhante ao observado na cultura leveduriforme do *Paracoccidioides brasiliensis*. A coloração é branco-creme. As células leveduriformes se formam a partir de brotamentos nos conídios

presentes na fase M. A viabilidade da colônia é mantida com repiques a cada 3 semanas.[25]

O exame histopatológico revela processo inflamatório crônico granulomatoso com a presença de células gigantes tipo Langhans, microabscessos ricos em neutrófilos e, mesmo, necrose caseosa. O fungo é mais bem evidenciado com o auxílio das colorações pelo PAS ou prata-metenamina (Grocott-Gomori) e está presente no citoplasma de células gigantes ou no interior de microabscessos[6] (Fig. 35.1).

Nos países endêmicos, há *kit* comercial disponível para a detecção de antígenos do *B. dermatitidis* em amostra de urina. Há possibilidade de reação cruzada com antígenos do *Histoplasma capsulatum*, portanto a interpretação do teste depende de correlação clínico-laboratorial. Exames sorológicos utilizando metodologia de radioimunoensaio (ELISA) mostram alta sensibilidade mas baixa especificidade e não são utilizados de rotina.[6]

A blastomicina, preparado antigênico a partir de filtrado de cultura de fase miceliana, ou preparada a partir de diferentes técnicas, tem demonstrado alto índice de reações cruzadas em pacientes infectados ou doentes de histoplasmose e não apresenta resultados consistentemente positivos em pacientes de blastomicose. Portanto, inexiste, até o presente, preparado antigênico específico e reprodutível para inquérito epidemiológico da blastomicose.[6,25]

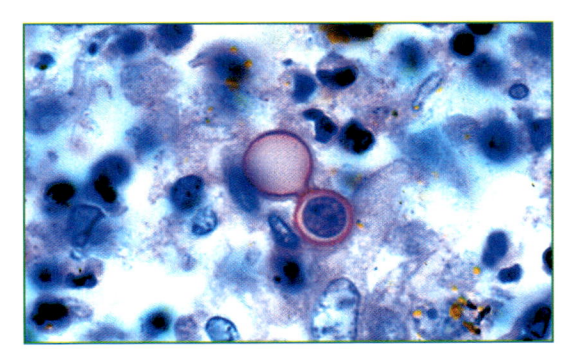

Fig. 35.1 *Blastomyces dermatitidis* em corte histológico (PAS). Célula leveduriforme, gemulação única com base larga.

Técnicas moleculares podem ser utilizadas para auxílio diagnóstico, estudo de cepas e definição de identidade entre isolados do *B. dermatitidis.* [6,12]

DIAGNÓSTICO DIFERENCIAL

Da blastomicose pulmonar, se faz com tuberculose, histoplasmose, sarcoidose e com neoplasias. Da blastomicose cutânea, se faz com cromoblastomicose, esporotricose verrucosa e tuberculose verrucosa. Da lesão óssea, se faz com osteomielites bacterianas, mieloma múltiplo e coccidioidomicose. Lesão específica do SNC faz diferencial com outros processos infecciosos fúngicos e parasitários.

TRATAMENTO

Consenso publicado por Chapman e cols. (2008),[6] para a Sociedade Americana de Doenças Infecciosas, propõe:

1. Para blastomicose pulmonar, moderada a grave: anfotericina B deoxicolato, 0,7 a 1,0 mg/dia por 2 semanas ou até melhora evidente, e a seguir transição para itraconazol – 600 mg/dia, por 3 dias, e a seguir 400 mg/dia por 6 a 12 meses. Para quadros leves a moderados, itraconazol – 600 mg/dia por 3 dias e a seguir 200 a 400 mg/dia por 6 a 12 meses.
2. Para blastomicose disseminada extrapulmonar: anfotericina B deoxicolato, 0,7 a 1,0 mg/dia por 2 semanas ou até melhora evidente, e a seguir transição para itraconazol – 600 mg/dia, por 3 dias, e a seguir 400 mg/dia por 6 a 12 meses. Para quadros leves a moderados, itraconazol – 600 mg/dia por 3 dias e a seguir 200 a 400 mg/dia por 6 a 12 meses.
   Pacientes com blastomicose osteoarticular devem ser medicados por 12 meses.
3. Blastomicose do SNC: anfotericina B deoxicolato, 0,7 a 1,0 mg/dia por 4 semanas ou até melhora evidente, e a seguir transição para itraconazol – 600 mg/dia,

por 3 dias, e a seguir 400 mg/dia por 12 meses.
4. Blastomicose associada a imunossupressão: anfotericina B deoxicolato, 0,7 a 1,0 mg/dia por 2 semanas ou até melhora evidente, e a seguir transição para itraconazol – 600 mg/dia, por 3 dias, e a seguir 400 mg/dia por 6 a 12 meses. Considerar o uso do itraconazol por tempo indefinido – 200 mg/dia, se as condições de imunossupressão não puderem ser revertidas.
5. Blastomicose na mulher grávida: a medicação indicada é a anfotericina B deoxicolato ou lipossomal, segundo as indicações de gravidade.
6. Blastomicose na criança: a medicação indicada é a anfotericina B deoxicolato, segundo as indicações de gravidade, ou o itraconazol na dose de 10 mg/dia por período por 6 a 12 meses.
7. Blastomicose no cão: a medicação indicada é o itraconazol – 10 mg/kg/dia em 2 tomadas por 2 semanas, reduzindo depois para 5 mg/kg/dia em dose única diária por período de 3 a 6 meses.[1,35]

REFERÊNCIAS BIBLIOGRÁFICAS

1. Arceneaux KA, Taboada J, Hosgood G. Blastomycosis in dogs: 115 cases (1980-1995). *J Am Vet Med Assoc* 1998; 213:658-664.
2. Baumgardner DJ, Buggy BP, Mattson BJ, Burdick JS, Ludwig D. Epidemiology of blastomycosis in a region of high endemicity in north central Wisconsin. *Clin Infect Dis* 1992; 15:629-635.
3. Blastomycosis Cooperative Study Group of the Veterans Administration. Blastomycosis: a review of 198 collected cases in Veterans Administration Hospitals. *Am Rev Resp Dis* 1964; 89:659-672.
4. Broc R, Haddad N. Tumor bronchique a *Scapulariosis americana*, determination precoce d'une maladie de Gilchrist. *Bull Mem Soc Med Hôp* (Paris) 1952; 68:679-682.
5. Carman WF, Frean JA, Crewe-Brown HH *et al*. Blastomycosis in Africa. A review of known cases diagnosed between 1951-1987. *Mycopathologia* 1989; 107:25-32.

6. Chapman SW, Dismukes WE, Proia LA *et al*. Clinical practice guidelines for the management of blastomycosis: 2008 update by the Infectious Disease Society of America. *Clin Infect Dis* 2008; 46:1801-1812.

7. Craig MW. Conjugal blastomycosis. *Am Rev Resp Dis* 1970; 102:86-90.

8. Cush R, Light RW, George RB. Clinical and roentgenographic manifestations of acute and chronic blastomycosis. *Chest* 1976; 69:345-349.

9. Denton JF, McDonough ES, Ajello L, Aushrman RJ. Isolation of Blastomyces dermatitidis from soil. *Science* 1961; 133:1126-1127.

10. Denton JF, DiSalvo AF, Hirsch ML. Laboratory-acquired North American blastomycosis. *JAMA* 1967; 199:935-936.

11. Dworkin MS, Duckro AN, Proia L, Semel JD, Huhn G. The epidemiology of blastomycosis in Illinois and factors associated with death. *Clin Infect Dis* 2005; 41:e107-111.

12. Fraser JV, Keath EJ, Powderly WG. Two cases of blastomycosis from a common source: use of DNA restriction analysis to identify strains. *J Infect Dis* 1991; 163:1378-1381.

13. Friedman JA, Wijdickis EF, Fulgham JR, Wright AJ. Meningoencephalitis due to *Blastomyces dermatitidis*: case report and literature review. *Mayo Clin Proc* 2000; 75:403-408.

14. Furcolow ML, Chick EW, Busey JF, Menges RW. Prevalence and incidence studies of human and canine blastomycosis. I. Cases in the United States 1985-1968. *Am Rev Resp Dis* 1970; 102:60-67.

15. Furcolow ML, Busey JF, Menges RW, Chick EW. Prevalence and incidence studies of human and canine blastomycosis. II. Yearly incidence study in three selected states 1960-1967. *Am J Epidemiol* 1970; 92:121-131.

16. Gauthier GM, Safdar M, Klein BS, Andes DR. Blastomycosis in solid organ transplant recipients. *Transpl Infect Dis* 2007; 9:310-317.

17. Gilchrist TC. Protozoan dermatitidis. *J Cutan Genitourin Dis* 1894; 12:496.

18. Gilchrist TC, Stokes WR. The presence of an *Oidium* in the tissues of a pseudolupus vulgaris. *Bull Johns Hopkins Hosp* 1896; 7:129-133.

19. Gray NA, Baddour LM. Cutaneous inoculation blastomycosis. *Clin Infect Dis* 2002; 34:e44-49.

20. Hamburger WW. A comparative study of four strains of organisms isolated from four cases of generalized blastomycosis. *J Infect Dis* 1907; 4:201-209.

21. Kaufman L, Standard PD, Weeks RJ, Padyle AA. Detection of two *Blastomyces dermatitidis*

22. Kitchens LW, Clarck RA, Hoadley DJ *et al*. Concurrent pulmonary *Blastomyces dermatitidis* and *Mycobacterium tuberculosis* infection in an HIV-1 seropositive man. *J Infect Dis* 1989; 160:911-912.

23. Klein BS, Vergeron JM, Weeks RJ, Kumar U *et al*. Isolation of *Blastomyces dermatitidis* in soil associated with a large outbreak of blastomycosis in Wisconsin. *New Engl J Med* 1986; 314:529-534.

24. Klein BS, Vergeron JM, DiSalvo AF *et al*. Two outbreaks of blastomycosis along rivers in Wisconsin. Isolation of *Blastomyces dermatitidis* from riverbank soil and evidence of its transmission along waterways. *Am Rev Resp Dis* 1987; 136:1333-1338.

25. Kwon-Chung KJ, Bennet JE. Blastomycosis. *In*: *Medical Mycology*. Philadelphia: Lea & Febiger, 1992. Chap. 12, p. 248-279.

26. Larson DM. Primary cutaneous (inoculation) blastomycosis: an occupational hazard to pathologists. *Am J Clin Pathol* 1983; 79:253-255.

27. Lemos LB, Guo M, Baliga M. Blastomycosis organ involvement and etiologic diagnosis: a review of 123 cases from Mississippi. *Ann Diagn Pathol* 2000; 4391-4406.

28. Lester RS, DeKoven JG, Kane J, Simor AE. Kradjen S, Summerbell RC. Novel cases of blastomycosis acquired in Toronto, Ontario. *CMAJ* 2000; 163:1309-1312.

29. MacDonald PB, Black GB, MacKenzie R. Orthopedic manifestations of blastomycosis. *J Bone J Surg Am* 1990; 72:860-864.

30. Nail PM, Nikolai A. Systemic blastomycosis diagnosed by prostate needle biopsy. *Clin Med Res* 2008; 6:24-28.

31. Schutze GE, Hickerson SL, Fortim EM *et al*. Blastomycosis in children. *Clin Infect Dis* 1996; 22:496-502.

32. Schwartz J, Baum GL, Blastomycosis. *Am J Clin Pathol* 1951; 21:999-1029.

33. Whealen J. Treatment of canine blastomycosis osteomyelitis. *Can Vet J* 2008; 49:217.

34. Wilson JW, Cowley EP, Weidman FD, Gilmer WS. Primary cutaneous North American blastomycosis. *Arch Dermatol Syphilicl* 1955; 71:39-45.

35. Wilson JW, Smith CE, Plunkett OA. Primary cutaneous coccidioidomycosis: the criteria for diagnosis. *Calf Med* 1953; 79:233-239.

36. Witzig RS, Hoadley DJ, Greer DL. *et al*. Blastomycosis and human immunodeficiency virus: three new cases and review. *South Med J* 1994; 87: 715-719.

36 Coccidioidomicose

Maria José N. Diógenes • José Júlio C. Sidrim • Maria Auxiliadora B. Fechine

ASPECTOS HISTÓRICOS

A coccidioidomicose é uma infecção sistêmica, predominantemente pulmonar, que acomete o homem e uma grande diversidade de animais, sendo causada por fungos do gênero *Coccidioides*. A doença, também conhecida como *micose do Novo Mundo* ou *febre do vale (valley fever)* foi descrita pela primeira vez em 1892, na Argentina, por Alejandro Posadas, em paciente com múltiplas lesões crônicas na pele. A etiologia da coccidioidomicose, no entanto, foi revelada apenas em 1900, por William Ophüls e Herbert C. Moffit, que observaram a formação de micélio fúngico em culturas de tecido de um paciente.

Até 1929, a coccidioidomicose era conhecida apenas em sua forma disseminada, a qual era conhecida por *granuloma coccidioidico*. A partir de então, foram descobertos casos da forma benigna da doença, caracterizada por sintomas pulmonares agudos e eritema nodoso em pacientes oriundos da região do Vale de San Joaquin, na Califórnia, Estados Unidos. Desde então, o termo *coccidioidomicose* foi proposto para todas as formas clínicas da patologia.

O primeiro caso de coccidioidomicose no Brasil foi descrito por Gomes e cols., em 1978, em paciente natural de Pirapiranga, região do semiárido do estado da Bahia. Um ano depois, Vianna e cols. descreveram o segundo caso autóctone da doença em paciente originário da cidade de Floriano, no estado do Piauí. Ainda que os primeiros casos autóctones de coccidioidomicose tenham sido descritos no final da década de 1970, a doença só foi novamente relatada aproximadamente 18 anos depois, por Kuhl e cols., em caso ocorrido em 1989, acometendo paciente provindo do município de Jaguaribara, no estado do Ceará. Em 1995, Diógenes e cols. realizaram inquérito epidemiológico com esferulina em 87 moradores de Jaguaribara, obtendo índice de reatividade de aproximadamente 12% e sugerindo, pela primeira vez, a existência de coccidioidomicose-infecção no estado do Ceará.

Em 1991, Wanke e cols. descreveram o primeiro surto epidêmico de coccidioidomicose, ocorrido no município de Oeiras, estado do

Piauí, onde 3 indivíduos e 8 cães apresentaram quadro respiratório agudo após participarem de uma caçada a tatus. Sidrim e cols. relataram o segundo surto epidêmico de coccidioidomicose no Brasil, ocorrido em 1995, no município de Aiuaba, região sudoeste do estado do Ceará, onde 4 homens e 2 cães apresentaram a forma pulmonar da doença após caça a tatus. Com origem nessa época, diversos autores têm relatado, de forma cada vez mais frequente, outros casos da doença no Nordeste brasileiro.

AGENTES ETIOLÓGICOS: CARACTERÍSTICAS GERAIS E ECOLÓGICAS

A coccidioidomicose é causada pelos fungos *Coccidioides immitis* e *Coccidioides posadasii* (divisão Ascomycota, classe Euascomycetes, ordem Onygenales, família Onygenaceae), organismos geofílicos cujo ciclo biológico é marcado pelo dimorfismo termonutricional.

Durante a fase saprofítica, à temperatura ambiente, *Coccidioides spp.* formam hifas hialinas com artroconídios em forma de barril, intercalados por células desprovidas de material citoplasmático, denominadas disjuntores. Os artroconídios são facilmente destacáveis do micélio vegetativo e apresentam em suas extremidades restos de parede celular dos disjuntores, os quais facilitam a sua dispersão aérea. Ao serem inalados por um hospedeiro suscetível, os conídios passam por mudanças morfológicas, evoluindo para esférulas, que, ao atingirem a maturidade celular, liberam cerca de 800 endósporos. Cada endósporo inicia o desenvolvimento de uma nova esférula, resultando, dessa forma, em uma reprodução exponencial. Caso atinjam o solo, na presença de condições adequadas, os endósporos crescem na forma filamentosa, garantindo, assim, a continuidade do ciclo biológico do microorganismo.

Por mais de um século, o fungo *C. immitis* foi implicado como único agente etiológico da coccidioidomicose. Análises de marcadores moleculares diferentes, no entanto, revelaram que a espécie era formada por dois grupos genéticos distintos, de acordo com a sua origem geográfica: um grupo restrito à Califórnia, nos Estados Unidos, e outro fora dessa área. Em 2002, os isolados não californianos foram elevados ao *status* de espécie, a qual foi denominada *C. posadasii*. Dessa forma, atualmente, é reconhecido que a doença possui dois agentes etiológicos morfologicamente indistinguíveis, mas com ocorrência geográfica característica: *C. immitis* está restrito à região da Califórnia, enquanto *C. posadasii* possui distribuição ampla, abrangendo o sudoeste dos Estados Unidos, México, América Central e América do Sul.

Ambas as espécies são metabolicamente pouco exigentes e apresentam a capacidade de assimilação de uma grande diversidade de fontes de carbono e nitrogênio. Tal característica permite que esses micro-organismos tenham como *habitat* primário os solos nutricionalmente pobres de áreas semiáridas ou desérticas. Nesses ambientes, a alcalinidade e a salinidade elevadas do solo são capazes de selecionar o crescimento de *Coccidioides spp.*

Apesar de *C. posadasii* e *C. immitis* diferirem quanto à composição química de algumas proteínas antigênicas, bem como no perfil de marcadores moleculares, até o presente momento não se sabe se as referidas espécies possuem diferenças quanto à patogenicidade em seres humanos. *C. posadasii* e *C. immitis*, entretanto, correspondem às espécies fúngicas de maior virulência já descrita e são classificados como organismos de nível de biossegurança 3.

Os agentes etiológicos da coccidioidomicose já foram isolados em zonas de clima seco, onde os índices pluviométricos anuais são inferiores a 800 mm, com vegetação pobre e esparsa, na profundidade do solo compreendida entre 10 e 28 cm.

ASPECTOS EPIDEMIOLÓGICOS

A ocorrência da coccidioidomicose é determinada por testes intradérmicos com coccidioidina ou esferulina, detecção de casos da doença e análises ambientais durante surtos epidêmicos. Tais estudos revelam que a doença ocorre em áreas restritas do continente americano, entre 40°N 120°W ao norte da Califórnia e 40°S 65°W ao sul da Argentina.

Até 1992, a literatura especializada reconhecia a existência de áreas endêmicas da doença em 9 países: Estados Unidos, México, Honduras, Guatemala, Colômbia, Venezuela, Bolívia, Paraguai e Argentina. Apenas em 1998 o Brasil foi incluído na relação internacional de países com áreas endêmicas da doença, com zonas circunscritas às regiões de semiárido dos estados do Maranhão, Piauí, Ceará e Bahia (Fig. 36.1).

A área mais importante de ocorrência da coccidioidomicose situa-se nos Estados Unidos, onde são estimadas aproximadamente 100.000 novas infecções anuais. No Brasil, a enfermidade ocorre exclusivamente na região Nordeste, onde, desde 1978, quase uma centena de casos já foi descrita.

Surtos epidêmicos de coccidioidomicose são associados a escavações em sítios arqueológicos, treinamentos militares em áreas endêmicas, além dos distúrbios naturais, como terremotos e alterações climáticas. No Brasil, a maioria dos casos notificados da doença teve vínculo epidemiológico com o hábito de escavar tocas de tatus da espécie *Dasypus novemcinctus*. Amostras do solo coletadas próximo

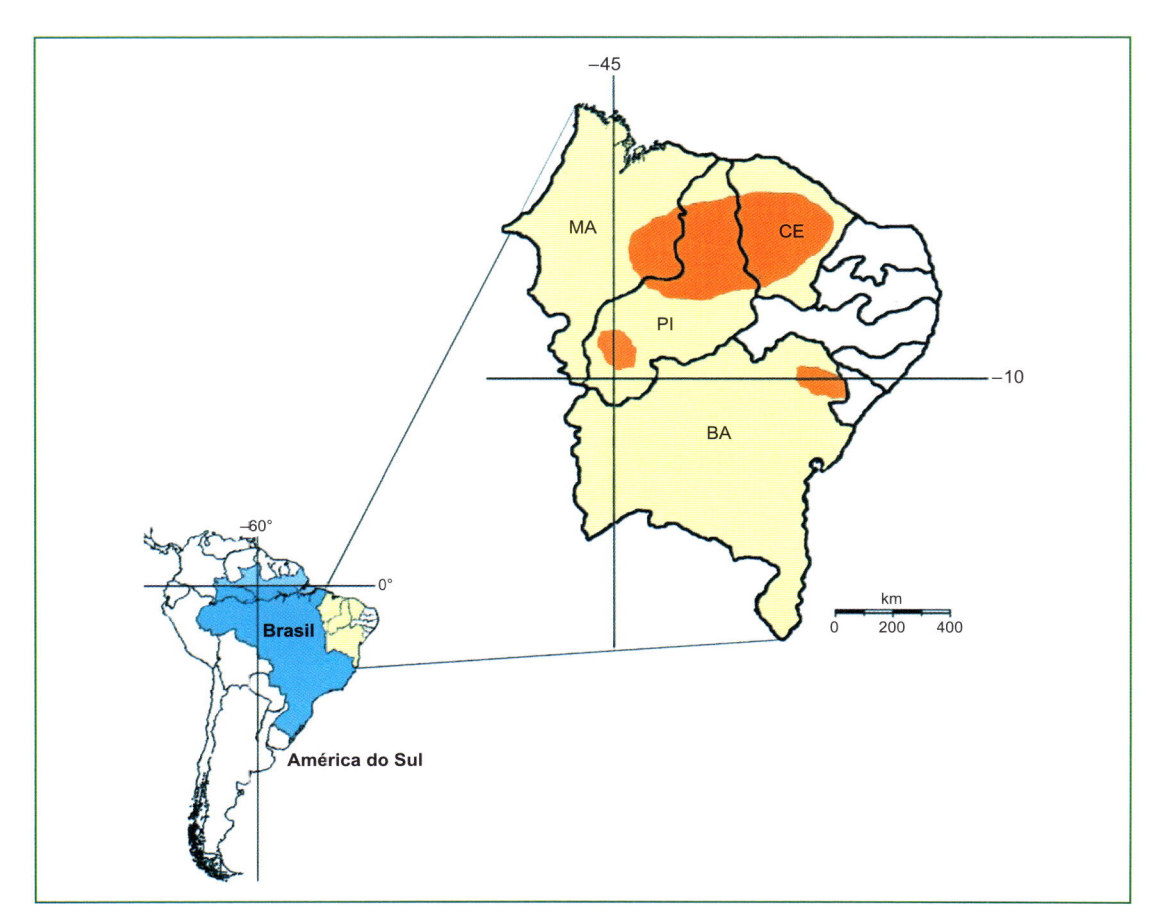

Fig. 36.1 Distribuição espacial dos casos humanos autóctones de coccidioidomicose no Brasil, com ocorrência nos estados do Maranhão (MA), Piauí (PI), Ceará (CE) e Bahia (BA).

às tocas desses animais, nos estados do Piauí e do Ceará, forneceram culturas de *C. posadasii*, confirmando assim a origem ambiental da infecção.

Dados demográficos internacionais mostram que a coccidioidomicose doença ocorre em todas as faixas etárias, mas os extremos de idade apresentam maior risco para complicações graves da patologia, incluindo infecção pulmonar crônica e disseminação. No Brasil, o primeiro caso de coccidioidomicose disseminada foi descrito em 2008, em um paciente do sexo masculino oriundo do estado do Ceará, com diagnóstico de pericardite.

Diversos estudos comprovam que a coccidioidomicose possui maior ocorrência em homens, o que, provavelmente, está relacionado ao seu caráter ocupacional. Apesar de o risco de aquisição de coccidioidomicose não estar relacionado a nenhum grupo racial, sabe-se que sua forma disseminada ocorre mais frequentemente entre filipinos e negros. Dados da literatura mostram que a gravidez também é um importante fator de risco de doença disseminada na coccidioidomicose, sendo até 40 vezes mais prevalente nesse grupo populacional. Nesses casos, a disseminação está fortemente relacionada ao avanço do período gestacional.

Todos os casos de coccidioidomicose descritos no Brasil apresentam características clínico-epidemiológicas comuns: a doença acomete o indivíduo do sexo masculino, geralmente adulto jovem, oriundo de área rural do semiárido nordestino. A prática de atividades ocupacionais e/ou de lazer relacionadas ao revolvimento de solo e concomitante exposição à poeira contaminada é referida pela maioria dos pacientes.

MANIFESTAÇÕES CLÍNICAS

A coccidioidomicose apresenta como porta de entrada o trato respiratório, sendo, portanto, primariamente uma micose pulmonar profunda, que pode se apresentar como uma doença granulomatosa e supurativa.

Após inalação dos artroconídios, observa-se um período de incubação de 7 a 21 dias, depois dos quais a doença pode evoluir para uma das quatro formas clínicas básicas: assintomática, pulmonar aguda, pulmonar crônica, disseminada e cutânea primária.

Aproximadamente 60% das infecções são assintomáticas ou oligossintomáticas, sendo diagnosticadas apenas mediante os testes sorológicos.

A forma pulmonar aguda pode apresentar-se, na maioria dos casos, com sintomas semelhantes a um "estado gripal", com febre, cefaleia, *rash* cutâneo, mialgia, tosse seca, dor torácica, perda de peso e calafrios. Pode regredir espontaneamente em 1 a 2 meses ou evoluir para doença pulmonar crônica e, até mesmo, disseminar-se em 5% dos casos.

A radiografia do tórax revela infiltração pulmonar, derrame pleural e adenopatia hilar, semelhante a outras pneumonias adquiridas na comunidade, devendo ser avaliado o diagnóstico de pneumonia por *Coccidioides* em indivíduos de áreas endêmicas.

O *rash* eritematoso ou eritema tóxico inespecífico pode ocorrer nos primeiros dias da doença, antes que a sensibilidade à coccidioidina esteja estabelecida, e tende a desaparecer durante o tratamento. O *rash* geralmente é fino, difuso, eritematoso e macular, podendo acometer tronco e extremidades e estar associado a enantema, devendo ser diferenciado de sarampo, rubéola e urticária.

O eritema nodoso está presente na doença primária e tende a ocorrer concomitantemente à positividade nas reações intradérmicas à coccidioidina, refletindo o desenvolvimento de hipersensibilidade a *Coccidioides spp.* e representando sinal de bom prognóstico. Tende a ocorrer nos tornozelos e, eventualmente, na região cefálica, com erupções simétricas e dolorosas, predominando no sexo feminino e na raça branca. Aproximadamente um terço dos pacientes com eritema nodoso apresenta, simultaneamente, artrite não migratória.

A forma cutânea primária é rara, ocorrendo pela inoculação de conídios dos cactos ou de esférulas em necropsias e, ainda, por acidente de laboratório, observando-se pápulas, nódulos e placas verrucosas, que podem evoluir para úlceras e abscessos.

A forma pulmonar crônica pode manifestar-se com perda de peso, tosse persistente, dor torácica e hemoptise, provocadas por nódulos múltiplos ou nódulo solitário, o coccidioma, bem como doença fibrocavitária, sendo em muitos casos confundida com a tuberculose pulmonar.

A disseminação ocorre por vias hematogênica e/ou linfática, atingindo a pele, tecido subcutâneo, ossos, articulações e meninges, e, em casos raros, fígado, adrenais, miocárdio, linfonodos, baço e sistema genitourinário. A gravidez é considerada fator de risco para o desenvolvimento de doença severa ou disseminada, particularmente no 3º trimestre, com alta morbidade e elevadas taxas de mortalidade materno-fetal.

As manifestações cutâneas secundárias à coccidioidomicose disseminada são variáveis, embora as formas verrucosas, pápulas, pústulas, nódulos, úlceras, abscessos e cicatrizes tenham sido relatados, bem como eritema nodoso e eritema multiforme.

DIAGNÓSTICO LABORATORIAL

No Brasil, a coccidioidomicose não é doença de notificação compulsória, mas o Ministério da Saúde recomenda, como medida de vigilância epidemiológica, o diagnóstico e tratamento precoce de todos os casos. Uma vez que a coccidioidomicose não apresenta achados clínico-radiológicos clássicos, podendo ser confundida com outras moléstias infecciosas, especialmente a tuberculose, a confirmação laboratorial é imprescindível para seu diagnóstico definitivo. As principais abordagens atuais para o diagnóstico laboratorial da coccidioidomicose baseiam-se em técnicas micológicas, sorológicas, moleculares e histopatológicas.

Diagnóstico micológico

O exame direto do espécime clínico é realizado por microscopia óptica em preparações do tipo lâmina-lamínula e esfregaços. Uma vez que os espécimes devem ser representativos do sítio de infecção, diversas amostras podem ser encaminhadas ao laboratório de micologia, na dependência da forma clínica da doença. Dessa maneira, a pesquisa de *Coccidioides spp.* pode ser realizada em secreções respiratórias, tais como escarro e lavado broncoalveolar; líquido cefalorraquidiano; aspirados de lesões osteoarticulares; líquido pleural; além de biópsias de pele e tecido pulmonar. Para confecção das lâminas, o material clínico é imerso em substância clarificante, tal como KOH em concentração de 30%, ou K-tinta para facilitar a visualização das estruturas parasitárias; esfregaços e *imprints* podem ser corados pela prata-metenamina. Ao exame direto, são observadas esférulas de até 80 µm de diâmetro, com parede birrefringente e endósporos no seu interior, as quais podem ser confundidas com outros agentes fúngicos, em especial o da paracoccidioidomicose. Estruturas filamentosas artroconidiadas, no entanto, podem raramente ser formadas em lesões cavitárias ou no espaço pleural.

Culturas primárias, oriundas de espécimes clínicos, apresentam rápido desenvolvimento em aproximadamente 5 a 10 dias de incubação a 25°C em ágar Sabouraud-dextrose a 2%, suplementado ou não com antimicrobianos, tais como cloranfenicol e ciclo-heximida. Após esse período, são formadas colônias algodonosas de coloração branca, que podem ser alvo de mudanças morfológicas ao longo do tempo. A análise microscópica do micélio revela hifas hialinas septadas com aproximadamente 3,5 a 5,0 µm de largura, que, com a maturação, originam artroconídios intercalados por células disjuntoras. Os artroconídios geralmente variam de 5,0 a 7,5 µm e de 2,5 a 5,0 µm para o tamanho e a largura, respectivamente. As características morfológicas de *Coccidioides spp.* empregadas no diagnóstico micológico estão ilustradas na Fig. 36.2.

A identificação laboratorial baseada em cultivos artificiais do fungo está restrita a laboratórios com nível de contenção biológica 3, uma vez que foram relatadas infecções

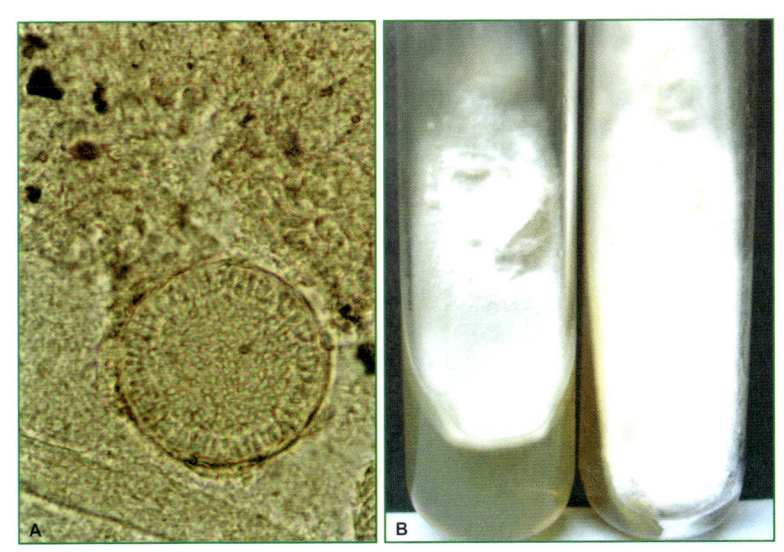

Fig. 36.2 Diagnóstico micológico de *Coccidioides spp*. **A:** Achado de esférula madura contendo numerosos endósporos no seu interior. **B:** Aspecto macromorfológico da colônia em ágar Sabouraud-dextrose a 2%.

contraídas após manipulação de culturas de *Coccidioides spp*. Tradicionalmente, a confirmação do diagnóstico micológico é realizada mediante reversão da forma filamentosa de *Coccidioides spp*. para a parasitária em animais de laboratório ou, alternativamente, *in vitro*, em meio líquido quimicamente definido, em atmosfera de 20% de CO_2 e incubação a 40°C, observando-se a reversão após 3-5 dias de cultivo. Essas práticas, no entanto, têm sido descontinuadas em vários centros de referência e substituídas por técnicas de diagnóstico molecular.

Diagnóstico imunológico

O diagnóstico imunológico da coccidioidomicose baseia-se na detecção da resposta celular e/ou humoral produzida pelo hospedeiro. Diversos estudos comprovam que, na coccidioidomicose, a imunidade protetora está associada a uma resposta celular adequada, mediante ativação de linfócitos T auxiliares e produção de citocinas, particularmente interleucina-2, interferon-gama e fator de necrose tumoral.

A ativação dos linfócitos T auxiliares pode ser demonstrada mediante positividade à prova cutânea aos antígenos coccidioidina ou esferulina, produzidos com base nas formas filamentosas ou parasitárias do fungo, respectivamente. O estudo da resposta celular na coccidioidomicose pode ser empregado em testes de diagnóstico, prognóstico e, mais comumente, para inquéritos epidemiológicos. Após um período de 3 semanas do início dos sintomas clínicos, a reação aos antígenos de *Coccidioides spp*. pode ser detectada em testes cutâneos. Uma vez que essa resposta imunológica é duradoura, a reatividade aos antígenos fúngicos pode ter pouco valor no diagnóstico da doença, estando relacionada a infecção atual ou passada. A conversão de um reator negativo para positivo, no entanto, pode ser útil para indicar infecção recente pelo fungo. Pacientes com intradermorreação positiva para coccidioidina e/ou esferulina têm melhor prognóstico, e aqueles cujos testes são negativados durante o processo infeccioso possuem prognóstico grave. Estudos *in vivo* mostram que ausência de resposta de hipersensibilidade tardia está associada às formas disseminadas da doença.

Os métodos diagnósticos mais importantes para a detecção da resposta sorológica específica para a doença são imunodifusão em gel, fixação do complemento, aglutinação em látex e ELISA. Esses testes baseiam-se na detecção de anticorpos direcionados a duas importantes classes de antígenos de *Coccidioides spp.*: TP (*tube precipitin*) e CF (*complement fixation*), para detecção de imunoglobulina M (IgM) e imunoglobulina G (IgG), respectivamente. Cada método possui diferentes níveis de sensibilidade e especificidade, e sua implementação em laboratórios de rotina clínica é dependente, ainda, do custo dos reagentes, da exequibilidade e da reprodutibilidade da técnica. A pesquisa de anticorpos pode ser realizada em diversos espécimes clínicos, tais como soro, liquor, líquido pleural, líquido peritoneal e sinóvia, na dependência da padronização de cada técnica.

Recentemente, uma preparação antigênica extraída de cepa de *C. posadasii* isolada no Nordeste brasileiro foi empregada no diagnóstico laboratorial do primeiro caso de coccidioidomicose disseminada no país. Anticorpos específicos para o fungo foram detectados em amostra de fluido pericárdico e soro, por meio das técnicas de imunodifusão e ELISA. A pesquisa da resposta imune na coccidioidomicose, empregando-se antígenos oriundos de cepas autóctones, pode ser de grande valor no diagnóstico presuntivo da doença no Brasil.

Para o diagnóstico de coccidioidomicose pulmonar aguda, os testes devem ser direcionados para moléculas de IgM, as quais podem ser detectadas aproximadamente 7 dias uma vez iniciados os sintomas. Após 6 semanas de evolução da doença, os títulos de IgM tornam-se bastante reduzidos, podendo ser detectados apenas em aproximadamente 10% dos indivíduos com doença não disseminada. Na sua forma disseminada, no entanto, anticorpos IgM podem ser detectados por vários anos após a infecção primária.

A detecção de anticorpos IgG pode ser realizada entre 2 a 3 semanas após o início dos sintomas, mediante as técnicas de imunodifusão, fixação do complemento e ELISA. Após análise qualitativa, a titulação de IgG se faz necessária, uma vez que diversos estudos correlacionam títulos elevados com a disseminação e gravidade da doença.

Resultados sorológicos falso-negativos podem ocorrer em pacientes transplantados, leucêmicos ou com outras condições imunossupressoras. Resultados falso-positivos são associados à técnica de aglutinação em látex. Dessa forma, os resultados dos testes imunológicos devem ser analisados, quando possível, em conjunto com o diagnóstico micológico, histopatológico e/ou molecular.

Diagnóstico molecular

O diagnóstico laboratorial da coccidioidomicose baseado em técnicas moleculares é bastante promissor, pois permite a eliminação do manuseio de culturas de *Coccidioides spp.* em forma filamentosa, em amostras clínicas contaminadas com outros micro-organismos, ou ainda em culturas mistas.

A metodologia mais importante na identificação molecular de *Coccidioides spp.* corresponde à reação em cadeia da polimerase (PCR), cujos testes apresentam elevada sensibilidade, custo moderado e alta reprodutibilidade dos resultados. Atualmente, diversos protocolos já estão padronizados para a detecção e identificação de *Coccidioides spp.* em culturas, amostras clínicas e ambientais. Até o momento, diversas sequências genéticas já foram empregadas como alvo diagnóstico: gene *csa*, o agrupamento de genes do DNA ribossomal (rDNA), sequência parcial codificante do *antígeno rico em prolina* (PRA).

A identificação molecular de *Coccidioides spp.* também é realizada mediante técnicas de hibridização de ácidos nucleicos, associadas ou não a PCR. Sondas comerciais quimiofluorescentes para identificação de *C. immitis* são produzidas pela empresa GenProbe e estão disponíveis comercialmente. Apesar de constituir método de sensibilidade e especificidade elevadas, a detecção de *C. immitis* baseada em tais sondas de hibridização está sujeita a resultados falso-negativos quando se utilizam biópsias preservadas em formol.

Diagnóstico histopatológico

O diagnóstico histopatológico (PAS, Grocott, HE) baseia-se no achado de esférulas com endósporos. A epiderme demonstra aspecto variado, conforme a lesão clínica. Na derme, podem ser observadas reações inflamatórias que variam conforme a forma clínica e/ou o estado imunitário do paciente. Assim, nas formas agudas ou em pacientes imunossuprimidos, encontram-se infiltrado inflamatório importante com formação de microabscessos, áreas de necrose e hemorragia; nas formas crônicas, observamos granulomas com células gigantes multinucleadas, linfócitos e plasmócitos, com configuração folicular e necrose caseosa central. Em casos mais crônicos ou em inoculação, ocorrem fibrose e, por vezes, calcificação.

TRATAMENTO

Dentre as micoses sistêmicas, a coccidioidomicose é a mais recalcitrante ao tratamento, que depende da forma e da gravidade da doença. Muitos pacientes com a forma primária aguda da coccidioidomicose evoluem para a cura espontânea.

Historicamente, até a descoberta da anfotericina B, por volta de 1950, a mortalidade na coccidioidomicose estava associada à gravidade da doença disseminada e à ausência de tratamento antifúngico específico. Em 1957, a droga foi empregada pela primeira vez no tratamento da coccidioidomicose disseminada, e desde então, a despeito de sua toxicidade, tem sido considerada terapia padrão-ouro para todas as formas graves da doença. Atualmente, a droga é empregada como terapia inicial dos casos graves de coccidioidomicose, quando se preconiza o uso de anfotericina B desdeoxicolato EV (0,5-1,5 mg/kg/dia ou em dias alternados, até atingir 1-3 g) ou suas preparações

lipídicas (anfotericina B lipossomal, anfotericina B em complexo lipídico e anfotericina B em dispersão coloidal).

As preparações lipídicas de anfotericina B aumentam sua eficácia terapêutica e diminuem sua toxicidade, e estão indicadas em pacientes que apresentaram falha terapêutica à anfotericina B desdeoxicolato ou que apresentaram intolerância em razão dos efeitos adversos, por doença renal concomitante ou uso de medicamentos que causam nefrotoxicidade. Nesses casos, a anfotericina B lipossomal ou em complexo lipídico é administrada em dose de 3-5 mg/kg e 5 mg/kg, respectivamente.

Na doença primária aguda, os derivados azólicos são preconizados como droga de escolha. O primeiro antifúngico dessa classe empregado para o tratamento da coccidioidomicose foi o cetoconazol, em doses de 400 mg/dia a 1.200 mg/dia VO por período superior a 9 meses. No entanto, o surgimento de efeitos colaterais relacionados a intolerância gastrointestinal, alterações no metabolismo do cortisol e testosterona, hepatotoxicidade, além do constante relato de recorrências, tem levado a substituição da terapia com cetoconazol por outros derivados azólicos. Tem sido empregado, com sucesso, fluconazol (400-800 mg/dia, VO ou EV) ou itraconazol (200 mg 2 ou 3 vezes ao dia, VO), administrados durante 3 a 6 meses, com acompanhamento do paciente a cada 1 a 3 meses durante 1 ano ou mais, objetivando avaliar a resolução do infiltrado pulmonar e, se possível, detectar o desenvolvimento de infecção extrapulmonar.

Nas formas graves da doença, os derivados azólicos são instituídos após terapia inicial com anfotericina B, recomendando-se fluconazol VO 400 mg por dia, ou itraconazol 300-400 mg/dia. A suspensão do tratamento depende da resolução dos sinais e sintomas da infecção, da redução das concentrações de anticorpo no soro e do retorno à função dos órgãos envolvidos. Nos casos com alto risco de complicação devido a imunossupressão ou a outros fatores preexistentes, é necessária a manutenção do tratamento durante toda a vida para prevenir recidivas.

Nos últimos anos, novos triazólicos vêm sendo empregados no tratamento da coccidioidomicose. Dados da literatura mostram a eficácia do voriconazol (Vfend®, Pfizer) e do posaconazol (Noxafil®, Schering-Plough) inclusive no tratamento de formas graves da doença. Aparentemente, as equinocandinas – uma nova classe de antifúngicos de uso terapêutico – têm pouca atividade contra *Coccidioides spp. in vivo*, uma vez que relatos de casos publicados têm mostrado resultados ambíguos.

As cavidades pulmonares assintomáticas que apresentam curso benigno com o uso de antifúngicos azólicos orais não requerem intervenção cirúrgica, devendo-se manter o tratamento por 1 ano. A ressecção está indicada em casos refratários ao tratamento ou quando ocorrer hemoptise importante.

Os casos de infecção extrapulmonar não meníngea podem ser tratados com azólicos, até a resolução dos sintomas clínicos ou a negativação dos testes sorológicos. É necessário acompanhamento por longo prazo, objetivando detectar possíveis recidivas após o término do tratamento. A anfotericina B deve ser usada em caso de piora dos sintomas e quando ocorre acometimento de áreas vitais, como pericárdio e coluna vertebral. A intervenção cirúrgica é recomendada em casos de abscessos volumosos ou lesões destrutivas, sequestro ósseo ou no caso de compressão de órgãos vitais (coração, no caso de derrame pericárdico) ou tecidos (abscessos em coluna vertebral ou epidurais).

A meningite coccidióidea requer infusão de anfotericina-B (0,1-1,5 mg/dose diretamente no líquido cefalorraquidiano, juntamente com azólicos de duração prolongada (fluconazol 400-1.000 mg/dia), devendo-se manter o tratamento oral indefinidamente.

Devido ao risco de disseminação, todas as formas clínicas da coccidioidomicose em pacientes com infecção por HIV e contagem de linfócitos CD4 < 250 células/µL devem ser tratadas. Nesses casos, o tratamento deve ser mantido até elevação da contagem de linfócitos CD4 e melhora clínica evidente. No caso de meningite, o tratamento segue por toda a vida.

Devido ao risco de doença disseminada e elevada taxa de mortalidade associada, recomenda-se o tratamento da doença em pacientes grávidas. Nesse caso, a abordagem terapêutica depende do trimestre gestacional, da gravidade da doença, da presença de disseminação e do sítio de disseminação. Em geral, pacientes com doença pulmonar grave ou doença disseminada devem ser tratadas com anfotericina B. Os derivados azólicos são contraindicados no 1º trimestre gestacional, devido ao risco de efeitos teratogênicos, bem como no 2º trimestre, devido ao risco de parto prematuro.

Dados obtidos de infecções experimentais em animais e relatos clínicos em humanos têm mostrado que a deficiência na resposta imune (T_H1) está relacionada a maior suscetibilidade do hospedeiro à infecção por *Coccidioides spp.*, além de maior dificuldade de remissão clínica. Acredita-se, assim, que o desenvolvimento de uma vacina ou imunoterápico seja uma estratégia importante na prevenção e/ou no tratamento da coccidioidomicose. Atualmente, diversas moléculas antigênicas estruturais e metabólicas estão em estudo quanto ao potencial vacinal na coccidioidomicose. No entanto, tais antígenos têm mostrado efeito protetor limitado, e a ausência de testes interlaboratoriais compromete o entendimento dos dados consolidados até o momento.

BIBLIOGRAFIA

Ampel NM, Giblin A, Mourani JP, Galgiani JN. Factors and outcomes associated with the decision to treat primary pulmonary coccidioidomicosis. *Clin Infect Dis* 2009; 48(2):172-178.

Cordeiro RA, Brilhante RSN, Rocha MFG, Bandeira SP, Fechine MAB, Camargo ZP, Sidrim JJC. Twelve years of coccidioidomycosis in Ceará State, Northeast Brazil: epidemiologic and diagnostic aspects. *Diagn Microbiol Infect Dis* 2008 Dec 29 [Epub ahead of print].

Cordeiro RA, Brilhante RSN, Rocha MFG, Fechine MAB, Camara LMC, Camargo ZP, Sidrim JJC. Phenotypic characterization and ecological features of Coccidioides spp. from Northeast Brazil. *Medical Mycology (Oxford)* 2006; 44:631-639.

Cordeiro RA, Brilhante RSN, Rocha MFG, Fechine MAB, Camargo ZP, Sidrim JJC. In vitro inhibitory effect of antituberculosis drugs on clinical and environmental strains of Coccidioides posadasii. *Journal of Antimicrobial Chemotherapy* 2006; 58(3):575-579.

Cordeiro RA, Brilhante RSN, Rocha MFG, Fechine MAB, Costa AKF, Camargo ZP, Sidrim JJC. In vitro activities of caspofungin, amphotericin B and azoles against Coccidioides posadasii strains from Northeast, Brazil. *Mycopathologia* 2006; 161(1): 21-26.

Cordeiro RA, Brilhante RSN, Rocha MFG, Moura FEA, Camargo ZP, Sidrim JJC. Rapid diagnosis of coccidioidomycosis by nested PCR assay of sputum. *Clinical Microbiology and Infection* 2007; 13:449-451.

Cordeiro RA, Fechine MAB, Brilhante RSN, Rocha MFG, Costa AKF, Nagao MA, Camargo ZP, Sidrim JJC. Serologic detection of coccidioidomycosis antibodies in Northeast Brazil. *Mycopathologia* 2009 Jan 1 [Epub ahead of print].

Diogenes MJN, Jamacaru VF, Fechine MAB, Carvalho FF. Inquérito epidemiológico com esferulina em Jaguaribara-CE, Brasil, 1993. *Anais Brasileiros de Dermatologia* 1995; 70(6):525-529.

Kuhl IA, Kuhl G, Londero A, Diógenes MJ, Ferreira MF. Coccidioidomicose laríngea: relato de caso. *Rev Bras de Otorrinolaringologia* 1996; 62(1):48-52.

Parish JM, Blair JE. Coccidioidomycosis. *Mayo Clin Proc* 2008; 83(3):343-349.

Saubolle MA. Laboratory aspects in the diagnosis of coccidioidomycosis. *Ann N Y Acad Sci* 2007; 1111:301-314.

Saubolle MA, McKellar PP, Sussland D. Epidemiologic, clinical, and diagnostic aspects of coccidioidomycosis. *Journal of Clinical Microbiology* 2007; 45(1):26-30.

Sidrim JJC, Silva LCI, Nunes JMA, Rocha MFG, Paixão GC. Le Nord-est Brésilien région d'endémie de coccidioidomicose? *J Mycol Med* 1997; 7:37-39.

Zonios DI, Bennett JE. Update on azole antifungals. *Semin Respir Crit Care Med* 2008; 29(2):198-210.

37

Esporotricose

Iphis Campbell • Tânia Maria Valente Pacheco

CONCEITO

Esporotricose é infecção granulomatosa crônica, subcutânea ou sistêmica, do homem e de animais, causada pelo fungo *Sporothrix schenckii*. É, na maioria das vezes, infecção benigna limitada à pele e tecido celular subcutâneo. São menos frequentes os acometimentos cutâneo disseminado, osteoarticular, pulmonar e de múltiplos órgãos, presentes em indivíduos com alguma forma de imunossupressão.

O fungo é sapróbio na natureza e em animais, e as formas cutâneas resultam da inoculação traumática por ferimentos envolvendo essas fontes. Ocasionalmente, grupos de indivíduos são infectados por exposição ao mesmo foco.[1]

ETIOLOGIA

O *Sporothrix schenckii* é fungo dimórfico. Quando cultivado à temperatura ambiente, desenvolve a forma miceliana, e a 37°C, *in vitro* ou nos tecidos de um organismo vivo, desenvolve a forma parasitária de levedura.[2]

EPIDEMIOLOGIA

A esporotricose tem distribuição cosmopolita, já tendo sido descrita em todos os continentes, com maior frequência em áreas de climas tropical e temperado. É, atualmente, a micose subcutânea mais comum na América Latina, especialmente no Brasil.

Na natureza, *Sporothrix schenckii* é geralmente encontrado em estado de saprofitismo em substratos vegetais. O fungo vem sendo isolado em espinhos, feno, palha, musgo esfagno, madeira e solo rico em matéria orgânica em decomposição. O solo é a principal fonte de contaminação para o homem, pois nesse substrato o fungo encontra a riqueza de nutrientes necessária ao seu crescimento.[1]

A infecção pode ocorrer através da inoculação do fungo na pele por traumatismo com vegetais ou objetos contaminados. Em raros casos, a infecção pode ocorrer através da inalação de conídios.

A esporotricose não necessita de fatores predisponentes para o seu desenvolvimento, e pode afetar pessoas de qualquer idade, raça ou sexo. No ser humano, os casos estão relacionados a atividades ocupacionais e recreacionais e à manipulação de gatos doentes.

Na Venezuela, muitos casos estão relacionados a brincadeiras de crianças com vegetais, e na Guatemala têm sido associados a traumas cutâneos ocorridos durante pesca em lago. No Uruguai, a caça a tatus é uma das mais frequentes formas de transmissão da doença, uma vez que *S. schenckii* foi isolado das tocas desses animais. Há também relatos de infecção em laboratoristas que manipulam culturas do fungo.[1,3,4]

Nas 2 últimas décadas, a transmissão zoonótica da esporotricose através do gato vem aumentando progressivamente. Ao contrário do que ocorre na forma clássica de transmissão, em que o ser humano manipula ou interfere no *habitat* do *S. schenckii* em suas atividades ocupacionais ou de lazer, na forma zoonótica é o fungo que entra no ambiente do ser humano através dos gatos doentes.

Epidemias envolvendo um elevado número de casos ou amplas áreas geográficas são raras e geralmente estão relacionadas a uma fonte de infecção comum. A maior epidemia de esporotricose ocorreu na década de 1940 na África do Sul, onde aproximadamente 3.000 casos foram registrados em trabalhadores de minas de ouro de Transval, tendo como fonte de infecção a madeira de sustentação dos túneis das minas, da qual o fungo foi isolado.

O principal surto da doença nos Estados Unidos ocorreu na década de 1980, envolvendo 84 indivíduos de 15 estados, e foi relacionado à manipulação do musgo esfagno contaminado.

No Brasil, desde 1998, na região metropolitana do Rio de Janeiro, vem ocorrendo uma epidemia com transmissão zoonótica envolvendo felinos na transmissão da doença em ambiente domiciliar (Fig. 37.1). Existe associação estatística significativa entre a

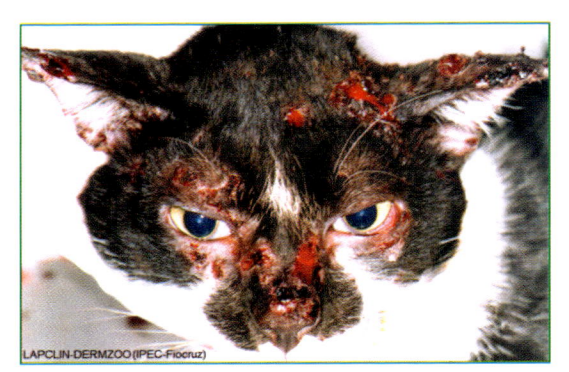

Fig. 37.1 Esporotricose zoonótica.

infecção e trauma através de mordedura ou arranhadura por gato doente. Os gatos com esporotricose são portadores de grande número de *Sporothrix schenckii* na superfície das lesões cutâneas e mucosas. O fungo tem sido isolado de unhas e mucosas oral e nasal de gatos doentes. Os indivíduos afetados são principalmente mulheres ligadas às atividades domésticas. O verdadeiro número de casos da epidemia não é conhecido, mas, em um único serviço, durante o período de 1998 a 2004, 759 seres humanos, 64 cães e 1.503 gatos foram diagnosticados com esporotricose. Até o momento, o número de casos vem aumentando.[5,6,7,8]

O período de incubação da esporotricose é geralmente de 7 a 30 dias, mas pode estender-se por até 6 meses. Uma suspensão de esporos inoculados em voluntários humanos por escarificação deu origem a uma lesão no 14º dia; quando essa mesma suspensão foi aplicada em pele sã, a lesão só apareceu depois de 2 meses.

IMUNOLOGIA

Os mecanismos de imunidade envolvidos na defesa do hospedeiro contra a esporotricose sistêmica são pouco conhecidos. Aparentemente, incluem resposta imune tanto celular quanto humoral.

Existem muitas evidências de que algumas pessoas têm imunidade parcial ou total para o *Sporothrix schenckii*. Alguns autores não conseguiram provocar a doença em voluntários humanos, nem por aplicação dos esporos sobre a pele intacta, nem sobre escarificação ou inoculação.

A esporotricose infecção tem sido demonstrada através da reação positiva à esporotriquina, na ausência de doença clínica. Pessoas que trabalham durante muito tempo com plantas, flores ou hortas apresentam maior índice de positividade à esporotriquina do que pessoas que atuam em outras áreas.

Defeitos tanto na imunidade celular quanto na produção de anticorpos predispõem o indivíduo à infecção sistêmica. À semelhança da candidíase mucocutânea crônica, a deficiência na imunidade celular predispõe o indivíduo à esporotricose sistêmica.

Camundongos atímicos são mais suscetíveis que camundongos normais à infecção experimental pelo *Sporothrix schenckii*. A reconstituição do timo por transplante mostra aumento de resistência à doença. A administração de ciclofosfamida em camundongos inoculados com *Sporothrix schenckii* fez com que eles desenvolvessem lesões cutâneas na metade do tempo do que aqueles não tratados. A administração de corticosteroides aumenta a intensidade da infecção fúngica e favorece a sua disseminação.

A esporotricose, em sua forma invasiva e sistêmica, está frequentemente associada a imunodepressão e tem sido relatada na AIDS, inclusive como sinal de apresentação da doença.

MANIFESTAÇÕES CLÍNICAS

As manifestações clínicas da esporotricose podem ser resumidas em:

- **Esporotricose cutânea**
  Cutânea localizada
  Cutaneolinfática
- **Esporotricose invasiva**
  Cutânea disseminada
  Osteoarticular
  Pulmonar
  Meníngea
- **Esporotricose sistêmica** – fungemia

A forma clínica mais frequente é a cutaneolinfática, que, juntamente com a forma cutânea localizada, constitui mais de 90% dos casos.

A esporotricose invasiva é menos frequente e ocorre em indivíduos com algum grau de imunossupressão. Câncer, uso crônico de corticosteroides, diabetes, desnutrição e alcoolismo são as condições mais comumente associadas à infecção invasiva. A forma pulmonar pode ser secundária à inalação do micro-organismo.

A disseminação hematogênica ocorre principalmente em indivíduos imunocomprometidos, e é responsável pelas formas sistêmicas da doença.[9]

ESPOROTRICOSE CUTÂNEA

Forma cutaneolinfática

A forma cutaneolinfática mostra lesão inicial no local de traumatismo prévio, que pode não ser notada pelo paciente, constituindo o cancro de inoculação. A lesão pode mostrar aspectos variados, de acordo com o tempo de evolução. Na maioria das vezes, pode ser uma lesão ulcerada de base infiltrada e eritematosa, mas poderá ser pápula, nódulo, placa vegetante e mesmo uma lesão ulcerogomosa. A partir dessa lesão inicial, seguindo trajeto ascendente nos membros, forma-se cadeia de nódulos indolores, ao longo dos vasos linfáticos, que podem amolecer e ulcerar ou não (Figs. 37.2 a 37.12). Excepcionalmente, podem ocorrer as formas cutânea localizada e cutaneolinfática em um mesmo paciente. Em casos de transmissão zoonótica, essa forma pode estar associada a eritema nodoso (Fig. 37.13).[10]

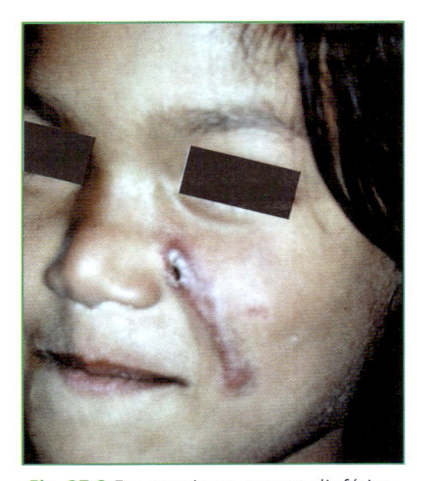

Fig. 37.2 Esporotricose cutaneolinfática.

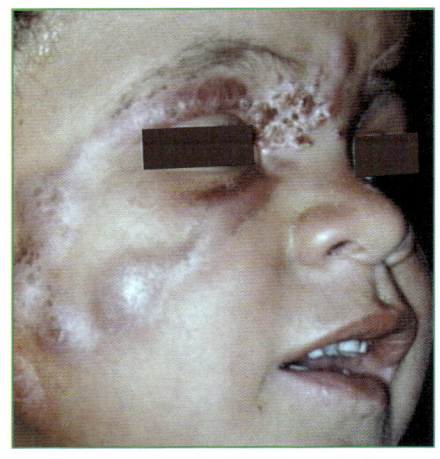

Fig. 37.3 Esporotricose cutaneolinfática.

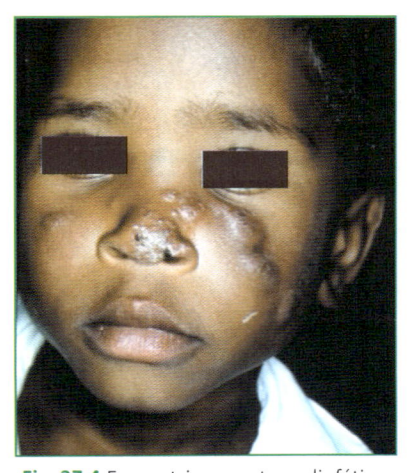

Fig. 37.4 Esporotricose cutaneolinfática.

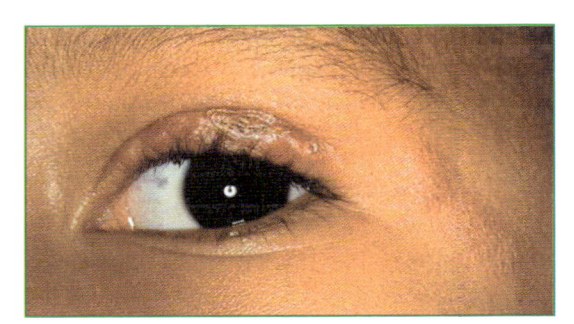

Fig. 37.5 Esporotricose cutaneolinfática.

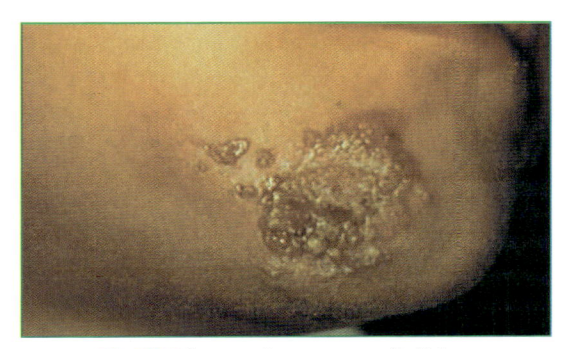

Fig. 37.6 Esporotricose cutaneolinfática.

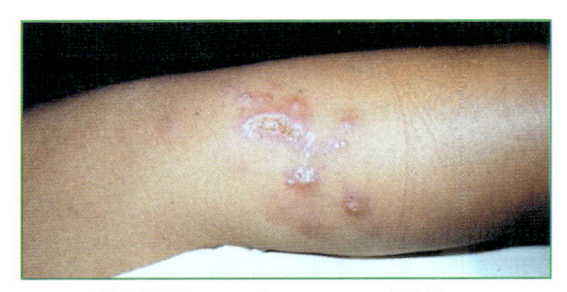

Fig. 37.7 Esporotricose cutaneolinfática.

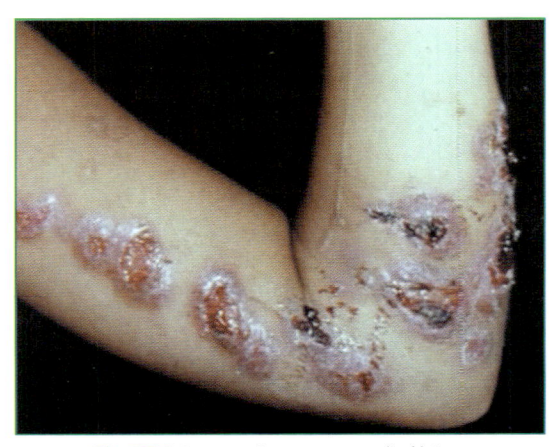

Fig. 37.8 Esporotricose cutaneolinfática.

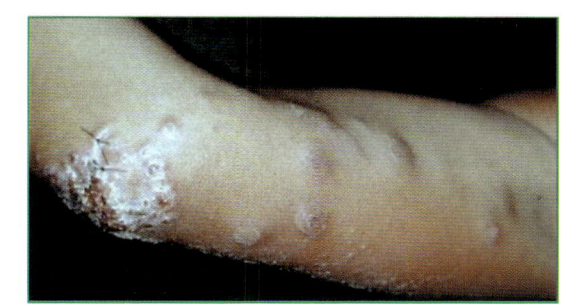

Fig. 37.9 Esporotricose cutaneolinfática.

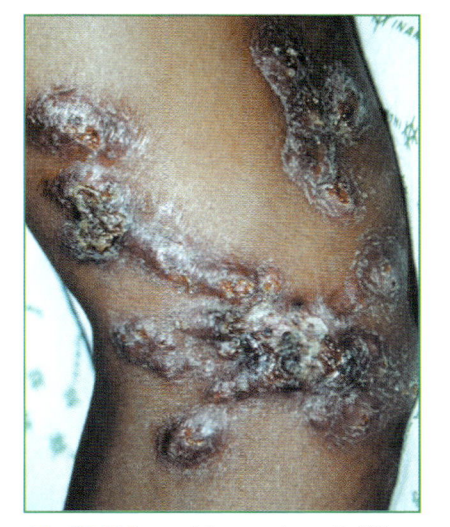

Fig. 37.10 Esporotricose cutaneolinfática.

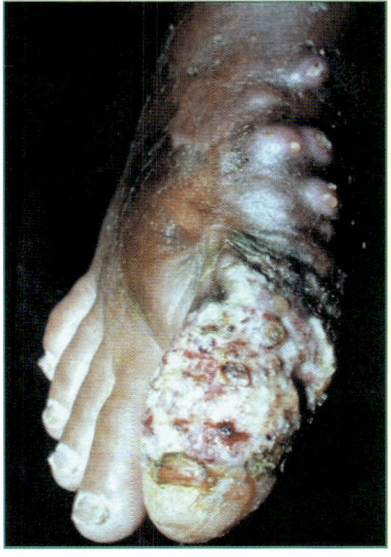

Fig. 37.11 Esporotricose cutaneolinfática.

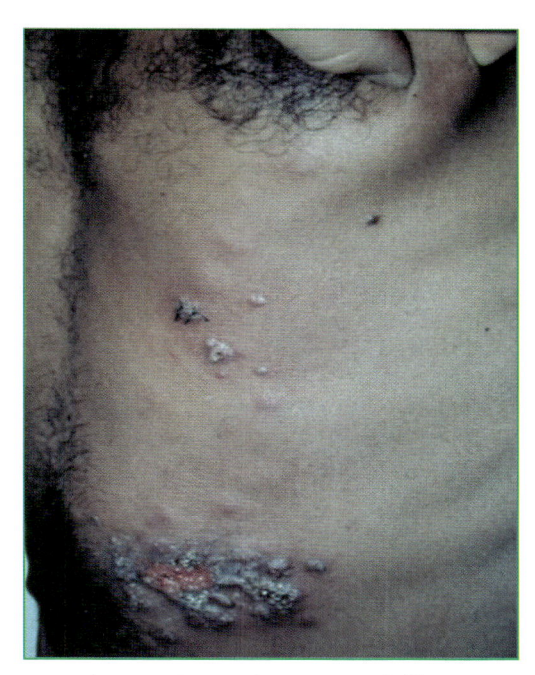

Fig. 37.12 Esporotricose cutaneolinfática.

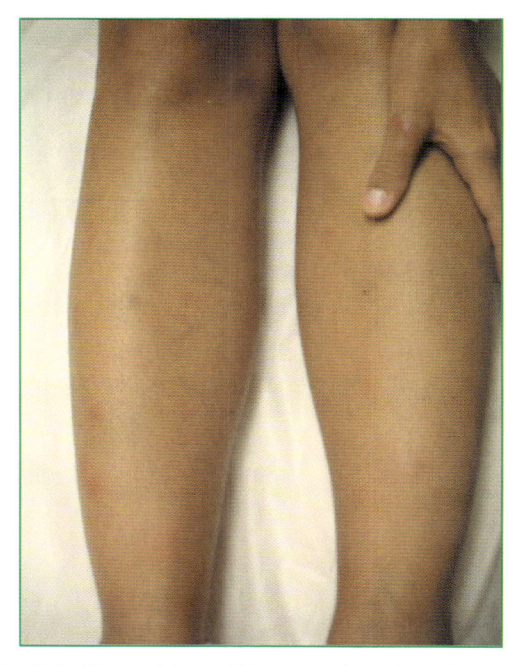

Fig. 37.13 Esporotricose. Eritema nodoso. Caso de transmissão zoonótica.

Forma cutânea localizada

Nessa forma, encontramos lesão única, situada no local de inoculação do fungo, não acompanhada de nódulos no trajeto linfático; só raramente observa-se adenopatia regional. Assim, não existindo o aspecto esporotricoide, não há sugestão imediata da etiologia. Inúmeros tipos de lesões já foram descritos: pápulas que pustulizam e ulceram, abscessos, placas achatadas e sarcóidicas, lesões eritematoescamosas e ainda outras mais raras, nas quais só o isolamento do fungo permite o diagnóstico (Figs. 37.14 a 37.21). Essa variedade de apresentações clínicas suscita também um grande número de diagnósticos diferenciais. É nessa forma que a esporotricose passa a fazer parte da síndrome verrucosa, que apresenta aspectos clínicos comuns e clinicamente indistinguíveis de três doenças: leishmaniose, cromomicose e tuberculose verrucosa. Caracteriza-se por uma ou várias lesões localizadas em áreas expostas da pele, geralmente unilaterais. Além de síndrome verrucosa, vários tumores, como carcinoma epidermoide, ceratoacantoma e carcinoma basocelular, são importantes diagnósticos diferenciais, principalmente nas lesões ulcerovegetantes. Quando ocorre na face da criança, a forma cutânea localizada mostra, frequentemente, aspecto abscedado, sem envolvimento de linfonodos regionais. Esse aspecto lembra muito as infecções bacterianas tipo abscesso ou ectima. Em toda lesão com essas características clínicas que não responde à antibioticoterapia convencional, deve-se suspeitar de esporotricose.

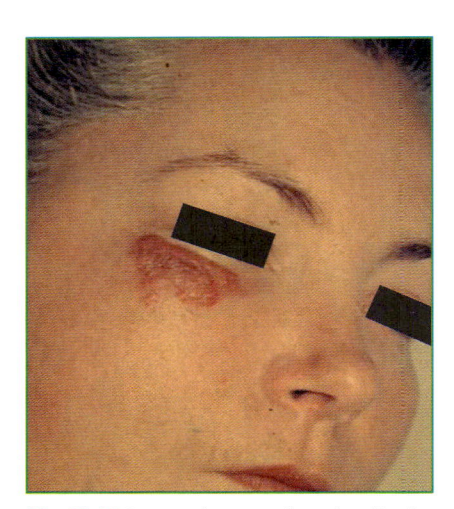

Fig. 37.15 Esporotricose cutânea localizada.

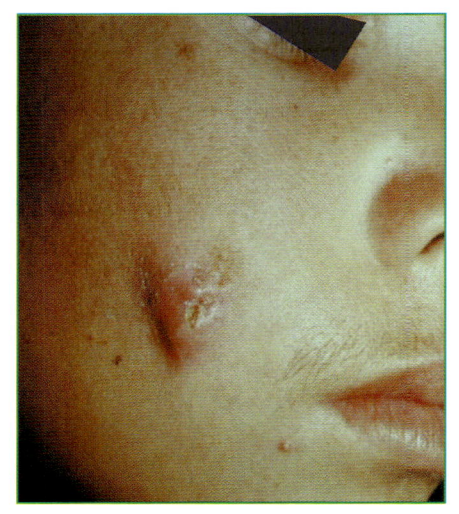

Fig. 37.16 Esporotricose cutânea localizada.

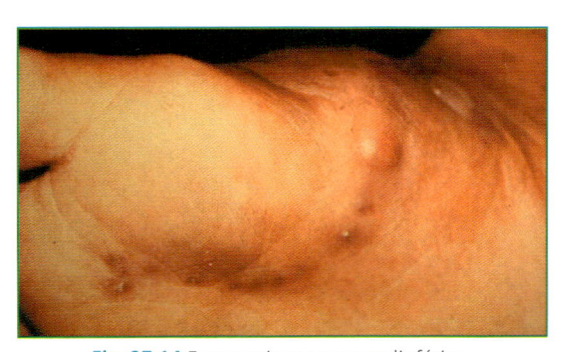

Fig. 37.14 Esporotricose cutaneolinfática.

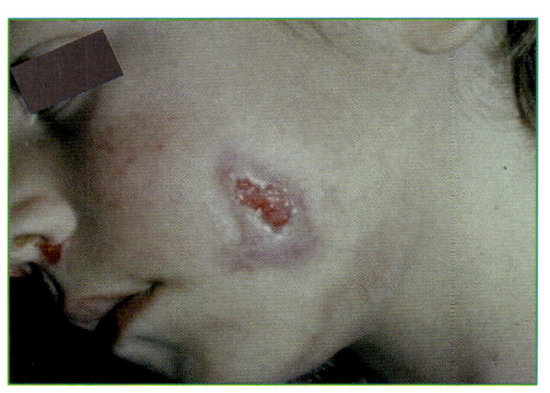

Fig. 37.17 Esporotricose cutânea localizaca.

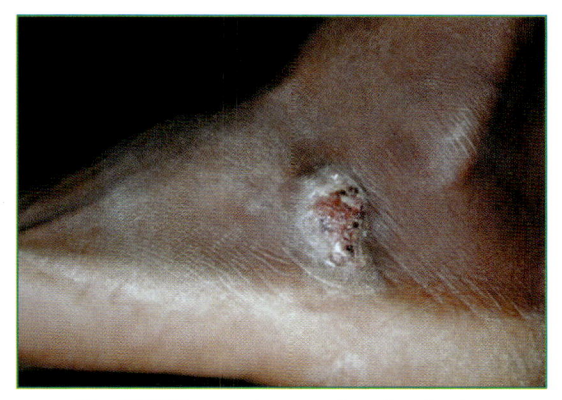

Fig. 37.18 Esporotricose cutânea localizada.

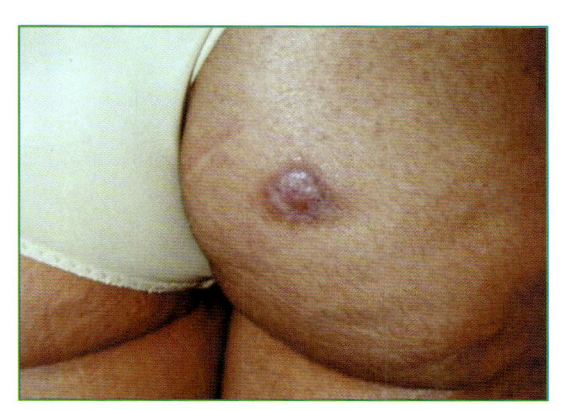

Fig. 37.20 Esporotricose cutânea localizada.

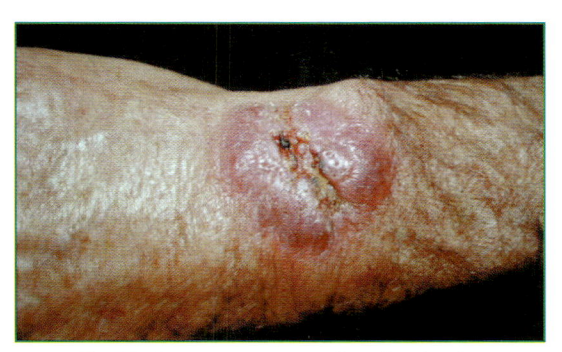

Fig. 37.19 Esporotricose cutânea localizada.

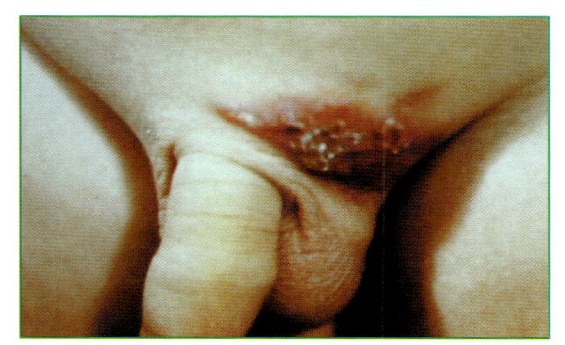

Fig. 37.21 Esporotricose cutânea localizada.

ESPOROTRICOSE INVASIVA

A esporotricose pode envolver qualquer tecido ou órgão. As lesões são resultantes da disseminação hematogênica, e em número significativo de casos não se encontra a lesão primária, acreditando-se que a infecção tenha sido resultado de inoculação, inalação ou ingestão do fungo.

Forma cutânea disseminada

É observada principalmente em indivíduos imunocomprometidos, especialmente HIV-positivos, nos quais frequentemente se associa às outras formas sistêmicas e, não raramente, se constitui nos primeiros sinais da doença. A disseminação para a pele se faz por via hematogênica, com lesões inicialmente subcutâneas e amolecidas que se ulceram após semanas ou meses. As lesões podem lembrar as da tuberculose, com depressão central e bordas elevadas (Fig. 37.22). Outras, ulcerosas e crateriformes, podem lembrar lues terciária e, quando ulcerocrostosas, sugerem ectima (Fig. 37.23). De modo geral, as lesões são assintomáticas, não afetando a saúde geral do paciente. Em alguns casos, entretanto, sobretudo naqueles de longa duração, podem ocorrer fraqueza, anemia, caquexia e disfunção local.

Dentre as formas invasivas extracutâneas, o envolvimento osteoarticular e o pulmonar são os mais comuns.

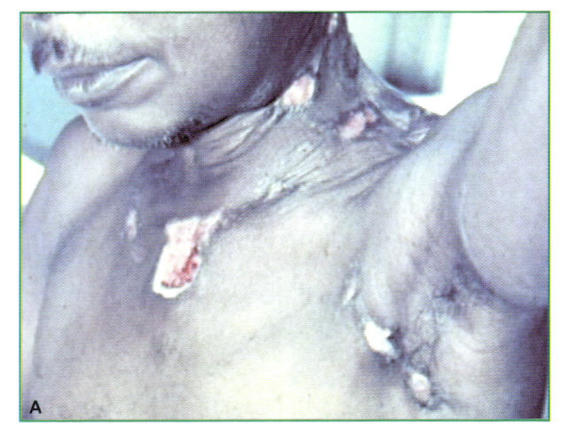

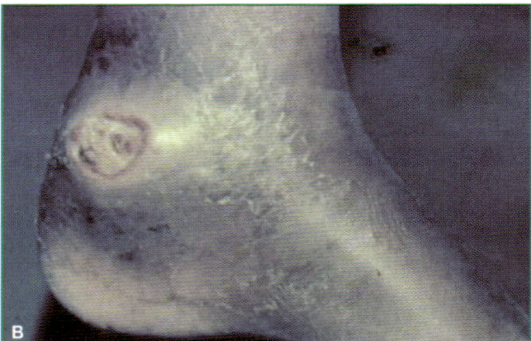

Fig. 37.22 A e B. Esporotricose invasiva. Lesões subcutâneas amolecidas que se ulceram.

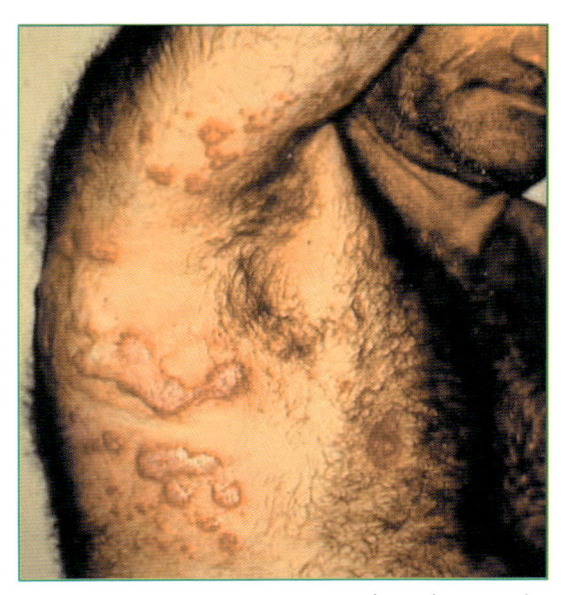

Fig. 37.23 Esporotricose invasiva cutânea disseminada. (Colaboração da Dra. Alice Alchorne.)

ESPOROTRICOSE SISTÊMICA

Existem vários relatos de acometimento generalizado, sempre associados a imunodepressão, mesmo antes do surgimento da AIDS. É comum o acometimento ocular e nasal (Figs. 37.24 a 37.27).

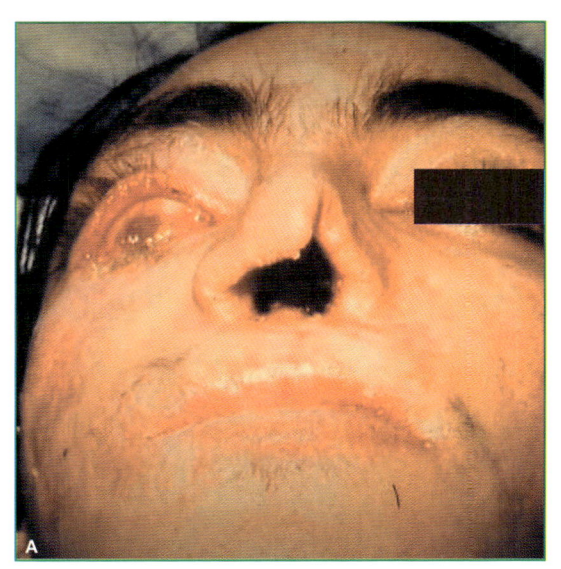

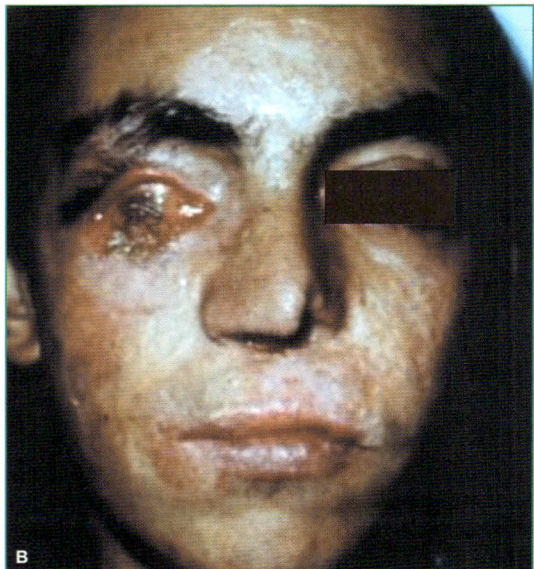

Fig. 37.24 Esporotricose disseminada. Acometimento ocular e nasal. Era pré-AIDS. (Colaboração do Dr. Raimundo Martins Castro.)

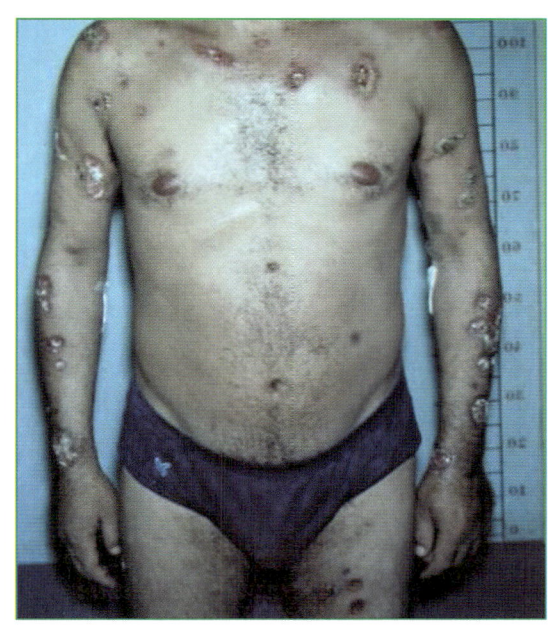

Fig. 37.25 Esporotricose disseminada. Lesões cutâneas em paciente com AIDS. (Colaboração da Dra. Clarisse Zaitz.)

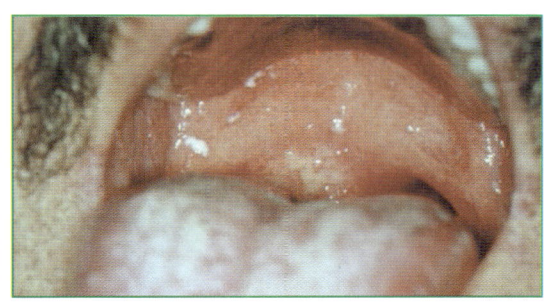

Fig. 37.26 Esporotricose disseminada. Lesões em mucosa oral do paciente da Fig. 37.25. (Colaboração da Dra. Clarisse Zaitz.)

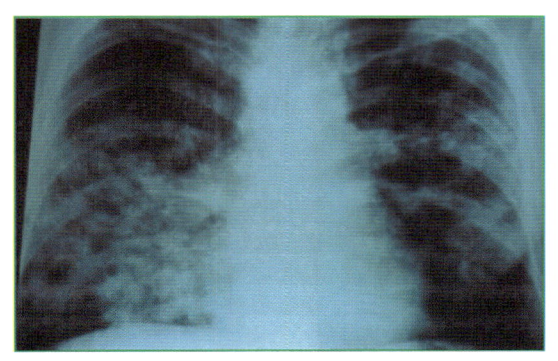

Fig. 37.27 Esporotricose disseminada. Comprometimento pulmonar do paciente da Fig. 37.25. (Colaboração da Dra. Clarisse Zaitz.)

Diagnóstico laboratorial

Exame micológico direto

É raro o encontro do parasita. Quando encontrados, os elementos têm forma variável, apresentando-se como corpos ovais, redondos ou em forma de charuto, frequentemente cercados por halo claro que lembra uma cápsula. Eles são Gram-positivos e podem ser intra ou extracelulares. A técnica de anticorpos fluorescentes permite a identificação do fungo nos esfregaços (Fig. 37.28).

Cultura

É o método de identificação do parasita mais simples, mais seguro e mais barato. Em torno de 5 dias, já se pode identificar a cultura e confirmar o diagnóstico. Quando o crescimento se dá a 37°C, obtém-se a fase tissular ou leveduriforme do fungo. As colônias lembram as bactérias: são úmidas, cremosas e de coloração pardacento-amarelada (Fig. 37.29). A forma miceliana cresce rapidamente, em cerca de 3 a 5 dias. As colônias têm coloração creme e micélios aéreos visíveis. Com o crescimento, a superfície fica enrugada, de coloração acastanhada e enegrecida (Fig. 37.30).

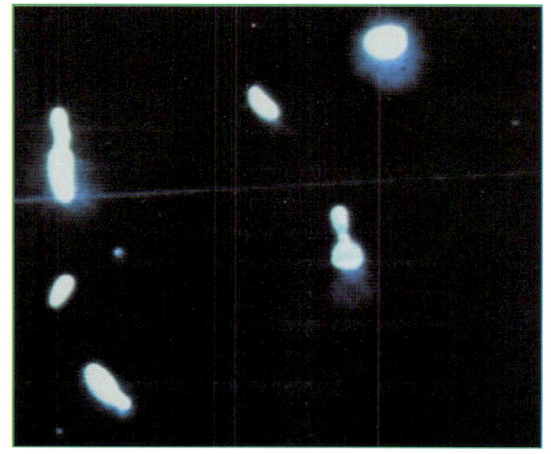

Fig. 37.28 *Sporothrix schenckii* (técnica de anticorpos fluorescentes). Células leveduriformes em forma de charuto, medindo 4-6 μm.

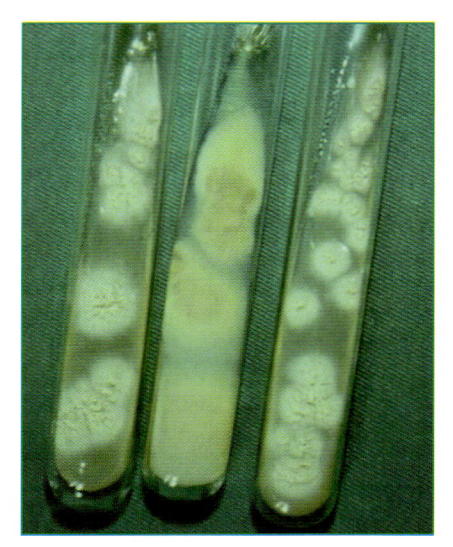

Fig. 37.29 Cultura de *Sporothrix schenckii* a 37°C.

purulenta, frequentemente acompanhada de fibrose. Essa resposta inflamatória mista é característica de todas as formas da doença, mas não é específica. Muitas vezes é indistinguível de outras micoses profundas, tuberculose e sífilis.

Na epiderme, observam-se hiperqueratose, paraceratose, acantose irregular e hiperplasia pseudoepiteliomatosa (Fig. 37.32). Frequentemente, observam-se microabscessos, que podem ser vistos em outras micoses e que muitas vezes se rompem para a derme, provocando uma reação com células gigantes, tipo corpo estranho. Um granuloma completamen-

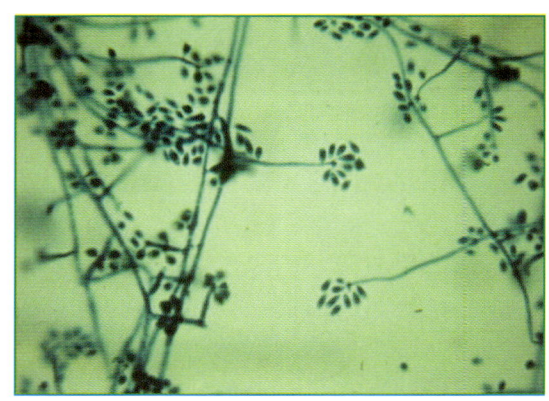

Fig. 37.31 Microcultura de *Sporothrix schenckii*, forma miceliana. Histopatologia.

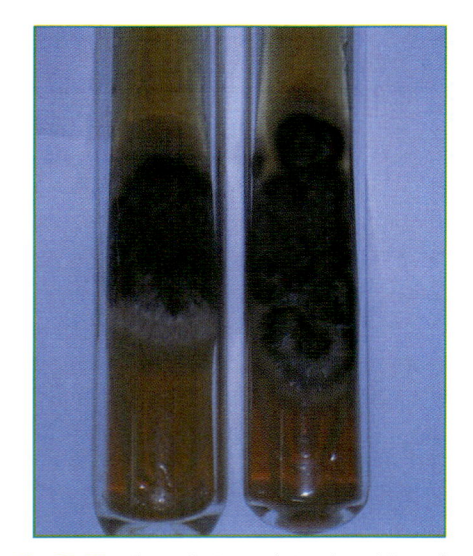

Fig. 37.30 Cultura de *Sporothrix schenckii* a 25°C.

Cultivo em lâmina

No estudo microscópico, a cultura apresenta hifas hialinas septadas e conídios ovais ou piriformes dispostos em forma de margarida na extremidade do conidióforo (Fig. 37.31).

A presença do *S. schenckii* na pele provoca reação inflamatória mista, granulomatosa e

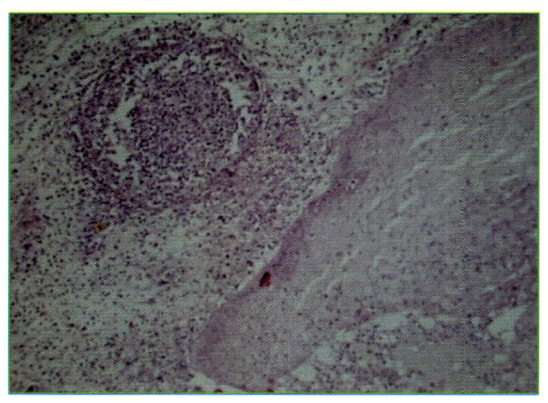

Fig. 37.32 Hiperplasia pseudoepiteliomatosa, reação granulomatosa e formação de abscessos.

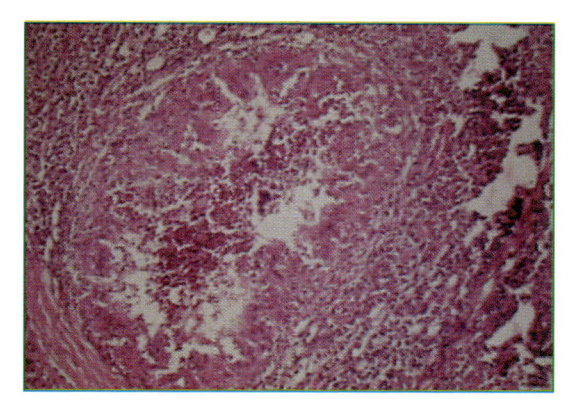

Fig. 37.33 Granuloma esporotricótico: zona central com PMN; zona intermediária com células epitelioides, histiócitos e células gigantes; zona periférica com plasmócitos, histiócitos e fibroblastos.

te desenvolvido, que constitui a imagem clássica da esporotricose, tem 3 zonas distintas: uma central, que consiste em leucócitos polimorfonucleares e é, de fato, um microabscesso; uma zona intermediária, que contém células epitelioides, histiócitos e células gigantes; e uma zona periférica, rica em plasmócitos, histiócitos e fibroblastos (Fig. 37.33).

Presença de resposta inflamatória mista, como a descrita anteriormente, juntamente com o corpo asteroide, é altamente sugestiva de esporotricose. O corpo asteroide, quando encontrado, consiste em célula fúngica cerca-da por coroa radiada de material eosinofílico. Embora muito sugestivo, não é exclusivo da esporotricose (Fig. 37.34).

TRATAMENTO

O iodeto de potássio é o tratamento de escolha para a esporotricose.[11] Solução saturada é a administrada na dose de 1 g (20 gotas), 3 vezes ao dia, para adultos. Inicia-se com doses menores, em torno de 500 mg (10 gotas), 3 vezes ao dia por 3 dias; havendo boa tolerância, pode elevar-se para 1 g (20 gotas), 3 vezes ao dia, que corresponde à dose diária de 3 g. Crianças devem tomar doses menores, em torno da metade das dos adultos. Os efeitos do iodeto de potássio se fazem notar rapidamente, podendo ser observados nítidos sinais de cicatrização já na 1ª semana de tratamento. Esse deve ser mantido por, pelo menos, 2 semanas após a cicatrização total das lesões, que, na maioria dos casos, se dá em torno da 6ª semana. O iodeto de potássio, que tem efeito anti-inflamatório parcial, em face do aumento da lise e digestão de tecido necrótico, não deve ser administrado a gestantes. Seus principais efeitos colaterais são: gosto metálico, coriza e expectoração. Na pele, pode causar pústulas, eritema, urticária e petéquias. De todos esses, o mais frequente é o gosto metálico, que na maioria das vezes é bem tolerado (Fig. 37.35).

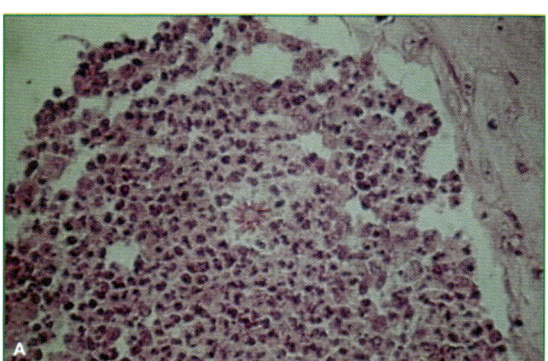
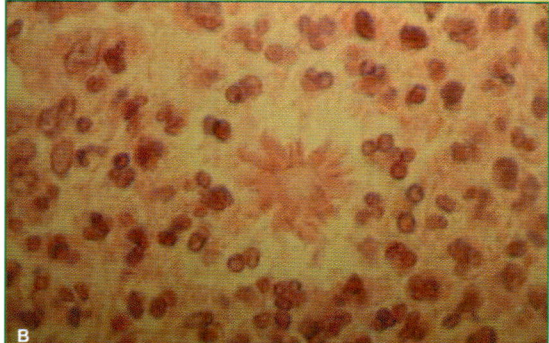

Fig. 37.34 A e **B.** Corpúsculo asteroide: coroa radiada eosinofílica ao redor do fungo.

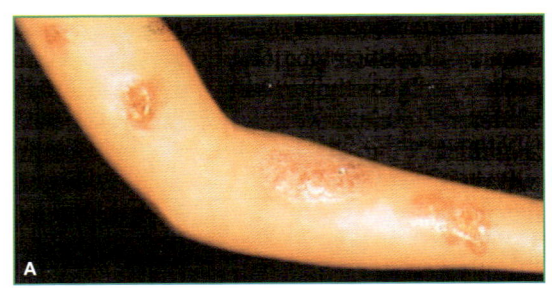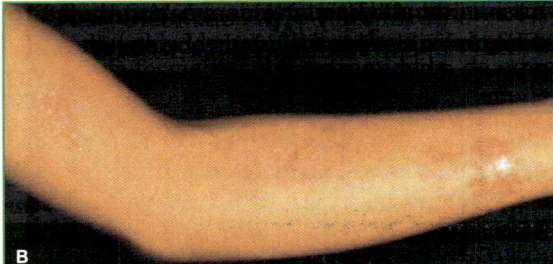

Fig. 37.35 Esporotricose. **A**: pré-tratamento; **B**: pós-tratamento com iodeto de potássio.

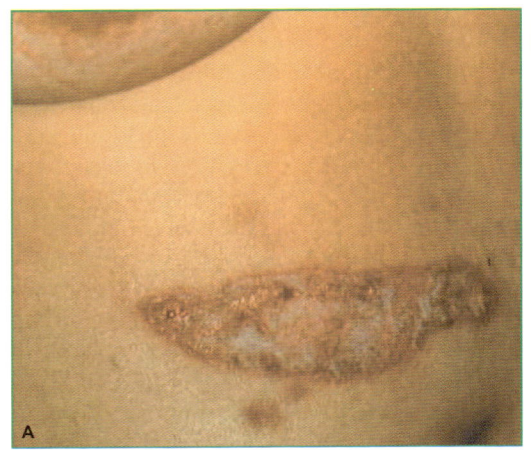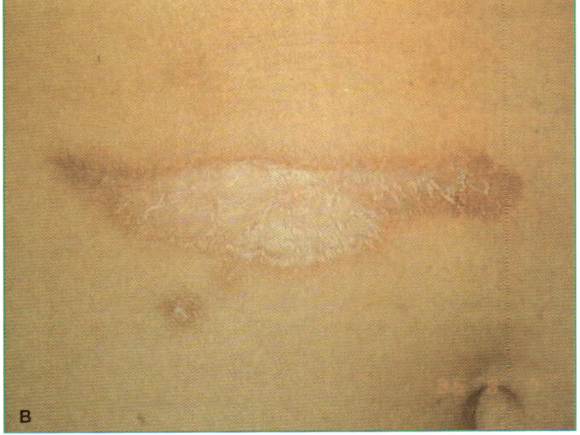

Fig. 37.36 Esporotricose. **A**: pré-tratamento; **B**: pós-tratamento tópico com iodeto de potássio a 10% em creme.

O iodeto de potássio é também muito eficiente quando usado topicamente na forma de creme, contendo 10% da droga. Aplicado 1 vez ao dia nas formas cutânea localizada e cutaneolinfática, é, na opinião dos autores, alternativa eficaz, segura, praticamente sem efeitos colaterais e barata para o tratamento das formas exclusivamente cutâneas da esporotricose (Fig. 37.36).

Na impossibilidade ou na contraindicação ao iodeto de potássio, pode-se lançar mão do itraconazol, que é usado na dose de 100-200 mg ao dia por 3 a 6 meses. Para as formas sistêmicas e invasivas, as alternativas são o itraconazol e a anfotericina B.

REFERÊNCIAS BIBLIOGRÁFICAS

1. Know-Chung KJ, Bennett JE. Sporotrichosis. *In*: *Medical Mycology*. Philadelphia: Lea e Febiger, 1992. p. 707-29.
2. Howard DH. Dimorphism of *Sporotricum schenckii*. *J Bacteriol* 1961;81:464-469.
3. Schubach AO, Schubach TMP, Barros MBL, Wanke B. Esporotricose. *In*: Coura JR. *Dinâmica das Doenças Infecciosas e Parasitárias*. Rio de Janeiro: Guanabara Koogan, 2005. p. 1161-1171.
4. Conti-Diaz IA. Epidemiology of sporotrichosis in Latin America. *Mycopathologia* 1989; 108:113-16.

5. Reed KD, Moore FM, Geiger GE. Zoonotic transmission of sporotrichosis: case report and review. *Clin Infect Dis* 1993; 16(3):384-7.

6. Barros MBL, Schubach AO, Valle ACF, Gutierrez-Galhardo MC, Silva FC, Schubach TMP *et al*. Cat-transmitted sporotrichosis epidemic in Rio de Janeiro, Brazil: description of a series of cases. *Clin Infec Dis* 2004 Feb; 38(4):529-35.

7. Schubach TMP, Schubach AO, Maya-Cuzzi T, Okamoto T, Reis RS, Monteiro PC *et al*. Pathology of sporotrichosis in 10 cats in Rio de Janeiro. *Vet Rec* 2003 8; 152(6):172-5.

8. Schubach A, Barros MB, Wanke B. Endemic sporotrichosis. *Curr Opin Infect Dis* 2008; 21(2):129-33.

9. Kosinski R, Axelrod P, Rex J, Burday M, Sivaprasad R, Wreiole A. Sporothrix schenkii fungemia without disseminated sporotrichosis. *J Clin Microbiol* 1992; 30(2):501-503.

10. Gutierrez Galhardo MC, de Oliveira Schubach A, de Lima Barros, Moita Blanco TC, Cuzzi-Maya T, Pacheco Schubach TM, dos Santos Lazera M, do Vale AC. Erythema nodosum associated with sporotrichosis. *Int J Dermatol* 2002 Feb; 41(2):114-6.

11. Xue SL, Li L. Oral potassium iodine for the treatment of sporotricosis. *Mycopathologia* 2009; 67:355-6.

38 Peniciliose

Clarisse Zaitz

INTRODUÇÃO

Penicillium spp. são fungos filamentosos septados hialinos, pertencem à classe *Hyphomycetes* e estão amplamente distribuídos na natureza. São fungos sapróbios, ou por vezes parasitam vegetais. Em raras porém crescentes ocasiões, estão envolvidos em infecção humana e animal.

São considerados fungos contaminantes, e, quando sua dispersão é feita pelo ar atmosférico, são também chamados de fungos anemófilos. Além de serem importantes como contaminantes de substratos diversos, são responsáveis por desencadear alergias respiratórias, asma brônquica e rinites alérgicas, e, eventualmente, são agentes primários de micoses denominadas *hialo-hifomicoses*.

Uma única espécie de *Penicillium* – *Penicillium marneffei* – apresenta dimorfismo térmico e é geograficamente restrita. Por suas características particulares, a peniciliose por *Penicillium marneffei* não é uma hialo-hifomicose, pois seu agente é um fungo dimórfico patogênico por natureza.

Assim, a peniciliose é estudada dentro do capítulo dos fungos dimórficos.

PENICILIOSE

Etiologia

O único agente etiológico da doença é o fungo dimórfico *Penicillium marneffei*, que é restrito geograficamente ao Sudeste asiático.[1]

Desde sua descrição, em 1956, determinando infecções em roedores "bambu ratos" (*Rhizomys sinensis*) no Vietnã, tem sido reconhecido como patógeno humano.[1] É a única espécie conhecida de *Penicillium* que possui dimorfismo térmico.

O fungo pertence à classe *Hyphomycetes*, vive no solo e cresce em material orgânico. Já foi isolado tanto do solo como de roedores. Dentro da área endêmica, o fungo é isolado nas regiões geograficamente mais altas, explicando a maior frequência de infecção por *P. marneffei* em pacientes com AIDS que vivem na região norte da Tailândia em relação aos que vivem nas regiões central, nordeste e sul.[2]

Provavelmente existe uma fase sexual para esse fungo, que pertence à classe *Hyphomycetes*, porém ainda não foi descoberta.

Epidemiologia

O Sudeste da Ásia é constituído pelos países que estão geograficamente ao sul da China, leste da Índia e norte da Austrália. A região situa-se na interseção das placas geológicas, com forte atividade sísmica e vulcânica. Vários países fazem parte dessa região, entre eles: Indonésia, Filipinas, Brunei, Timor Leste, Camboja, Laos, Vietnã, Tailândia, Mianmar, Malásia, Cingapura. Peniciliose ou peniciliose *marneffei* é infecção oportunista que ocorre primariamente em pacientes com AIDS que residem no Sudeste da Ásia.[1] Nos últimos anos, houve aumento significativo na incidência dessa infecção nas áreas endêmicas, relacionado com o aumento de casos de AIDS.[1] A infecção tem sido relatada em pacientes infectados por HIV que vivem nos países do Sudeste asiático, bem como em pacientes, também infectados, que vivem na América do Norte e Europa após terem visitado regiões endêmicas.[3] A infecção disseminada é mais comumente associada a infecção avançada pelo HIV, com CD4 baixo (50 a 60 células/mm^3).[4]

Patogênese e clínica

A infecção se inicia após a inalação de conídios. O fungo, em sua fase leveduriforme, se desenvolve dentro da célula e se reproduz por cissiparidade. Esse modo de reprodução é distinto do que ocorre com o *Histoplasma capsulatum*, que, em sua fase leveduriforme, apesar de também se desenvolver dentro de células fagocitárias, o faz através de gemulação, formando blastoconídios.

Dessa forma, no diagnóstico diferencial das infecções fúngicas nas quais leveduras intracelulares são detectadas em cortes histológicos, tanto a peniciliose como a histoplasmose devem ser consideradas.

Após a inalação de conídios e o início do processo reprodutivo, ocorre a disseminação para nódulos linfáticos, fígado, baço, pulmão, intestino, medula e pele.

O sistema reticuloendotelial é o principal alvo do *P. marneffei*. Dois tipos de evolução clínica da doença podem ocorrer: a infecção focal ou então a infecção progressiva, disseminada e fatal.

A infecção em geral está associada a febre prolongada, anemia, perda de peso, linfonodomegalia generalizada, hepatomegalia, diarreia, tosse crônica e lesões cutâneas.[1]

As lesões cutâneas são características e consistem em pápulas com umbilicação necrótica central.[1,5-7] Lesões orais usualmente ocorrem em pacientes com doença disseminada.

Na doença avançada, há disseminação hematogênica do fungo acometendo diversos órgãos, inclusive a pele, que se apresenta com *rash* e múltiplas pápulas molusco contagioso-símile.

Diagnóstico

Exame micológico

Devido à disseminação hematogênica do fungo, material para exame micológico pode ser obtido de lavado brônquico, sangue, punção de medula óssea, aspirados de nódulos linfáticos e biópsia de pele.[8]

Por se tratar de fungo dimórfico, devemos analisar suas duas fases:

Fase leveduriforme

Ao exame microscópico direto, visualizam-se células leveduriformes septadas. A colônia em ágar Sabouraud-dextrose com cloranfenicol apresenta-se leveduriforme, membranosa, sulcada e sem pigmentação. O cultivo em lâmina nessa fase mostra células leveduriformes ovais ou elípticas com septação, dispostas linearmente, simulando "hifas artrosporadas" (Fig. 38.1).

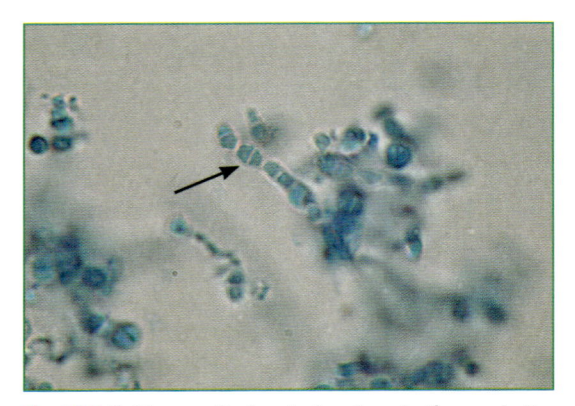

Fig. 38.1 Cultivo em lâmina da fase leveduriforme de *Penicillium marneffei*. Células leveduriformes ovais ou elípticas com septação, dispostas linearmente, simulando "hifas artrosporadas".

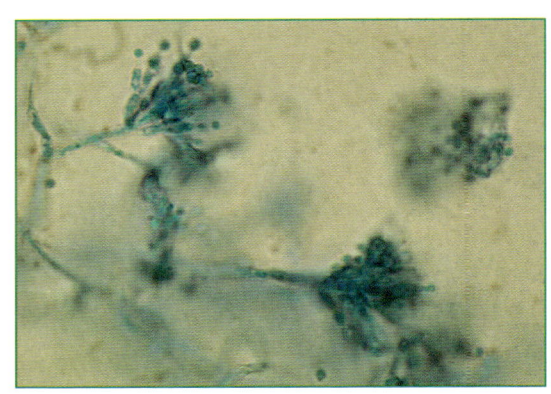

Fig. 38.3 Microcultivo da fase miceliana de *Penicillium marneffei*. Hifas septadas hialinas e conídios com aspecto de pincel, idêntico ao microcultivo das demais espécies de *Penicillium*.

Fase miceliana

Ao exame direto, visualizam-se hifas septadas hialinas tortuosas. A cultura em ágar-Sabouraud-dextrose com cloranfenicol é algodonosa e branca no início, adquirindo tonalidade rósea ou marrom com periferia rosada a partir da 2ª semana (Fig. 38.2). O microcultivo ou cultivo em lâmina nessa fase mostra hifas septadas hialinas e conídios com aspecto de

pincel, idêntico ao microcultivo das demais espécies de *Penicillium* (Fig. 38.3).

Anatomopatológico

No tecido, a infecção pelo *P. marneffei* pode se apresentar de maneiras distintas, variando desde granulomas bem constituídos, passando por granulomas frouxos, até reações supurativas.

O fungo, que é dimórfico, pode ser evidenciado em sua fase leveduriforme tanto dentro de histiócitos como no extracelular, apresentando formas variáveis e medindo 3 a 12 μm no seu maior eixo. Diferentemente da histoplasmose, em que se encontram blastoconídios, na peniciliose visualizam-se septos transversos nas células leveduriformes, que traduzem o modo de reprodução por cissiparidade, sendo seu encontro diagnóstico de infecção pelo *P. marneffei*. As septações podem ser visualizadas pelo HE, pelo PAS ou por colorações que utilizam a prata (Fig. 38.4).

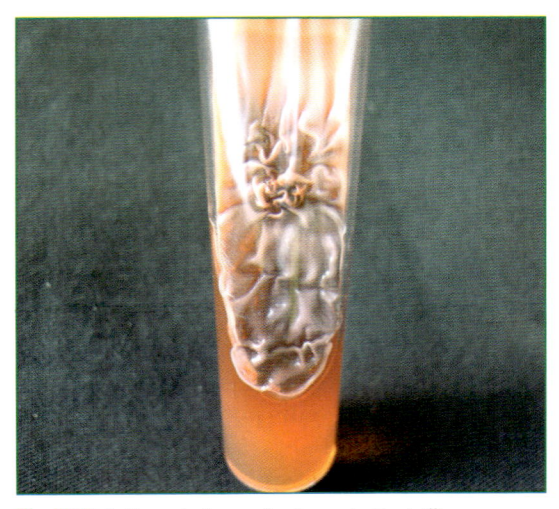

Fig. 38.2 Cultura da fase miceliana de *Penicillium marneffei*. Algodonosa e branca no início, rósea ou marrom com periferia rosada a partir da 2ª semana.

Sorologia

Hoje já existem estudos com as técnicas de aglutinação de látex e ELISA pesquisando antígenos para o diagnóstico sorológico de peniciliose.[9-11]

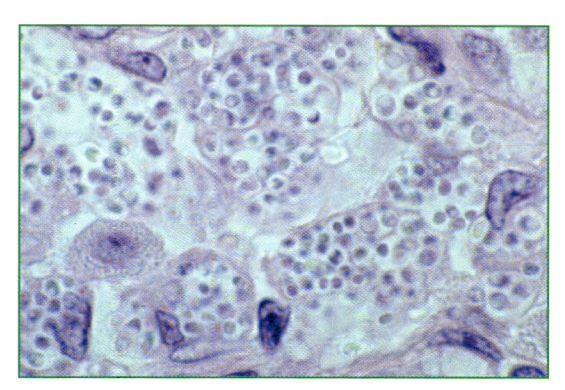

Fig. 38.4 Anatomopatológico. HE. Células leveduriformes com septação no interior dentro de macrófagos espumosos.

Tratamento

Peniciliose não tratada geralmente é fatal.[1] Itraconazol é a droga de primeira escolha para formas leves e moderadas da doença, enquanto anfotericina B é preconizada para pacientes graves.

O tratamento recomendado nas formas graves é anfotericina B (0,6 mg/kg/dia durante 2 semanas), seguida por itraconazol (400 mg/dia por via oral, por 10 semanas).[7]

Após o tratamento inicial, pacientes imunocomprometidos devem ser mantidos com itraconazol 200 mg/dia em uso contínuo devido à recorrência da doença.[12] Profilaxia primária em pacientes com CD4 < 100 células/mm^3 com itraconazol pode prevenir tanto peniciliose quanto criptococose.[2]

REFERÊNCIAS BIBLIOGRÁFICAS

1. Al-Abdely HM. Management of rare fungal infections. *Curr Opin Infect Dis* 2004; 17:527-532.
2. Chariyalertsak S, Supparatpinyo K, Sirisanthana T *et al*. A controlled trial of itraconazole as primary prophylaxis for systemic fungal infections in patients with advanced human immunodeficiency virus infection in Thailand. *Clin Infect Dis* 2002; 34:277-284.
3. Sirisanthana T, Supparatpinyo K. Epidemiology and management of penicilliosis in human immunodeficiency virus-infected patients. *Int J Infect Dis* 1998; 3:48-53.
4. Vanittanokom N, Sirisanthana T. *Penicillium marneffei* infection in patients infected with human immunodeficiency virus. *Curr Top Med Mycol* 1997; 8:35-42.
5. Sirisanthana T. *Penicillium marneffei* infection in patients with AIDS. *Emerg Infect Dis* 2001; 7(suppl. 3):561.
6. Ranjana KH, Priyokumar K, Singh TJ *et al*. Disseminated *Penicillium marneffei* infection among HIV-infected patients in Manipur state, India. *J Infect* 2002; 45:268-271.
7. Sirisanthana T, Supparatpinyo K, Perriens J *et al*. Amphotericin B and itraconazole for treatment of disseminated *Penicillium marneffei* infection in human immunodeficiency virus-infected patients. *Clin Infect Dis* 1998; 26:1107-1110.
8. Mo W, Deng Z, Li S. Clinical blood routine and bone marrow smear manifestations of disseminated penicilliosis marneffei. *Chin Med J* 2002; 115:1892-1894.
9. Desakorn V, Simpson AJ, Wuthiekanun V *et al*. Development and evaluation of rapid urinary antigen detection tests for diagnosis of penicilliosis marneffei. *J Clin Microbiol* 2002; 40:3179-3183.
10. Panichakul T, Chawengkirttikul R, Chaiyaroj SC *et al*. Development of a monoclonal antibody-based enzyme-linked immunosorbent assay for the diagnosis of *Penicillium marneffei* infection. *Am J Med Hyg* 2002; 67:443-447.
11. Chaiyaroj SC, Chawengkirttikul R, Sirisinha S *et al*. Antigen detection assay for identification of *Penicillium marneffei* infection. *J Clin Microbiol* 2003; 41:432-434.
12. Supparatpinyo K, Perriens J, Nelson KE *et al*. A controlled trial of itraconazole to prevent relapse of *Penicillium marneffei* infection in patients infected with the human immunodeficiency virus. *N Engl J Med* 1998; 339:1739-1743.

REINO MONERA

39

Actinomicetos: Micetomas Actinomicóticos e Outras Doenças Causadas por Actinomicetos

Ligia Rangel Barboza Ruiz

ACTINOMICETOS

Definição

Inicialmente, os actinomicetos patogênicos ao homem eram tidos como fungos; mais tarde, passaram a ser considerados micro-organismos de transição entre bactérias e fungos, e hoje são classificados na ordem *Actinomycetales,* juntamente com o grupo das bactérias corineformes do Reino Monera.[1]

A constituição da parede celular (ácido murâmico, ácido glutâmico e glucosamina), a ausência de membrana nuclear e de mitocôndria, o diâmetro de 0,5 a 1 μm e a sensibilidade aos antibióticos definem os actinomicetos como bactérias e não como fungos.

São micro-organismos Gram-positivos e não álcool-acidorresistentes, exceção feita a *Nocardia asteroides*, que o é parcialmente.[2] A classificação taxonômica dos actinomicetos baseia-se na constituição de ácidos dicarboxílicos em sua parede celular e na presença de determinados açúcares, constituindo 4 grupos:[3]

I. ácido L-diaminopimélico e ausência de açúcares (Família Streptomycetaceae);

II. ácido mesodiaminopimélico, xilose e arabinose;

III. ácido mesodiaminopimélico, madurose (Família Thermomonoporaceae);

IV. ácido mesodiaminopimélico, arabinose e galactose (Família Nocardiaceae).

Há vários gêneros de interesse médico:

a. Formas anaeróbicas: *Actinomyces, Arachnia, Bifidobacterium, Rothia*;

b. Formas aeróbicas: *Nocardia, Dermatophilus, Actinomadura, Streptomyces.*

Actinomicetos patogênicos ao homem

1. Actinomicetos anaeróbicos, agentes de micetomas actinomicóticos endógenos: *Actinomyces israelii, Arachnia propionica, Actinomyces naeslundii, Actinomyces viscosus, Actinomyces odontolyticus.*

2. Actinomicetos aeróbicos, agentes de micetomas actinomicóticos exógenos ou nocardiose: *Nocardia brasiliensis, Nocardia caviae, Nocardia asteroides, Actinomadura madurae, Actinomadura pelletieri, Streptomyces somaliensis.*

Outras doenças causadas por actinomicetos

1. Eritrasma: *Corynebacterium minutissimum*
2. Tricomicose axilar: *Corynebacterium tenuis*
3. Queratólise plantar: *Corynebacterium spp., Dermatophilus spp., Nocardia spp., Actinomyces spp.*
4. Dermatofilose: *Dermatophilus congolensis*

MICETOMAS ACTINOMICÓTICOS

Micetoma actinomicótico endógeno ou actinomicose endógena

Definição

Micetoma actinomicótico endógeno é uma entidade clínica que consiste em supuração crônica determinada pela penetração, implantação e proliferação de filamentos de *Actinomyces spp.*, e consequente formação de focos múltiplos de drenagem de secreção purulenta. Também é considerada uma doença provocada por *Actinomyces spp.* em associação a outras bactérias da própria microbiota normal do hospedeiro. Parece que essa associação atuaria com atividade de sinergismo na patogênese da actinomicose endógena.[3]

Distribuição geográfica

Actinomicose endógena é infecção considerada cosmopolita, de distribuição universal.

Etiologia

Os actinomicetos responsáveis pela actinomicose endógena vivem em cavidades naturais do homem, principalmente boca e amígdalas.[2] Vários membros da família Actinomycetaceae foram isolados da cavidade oral (cáries dentárias e criptas tonsilares). Mais raramente, podem ser isolados de outras mucosas (intestino e vagina): *Actinomyces israelii, Actinomyces naeslundii, Actinomyces viscosus, Actinomyces odontolyticus.* O *Actinomyces israelii* é o agente isolado com maior frequência nas infecções.[2]

Manifestações clínicas

As lesões provocadas por actinomicetos anaeróbicos podem acometer regiões cerviccfaciais, toracopulmonares e abdominais. Classicamente, actinomicose cervicofacial está associada a algumas condições que predispõem à doença, como: trauma de mucosa, cáries, extração dentária e diminuição de defesa do hospedeiro, mesmo que temporária. O *Actinomyces israelii* é endógeno e sob circunstâncias normais vive em equilíbrio com a microbiota do hospedeiro. A lesão é representada por tumefação ao nível da mandíbula, que evolui formando trajetos fistulosos, com aparecimento de secreção e presença ou não de grãos branco-amarelados. Não há comprometimento ganglionar[3] (Fig. 39.1).

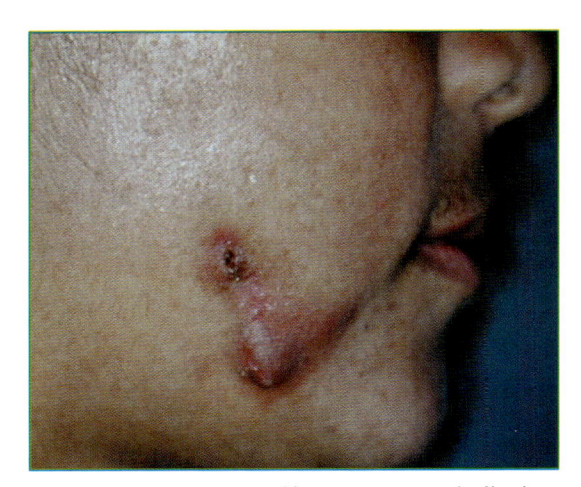

Fig. 39.1 Actinomicose endógena. Presença de fístula e secreção.

Diagnóstico laboratorial

O diagnóstico laboratorial é estabelecido com o encontro dos grãos parasitários na secreção, através do exame direto ou anatomopatológico.

O isolamento e a identificação do *A. israelii* são feitos a partir do seu cultivo em meio de anaerobiose. *Actinomyces israelii* é bactéria filamentosa, produtora de grão branco, Grampositiva, não álcool-acidorresistente, anaeróbia, encontrada como habitante normal de amígdalas, de cáries dentárias e criptas tonsilares.[2] Em vida parasitária, os grãos são irregularmente esféricos e possuem uma coroa de clavas acidófilas bem destacadas. O centro é basófilo e granuloso, composto por um entrelaçado de filamentos finos, Gram-positivos, sem estrutura interna (Fig. 39.2). Para seu isolamento, é utilizado meio em anaerobiose e temperatura de 37°C, em que se verificam múltiplas colônias brancas, pequenas e de consistência dura, lembrando um dente molar[2] (Fig. 39.3).

Tratamento

Uma grande variedade de combinações de drogas vem sendo utilizada para o tratamento dos micetomas actinomicóticos. Penicilina é a droga de escolha na actinomicose endógena, na dose de 18 a 24 milhões de unidades por

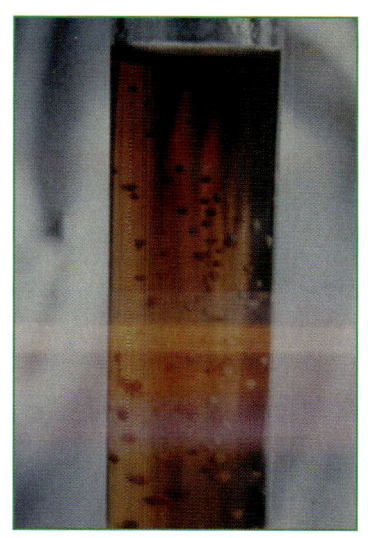

Fig. 39.3 Aspecto macroscópico (5 dias) da cultura de *A. israelii* em meio de anaerobiose.

dia, EV, por 2 a 6 semanas. A manutenção é feita com penicilina via oral ou amoxicilina por 6 a 12 meses. Outras drogas também são utilizadas: estreptomicina, rifampicina, dapsona, sulfametoxazol-trimetoprim e tetraciclina.[4]

Micetoma actinomicótico exógeno (actinomicose exógena, nocardiose)

Definição

Actinomicose exógena é uma doença aguda ou crônica, supurativa, causada por actinomicetos aeróbicos, habitantes do solo, como:

* *Nocardia brasiliensis* – grão branco
* *Nocardia asteroides* – grão branco
* *Nocardia caviae* – grão branco
* *Actinomadura peiletieri* – grão vermelho
* *Actinomadura madurae* – grão branco, amarelo ou róseo
* *Streptomyces somaliensis* – grão amarelo ou marrom
* *Nocardia farcinica* – grão branco
* *Nocardia transvalensis* – grão branco
* *Nocardia dassonvillei* – grão branco

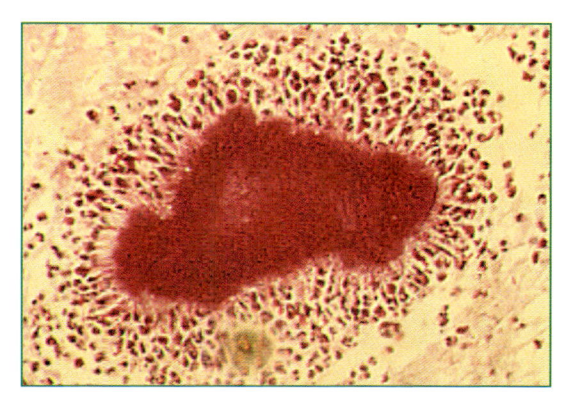

Fig. 39.2 Anatomopatológico de grão actinomicótico corado pelo PAS.

Distribuição geográfica

Actinomicose exógena tem distribuição universal, principalmente em regiões tropicais e subtropicais. Atinge qualquer raça ou profissão. Não é considerada hoje doença rural.

Etiologia

A maioria dos micro-organismos causadores de actinomicetoma é saprófita do meio ambiente. São actinomicetos aeróbicos encontrados nos vegetais e em solo rico em matérias orgânicas.

O principal agente infeccioso em nosso meio é o actinomiceto aeróbico *Nocardia brasiliensis*. No México e na América Central, são descritos casos de actinomicetoma por *Nocardia brasiliensis*, *Streptomyces somaliensis*, *Actinomadura madurae* e *A. pelletierii*.[4]

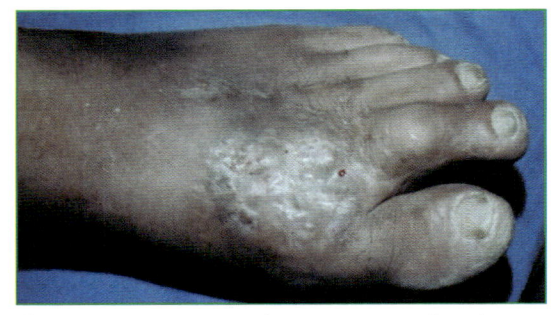

Fig. 39.4 Actinomicose exógena. Aumento de volume + secreção + pústulas.

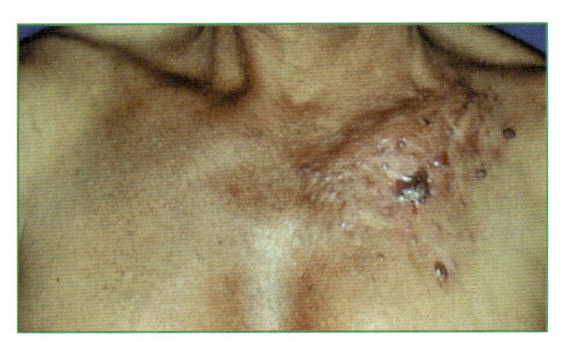

Fig. 39.5 Actinomicose exógena por *Nocardia brasiliensis*.

Manifestações clínicas

As lesões provocadas por actinomicetos aeróbicos são adquiridas através de ferimento da pele e consequente inoculação traumática do agente. As regiões atingidas são em geral as extremidades, e 70 a 80% dos casos ocorrem nos pés.[4,5] Clinicamente, caracteriza-se por um aumento de volume da área afetada e presença de fístulas com saída de material seroso, no qual podem ser encontrados os grãos parasitários. Indivíduos infectados por actinomicetos apresentam uma evolução clínica mais aguda, com sinais inflamatórios mais pronunciados e rápida invasão óssea, quando comparados aos eumicetomas[4] (Figs. 39.4 e 39.5).

Diagnóstico laboratorial

O diagnóstico micológico é estabelecido pela observação microscópica dos grãos actinomicóticos através do exame direto ou anatomopatológico. O isolamento e a identificação do agente são feitos a partir do seu cultivo em meio de ágar Sabouraud-dextrose (Fig. 39.6).

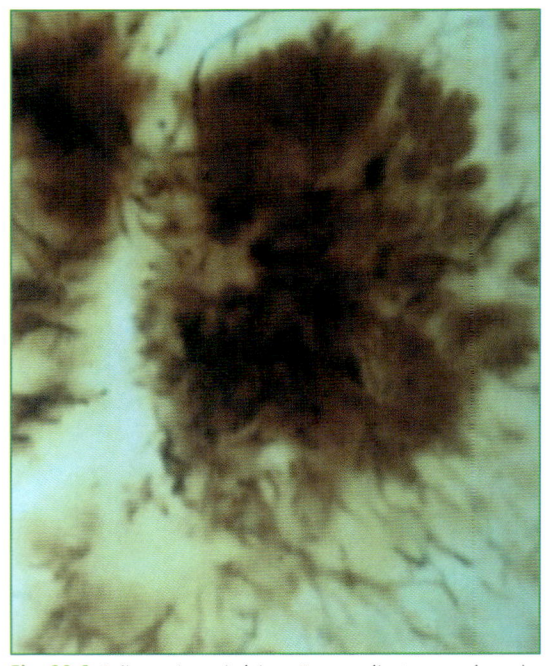

Fig. 39.6 Grão actinomicótico. Exame direto corado pelo Gram.

Nocardia brasiliensis

É bactéria filamentosa, produtora de grão branco, Gram-positiva, parcialmente acidor-resistente, aeróbia, encontrada no solo e nos vegetais. Em vida parasitária, observa-se a presença de grão medindo aproximadamente 100 µm de diâmetro, composto por filamentos finos de 1 µm de diâmetro, sem estrutura interna. Na periferia do grão, pode-se visualizar reações eosinofílicas, que resultam da reação antígeno-anticorpo, denominadas clavas[2] (Fig. 39.7).

A colônia cresce em meio ágar Sabouraud-dextrose. O aspecto macroscópico da colônia é leveduriforme, cujo anverso apresenta-se elevado, pregueado, seco e duro. Há formação de pigmento marrom, que se difunde no meio de cultivo, cheiro de terra molhada e reverso de coloração alaranjada[2] (Fig. 39.8).

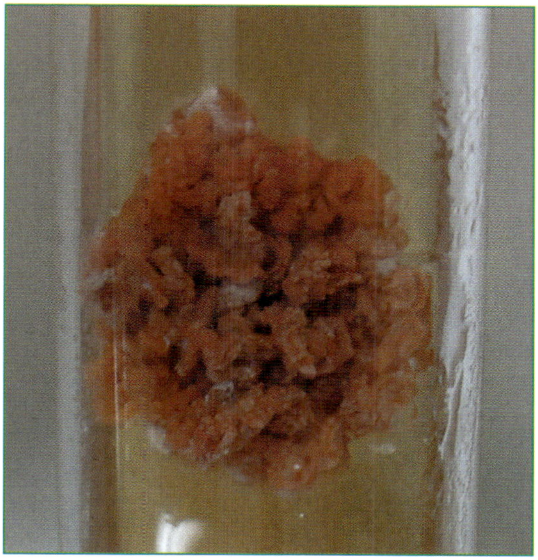

Fig. 39.8 Cultura de *Nocardia brasiliensis*.

Tratamento

Em 1993, Welsh-Lozano[6] realizou levantamento sobre as medicações propostas para o tratamento dos actinomicetomas exógenos, dividindo-as nos grupos das sulfonamidas, tetraciclinas, estreptomicinas e amicacinas. No grupo das sulfonamidas, destacou o uso da diamino-dimetilsulfona (200 a 300 mg ao dia). Sulfametoxazol (800-1.250 mg) + trimetoprim (160-220 mg), 2 vezes ao dia, durante um período de 6 meses a alguns anos, teve taxa de sucesso terapêutico de 70%. Oxitetraciclina (1,5 a 2 g diários por até 2 anos) e minociclina (200 mg diários por até 2 anos) também foram citadas por esse autor.

Mahgoub publicou, em 1976, uma série de 144 casos tratados com sucesso com estreptomicina (14 mg/kg/dia) em esquemas combinados de medicações: DDS + estreptomicina, sulfametoxazol-trimetoprim + estreptomicina, sulfadoxina-pirimetamina + estreptomicina.[4]

Outras drogas vêm sendo usadas com eficácia nos actinomicetomas exógenos: amicacina, imipenem e amoxacilina/ácido clavulínico.[4] Amicacina é utilizada nos casos graves e resistentes à terapêutica.[7]

OUTRAS DOENÇAS CAUSADAS POR ACTINOMICETOS

Eritrasma[2,3]

Definição

É patologia crônica, localizada no estrato córneo das regiões perigenital e axilar, causada por um actinomiceto.

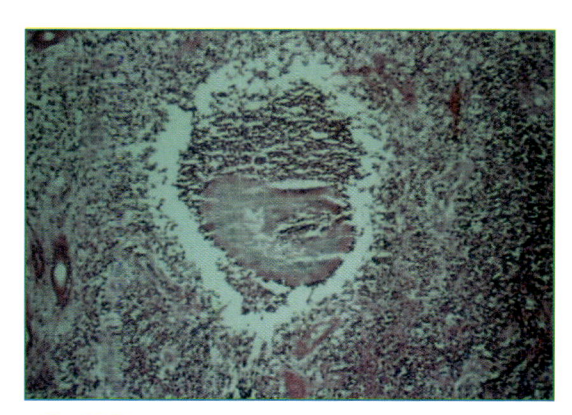

Fig. 39.7 Anatomopatológico de grão actinomicótico.

Distribuição geográfica

Eritrasma é infecção encontrada em todo o mundo, e mais frequente em países de clima quente e úmido. Atualmente, a doença é mais frequente em homens.

Etiologia

O agente etiológico do eritrasma é o *Corynebacterium minutissimum,* bactéria filamentosa, Gram-positiva.

Manifestações clínicas

Existem fatores predisponentes que propiciam o aparecimento da doença, como maceração da pele, sudorese excessiva etc. O quadro clínico caracteriza-se por máculas acastanhadas com bordas bem nítidas. As lesões localizam-se geralmente nas regiões axilares, inguinocrurais e interdigitais dos pés (Fig. 39.9).

Diagnóstico laboratorial

Ao exame direto das escamas da lesão de eritrasma pela coloração de Gram, observam-se filamentos longos Gram-positivos, medindo 5 a 25 μm de comprimento. Também são encontradas formas cocoides (Fig. 39.10).

A lâmpada de Wood auxilia no diagnóstico, e uma fluorescência vermelho-coral, devida à porfirina, é observada nas lesões (Fig. 39.11).

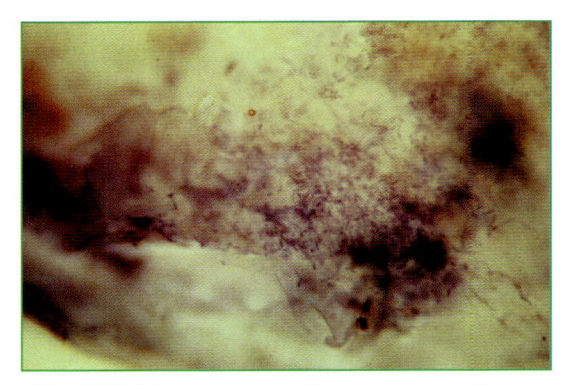
Fig. 39.10 Eritrasma. Exame direto corado pelo Gram.

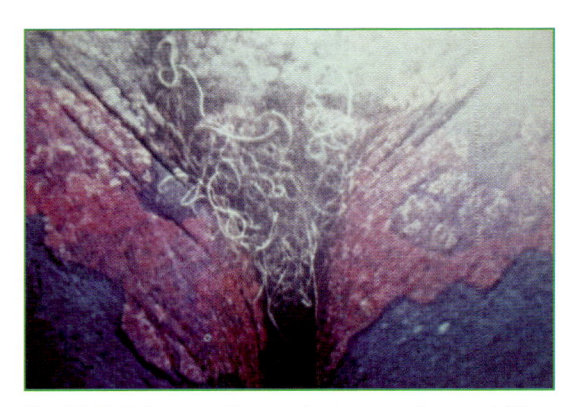
Fig. 39.11 Eritrasma. Fluorescência vermelho-coral (lâmpada de Wood).

Tratamento

Nas formas localizadas, a opção é por queratolíticos, como ácido salicílico a 3 ou 4%, derivados imidazólicos ou antibióticos tópicos (eritromicina).

O tratamento sistêmico é recomendado nas formas extensas. A droga de escolha é a eritromicina, na dose 1,0 g por dia, por 5 a 10 dias.

Tricomicose axilar[2,3]

Definição

É infecção superficial, exclusiva de pelos axilares e mais raramente de pelos pubianos,

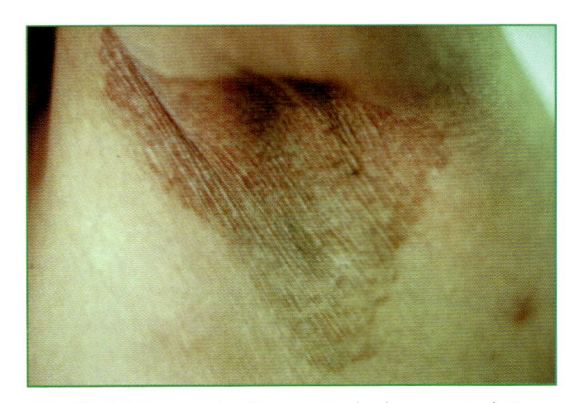
Fig. 39.9 Eritrasma. Lesões acastanhadas características.

caracterizada pela formação de nódulos amarelos, avermelhados ou negros.

Distribuição geográfica

Tricomicose axilar é doença típica dos países de clima tropical.

Etiologia

O agente etiológico da tricomicose axilar é o *Corynebacterium tenuis,* bactéria filamentosa Gram-positiva.

Manifestações clínicas

Os indivíduos que apresentam sudorese intensa parecem estar mais predispostos à doença. Os pelos apresentam-se envolvidos por concreções sólidas, aderentes, que podem ser encontradas sob três formas: amarela (*flava*), vermelha (*rubra*) e preta (*nigra*). A variedade *flava* é a mais frequente (Fig. 39.12).

Diagnóstico laboratorial

Ao exame direto do pelo com KOH, observam-se nódulos amorfos com estruturas filamentosas curtas e entrelaçadas (Fig. 39.13).

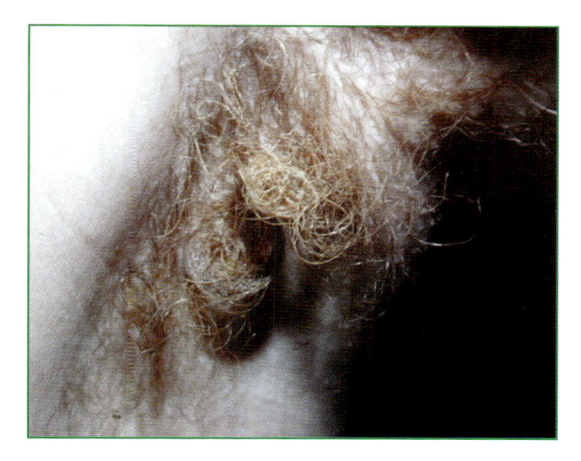

Fig. 39.12 Tricomicose axilar. Nódulos amarelados em pelos axilares.

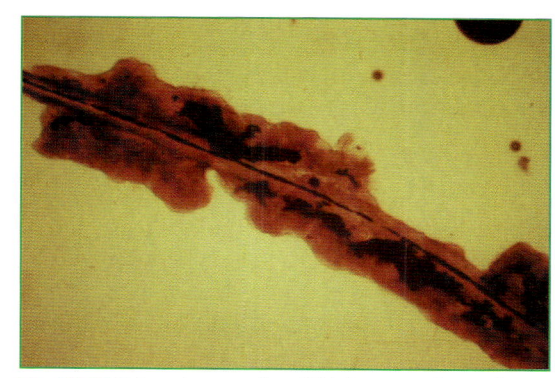

Fig. 39.13 Tricomicose axilar. Nódulos amorfos ao longo do pelo. Exame direto clarificado pelo KOH.

Tratamento

Na tricomicose axilar, aconselham-se o corte dos pelos e a aplicação de sabonete antisséptico.

Queratólise Plantar[2,3]

Definição

É infecção superficial da camada córnea, caracterizada pela presença de áreas de erosões circulares na região plantar.

Etiologia

Vários actinomicetos podem ser responsáveis pela queratólise plantar, como: *Actinomyces spp., Nocardia spp., Micromonospora spp., Streptomyces spp., Dermatophilus spp.* e *Corynebacterium spp.* A sudorese plantar excessiva facilita a proliferação desses agentes e a instalação do quadro.

Manifestações clínicas

As lesões caracterizam-se pela presença de áreas circulares pequenas, que mais tarde podem coalescer, desnudando toda a camada córnea da região plantar. Fissuras podem aparecer dentro dessas áreas, com infecção secundária por outras bactérias.

Diagnóstico laboratorial

Presença de estruturas cocoides e filamentosas em material coletado da base das lesões.

Tratamento

São utilizados derivados imidazólicos ou antibióticos tópicos (eritromicina), além de se evitar a sudorese plantar excessiva.

Dermatofilose[2,3]

Doença inicialmente descrita por van Seceghem, em 1915, em gado, na região do Zaire, caracteriza-se pela presença de dermatite exsudativa dos pelos dos animais e, raramente, no homem. O agente etiológico é um actinomiceto da classe Dermatophilaceae, o *Dermatophilus congolensis*.

REFERÊNCIAS BIBLIOGRÁFICAS

1. Negroni R. Significado de la palabra micetoma: métodos de estudio de este síndrome. *Rev Argent Micol* 1993; 16:3-10.
2. Lacaz CS, Porto E, Martins JE. Morfologia e biologia dos actinomicetos. Actinomicetomas. *In: Micologia Médica*. 9ª ed. São Paulo: Sarvier, 2002. p. 204-34.
3. Kwon Chung KJ, Bennett JG. Mycetoma. *In: Medical Mycology*. Philadelphia: Lea & Febiger, 1992. p. 560-93.
4. Lichon V, Khachemoune A. Mycetoma – a review. *Am J Clin Dermatol* 2006; 7(5):315-21.
5. Fahal AH. Mycetoma: a thorn in the flesh. *Trans R Soc Trop Med Hyg* 2004; 98(1):3-11.
6. Welsh-Lozano O. Treatment of actinomycetoma. *Arch Med Res* 1993; 24:413-5.
7. Welsh O, Salinas MC, Rodríguez MA. Treatment of eumycetoma and actinomycetoma. *Curr Trop Med Mycol* 1995; 6:47-71.

REINO PROTOZOA

40 *Rinosporidiose*

Iphis Campbell

CONCEITO

Rinosporidiose é infecção granulomatosa de evolução crônica causada pelo patógeno *Rhinosporidium seeberi,* que afeta preferencialmente as mucosas nasais e as conjuntivas do homem e de animais. Com menor frequência, pode afetar laringe, faringe, úvula, palato mole, duto de glândula parótida, traqueia, brônquios, ouvido, uretra, vagina, reto, pele e ossos. São raríssimos os relatos de infecção visceral e generalizada. É doença infectiva, pois as lesões tissulares estão sempre associadas à presença do patógeno, não havendo evidências de que seja também infecciosa, uma vez que não existe documentação de transmissão entre humanos e animais.[1]

ECOLOGIA

A rinosporidiose tem distribuição universal, já tendo sido descrita esporadicamente em cerca de 70 países com diversas características geográficas. No entanto, é endêmica no sul da Ásia, especialmente sudeste da Índia e Sri Lanka. A América do Sul apresenta número significativo de casos, que, juntamente com os da Índia e do Sri Lanka, constituem mais de 90% de todos os casos publicados.[2]

No Brasil, a rinosporidiose, tanto humana como animal, tem sido descrita esporadicamente em quase todas as regiões, mas é da parte ocidental da região Nordeste que provém mais da metade de todos os casos brasileiros publicados.

O modo presumido de infecção é através do epitélio traumatizado, especialmente das mucosas nasal e ocular, pois tem sido observada alta incidência em indivíduos que mergulham em águas estagnadas, açudes, represas, lagos e lagoas que constituem o *habitat* aquático natural do *Rhinosporidium seeberi*. A transmissão pelo ar, em áreas empoeiradas e com frequentes tempestades de areia, sobretudo na forma ocular, também tem sido descrita.[2,3]

ETIOLOGIA

Por mais de um século considerado fungo, estudos recentes com DNA 18S ribossomal isolado de esporângios e endosporos de rinosporidiose, tanto humana como animal, classificam o *Rhinosporidium seeberi* como um protista aquático do reino *Protozoa*, classe Mesomycetozoea.[4,5]

Junto com outros parasitas aquáticos que causam infecções similares em anfíbios e peixes, forma um grupo conhecido como DRIP, acrônimo para: **D**ermocystidium spp., **R**osette agent, **I**cthiophonus spp., **P**sorospermium spp. – dentro das Ordens Dermocystida e Ictiophonida. É o primeiro patógeno humano do grupo DRIP.

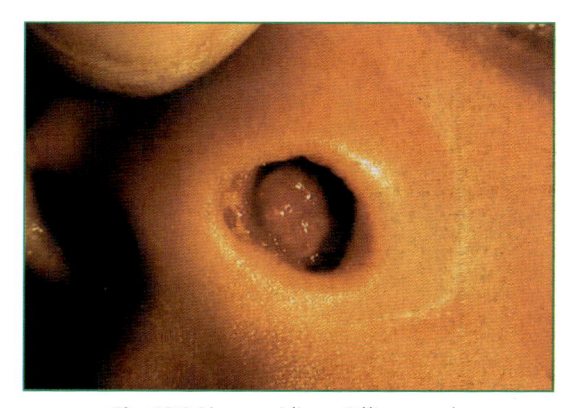
Fig. 40.2 Rinosporidiose. Pólipo nasal.

MANIFESTAÇÕES CLÍNICAS

A rinosporidiose caracteriza-se pela presença, na cavidade nasal, na orofaringe ou no olho, de massa polipoide, quase sempre unilateral e pediculada, que pode permanecer limitada à cavidade nasal ou, mais raramente, exteriorizar-se (Figs. 40.1A e B e 40.2). Seu tamanho varia de pequenas granulações até grandes massas isoladas, que muitas vezes podem ser lobuladas, partindo de um mesmo pedículo. É, na maioria das vezes, arredondada ou oval, tem superfície irregular, avermelhada, lembrando morango, sangra com muita facilidade e é salpicada de pontos brancos, que correspondem aos cistos maduros. Lesões polipoides verrucosas pediculadas ou sésseis de base ampla podem ocorrer na pele, especialmente da face e do tronco.

Na cavidade nasal, os locais mais acometidos são o corneto inferior, o septo, o assoalho e, mais raramente, o corneto médio, o meato e o teto nasal. O sintoma principal, mais frequente e que acaba sendo o motivo da consulta é a obstrução nasal, seguindo-se, em ordem decrescente, epistaxe, rinorreia, prurido e cefaleia.

Depois do nariz, o local mais frequentemente afetado é o olho, e os pontos mais atingidos são a conjuntiva e o saco lacrimal (Fig. 40.3). A sintomatologia é semelhante à da conjuntivite ou à de corpo estranho, com lacrimejamento e hemorragia.

Em outros locais menos acometidos, como faringe, laringe, palato mole, úvula, amígdalas, traqueia, brônquios e esôfago, os sintomas são os de corpo estranho, com sensação de obstrução, tosse persistente, hemoptise ou disfagia.

Pessoas de qualquer idade podem ser acometidas, mas a faixa de maior incidência é en-

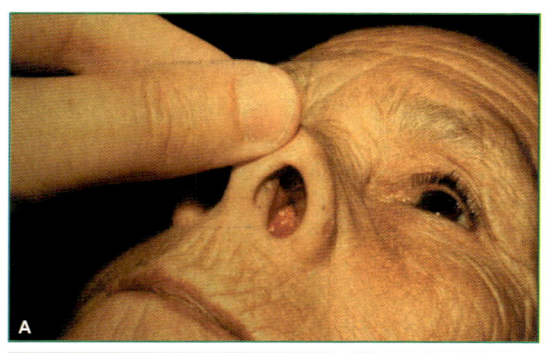
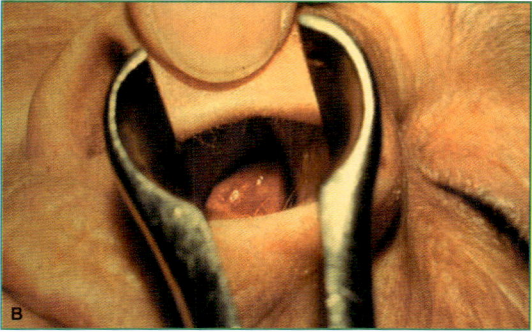
Fig. 40.1 A e **B**. Rinosporidiose com visualização de pólipo nasal.

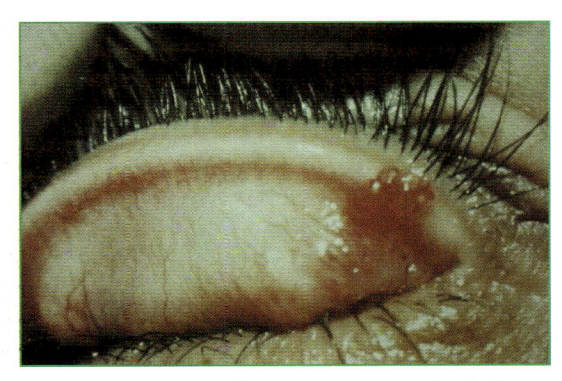

Fig. 40.3 Rinosporidiose em mucosa conjuntival.

tre 20 e 35 anos. Os homens são 4 vezes mais afetados do que as mulheres, e a evolução da doença é crônica, já tendo sido descritos casos com 35 anos de evolução.[2]

HISTOPATOLOGIA

A principal característica da biópsia da rinosporidiose é a presença constante de grande número de elementos parasitários em diferentes estágios evolutivos (Fig. 40.4).

A presença do patógeno provoca reação inflamatória crônica na submucosa ou na derme, com linfócitos, plasmócitos e tecido de granulação, além de número variável de células epitelioides e neutrófilos (Fig. 40.5). A presença de células gigantes, tipo corpo estranho, é inconstante. Nos epitélios de revestimento, observa-se alteração hiperplásica, e eles podem também conter cistos.[2]

As várias formas evolutivas do cisto vistas na lâmina incluem formas jovens, "tróficas", com 10 a 100 μm de diâmetro; formas colapsadas, vazias, geralmente junto com os trofozoítas. Os cistos maiores estão geralmente mais próximos da superfície epitelial. Eles têm paredes de duplo contorno, quitinosas, que podem medir até 5 μm de espessura e contêm, quando completamente desenvolvidos, em torno de 20.000 trofozoítas maduros.[6] Nessa fase, ocorre a ruptura da parede através do poro ou micropapila, e os trofozoítas saem do cisto, dando início a novo ciclo evolutivo nos

tecidos (Figs. 40.6 e 40.7). A reação inflamatória com polimorfonucleares predomina no início, e posteriormente são encontrados plasmócitos e linfócitos.

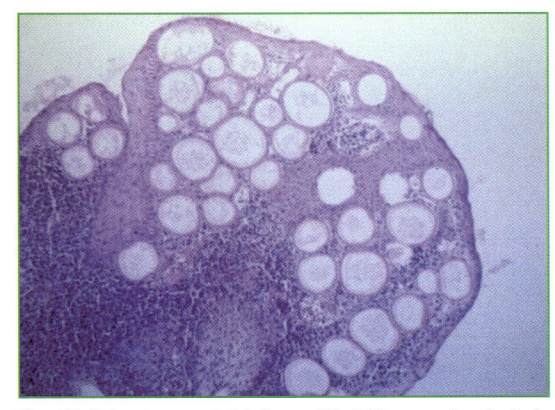

Fig. 40.4 Anatomopatológico – HE. Pólipo contendo inúmeros cistos e elementos parasitários em diferentes estágios evolutivos.

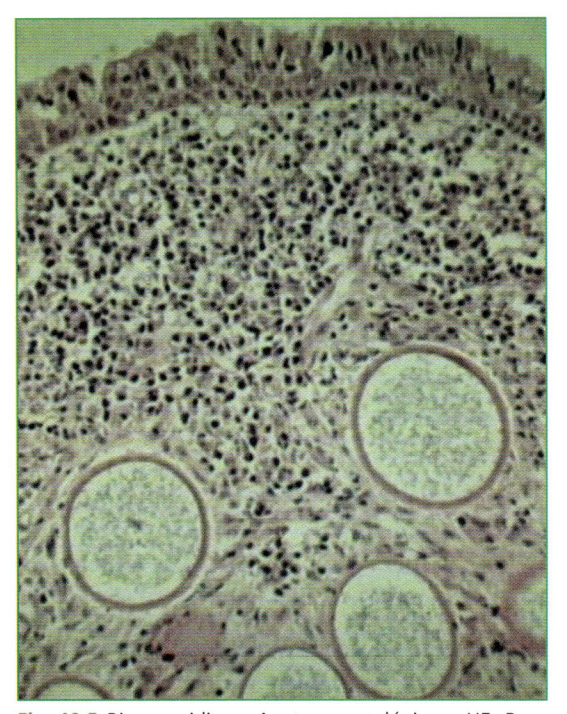

Fig. 40.5 Rinosporidiose. Anatomopatológico – HE. Reação inflamatória crônica na submucosa ou derme, com linfócitos e plasmócitos, além de células epitelioides e neutrófilos.

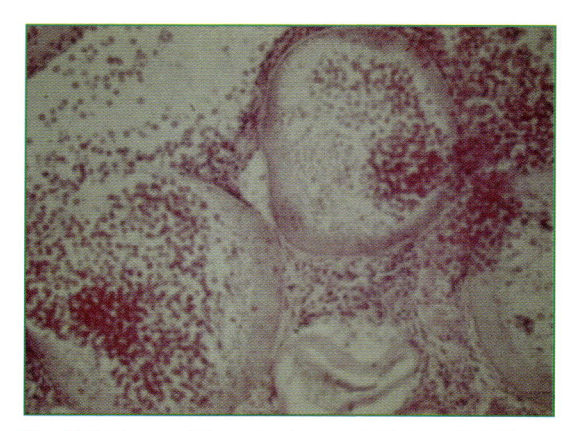

Fig. 40.6 Rinosporidiose. Anatomopatológico – PAS. Cistos com trofozoítas em seu interior.

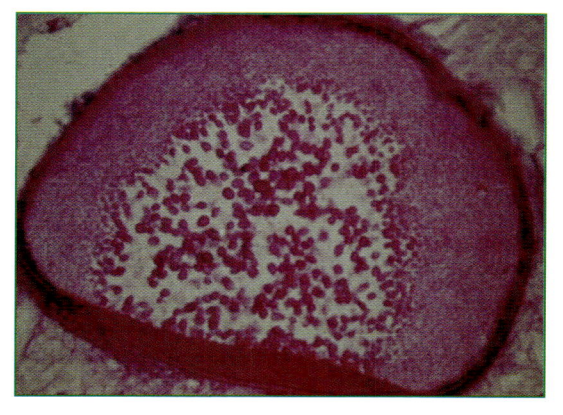

Fig. 40.7 Rinosporidiose. Anatomopatológico – PAS. Cisto com parede de duplo contorno e quitinosa, contendo trofozoítas em seu interior.

A lâmina do micróstomo pode ser responsável pelo grande número de cistos rompidos vistos em alguns cortes. *O Rinosporidium seeberi* pode ser facilmente identificado pela coloração de HE (hematoxilina-eosina), praticamente não havendo necessidade de co-lorações especiais. Quando necessário, pode-se utilizar PAS, que cora uniformemente as paredes, tanto dos esporângios como dos cistos, como dos trofozoítas. Nas preparações histológicas, os cistos maiores podem ser vistos mesmo a olho nu, aparecendo como buracos quando vistos contra a luz.[2]

TRATAMENTO

Exérese cirúrgica e cauterização da base da lesão são o melhor tratamento para a rinosporidiose. Drogas sistêmicas como a dapsona e antimoniais, além de radioterapia, já foram utilizadas sem sucesso. O prognóstico quanto à vida é bom, mas a recorrência de lesões excisadas é alta.

REFERÊNCIAS BIBLIOGRÁFICAS

1. Arseculeratne SN. Recent advances in rhinosporidiosis and rhinosporidium seeber. *Indian J of Medical Microbiology* 2002; 20(3):119-131.
2. Figueiredo da Silva J. *Rinosporidiose*. Tese de Mestrado. Universidade Federal de Pernambuco, 1980.
3. Vucovic A *et al*. An epidemiological investigation of first outbreak of rhinosporidiosis in Europe. *J Trop Hygiene* 1995; 98:333-337.
4. Herr RA, Ajello L, Taylor JW, Arseculeratne SN, Mendoza L. Phylogenetic analysis of *Rhinosporidium seeberi's* 18S small subunit ribosomal DNA groups this pathogen among members of the protoctistan Mezomycetozoa clade. *J Clin Microbiol* 1999; 37:2570-2574.
5. Fredricks DN, Jolly JA, Lepp PW, Kosek JC, Relman DA. *Rhinosporidium seeberi*: a novel group of acquatic Protistan parasites. *Emerg Infect Dis* 2000; 6:273-282.
6. Hworth JH. On Rhinosporidium seeberi (Wernicke, 1903) with special reference to its sporulation and affinities. *Trans Roy Soc Edin* 1923; 53:301-342.

41 Prototecose

Lígia Rangel B. Ruiz

INTRODUÇÃO

Ficologia médica é o estudo das algas que provocam doença no homem e nos animais. As algas procariotas são representadas pelas algas azuis da divisão Cyanophyta. Sua importância na medicina está restrita a toxicidade quando há ingestão de água contaminada. Já as algas eucariotas são representadas por várias divisões, com destaque maior para a *Clorophyta,* em que estão as algas verdes *(Chlorella)* e as aclorofiladas *(Prototheca).* Infecções localizadas ou sistêmicas têm sido descritas, principalmente pelo gênero *Prototheca.*

Prototecoses são infecções causadas por algas do gênero *Prototheca,* família Chlorellaceae. As prototecas diferenciam-se das clorelas pela ausência de cloroplastos e grânulos citoplasmáticos. São, portanto, aclorofiladas, heterotróficas, e requerem fontes externas de C e N. A prototecose afeta homens e animais, localizando-se com maior frequência em pele e subcutâneo e podendo haver disseminação sistêmica. Evidências morfológicas e imuno-lógicas levam à suposição de que o gênero se desenvolveu a partir do gênero *Chlorella.*[1,2,3]

HISTÓRICO

Em 1894, Kruger isolou micro-organismos unicelulares não pigmentados na seiva de árvores. Foram classificados como leveduras e denominados prototecas. West, em 1916, reclassificou-as como algas, pois seus esporos são produzidos por septação interna como as clorelas. Em 1964, Davies e cols. descreveram o primeiro caso de prototecose no homem, em trabalhador de plantação de arroz na África. O agente isolado foi a *Prototheca zopfii.*[1]

ETIOLOGIA

As algas do gênero *Prototheca* são unicelulares, esféricas, e medem de 1,3-13,4 μm a 1,3-16,1 μm. A reprodução é assexuada por septação interna com produção de endosporos, dando o aspecto característico de mórula ou esporângio (Fig. 41.1).

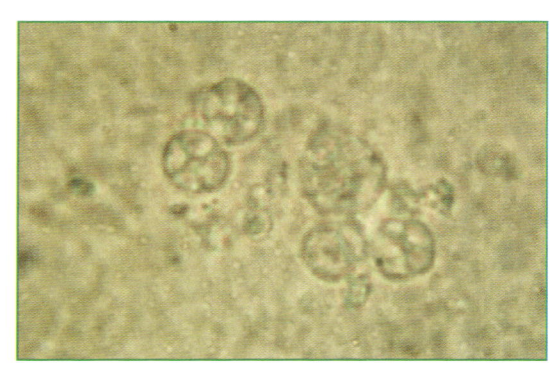

Fig. 41.1 *Prototheca spp.* Exame direto: unicelulares, esféricas, reprodução por septação interna dando o aspecto característico de mórula.

Estudos identificaram 4 espécies do gênero: *Prototheca zopfii, Prototheca moriformes, Prototheca wickerhamii* e *Prototheca stagnora.* Alguns autores consideram a *P. moriformes* uma variante da *P. zopfii.*[1,2] Nas infecções em homens e animais, são isoladas *P. zopfii* e *P. wickerhamii.*[4,5] Foram descritos até hoje na literatura médica cerca de 100 casos de prototecose, a maioria causada por espécies de *P. wickerhamii.*[5,6]

CARACTERÍSTICAS MORFOLÓGICAS E BIOQUÍMICAS DAS ESPÉCIES

P. zopfii (Kruger, 1894)[1,2]

- *Cultura* — Colônia leveduriforme branca. Em ágar Sabouraud sem ciclo-heximida, 25 a 37°C, após 48 horas.
- *Microscopia* — Autosporos esféricos, medindo de 9 a 11 μm; esporângios medindo de 14 a 25 μm.
- *Assimilação de açúcares e alcoóis* — Sacarose (–); trealose (–); inositol (–); n-propanol (+).

P. wickerhamii (Tubaki e Soneda, 1959)[1,2]

- *Cultura* — Colônia leveduriforme creme, após 48 horas em ágar Sabouraud-dextrose, 25 a 37°C.

- *Microscopia* — Autosporos esféricos menores (4 a 5 μm) e mais numerosos (acima de 50 por teca). Esporângios variam de 7 a 13 μm.
- *Assimilação* — Sacarose (–); trealose (+); inositol (–); n-propanol (–) (Fig. 41.2).

P. stagnora (Cooke, 1918)[1,2]

- *Cultura* — Colônias brancas mucoides, não crescem a 37°C.
- *Microscopia* — Células elipsoides; tamanhos semelhantes aos de *P. wickerhamii;* presença de cápsula (Figs. 41.3 e 41.4).
- *Assimilação* — Sacarose (+); trealose (–); inositol (–); n-propanol (–).

ECOLOGIA E DISTRIBUIÇÃO

As algas do gênero *Prototheca* têm distribuição universal, tendo sido isoladas em solo e água (rios, piscinas, águas de chuva, esgoto doméstico, mar, lagos). Apesar de não serem patógenos de plantas, são isoladas com frequência em espécies de *Ulmus americana.* Também são encontradas em animais, como vacas, ovelhas, porcos, gatos e cachorros.[1,2,3] No homem, há relatos do encontro de prototeca na pele, no trato gastrointestinal, na urina e no escarro, sem contudo provocar infecção. Nesses casos, pode-se considerar biota tran-

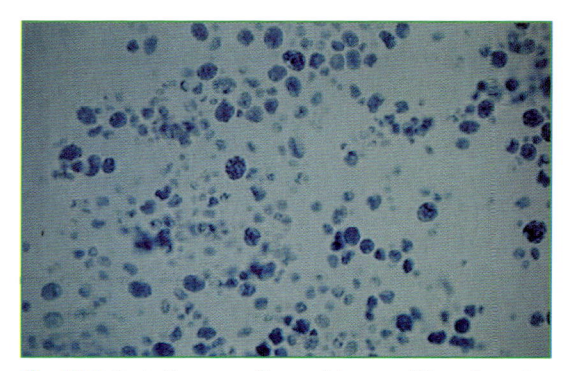

Fig. 41.2 *Prototheca zopfii* em vida saprofítica. Aspectos micromorfológicos em ágar Sabouraud-dextrose (40×). (Colaboração da Professora Lucilia Silva Crispim.)

sitória adquirida de fontes contaminadas. A infecção ocorre por inoculação do agente através de traumas, laceração de partes moles, cirurgias e exposição profissional. A infecção pode ocorrer tanto em pacientes imunocompetentes como em imunodeprimidos, e as formas sistêmicas estão associadas a imunodeficiência do hospedeiro.[4]

PATOGÊNESE

A patogênese é incerta, uma vez que a *Prototheca* tem prevalência extensa na natureza e a infecção é rara. A virulência é baixa em indivíduos imunocompetentes, parecendo haver imunidade inata ao agente.[4,5] Infecção experimental em animais é raramente obtida, o que dificulta estudos mais detalhados.

QUADRO CLÍNICO

A prototecose pode ser localizada ou disseminada, aguda ou crônica; essa última é mais frequente. Quanto à localização da infecção, pode ser classificada em forma cutânea, bursite olecraniana ou forma disseminada.[4] As lesões cutâneas podem ser únicas ou múltiplas, geralmente desencadeadas por trauma em áreas expostas. São observados pápulas, nódulos, ulcerações e lesões granulomatosas ou herpetiformes[7] (Fig. 41.3). A segunda forma clínica mais frequente é a bursite olecraniana, também desencadeada por trauma, caracterizada por dor articular, edema e eritema de partes moles. A infecção disseminada costuma acometer pacientes transplantados, diabéticos ou em uso de drogas imunossupressoras.

DIAGNÓSTICO LABORATORIAL

O exame microscópico direto é pouco utilizado, pois as formas unicelulares são facilmente confundidas com leveduras. Ele pode ser realizado a partir de secreções coletadas nas lesões ou *imprint* em lâmina de fragmento de biópsia (Fig. 41.4).

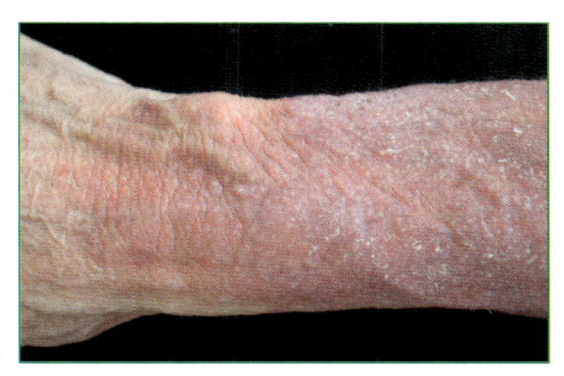

Fig. 41.3 Prototecose cutânea. Placa eritematosa e infiltrada, recoberta por pequenas pústulas.

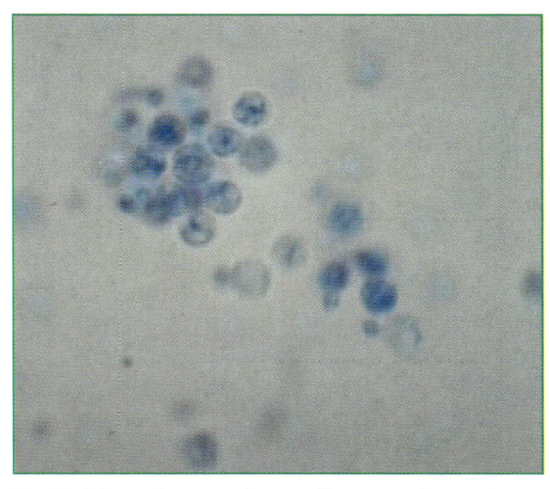

Fig. 41.4 *Prototheca spp.* Exame direto corado com lactofenol azul de algodão.

Além do exame direto, o material também é semeado em ágar Sabouraud-dextrose sem ciclo-heximida, em temperatura que varia de 25 a 37°C. Após 48 horas, já é possível visualizar a colônia (Fig. 41.5).

O exame anatomopatológico, corado por PAS, Gomori ou azul alcião, mostra hiperplasia pseudoepiteliomatosa com reação granulomatosa crônica e pequena resposta inflamatória. A *Prototheca spp.* é facilmente encontrada nos cortes, geralmente na derme papilar. Apresenta-se nas formas unicelular, células com septação interna e esporângio ou mórula[1,2] (Figs. 41.6 e 41.7).

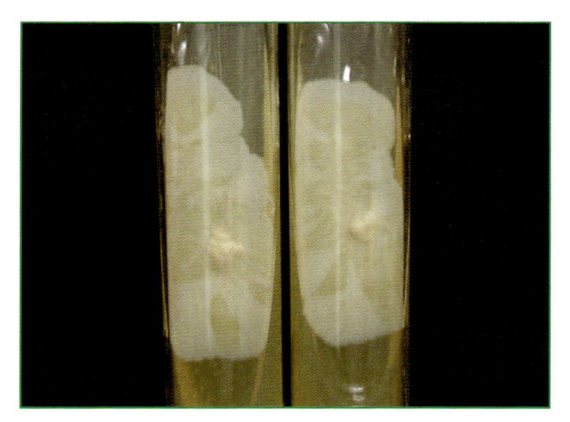

Fig. 41.5 *Prototheca spp.* Cultura em ágar Sabouraud a 37°C.

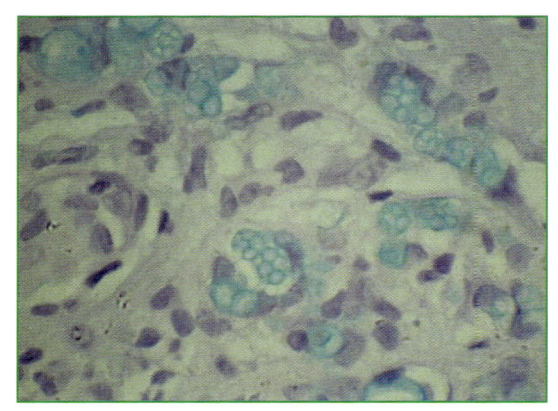

Fig. 41.7 Prototecose. Anatomopatológico (azul alcião). (Colaboração da Professora Ivonise Follador.)

O diagnóstico diferencial anatomopatológico inclui algumas micoses profundas, principalmente coccidioidomicose e rinosporidiose, pela presença do esporângio. Nessas, porém, o esporângio é maior e os endosporos são mais numerosos.

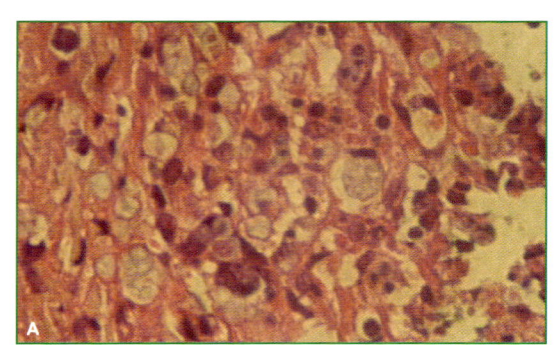

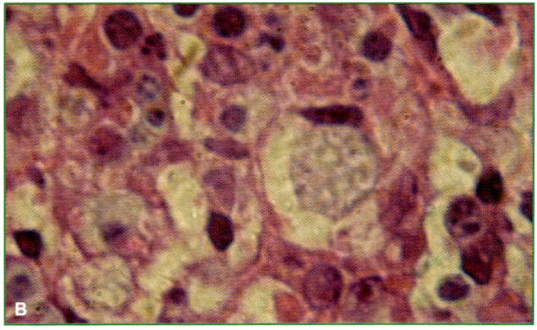

Fig. 41.6 A e B. Prototecose. Anatomopatológico (PAS 40 e 100×, respectivamente).

TRATAMENTO

As drogas preconizadas para o tratamento da prototecose não estão totalmente estabelecidas. O número de casos descritos até o momento é limitado e ainda não há correlação entre eficácia de uma droga *in vitro* e *in vivo*. Antifúngicos como itraconazol, fluconazol e anfotericina B são as drogas mais utilizadas. Entre elas, anfotericina B endovenosa é a terapêutica mais indicada nas formas cutâneas extensas ou sistêmicas.[4] Nas formas localizadas, a anfotericina B intralesional (1 mg/mL), o itraconazol[8,9,10] e o fluconazol[5,11] já foram usados, com sucesso em alguns casos. Itraconazol deve ser utilizado na dose de 200 mg/dia por um período mínimo de 2 meses.[10] Já o fluconazol vem sendo empregado na dose de 200 mg/dia.[5,11] O voriconazol, novo derivado triazólico, foi utilizado com sucesso na dose de 400 mg/dia por 3 meses no tratamento de um caso de prototecose cutânea não responsiva a itraconazol.[12] Em lesões menores, está indicada a exérese cirúrgica. Debridamento dos tecidos afetados em associação ao tratamento clínico melhora o prognóstico.[4]

REFERÊNCIAS BIBLIOGRÁFICAS

1. Lacaz C da S, Porto C, Martins JEC. Ficologia médica. Importância das algas em patologia

médica e veterinária. *In*: *Micologia Médica*. 9ª ed. São Paulo: Sarvier, 2002. p. 871-9.

2. Kwon Chung KJ, Bennett JE. Prototothecosis. *In*: *Medical Mycology*. Philadelphia: Lea & Febiger, 1992. p. 785-94.

3. Rippon JW. Prototothecosis. *In*: *Medical Mycology*. 3rd ed. Philadelphia: W. B. Saunders Company, 1988. p. 723-28, 740-5.

4. Lass-Flörl C, Mayr A. Human prototothecosis. *Clin Microbiol Rev* 2007; 20(2):230-42.

5. Leimann BC, Monteiro PC, Lazéra M, Candanoza ER, Wanke B. Prototothecosis. *Med Mycol* 2004; 42(2):95-106.

6. Hightower KD. Messina JL. Cutaneous prototothecosis: a case report and review of the literature. *Cutis* 2007; 80(2):129-31.

7. Boyd AS *et al.* Cutaneous manifestations of Prototheca infections. *J Am Acad Dermatol* 1995; 32:758-64.

8. Zaitz C, Godoy AM, Colucci FM, de Sousa VM, Ruiz LR, Masada AS, Nobre MV, Muller H, Muramatu LH, Arrigada GL, Heins-Vaccari EM, Martins JE. Cutaneous prototothecosis: report of a third Brazilian case. *Int J Dermatol* 2006; 45(2):124-6.

9. Carneiro FP, Moraes MA, Rebêlo AM, Coutinho AM. Prototecose cutânea: relato de caso. *Rev Soc Bras Med Trop* 2007; 40(4):466-8.

10. Okuyama Y, Hamaguchi T, Teramoto T, Takiuchi I. A human case of prototothecosis successfully treated with itraconazole. *Nippon Ishinkin Gakkai Zasshi* 2001; 42(3): 143-7.

11. Follador I, Bittencourt A, Duran F, das Graças Araújo MG. Cutaneous prototothecosis: report of the second Brazilian case. *Rev Inst Med Trop São Paulo* 2001; 43(5):287-90.

12. Dalmau J, Pimentel CL, Alegre M, Sanchez F, Gurgui M, Roé E, Alomar A. Treatment of prototothecosis with voriconazole. *J Am Acad Dermatol* 2006; 55 (5 Suppl):S122-3.

PARTE **E**

TERAPÊUTICA

42 Terapêutica em Micologia Médica

Rosane Orofino-Costa • Ígor Brum Cursi • Maria de Lourdes Palermo Fernandes Neves

GENERALIDADES

O primeiro medicamento de uso sistêmico empregado no tratamento das micoses foi o iodeto de potássio em solução saturada, no início do século passado. Durante quase um século, não se dispunha de medicamentos antifúngicos específicos (antibióticos ou quimioterápicos). Nos anos 1950, foram introduzidas a anfotericina B, a griseofulvina e a nistatina. Só no final da década de 1970, antifúngicos de maior espectro de ação que podiam ser administrados por via oral foram introduzidos no mercado, como, por exemplo, o cetoconazol. No final da década de 1980, surgiram as alilaminas e os triazólicos (derivados azólicos de 2ª geração). Na virada do século, introduziram-se outros grupos farmacológicos, como as equinocandinas, além dos derivados azólicos de 3ª geração, como voriconazol, posaconazol e ravuconazol. Ainda hoje, o arsenal terapêutico para as micoses é pequeno se comparado aos antibióticos, e restringe-se a poucos grupos farmacológicos, embora as micoses estejam aumentando na população, seja ela imunocompetente ou não. Diversos fatores podem influenciar o tratamento e a escolha da droga: agente etiológico, localização e extensão das lesões, fontes de contágio, *status* imunológico do hospedeiro, comorbidades, gravidez, idade, risco de eventos adversos e interações medicamentosas, entre outros.

MECANISMO DE AÇÃO

Alvos

Os principais alvos da terapia antifúngica são a membrana plasmática, a parede e a divisão celular. No Quadro 42.1 encontram-se resumidos os principais medicamentos e seus alvos. Observa-se que a maioria dos medicamentos disponíveis nos dias de hoje tem a membrana celular como alvo principal.

Sistema enzimático

Grande parte dos antifúngicos utiliza, para seu metabolismo, o complexo enzimático do

Quadro 42.1

Alvos dos principais antifúngicos

Medicamento	Membrana plasmática (Ergosterol/Permeabilidade)	Parede celular (Glucanas/Quitinas)	Núcleo/nucléolo (RNA/DNA)
Azólicos	X		
Amorolfina	X		
Terbinafina	X		
Butenafina	X		
Ciclopiroxolamina	X		
Griseofulvina			X
5-Fluorocitosina			X
Macrolídeos poliênicos	X		
Equinocandinas		X	

citocromo P450 (CYP). O metabolismo das células humanas utiliza na maioria das vezes esse complexo, assim como grande parte dos medicamentos que são administrados concomitantemente. Por esse motivo, dependendo das enzimas que o antifúngico utilizar para sua ação, poderão ocorrer interações medicamentosas ou eventos adversos. A utilização desse sistema enzimático depende de fatores genéticos, e também de outros como: clima, alguns tipos de alimentos, humor ou estresse psíquico. Há indivíduos que são inibidores ou metabolizadores inatos de determinado CYP. A maioria dos medicamentos usa o CYP 3A4 para seu metabolismo.

GRUPOS FARMACOLÓGICOS, MECANISMO DE AÇÃO, APRESENTAÇÃO E PRINCIPAIS EVENTOS ADVERSOS

Medicamentos de uso tópico

Antifúngicos tópicos são geralmente considerados terapia de primeira linha nas micoses superficiais e cutâneas não complicadas, devido a sua alta eficácia e baixo potencial de efeitos adversos sistêmicos. Podem ser usados como monoterapia ou como terapia combinada a antifúngicos sistêmicos. Existem, atualmente, vários agentes antifúngicos tópicos capazes de alcançar cura micológica e clínica das micoses humanas superficiais e cutâneas. São eles:

Macrolídeos poliênicos

Alteram a permeabilidade da membrana plasmática do fungo.

Nistatina

Primeiro antimicótico específico a se tornar disponível para uso humano. Devido à sua toxicidade sistêmica, seu uso fica limitado a aplicações tópicas em infecções micóticas cutâneas e mucocutâneas. É essencialmente insolúvel em água e não absorvida pela pele intacta, pelo trato gastrointestinal e mucosa vaginal. É usada quase que exclusivamente nas micoses causadas por *Candida spp.* Apresentada em creme, pomada, solução, óvulos ou gel contendo 25.000 ou 100.000 UI/g, é bem tolerada: menos de 0,1% dos pacientes relatam efeitos adversos; os mais comumente registrados são eczema, prurido, *rash*, queimação e dor no local da aplicação.

Azólicos

Atuam inibindo a enzima que transforma o lanosterol em ergosterol, a C-14 dimetilase. Existem diversos derivados comercializados, como isoconazol, miconazol, bifonazol, oxiconazol, fenticonazol, flutrimazol, econazol, clotrimazol, cetoconazol, tioconazol, sertaconazol, entre outros. Os eventos adversos são semelhantes para todos os antifúngicos de uso tópico: irritação ou sensibilização, muitas vezes causada pelo veículo.

Alilaminas

Inibem a enzima esqualeno-epoxidase, que transforma o lanosterol em ergosterol na membrana plasmática do fungo. A terbinafina é o único representante da classe no Brasil. A naftifina, outro representante dessa classe de medicamentos, não é comercializada no nosso país.

Benzilaminas

Mesmo mecanismo de ação descrito para as alilaminas. A butenafina é o representante da classe.

Morfolínicos

Amorolfina. Impede a formação do ergosterol da membrana plasmática do fungo.

Hidroxipiridona

Ciclopiroxolamina. Altera a permeabilidade da membrana plasmática do fungo.

Inespecíficos

Enxofre, sulfeto de selênio, ácido salicílico, iodo, ácido benzoico, ácido undecilênico.

Associados a corticosteroides

Existem associações tópicas de antifúngicos (geralmente um imidazólico ou tolnaftato) com corticosteroides (por exemplo, betametasona) que podem ser úteis, principalmente para tratar a candidíase nas áreas de dobras (inframamária, axilar, inguinal) ou em algumas dermatoses, como dermatite seborreica, em que o fungo pode agir como agente secundário, desencadeando um processo inflamatório maior. Vale enfatizar que esses medicamentos são utilizados *apenas* em situações especiais em que o diagnóstico já é conhecido.

A maioria dos antifúngicos de uso tópico é apresentada em cremes, loções, soluções, xampu, gel, óvulos ou *spray* a 1%. Apenas três compostos têm apresentação em esmalte: tioconazol a 28%, amorolfina a 5% e ciclopiroxolamina a 8%. A frequência de uso varia de 1 a 3 vezes ao dia, exceto para os esmaltes, que podem ser administrados de 1 a 7 vezes por semana. O tempo de tratamento vai depender da região a ser tratada, do medicamento a ser usado e do *status* imunológico do hospedeiro. Pode chegar até 1-2 anos no caso de lesão ungueal tratada com esmalte como monoterapia.

Medicamentos de uso sistêmico

Macrolídeos poliênicos

Alteram a permeabilidade da membrana plasmática do fungo.

Anfotericina B

Apresentada sob a forma de desoxicolato (pó liofilizado para diluição com 50 mg), formulações lipídicas (frascos de suspensão de complexo lipídico), lipossomais (pó liofilizado para diluição com 50 mg encapsulado em lipossomas) ou dispersão coloidal para uso intravenoso. Sua administração pode causar diversos eventos adversos no local da aplicação ou sistêmicos como flebite, febre com calafrios, insuficiência renal, cardiotoxicidade, entre outros. Essas alterações são mais comuns na forma de desoxicolato. Tem amplo espectro de ação e continua sendo a principal escolha para o tratamento das micoses sistêmicas graves.

Nistatina

Não é administrada por via oral como comprimidos devido à toxicidade sistêmica.

Griseofulvina

Apresentada em comprimidos de 500 mg, é fungistática. Interage com os microtúbulos fúngicos e interfere nas mitoses, inibindo a divisão e reprodução celular do fungo. Tem como eventos adversos principais cefaleia, náusea e vômito, diarreia, alergias, principalmente por fotossensibilização. Cautela nos pacientes portadores de lúpus eritematoso e porfiria. É hepatotóxica. Pode causar parestesias e outras alterações do sistema nervoso. O tratamento sistêmico das dermatofitoses constitui sua única indicação.

Derivados azólicos

O mecanismo de ação dos azólicos é igual: atuam sobre a enzima C-14 dimetilase, que inibe a transformação do lanosterol em ergosterol. São fungistáticos.

Imidazólico (derivado azólico de 1ª geração)

CETOCONAZOL. Liposolúvel, apresentado em comprimidos de 200 mg, pode causar cefaleia, distúrbios gastrointestinais, alergia, além de alterar os níveis séricos de testosterona, estradiol e cortisol, provocando ginecomastia e impotência. É hepatotóxico, principalmente se administrado em doses altas e por tempo prolongado. Tem boa excreção no suor, e portanto é excelente escolha para tratamento sistêmico da pitiríase versicolor. Para outras indicações, foi substituído pelos derivados azólicos de 2ª geração.

Triazólicos (derivados azólicos de 2ª geração)

ITRACONAZOL. É liposolúvel, apresentado no Brasil em cápsulas gelatinosas de 100 mg. Em outros países, comercializam-se a solução oral veiculada em dextrina e a apresentação para aplicação intravenosa. Tem amplo espectro de ação contra a maioria dos fungos patógenos humanos e menor hepatotoxicidade que os imidazólicos. É potente inibidor do CYP 3A4, o que aumenta o número de interações medicamentosas. O FDA (Food and Drug Administration), órgão que regula os medicamentos nos EUA, solicitou que fosse incluída advertência na bula do fabricante para alertar o médico quanto ao uso desse medicamento nos pacientes com insuficiência cardíaca congestiva, disfunção ventricular esquerda, doença cardíaca valvular ou isquêmica, doença pulmonar obstrutiva crônica e insuficiência renal, principalmente na administração intravenosa ou solução oral. Parece ter um efeito inotrópico negativo, dose-dependente, sobre a musculatura cardíaca. Pode causar cefaleia, dispepsias, constipação intestinal ou diarreia, além de alergias.

FLUCONAZOL. É hidrossolúvel, apresentado em cápsulas de 50, 100 e 150 mg, e bolsa para infusão intravenosa 2 mg/mL. Observar as funções hepática e renal (a eliminação da droga é renal). Mais eficaz contra fungos leveduriformes como *Candida albicans* e *Cryptococcus neoformans*, tem também amplo espectro de ação contra fungos filamentosos. Inibidor do CYP2D6 e 2C9. Tem alta concentração liquórica.

Triazólicos (derivados azólicos de 3ª geração)

VORICONAZOL. Derivado do fluconazol, tem amplo espectro de ação, é apresentado em comprimidos de 50 e 200 mg e frasco-ampola de 200 mg. Está indicado como tratamento para aspergilose invasiva, candidíase sistêmica resistente ao fluconazol, infecções graves causadas por *Scedosporium spp.* e *Fuscrium spp.* em pacientes imunodeprimidos com risco de morrer. Inibidor do CYP 3A4 e 2C9, tem muitos eventos adversos, como, por exemplo, febre, cefaleia, reações alérgicas anafilactoides, edema facial, hipotensão, tromboflebite, arritmias cardíacas, hepatotoxicidade, trombocitopenia, anemia, hipocalemia, tonteira, alucinações, tremor, depressão, distúrbios visuais, insuficiência renal, entre outros.

Alilaminas

Terbinafina

Inibe a enzima esqualeno-epoxidase, que transforma o lanosterol em ergosterol. É fungicida e apresentado em comprimidos de 125 e 250 mg. Foi aprovada nos EUA uma nova apresentação pediátrica sob a forma de microgrânulos, contendo 125 mg ou 187,5 mg, para tratamento da tinha da cabeça. Está indicada primariamente para o tratamento das dermatofitoses, embora seja relatado seu uso *off-label* (sem prescrição médica) para tratamento de outras micoses, como a esporotricose. É lipossolúvel, portanto mais bem absorvida se administrada junto com a alimentação. Tem como eventos adversos principais cefaleia, náuseas, constipação intestinal ou diarreia, reações alérgicas, distúrbio do paladar, aumento de transaminases, trombocitopenia. Menor dependência do CYP 3A4, e, consequentemente, menor frequência de interações medicamentosas.

Pirimidina fluorada

5-Fluorocitosina

Inibe a síntese do DNA e RNA do fungo; não existe mais no Brasil, embora seja comercializada em vários outros países. Sua principal indicação é a associação com o desoxicolato de anfotericina B, com o qual tem sinergismo, permitindo diminuir a dose e, consequentemente, a toxicidade dessa.

Equinocandinas

Caspofungina

Apresentada em frasco-ampola de 50 e 70 mg, é a primeira droga dessa classe aprovada no Brasil. Atua inibindo as glucanas da parede celular do fungo. Está indicada para o tratamento da aspergilose invasiva que não responde a outros tratamentos, e também tem atividade contra *Candida spp*. Não tem dependência do sistema enzimático citocromo P450, portanto há menor risco de interação medicamentosa. Pelo mesmo motivo, também pode ser usada com poliênicos ou azólicos, já que seu mecanismo de ação é totalmente diferente dos demais grupos farmacológicos. Como eventos adversos, pode causar febre, náusea, vômitos, flebite ou tromboflebite, rubor da face e pescoço entre outros.

Inespecíficos

Solução saturada de iodeto de potássio (SSKI)

Não é um antifúngico; seu mecanismo de ação é desconhecido. Acredita-se que estimule a imunidade do hospedeiro. Deve ser formulada, já que não há apresentação comercial disponível. Para formular em água, são necessários 142,85 g de KI para cada 100 mL de água. Contraindicada nos pacientes com disfunção tireoidiana, pode causar diversos eventos adversos, entre eles náusea, vômitos, erupção acneiforme, hipo ou hipertireoidismo, iododerma e iodismo.

Derivados sulfamídicos

Bastante utilizados para o tratamento da paracoccidiodomicose e dos micetomas actinomicóticos. O cotrimoxazol (combinação de sulfametoxazol + trimetoprim) é o composto sulfamídico mais comumente administrado.

Novos antifúngicos

Medicamentos novos, ainda não comercializados no Brasil: posaconazol, ravuconazol, micafungina, anidulafungina. Há, ainda, medicamentos em fase de desenvolvimento, a maioria de grupos farmacológicos já conhecidos e com promessa de maior espectro de ação. Medicamentos novos devem ser utilizados com cautela, pois o tempo após a comercialização do produto e seu uso em larga escala vão certamente acrescentar efeitos que não foram listados nas pesquisas iniciais.

INTERAÇÕES MEDICAMENTOSAS

A maioria das interações medicamentosas decorre do metabolismo das enzimas do complexo citocromo P450 (CYP). O mais utilizado pelos medicamentos de uma maneira geral é o CYP 3A4. Alguns medicamentos têm seus níveis séricos aumentados ou diminuídos com a administração concomitante dos antifúngicos, aumentando sua toxicidade ou diminuindo sua eficácia; outros aumentam ou diminuem os níveis séricos dos antifúngicos, tornando-os tóxicos ou ineficazes. Algumas dessas interações precisam apenas ser monitoradas, há outras em que se deve avaliar bem os riscos e benefícios da administração concomitante, enquanto em alguns casos seu uso é expressamente proibido. O Quadro 42.2 mostra as principais interações medicamentosas dos antifúngicos comercializados no nosso país. Observe que novas interações, assim como novos eventos adversos, vão sendo relatadas com o tempo de uso do antifúngico, assim como com o surgimento de novos medicamentos. Muitas vezes é necessário administrar duas ou mais drogas que interagem devido à gravidade do quadro clínico. Nessas situações, deve-se escolher a que oferece menor risco e, se possível, acompanhar os níveis séricos das drogas para evitar toxicidade ou falha terapêutica.

USO EM SITUAÇÕES ESPECIAIS

Gravidez

A gravidez expõe as mulheres ao risco para as infecções fúngicas. É preciso considerar com cuidado os reais benefícios da terapêutica para a mãe e os potenciais riscos do tratamento para o feto. Apesar de nenhuma droga ser absolutamente segura no tratamento da gestante, em algumas situações seu uso é imprescindível. Em 1980, o FDA publicou a classificação de risco dos medicamentos para uso na gravidez e lactação (veja Quadro 42.3). As categorias são definidas de acordo com o potencial estimado das drogas de causarem dano ao feto. Menos de 1% dos medicamentos

são registrados na categoria A, ou seja, considerados de uso seguro na gestação, percentual obtido com base em estudos controlados realizados em mulheres grávidas. Em geral, as informações sobre os efeitos na gravidez humana tornam-se disponíveis após a comercialização dos produtos, por meio de relatos individuais de anomalias congênitas, de casos clínicos, estudos epidemiológicos e sistema de notificação de eventos adversos. A maioria das informações disponíveis sobre medicamentos de risco na gravidez relaciona-se com o efeito teratogênico. Embora a etiologia das malformações congênitas seja em grande parte desconhecida, estima-se que de 2 a 5% são associadas aos medicamentos e, portanto, potencialmente evitáveis. Outros efeitos importantes são: morte fetal, retardo no crescimento, toxicidade funcional e materna e complicações no parto. É necessário ainda considerar as mudanças fisiológicas próprias da gestação (aumento do volume plasmático e da depuração renal, entre outros) que podem afetar a farmacocinética dos medicamentos, alterando sua eficácia e toxicidade. Os estudos na gravidez são de natureza retrospectiva, difíceis de realizar, uma vez que eticamente não é possível fazer ensaios clínicos de novos fármacos nesse grupo de pessoas. Os antifúngicos tópicos são os mais utilizados, desde que as lesões se limitem a pequenas áreas e o tratamento seja realizado por tempo determinado. Os derivados imidazólicos tópicos são amplamente utilizados na maioria das micoses superficiais e cutâneas. Apesar de embriotóxicos e teratogênicos em altas doses no rato, são geralmente considerados seguros para uso tópico em gestantes. A dose tópica é uma fração pequena da dose usada em estudos animais, e a absorção sistêmica dos componentes imidazólicos é mínima quando aplicada na pele humana. Apesar de outros agentes como ciclopiroxolamina, tolnaftato e haloprogina oferecerem excelente atividade nas micoses superficiais, sua absorção sistêmica após aplicação tópica é maior que a dos imidazólicos. Podem ser utilizados em pequenas áreas por curto período de tempo e são

Quadro 42.2

Principais interações medicamentosas dos antifúngicos disponíveis

Drogas	Griseofulvina	Terbinafina	Cetoconazol	Itraconazol	Fluconazol	Voriconazol	Caspofungina
Nível sérico ↑	Álcool	Anticoagulantes Cafeína Niacina Teofilina Fenotiazina β-bloqueadores Antidepressivos tricíclicos	Fenitoína Varfarina Ciclosporina Antagonista H_1 (terfenadina e astemizol) Hipoglicemiante oral Digoxina Corticoide Clordiazepóxido Estradiol	Ciclosporina Corticoides Rifabutina Diazepam Alprazolam Midazolam Triazolam Sinvastatina Lovastatina Cisaprida Indinavir Ritonavir Haloperidol Amitriptilina Fluoxetina Digoxina Quinidina Varfarina Fenitoína Antagonista H_1 Hipoglicemiantes orais Cisaprida Bloqueadores do canal de cálcio Fentanil Estradiol	Antidepressivo tricíclico Amitriptilina Ciclosporina Hidantoína Hipoglicemiantes orais Tacrolimo Zidovudina Ritonavir, indinavir Varfarina Antagonistas H_1 Eritromicina Claritromicina Estradiol	Efavirenz Alprazolam Midazolam Cisaprida Quinidina Estatinas Tacrolimo Anlodipino Ciclosporina Sulfonilureia Estradiol	

(continua)

Quadro 42.2
Principais interações medicamentosas dos antifúngicos disponíveis (*continuação*)

Drogas	Griseofulvina	Terbinafina	Cetoconazol	Itraconazol	Fluconazol	Voriconazol	Caspofungina
Nível sérico ↓	Varfarina Ciclosporina Contraceptivo oral Ranolazina Estatinas Inibidores da protease Corticosteroides Eritromicina	Ciclosporina Codeína	Antipirina	Antipirina		Sirolimo Ritonavir	Tacrolimo
↑ Nível sérico do antifúngico		Cimetidina		Claritromicina Eritromicina Indinavir Ritonavir	Hidroclotiazida		Ciclosporina
↓ Nível sérico do antifúngico	Barbitúricos	Fenobarbital Rifampicina	Rifampicina Isoniazida Fenitoína Antagonistas H$_2$ (antiácidos e anticolinérgicos)	Anfotericina B Rifampicina Isoniazida Omeprazol Hidantoína Fenobarbital Carbamazepina Antagonistas H$_2$ Nevirapino	Hidantoína Rifampicina Cimetidina	Rifampicina Ritonavir Rifabutina Carbamazepina Barbitúricos	Barbitúricos Rifampicina Efavirenz Fenitoínas Carbamazepina Dexametasona

Fontes: Bulário eletrônico www.anvlsa.gov.br, bula dos medicamentos, www.epocrates.com para Palm, Wolverton, 2007, Brunton *et al.*, 2006.

Os medicamentos não listados não estão necessariamente isentos de interações.

Terapêutica em Micologia Médica

Quadro 42.3

Classificação de risco dos medicamentos para uso na gravidez

A	Estudos controlados realizados não demonstraram riscos para o feto durante o 1º trimestre de gravidez, nem existem evidências de risco em trimestres posteriores, sendo improvável a possibilidade de teratogênese.
B	Divide-se em: 1. Estudos em animais não demonstraram risco teratogênico, enquanto não se dispõe de estudos controlados na gravidez humana; ou 2. Estudos em animais têm demonstrado efeitos teratogênicos que não foram confirmados em grávidas humanas durante o 1º trimestre da gestação, e não existem evidências de riscos em trimestres posteriores.
C	Divide-se em: 1. Estudos em animais têm demonstrado efeitos teratogênicos sobre o feto, e não existem estudos em mulheres; ou 2. Não existem estudos disponíveis em mulheres, nem em animais. São medicamentos que só devem ser administrados se o benefício esperado para a mãe justificar o risco potencial para o feto.
D	Existem claras evidências de risco teratogênico, mas os benefícios acarretados com o uso podem torná-los aceitáveis.

categoria B. É aconselhável que a prescrição seja submetida à aprovação do obstetra que acompanha a gestante e que o uso de medicamentos seja evitado, principalmente no 1º trimestre.

No entanto, o uso sistêmico dos azólicos deve ser evitado porque são teratogênicos e embriotóxicos para animais de laboratório e já foram relatados efeitos teratogênicos em humanos – são considerados categoria C, portanto devem ser evitados. O iodeto de potássio não deve ser administrado devido ao risco evidente de desenvolver hipotireoidismo neonatal, tireomegalia, obstrução respiratória fetal e parto prolongado; é considerado categoria D. Não há relatos de teratogenicidade com o uso da anfotericina B, que é a medicação preferida nos casos de infecção fúngica grave na gestação. Quando inevitável, seu uso deve ser cuidadosamente monitorado, pois há risco de desequilíbrio hidroeletrolítico e de nefrotoxicidade – categoria B. As equinocandinas atravessam a barreira placentária e causam, em animais de laboratório, distúrbios ósseos e diminuição do peso fetal, portanto não devem ser indicadas para a gestante. Em 1965, Rubin e Dvornic observaram que a griseofulvina era capaz de atravessar a barreira placentária. A droga é embriotóxica e teratogênica em animais expostos a altas doses. Sua indicação deve ser evitada durante a gravidez. Estudos em animais com a terbinafina não têm revelado evidências de dano fetal. Inserida na categoria B, não há estudos relevantes quanto ao uso da terbinafina em mulheres grávidas.

Infância

A maioria das micoses superficiais e cutâneas na infância é tratada com medicamentos tópicos, desde que localizadas e em pacientes imunocompetentes. Não há contraindicações ao uso tópico desses agentes nessa faixa etária, exceto se houver alergia. No entanto, as infecções fúngicas invasivas têm aumentado em frequência e gravidade nas 2 últimas décadas, devido a diversos fatores, como melhores recursos de diagnóstico e tratamento das doenças, prolongamento da vida de pacientes graves, transplante de medula óssea e de órgãos sólidos, neoplasias malignas, etc. Essas infecções oportunistas atingem, também, os pacientes pediátricos. Existem dados relativamente limitados na literatura quanto ao uso dos novos agentes antifúngicos no tratamento dessas micoses na infância; muitas recomendações do uso dessas drogas em crianças são derivadas da experiência em pacientes adultos. A maioria das bulas fornecidas pelos fabricantes dos antifúngicos preconiza seu uso somente a partir dos 2 anos de idade; contudo, há situações em que se faz necessária sua administração a crianças abaixo dessa faixa etária, tanto para as micoses superficiais e cutâneas como para as mais graves. Deve-se observar que as crianças metabolizam esses medicamentos de forma diferente dos adultos, mais rapidamente, e muitas vezes precisam de doses maiores ou de mais tomadas diárias, como no caso do itraconazol, quando se sugere fracionar a dose em 2 tomadas diárias, ou do fluconazol, em que as doses nas crianças podem ser dobradas. As crianças toleram doses muito maiores que as dos adultos, e, muitas vezes, a falha terapêutica se deve ao receio do médico em administrar as doses corretas com medo da toxicidade. Além disso, a apresentação comercial geralmente é feita para adultos, portanto, muitas vezes, há que se adaptar de forma criativa para que as crianças possam tomar os remédios. A griseofulvina é o medicamento de primeira escolha para tratamento sistêmico das dermatofitoses na infância, por sua segurança e eficácia, além de ser droga antiga, cujos eventos adversos são bem conhecidos. Quando houver contraindicação ao seu uso, o medicamento de escolha para tratamento das tinhas poderá ser a terbinafina. A anfotericina B continua sendo o padrão ouro para tratamento das micoses graves nas crianças. O maior problema para a administração dos antifúngicos orais nas crianças pequenas é a apresentação apenas em cápsulas ou comprimidos no nosso país. As soluções orais de alguns medicamentos não são comercializadas no Brasil, embora existam em outros países. Medicamentos novos como voriconazol e caspofungina só devem ser utilizados nos casos muito graves e que não responderam a outras drogas. Seu uso em crianças abaixo de 2 anos não foi estudado.

Idosos

O número de pessoas com 65 anos de idade ou mais está crescendo, principalmente nos países desenvolvidos. Nos Estados Unidos, a percentagem de idosos aumentou de 4% em 1900 para cerca de 13% em 1998. No Brasil, de acordo com a Organização Mundial de Saúde, a expectativa de vida é de 68 anos para os homens e 75 anos para as mulheres, e tende a aumentar. Esses pacientes geralmente apresentam comorbidades e fazem uso de diversos medicamentos indispensáveis para manter sua qualidade de vida e o controle de suas enfermidades, o que faz com que tenhamos que ter mais cautela devido às possíveis interações medicamentosas, principalmente na utilização dos derivados azólicos. Algumas dessas interações podem causar arritmias cardíacas, morte súbita, rabdomiólise, entre outras (veja Quadro 42.2). Deve-se ter atenção também quanto às funções renal e hepática, muitas vezes já prejudicadas nos indivíduos dessa faixa etária.

Imunossuprimidos

É cada vez mais comum o atendimento ambulatorial de pacientes que têm doenças que causam imunossupressão ou que tomam drogas imunossupressoras. A maioria dessas drogas é metabolizada através dos CYP; consequentemente, o maior cuidado nesse grupo de pacientes é verificar os possíveis riscos com relação às interações entre as diversas drogas, escolher a que menor dano pode causar, acompanhar de perto esses pacientes, valorizando sempre suas queixas, para que se possa intervir rapidamente quando se suspeitar de toxicidade ou falha terapêutica.

BIBLIOGRAFIA

Abrams B, Heinz H, Hoehler T. Ciclopirox olamine: a hydroxypyridone antifungal agent. *Clin Dermatol* 1992; 9:471-7.

Barranco VP. Update on clinically significant drug interactions in dermatology. *J Am Acad Dermatol* 2006; 54:676-84.

Blyth CC, Palasanthiran P, O'Brien TA. Antifungal therapy in children with invasive fungal infections: a systematic review. *Pediatrics* 2007; 119(4):772-84.

Brammer KW, Coates PE. Pharmacokinetics of fluconazole in pediatric patients. *Eur J Clin Microbiol Infect Dis* 1994; 13:325-9.

Briggs GG, Freeman RK, Yaffe SJ. *Drugs in Pregnancy and Lactation: A Reference Guide to Fetal and Neonatal Risk*. 5th ed. Baltimore, M.D.: Williams & Wilkins, 1998. 1219p.

Brunton LL, Lazo JS, Parker KL. *Goodman & Gilman's The Pharmacological Basis of Therapeutics*. 11th ed. New York: McGraw-Hill, 2006.

Carter TC, Druschel CM, Romitti PA, Bell EM, Werler MM, Mitchell AA. Antifungal drugs and the risk of selected birth defects. *Am J Obstet Gynecol* 2008; 198(2):191, e1-7.

Elewski, BE *et al*. Terbinafine hydrochloride oral granules versus oral griseofulvin suspension in children with tinea capitis: Results of two randomized, investigator-blinded, multicenter, international, controlled trials. *J Am Acad Dermatol* 2008; 59:41-54.

FDA – Food and Drug Administration (1999). *Reviewer Guidance. Evaluation of Human Pregnancy Outcome Data*. Disponível em: www.fda.gov/cder/guidance/2377dft (acesso em: dez. 2008).

FDA – Food and Drug Administration (2000a). *Reproductive Health Drugs, Pregnancy Labeling Subcommittee Meeting*. March 28-29. Disponível em: www.fda.gov. (acesso em: dez. 2008).

Foti C, Diaferio A, Bonamonte D. Allergic contact dermatitis from ciclopiroxiolamine. *Australas J Dermatol* 2001; 42:145.

Gilman GA, Goodman LS, Rall TW, Murad F. *Goodman and Gilman's Pharmacological Basis of Therapeutics*. 11th ed. New York: McGraw-Hill, 2007.

Gupta AK, Bluhm R. Ciclopirox (loprox) gel for superficial fungal infection. *Skin Therapy Lett* 2004; 9:4-5,9.

Gupta AK, Cooper EA, Ginter G. Efficacy and safety of itraconazole use in children. *Dermatol Clin* 2003; 21:521-535.

Gupta AK, Einarson TR, Summerbell RC *et al*. An overview of topical antifungal therapy in dermatomycosis: a North American perspective. *Drugs* 1998; 55:645-74.

Gupta AK, Ryder JE, Lynche LE *et al*. The use of terbinafine in the treatment of onychomycosis in adults and special populations: a review of the evidence. *J Drugs Dermatol* 2005; 4:302-8.

Kaufman D, Boyle R, Hazen KC, Patrie JT, Robinson M, Donowitz LG. Fluconazole prophylaxis against fungal colonization and infection in preterm infants. *N Engl J Med* 2001; 345:1660-6.

Lacaz CS, Porto E, Martins JEC. *Tratado de Micologia Médica*. 9ª ed. São Paulo: Sarvier, 2002. p. 1005-1029.

Lesher JL Jr, Babel DE, Stewart DM *et al*. Butenafine 1% cream in the treatment of tinea cruris: a multicenter, vehicle-controlled, double-blind trial. *J Am Acad Dermatol* 1997; 36:S20-4.

Marr KA, Leisenring W, Crippa F *et al*. Cyclophosphamide metabolism is affected by azole antifungals. *Blood* 2004; 103:1557-9.

Martindale W. Thyroid and antityroid agents. *In:* Martindale W. *The Extra Pharmacopoeia*. London: The Royal Pharmaceutical Society, 1996. p. 1598-1608.

Official topic review: Clinical use of imidazoles 2009 UpToDate® Disponível em: http://www.uptodate.com

Osorio-de-Castro CGS, Pepe VLE, Luiza VL, Cosendy MAE, Freitas AM, Miranda FF, Bermudez JAZ, Leal MC. *Cad. Saúde Pública* 2004; 20(1):73-82.

Rang HP, Dale MM, Ritter JM, Flower RJ. *Farmacologia*. 6ª ed. Rio de Janeiro: Elsevier, 2007. p. 692-97.

Steinbach WJ. Antifungal agents in children. *Pediatr Clin N Am* 2005; 52:895-915.

Steinbach WJ. New directions in the management of invasive fungal infections in neonatal and pediatric populations. Disponível em www.medscape.com (publicado em 12/06/2007).

Stephen E, Wolverton T. *Comprehensive Dermatologic Drug Therapy*. 2nd. ed. Philadelphia: Saunders-Elsevier, 2007; p. 548-57.

Sterling JB & Heymann WR. Potassium iodide in dermatology: a 19th century drug for the 21st century – uses, pharmacology, adverse effects, and contraindications. *J Am Acad Dermatol* 2000; 43(4):691-7.

Wolverton SE. *Comprehensive Dermatologic Drug Therapy*. 2nd ed. Philadelphia: Elsevier, 2007.

Zaoutis TE, Benjamin DK, Steinbach WJ. Antifungal treatment in pediatric patients. *Drug Resistance Updates* 2005; 8: 235-245.

43 Resistência a Antifúngicos Utilizados em Micologia Médica

Arlete Emily Cury

INTRODUÇÃO

Infecções fúngicas: cenário atual

Desde o final do século passado, evidenciou-se um aumento considerável de micoses de caráter invasivo e de difícil tratamento, representando uma significativa causa de morbidade e mortalidade em pacientes criticamente doentes. Diversos fatores estão associados a esse aumento, incluindo o aparecimento da síndrome de imunodeficiência adquirida (AIDS) epidêmica e a adoção de determinados procedimentos na prática médica, como o uso de fármacos que produzem imunossupressão, uso frequente e às vezes indiscriminado de antibióticos de amplo espectro e o uso de cateteres intravenosos. Espécies de *Candida* e de *Aspergillus* têm sido descritas como os principais agentes causadores dessas doenças, mas infecções causadas por novos e emergentes fungos filamentosos, como *Fusarium spp.*, *Paecilomyces spp.*, *Scedosporium spp.* e *Zygomycetes* também ganharam importância médica, causando, com frequência, quadros

graves e de difícil controle. Nessas condições, as micoses podem representar um importante risco de morte para humanos ou ao menos uma importante causa de redução na qualidade de vida dos pacientes envolvidos (Richardson; Lass-Flörl, 2008).

Embora a terapêutica das micoses também tenha evoluído, melhorando não só sua eficácia e espectro de ação mas também sua tolerabilidade, manejo e tempo de tratamento, o desenvolvimento de resistência aos antifúngicos tem sido um importante fator de complicação no tratamento das infecções fúngicas, sobretudo em pacientes imunocomprometidos (Lumbreras; Lizasoain; Aguado, 2003. Chapman; Sullivan; Cleary; 2008). Na atualidade, encontra-se comercialmente disponível um razoável número de agentes antifúngicos, com alguns membros sob investigação clínica, mas com alvos celulares limitados. Essa restrição se deve à dificuldade de se obter fármacos com ação específica contra a célula fúngica, em vista da similaridade existente entre os fungos e os seres humanos, uma vez que ambos são organismos eucarióticos (Anderson, 2005). Além disso, cada um dos agentes antifúngicos tem particulares atividades microbiológicas, parâmetros farmacocinéticos e farmacodinâmicos, efeitos adversos e/ou interações com drogas, que limitam sua capacidade para qualificá-la como protótipo de droga ideal (Chapman; Sullivan; Cleary, 2008).

Nos dias atuais, a significativa incidência de infecções fúngicas na crescente população de pacientes imunocomprometidos e a emergência de resistência aos antifúngicos disponíveis (Anderson, 2005; Baixench *et al.*, 2007) enfatizam a importância de estudos relacionados a essa resistência, o que também pode ser útil para o aperfeiçoamento dos atuais antifúngicos e a pesquisa de novos alvos celulares.

Resistência a antifúngicos. Conceitos

Assim como para outros antimicrobianos, existem dois conceitos de resistência aos antifúngicos: o conceito microbiológico, baseado nas observações *in vitro*, e o conceito clínico, baseado nas observações *in vivo*. Nas infecções bacterianas, as observações *in vitro* se associam, em geral, ao que sucede *in vivo*, e, por isso, é importante realizar o antibiograma, do qual depende a decisão dos esquemas terapêuticos. Nas infecções fúngicas, esses conceitos nem sempre estão associados, em vista da ainda limitada aplicação de antifun-

gigramas (Sanglard, 2003; Anderson, 2005; Espinel-Ingroff, 2008).

Do ponto de vista microbiológico, uma cepa é resistente a um antifúngico quando a concentração inibitória mínima (CIM) desse fármaco é mais elevada do que a habitual para a espécie em questão. Existem dois tipos de resistência microbiológica ou celular: a resistência intrínseca (ou primária) e a resistência adquirida (ou secundária). Na resistência intrínseca, nenhum membro da espécie é sensível à droga, independentemente de exposição a ela (p.ex., *Candida krusei* e fluconazol), ao passo que a resistência adquirida se desenvolve após exposição ao antifúngico e pode ser devida a alterações fenotípicas ou genotípicas que se manifestam de modo estável ou transitório (Sanglard, 2003).

Segundo o conceito clínico, a resistência é definida como a persistência ou a progressão de uma infecção apesar da administração de tratamento antifúngico adequado. Nesse contexto, o agente causador pode apresentar sensibilidade ao antifúngico *in vitro*, devendo-se a outros eventos a ausência de resposta à terapia. A resistência clínica pode resultar de diversos fatores associados à cepa responsável pela infecção, ao antifúngico ou ao hospedeiro (Quadro 43.1) e que podem estar relacionados em interações complexas (White; Marr; Bowden, 1998; Sanglard, 2003; Espinel-Ingroff, 2008).

Quadro 43.1
Fatores que podem contribuir para a resistência clínica a drogas antifúngicas (White *et al.*, 1998)

Fatores relacionados aos fungos	Fatores relacionados às drogas	Fatores relacionados ao hospedeiro (e outros)
CIM inicial	Natureza fungistática da droga	Estado imunitário
Tipo celular:	Dosagem:	Sítio da infecção
levedura/hifa	frequência	Gravidade da doença
variabilidade fenotípica	quantidade	Presença de materiais estranhos
sorotipo	esquema (intermitente *vs.*	(cateter, prótese)
Estabilidade genômica da cepa	contínuo)	Formação de abscesso
População "gargalo"	Farmacocinética:	Não concordância do paciente com
Biofilmes	absorção	a terapia
	distribuição	
	metabolismo	
	Interações droga-droga	

Mecanismos de resistência a antifúngicos

A resistência microbiológica e a resistência clínica podem resultar de mecanismos celulares, bioquímicos e/ou moleculares. Em determinadas circunstâncias, alguns deles podem ser ativados de modo concomitante em uma mesma célula (White; Marr; Bowden, 1998; Martinez-Rossi, Peres; Rossi, 2008).

Os mecanismos celulares incluem a substituição de cepas ou espécies sensíveis por cepas ou espécies endógenas com resistência intrínseca; substituição por cepas ou espécies exógenas mais resistentes; ocorrência de alteração genética que resulta em cepa mais resistente (resistência secundária); expressão gênica transitória, o que resulta em células temporariamente resistentes; alterações no tipo celular (sorotipo, levedura/hifas, colônias); alterações da população fúngica (seleção ao acaso de células com predisposição genética a sensibilidade ou a resistência) (White; Marr; Bowden, 1998).

Vários mecanismos bioquímicos contribuem para o fenótipo de resistência a droga nos fungos. Os mais frequentes envolvem decréscimo na absorção da droga, alterações estruturais no sítio alvo e aumento no efluxo da droga ou nos níveis do alvo intracelular (Quadro 43.2).

Do ponto de vista molecular, essas alterações podem resultar de amplificação gênica, transferência gênica, deleção gênica, mutações pontuais, perda de elementos reguladores *cis* e *trans* atuantes e ativação transcricional. Todos esses efeitos podem estar relacionados a genes diretamente envolvidos na defesa contra o antifúngico e/ou a genes implicados com a sua regulação ou processamento. Entretanto, outros eventos moleculares podem estar envolvidos na resistência aos agentes inibidores, em adição às variações específicas que possivelmente ocorrem nos mecanismos aqui referidos anteriormente (White; Marr; Bowden, 1998; Martinez-Rossi; Peres; Rossi, 2008).

Ao lado desses mecanismos, podem ser desenvolvidas vias alternativas para conferir resistência ao antifúngico em leveduras e fungos filamentosos. Uma dessas alternativas é a capacidade de fungos patogênicos para formar biofilmes em superfícies naturais ou sintéticas. Os biofilmes podem constituir uma barreira física para uma eficiente penetração de drogas antifúngicas, induzindo assim o desenvolvimento de resistência em células fúngicas envolvidas nessas estruturas (Sanglard, 2003; Martinez-Rossi; Peres; Rossi, 2008).

Quadro 43.2

Potenciais mecanismos moleculares de resistência a antifúngicos (White *et al.*, 1998)

Alterações na assimilação do antifúngico
Alterações no processamento intracelular do antifúngico
Modificação
Degradação
Alterações na enzima-alvo
Mutação pontual
Superexpressão
Amplificação gênica
Conversão gênica ou recombinação mitótica
Alterações de enzimas na via da síntese do ergosterol
Alterações em bombas de efluxo
Superexpressão de sistemas transportadores ABC e MFS

PRINCIPAIS ANTIFÚNGICOS UTILIZADOS EM MICOLOGIA MÉDICA: MECANISMOS DE AÇÃO E DE RESISTÊNCIA

Diversos agentes antifúngicos encontram-se atualmente disponíveis para o tratamento das micoses. Os mais utilizados podem ser classificados em 8 classes estruturalmente distintas, com alguns membros sob investigação clínica. Esses compostos exercem efeitos antifúngicos de diferentes maneiras, mas a maioria atua contra as funções da membrana citoplasmática (Quadro 43.3). Com base no

Quadro 43.3

Ação molecular de agentes antifúngicos

Interferência e alvos	Classe química
Formação da parede	
β-1,3-D-glucana sintase	Equinocandina
Funções da membrana	
Ergosterol	Polieno
Síntese do ergosterol	
Esqualeno epoxidase	Alilamina e tiocarbamato
14α-demetilase	Azol
Δ^{14}-redutase e $\Delta^{8,7}$-isomerase	Morfolina
Síntese de DNA e RNA	Pirimidina
Divisão celular (mitose)	
Tubulina	Benzofurano

principal mecanismo de ação, esses fármacos podem ser classificados em: compostos ativos contra a parede celular (equinocandinas), compostos que intervêm na função da membrana citoplasmática (polienos, azóis, morfolinas, alilaminas e tiocarbamatos), compostos ativos contra ácidos nucleicos (pirimidina) e compostos que inibem a mitose (benzofurano).

Compostos ativos contra a parede celular

Equinocandinas

As equinocandinas – caspofungina, micafungina e anidulafungina – representam uma nova classe de antifúngicos e a primeira a atuar contra a parede da célula fúngica. A disponibilidade e aplicação desses compostos podem ser consideradas relativamente recentes, e a resistência clínica parece baixa, com relatos esporádicos de falência terapêutica. Entretanto, em vista da potencial capacidade dos fungos em desenvolver resistência às equinocandinas, acredita-se que, à medida que a aplicação desses antifúngicos for se expandindo, ocorra aumento no número de cepas infectantes, com reduzida sensibilidade a esses antifúngicos (Perlin, 2007; Chapman; Sullivan; Cleary, 2008).

Atividade in vitro

As equinocandinas apresentam excelente atividade contra espécies de *Candida* (exceto *C. parapsilosis* e *C. guilliermondii*), *Aspergillus* e outras espécies de fungos filamentosos, como *Alternaria*, *Curvularia*, *Scedosporium*, *Acremonium*, *Bipolaris* e *Trichoderma*. Entretanto, *Cryptococcus neoformans* e fungos patogênicos emergentes, como *Fusarium spp.*, *Scedosporium spp.* e membros da família Zygomicetes são intrinsecamente resistentes a esses antifúngicos (Espinel-Ingroff, 2008; Chapman; Sullivan; Cleary, 2008).

A reduzida sensibilidade intrínseca, observada *in vitro*, em *C. parapsilosis* e *C. guilliermondii*, nem sempre reflete a resposta clínica, uma vez que pacientes infectados com cepas dessas espécies podem responder à terapia com equinocandina. Entretanto, CIMs elevadas (> 2 µg/mL) podem representar potencial capacidade para desenvolver resistência e foram associadas a falência no tratamento. Nessas condições, pode-se considerar que existe uma correlação inconstante entre valores de CIM e resposta à terapêutica para esses antifúngicos (Perlin, 2007; Espinel-Ingroff, 2008; Chapman; Sullivan; Cleary, 2008).

Como observado para outras drogas, o crescimento de isolados de leveduras e fungos filamentosos em concentrações superiores às das CIMs de equinocandinas pode estar relacionado à ocorrência do denominado fenômeno paradoxal. Esse representa mecanismos fisiológicos de adaptação, que resultam em uma resistência modesta ou tolerância a droga, que, do ponto de vista molecular, não é compatível com resistência ao antifúngico (Perlin, 2007; Espinel-Ingroff, 2008).

Mecanismos de ação

O mecanismo de ação das equinocandinas é baseado na inibição do complexo β-1,3-D-glucana sintase, um componente essencial da rígida parede celular fúngica. Essa ação impede a síntese da estrutura da β-glucana, sem afetar os ácidos nucleicos e a síntese da manana. Entretanto, esses inibidores têm efeito secundário em outros compostos da célula intacta, incluindo redução no conteúdo de ergosterol e lanosterol e aumento no conteúdo de quitina na parede celular. A inibição da β-1,3-D-glucana sintase provoca alterações citológicas e ultraestruturais no fungo, caracterizadas pelo crescimento de pseudo-hifas e espessamento da parede celular (Pemán, 2005; Chapman; Sullivan; Cleary, 2008).

Mecanismos de resistência

Em isolados clínicos de *Candida spp.*, a resistência às equinocandinas está associada a substituições de aminoácidos em duas regiões de "pontos quentes" em Fks1, a principal subunidade da β-1,3-D-glucana sintase. Esse mecanismo, também descrito em *A. fumigatus*, representa mutações em Fks1. Essas determinam resistência em leveduras e fungos filamentosos, sugerindo que esse mecanismo é difuso entre esses micro-organismos, produzem valores muito altos de CIM, são geneticamente dominantes e conferem resistência cruzada às equinocandinas. Mutações proeminentes em Fks1 reduzem em 1.000 vezes ou mais a sensibilidade da β-1,3-D-glucana sintase para a droga. O mecanismo de resistência mediado em Fks é conservado em uma

ampla variedade de *Candida spp.* e pode ser responsável por sensibilidade intrínseca reduzida em certas espécies. Além disso, a falta de correlação entre a superexpressão de transportadores de múltiplas drogas e a redução de atividade de equinocandina nessas espécies indica resistência classe-específica. Em *C. neoformans*, a resistência à equinocandina não está relacionada ao mesmo alvo descrito em *Candida spp.* Verificou-se que a enzima-alvo de *C. neoformans* é sensível à caspofungina a despeito das elevadas CIMs de equinocandina usualmente obtidas para essa levedura (Perlin, 2007; Espinel-Ingroff, 2008).

Compostos que intervêm na função da membrana citoplasmática

Polienos

Dentre os antifúngicos polienos, destacam-se a anfotericina B e a nistatina. Apesar da disponibilidade desses fármacos há mais de 50 anos, são relativamente poucos os relatos de resistência microbiológica ou clínica a eles (Chapman; Sullivan; Cleary, 2008).

Atividade in vitro

Assim como para outros antifúngicos com formulações exclusivamente tópicas, não existe teste disponível para determinar a suscetibilidade de fungos à nistatina. Para anfotericina B, a resistência clínica está associada a CIMs > 2 µg/mL, obtidas com isolados de determinados fungos filamentosos. Para leveduras, devido a problemas metodológicos, ainda não existem pontos de corte com comprovada relevância clínica em testes de sensibilidade com esse polieno (Espinel-Ingroff, 2008; Chapman; Sullivan; Cleary, 2008).

Mecanismos de ação

Os antifúngicos polienos podem ser fungicidas para espécies sensíveis, danificando, de modo direto, a membrana plasmática celular.

Existe uma marcada associação entre a sensibilidade aos polienos e a presença de esteróis na membrana celular, de tal modo que o principal mecanismo de ação desses antifúngicos consiste em interagir com o esterol da bicamada da membrana. A interação entre anfotericina B e o ergosterol, o esterol da membrana dos fungos, resulta em estruturas complexas, similares a poros, formados por moléculas de anfotericina B ligadas hidrofobicamente ao ergosterol. Essa configuração danifica as funções de barreira da membrana e altera a permeabilidade da célula. Nessas condições, ocorre saída de componentes vitais do citoplasma, resultando, em última instância, na morte celular. Embora possua forte afinidade pelo ergosterol, a anfotericina B pode se ligar a outros esteróis, como o colesterol das células dos mamíferos, o que pode explicar os efeitos tóxicos da droga em humanos. Além disso, considera-se que a anfotericina B também pode causar o bloqueio de ATPase da membrana com danos oxidativos sobre ela e que a composição de ácidos graxos dos fosfolipídeos está relacionada a sensibilidade das leveduras aos polienos (Sanglard, 2003; Carrillo-Muñoz et al., 2006; Chapman; Sullivan; Cleary, 2008).

Mecanismos de resistência

A resistência microbiológica à anfotericina B pode ser intrínseca ou adquirida. A resistência intrínseca é comum para alguns isolados de leveduras, como C. lusitaniae e Trichosporon spp., e fungos filamentosos, incluindo Scedosporium spp., Fusarium spp. e, provavelmente, Aspergillus terreus e A. flavus (Sanglard, 2003).

A resistência adquirida durante tratamento com o antifúngico ainda é raras vezes descrita e com frequência está associada a alteração de lipídeos da membrana celular, em especial esteróis (Sanglard, 2003). Essas alterações estruturais da membrana para evitar a ação do antifúngico podem reduzir a virulência da levedura e sua taxa de crescimento, facilitando sua destruição pelos mecanismos de defesa do hospedeiro (Ghannoum; Rice, 1999; Chau; Gurnani; Hawkinson, 2005). Embora os mecanismos de resistência à anfotericina B ainda sejam pouco conhecidos, sabe-se que em leveduras a redução ou a falta de ergosterol na membrana celular fúngica pode ser resultante de mutações em genes que codificam algumas das enzimas envolvidas na síntese do ergosterol. Em Candida spp., alterações no gene ERG3 podem levar ao acúmulo de esteróis diferentes do ergosterol. Em isolados de Candida e Cryptococcus resistentes ao polieno, o conteúdo em ergosterol pode ser menor que nos isolados sensíveis. Por outro lado, a baixa sensibilidade de C. glabrata ao polieno pode estar associada ao crescimento dessa levedura sob forma de pseudo-hifas. O mecanismo responsável por ambos os fenótipos está relacionado a mutação no gene CgERG6. Em biofilmes de C. albicans, pode existir relação entre o elevado nível de resistência à anfotericina B e regulação diferencial dos genes ERG1, ERG25, SKN1 e KRE1. Além disso, as modificações na glucana celular podem estar relacionadas à resistência de biofilmes de C. albicans à anfotericina B e ao fluconazol (Espinel-Ingroff, 2008). Outro mecanismo responsável pela resistência de leveduras à anfotericina B se deve a mutações dos genes pol1 a pol3 e pol5, aumentando a atividade da catalase, a qual pode contribuir para reduzir o dano oxidativo causado na membrana pelo polieno (Ghannoum; Rice, 1999; Sanglard, 2003).

Azóis

Até finais da década de 1980, as comunicações de resistência aos antifúngicos azóis eram raras. Os primeiros casos descritos correspondiam à resistência de C. albicans após tratamentos prolongados com imidazol (miconazol ou cetoconazol). Com o advento dos triazóis, a administração de fluconazol em uma ampla variedade de situações clínicas resultou no aumento da frequência de comunicações de resistência a esse antifúngico (Sanglard, 2003). Mesmo para os triazóis de última geração, a aquisição de resistência pode ser previsível, em vista da atividade principalmente fungistática dos derivados azóis diante da maioria dos fungos sensíveis e do potencial desenvolvimento de resistência cruzada a azóis nesses micro-organismos (Pemán, 2005; Baixench et al., 2007).

Atividade in vitro

Os triazóis – fluconazol, itraconazol, posaconazol e voriconazol – são os azóis mais importantes no tratamento de infecções fúngicas invasivas. *C. krusei* é intrinsecamente resistente ao fluconazol, mas sensível ao posaconazol e ao voriconazol. O itraconazol, o voriconazol e o posaconazol apresentam atividade *in vitro* contra a maioria dos fungos filamentosos, mas o fluoconazol possui atividade apenas contra alguns isolados de dermatófitos, e somente o posaconazol tem atividade contra alguns zigomicetos. Embora resistência aos triazóis não seja comum entre *Aspergillus spp.*, sua ocorrência foi principalmente observada diante do itraconazol. Pontos de corte interpretativos encontram-se disponíveis para fluconazol, itraconazol e voriconazol diante de *Candida spp.*, mas ainda não foram estabelecidos para o posaconazol. Entretanto, a maioria das CIMs para isolados de leveduras e fungos filamentosos está abaixo de 1 µg/mL (Espinel-Ingroff, 2008).

Mecanismos de ação

O principal mecanismo de ação dos derivados azóis baseia-se na inibição da biossíntese do ergosterol em diferentes etapas. Os imidazóis podem apresentar um modo de ação complexo, inibindo não só a biossíntese de lipídeos da membrana celular mas também várias enzimas ligadas à membrana. Em leveduras e fungos filamentosos sensíveis, os azóis têm como alvo comum a enzima C14 lanosterol demetilase, um citocromo P450 (Erg11p) codificado pelo gene *ERG11*. O antifúngico atua por meio do nitrogênio livre do anel azol. Esse interage com o ferro do grupo heme da Erg11p,

impedindo, assim, a reação enzimática. Isso resulta em inibição da síntese do ergosterol, acúmulo de produtos tóxicos e inibição do crescimento ou morte celular. A atividade do antifúngico não é dependente apenas dessa interação, mas é também determinada pela cadeia lateral presente no N-1 do anel azol, a qual é realmente responsável pelo grau de afinidade e especificidade do antifúngico pelo seu alvo. Assim, ao contrário dos antigos imidazóis, os novos triazóis possuem uma alta especificidade em relação ao alvo (Sanglard, 2003; Carrillo-Muñoz et al., 2006; Chapman; Sullivan; Cleary, 2008).

Mecanismos de resistência

Existem diversos mecanismos através dos quais as leveduras e os fungos filamentosos podem adquirir resistência aos antifúngicos azóis, incluindo alterações do alvo celular e no transporte do antifúngico. O primeiro mecanismo interfere na ligação do antifúngico reduzindo a afinidade com o alvo, e o último reduz a concentração intracelular do antifúngico mediante a superexpressão de bombas de efluxo. Alterações na afinidade de derivados azóis a Er11p ocorrem em diferentes espécies de leveduras, sobretudo em *C. albicans* e *C. neoformans*, isoladas após tratamento com azol, e resultam de superexpressão ou de mutações da enzima-alvo. Em fungos filamentosos, como *Aspergillus spp.*, podem ser observadas mutações pontuais na enzima-alvo, a Cyp51A (uma 14-α-esterol demetilase, codificada pelo gene *cyp51A*). Mutações específicas em *cyp51A* também podem estar associadas a resistência cruzada ao itraconazol e ao posaconazol (devido a substituições amino em glicina 54) ou com resistência ao itraconazol e diferentes perfis de sensibilidade para outros azóis (devido a substituições em metionina 220). Outro mecanismo importante, o qual envolve alterações no transporte dos antifúngicos, pode estar relacionado à superexpressão de genes que codificam para transportadores de múltiplas drogas, como os genes *CDR* do sistema de transportadores ABC e os *MDR* do sistema de transportadores MFS (p.ex., superexpressão de *CaCDR1, CaCDR2* e *CaMDR1* associada a resistência a azol em *C. albicans*). Em *C. dubliniensis*, a resistência a azol ocorre por superexpressão de transportadores codificados por homólogos dos genes envolvidos em *C. albicans* (*i.e.*, *CdCDR1*, *CdCDR2* e *CdMDR1*). Em outras espécies de *Candida*, essa resistência também pode estar relacionada a diferentes mecanismos envolvendo determinados genes, como o *CtERG11* (mutação *missense* ou substituição de tirosina) e o *CtMDR1* em *C. tropicalis*, e os genes *CgPDH1*, *CgPDR1* e *CgCDR1*, em *C. glabrata*. Também em *C. glabrata*, a ocorrência de resistência cruzada a azóis é compatível com o aumento na expressão dos genes *CgCDR1*, *CgCDR2* e *CgSNQ2* (Chapman; Sullivan; Cleary, 2008; Espinel-Ingroff, 2008).

Outros mecanismos podem estar envolvidos na resistência de leveduras a azol e incluem mutações em *ERG11* e em *ERG3* que inativam a esterol $\Delta^{5,6}$-dessaturase, uma enzima envolvida nos últimos estágios da síntese do ergosterol, e causam acúmulo da 4-α-metilfecosterol. A aneuploidia, em particular do cromossomo 5, também pode estar relacionada a resistência e provavelmente se deve ao aumento no número de cópias do *ERG11* e de outros genes (Sanglard, 2003; Chapman; Sullivan; Cleary, 2008; Espinel-Ingroff, 2008).

Morfolinas

Com exceção da amorolfina, os antifúngicos morfolínicos são principalmente utilizados em agricultura. A amorolfina é indicada no tratamento de dermatomicoses, e sua aplicação é exclusivamente tópica. Possui amplo espectro de ação, e sua eficácia pode ser potencializada em tratamento combinado com antifúngico sistêmico, como, p.ex., terbinafina (Loo, 2007; Sanglard; Bille, 2002; Baran *et al.*, 2007).

Atividade in vitro

O espectro de ação da amorolfina inclui dermatófitos, outros fungos filamentosos e fungos dimórficos, além de fungos dermáceos e leve-

duras. Apresenta forte atividade fungicida contra dermatófitos e outros fungos filamentosos, mas é apenas fungistática contra leveduras, como *Candida spp.* e *C. neoformans* (Sanglard; Bille, 2002; Li *et al.*, 2004).

Mecanismo de ação

O mecanismo de ação da amorolfina se baseia na inibição da síntese do ergosterol, atuando em diferentes etapas da via de biossíntese do ergosterol. A amorolfina inibe de modo específico as enzimas Δ^{14}redutase e Δ^8-Δ^7isomerase, que atuam em etapas posteriores à da enzima-alvo dos azóis e são codificadas, respectivamente, pelos genes *ERG24* e *ERG2*. A inibição do crescimento de levedura pelo derivado morfolínico resulta na formação de ignosterol e no acúmulo de esqualeno e outros metabólitos intermediários. A formação de ignosterol pode ocorrer em consequência da extinção do gene *ERG24* (Vanden Bossche, 1997; Sanglard; Bille, 2002).

Mecanismos de resistência

A resistência adquirida aos derivados morfolínicos ainda não foi relatada em leveduras patogênicas, o que pode estar relacionado ao uso relativamente limitado desse antifúngico para o tratamento de micoses superficiais. Resistência a esses derivados pode ser obtida em *S. cerevisiae* por superexpressão do gene *ERG24*, entre aqueles envolvidos na biossíntese do esterol. Entretanto, a amorolfina, como no caso da terbinafina, pode ser um substrato de transportadores de múltiplas drogas em *C. albicans* codificados pelos genes *CDR1* e *CDR2*. Isolados clínicos de *C. albicans* resistentes a antifúngico azol são menos sensíveis à amorolfina. Existe, portanto, potencial para o desenvolvimento de resistência a esse agente (Sanglard; Bille, 2002).

Alilaminas e tiocarbamatos

Entre as alilaminas, a terbinafina é o único derivado com formulação tópica e sistêmica atualmente disponível. As outras alilaminas

– naftifina e butenafina –, assim como os tiocarbamatos – tolnaftato e tolciclato –, são encontradas apenas em preparações para uso tópico e são consideradas eficazes, sobretudo no tratamento de dermatofitoses da pele. As duas classes de compostos possuem modo de ação similar, interagindo com a mesma molécula-alvo na via de biossíntese do ergosterol (Allevato; Negroni; Galimberti, 2007; Archana, 2008).

Entre esses antifúngicos, a terbinafina é a mais bem estudada, e, embora seja primariamente indicada para o tratamento de infecções por dermatófitos, como onicomicoses e outras tinhas, possui uma ampla atividade contra diversos fungos patogênicos (Allevato; Negroni; Galimberti, 2007; Archana, 2008; Schäfer-Korting; Schoellmann; Korting, 2008). Além disso, apresenta atividade sinérgica em associação a outros antifúngicos, sobretudo triazóis, com potencial atividade para aplicação em casos de micoses de difícil tratamento (Schäfer-Korting; Schoellmann; Korting, 2008). A alta eficácia e a elevada taxa de cura micológica observadas em tratamentos com esse antifúngico podem estar relacionadas à sua ação fungicida (Cribier; Bakshi, 2004; Schäfer-Korting; Schoellmann; Korting, 2008). Entretanto, relatos de falência terapêutica comprovam o potencial fúngico para resistência inata ou adquirida à terbinafina, embora a possibilidade de ocorrência de resistência primária seja considerada rara e a capacidade para adquirir resistência pareça ser muito pequena (Mukherjee et al., 2003; Osborne et al., 2003, 2005).

Atividade in vitro

Embora ainda não se encontre disponível um método padrão de teste de sensibilidade in vitro para dermatófitos, a terbinafina pode apresentar valores mais baixos de CIMs em relação a outros antifúngicos perante vários dermatófitos (Jessup et al., 2000). De modo geral, a terbinafina possui CIM muito baixa contra dermatófitos e é ativa contra outros fungos filamentosos e leveduras patogênicas em concentrações mais elevadas. Tem ação fungistática diante de C. albicans e é fungi-

cida para C. parapsilosis. Em infecções por Candida, sua atividade é algo melhor que o esperado com base nos achados in vitro, em que o nível relativamente elevado de atividade pode ser atribuído a inibição do crescimento de pseudo-hifas dessa levedura. Essa inibição pode ser alcançada em concentrações mais baixas de terbinafina do que aquelas requeridas para inibir a forma em levedura, a qual é usualmente analisada em testes de sensibilidade (Cribier; Bakshi, 2004). Também a correlação entre os resultados de CIMs diante de dermatófitos e os achados clínicos ainda não está definida. Assim, sistemáticos testes de sensibilidade de isolados de pacientes com onicomicoses que não responderam ao tratamento com terbinafina não mostraram nenhuma relação entre os achados in vitro e a falência terapêutica. Nesse contexto, considera-se que a presença de artroconídios, formados por dermatófitos in vivo, represente estruturas mais resistentes aos antifúngicos do que as hifas ou outras estruturas fúngicas incluídas nos testes in vitro (Martinez-Rossi; Peres; Rossi, 2008).

Mecanismos de ação

As alilaminas atuam inibindo a biossíntese do ergosterol em etapa anterior à dos azóis. Essa inibição resulta de sua conjugação específica com a esqualeno epoxidase, enzima codificada pelo gene *ERG1*, responsável pela conversão do esqualeno em 2,3-oxidoesqualeno. Em consequência, ocorrem acúmulo de esqualeno e deficiência em ergosterol. O primeiro efeito é considerado responsável pela morte celular, ou seja, pela atividade fungicida da alilamina, porque esse acúmulo pode incrementar a permeabilidade da membrana em cepas sensíveis. Em Candida albicans, a inibição do crescimento parece resultar principalmente da deficiência em ergosterol (Ryder, 1992; Carrillo-Muñoz et al., 2006).

Mecanismos de resistência

Os fungos utilizam diversos mecanismos para impedir a inibição pela terbinafina, como modificações na enzima-alvo, superexpressão de transportadores de múltiplas drogas e alteração ou degradação do antifúngico. A mutação no gene que codifica para a esqualeno epoxidase pode levar à substituição de aminoácido envolvido na interação da terbinafina com essa enzima. Essa alteração confere alta resistência de fungos filamentosos e leveduras à terbinafina, mas a função da esqualeno epoxidase na biossíntese do ergosterol é provavelmente preservada nesses mutantes. Assim, em *A. nidulans*, cepas resistentes à terbinafina podem crescer e formar conídios como o tipo selvagem em ausência de terbinafina. Cepas mutantes, como *T. rubrum*, resistentes à terbinafina, com substituições de aminoácidos no domínio de ligação da enzima-alvo com a terbinafina, podem ser isoladas de pacientes e apresentar resistência *in vitro* não só à terbinafina, mas a outros inibidores da esqualeno oxidase (Mukherjee *et al.*, 2003; Espinel-Ingroff, 2008; Martinez-Rossi; Peres; Rossi, 2008).

Também em *T. rubrum*, eventos de efluxo de droga podem estar relacionados à resistência à terbinafina, observando-se aumento na expressão do gene *TruMDR2*, que codifica um transportador ABC, quando o fungo é exposto a esse antifúngico. Além disso, a ocorrência de um mecanismo alternativo de resistência microbiana, pouco estudado em fungos, é a degradação do antifúngico descrita em *A. nidulans*. Nesse caso, a superexpressão da salicilato 1-mono-oxidase, uma enzima de degradação de naftaleno, pode estar associada a resistência à terbinafina, cuja estrutura molecular contém núcleo naftaleno (Martinez-Rossi; Peres; Rossi, 2008).

Compostos ativos contra ácidos nucleicos

Pirimidina

A flucitosina é o único inibidor da síntese de ácidos nucleicos dentre os antifúngicos atualmente disponíveis. É uma pirimidina fluorada que por si só não possui atividade antifúngica. É necessária sua metabolização, pelos sistemas enzimáticos do fungo sensível, para transformar-se no composto ativo que atua como antimetabólito (Pemán, 2005).

Atividade in vitro

Esse agente é essencialmente ativo contra leveduras, como espécies de *Candida* e *C. neoformans*. Entretanto, a resistência intrínseca pode ser relativamente comum, e a aquisição de resistência pode ocorrer em índices relativamente altos (p.ex., 30% de *C. albicans* desenvolvem resistência durante tratamento com flucitosina), refletindo em uma elevada variabilidade de CIMs para uma mesma espécie. Na atualidade, encontram-se disponíveis pontos de corte para flucitosina diante de *C. albicans* (Scholar; Pratt, 2000; Espinel-Ingroff, 2008).

Mecanismos de ação

De modo geral, a flucitosina atua inibindo o metabolismo da pirimidina por interferência na síntese de RNA, DNA e proteica da célula fúngica. Sua penetração na célula é intermediada pela citosina permease e, mediante ação da citosina deaminase, é transformada em 5-fluorouracil, a forma metabolicamente ativa. Esse composto pode ser convertido em um monofosfato de nucleosídeo e, em seguida, em trifosfato de nucleosídeo. Esse, ao ser incorporado ao RNA (anômalo), causa erros de codificação, originando proteínas anômalas. Além disso, o 5-fluorouracil pode ser convertido em um desoxinucleosídeo que inibe a timidilato sintase e, portanto, a síntese do DNA (Scholar; Pratt, 2000; Sanglard, 2002).

Mecanismos de resistência

A resistência intrínseca dos fungos à flucitosina pode ser devida a alteração na citosina permease, como observado em *C. glabrata*, mas não em *C. albicans* ou em *C. neoformans*. A resistência adquirida está associada a diversos mecanismos, os quais podem envolver modificação em enzima associada ao transporte desse antifúngico, ao seu metabolismo e/ou a sua incorporação no RNA. Assim, na célula fúngica, podem ser encontradas alterações na citosina permease, codificada pelo gene *FCy2*, na citosina deaminase, codificada pelo gene *FCy1*, ou na uracil fosforribosil-transferase (responsável pela transformação do 5-fluorouracil em 5-fluorouridina monofosfato), codificada pelo gene *FUR1*. Esses mecanismos estão principalmente associados a resistência secundária em *C. albicans*, mas qualquer espécie sensível à flucitosina é potencialmente capaz de desenvolvê-la (Pemán, 2005; Espinel-Ingroff, 2008).

Compostos que inibem a mitose

Benzofurano

Durante quase 30 anos, a griseofulvina foi amplamente utilizada no tratamento de dermatofitoses, principalmente da tinha do couro cabeludo. No entanto, fatores como o aumento em falências no tratamento durante as 2 últimas décadas e a necessidade de doses terapêuticas cada vez mais elevadas e de longa duração para tratamento eficaz, somados à disponibilidade de novos antifúngicos, como terbinafina e triazóis, têm limitado o seu uso (Epstein, 2002; Panda; Rathinasamy; Santra, 2005; Elewski *et al.*, 2008). No entanto, em associação com miconazol, foi considerada eficaz contra *Candida spp.* (Mahmoudabadi; Farrahei; Zarrin, 2006), e, com base em seu mecanismo de ação, está sendo cogitada como um adjuvante na terapia contra câncer (Panda; Rathinasamy; Santra, 2005).

Atividade in vitro

Embora ainda não exista um método padrão, a atividade *in vitro* da griseofulvina tem sido principalmente estudada contra vários dermatófitos. O principal objetivo da realização de teste de sensibilidade com griseofulvina é comparar sua atividade com a de novos agentes utilizados no tratamento de infecções por esses fungos. De modo geral, a griseofulvina

mostra valores mais elevados de CIMs comparada à terbinafina, ao cetoconazol, ao itraconazol e/ou ao voriconazol, em testes com isolados de dermatófitos (Korting *et al.*, 1995; Warner; Isham; Jessup *et al.*, 2000). Também é menos ativa que o voriconazol perante a maioria desses fungos (Nweze; Ogbonna; Okafor, 2007), e mostra menor atividade *in vitro* contra *T. mentagrophytes* do que contra *T. rubrum* (Korting *et al.*, 1995). No entanto, o significado e a importância clínica desses dados requerem pesquisas adicionais e o desenvolvimento de método padrão de teste de sensibilidade *in vitro*.

Mecanismos de ação

Embora o mecanismo de ação da griseofulvina não seja totalmente conhecido, sabe-se que sua ação é exercida somente quando administrada por via sistêmica, mostrando particular afinidade pelas células precursoras de queratina. Fixa-se a elas com grande intensidade, de forma que, quando essas células se desenvolvem, a griseofulvina se mantém unida à queratina da pele, unhas e cabelos, promovendo resistência à ação destruidora do fungo. A droga alcança seu sítio de ação somente quando as estruturas livres do antifúngico são substituídas pelas transportadoras do complexo griseofulvina-queratina. A griseofulvina penetra o fungo sensível por meio de um sistema de transporte dependente de energia, inibe de modo seletivo o processo da mitose fixando-se à tubulina dos microtúbulos do fuso mitótico e impede, assim, a reprodução. Além disso, ocorrem importantes alterações na morfologia celular (Panda; Rathinasamy; Santra, 2005; Scholar; Pratt, 2000).

Mecanismos de resistência

Embora ainda pouco estudada, a resistência adquirida à griseofulvina pode estar associada ao fenômeno de resistência a múltiplas drogas. Em *T. rubrum* foram identificados os genes *TruMDR1* e *TruMDR2*, que codificam transportadores ABC. Esses genes são superexpressos em presença de vários antifúngicos estruturalmente não relacionados, incluindo griseofulvina, o que sugere sua participação em eventos de efluxo de drogas nos dermatófitos (Martinez-Rossi; Peres; Rossi, 2008).

CONCLUSÕES E PERSPECTIVAS

Embora muitos antifúngicos tenham sido desenvolvidos durante as 2 últimas décadas, ainda estão restritos a relativamente poucas classes químicas e, portanto, com mecanismos de ação ou moléculas-alvo muito limitados. Essa observação é preocupante quando se considera a contínua ocorrência de resistência em isolados clínicos levando a falhas no tratamento de micoses. A resolução desses problemas é complexa e envolve diversos fatores inerentes à biologia de seres vivos. O efetivo controle dessas infecções requer o desenvolvimento de uma nova geração de potentes antifúngicos de amplo espectro, com ação seletiva contra novos alvos na célula fúngica, mas sem efeitos colaterais importantes e irreversíveis no hospedeiro. Entretanto, para a pesquisa de novos alvos moleculares, é necessário um completo conhecimento sobre a biologia dos fungos patogênicos e os mecanismos de interação fungo-hospedeiro. Na atualidade, esses fatores ainda requerem estudos mais amplos, os quais podem ser incrementados com o auxílio das modernas tecnologias e dos avanços nos conhecimentos de estruturas moleculares e genéticas. Também é essencial a elucidação dos mecanismos de resistência aos antifúngicos, tanto para modificar os antifúngicos atualmente disponíveis como para planejar a produção de novos antifúngicos, porque o desenvolvimento de cepas resistentes a qualquer antimicrobiano é inevitável. Nesse contexto, é fundamental evitar, reduzir ou retardar o surgimento de resistência mediante o emprego de estratégias, muitas vezes complexas, mas extremamente úteis, incluindo estudos epidemiológicos, para conhecer a frequência da resistência, recursos para o diagnóstico precoce da micose e a identificação da espécie, provas de sensibilidade capazes de predizer resultados *in vivo*, estabelecimento de tratamentos antifúngicos que considerem todos os benefícios (em curto e longo prazos), como administração profilática e disponibilidade de terapias mais eficazes e de baixo risco e custo para o paciente.

BIBLIOGRAFIA

Allevato MAJ, Negroni R, Galimberti R. Antifúngicos. Ayer, hoy y mañana. Disponível em < http://www.atdermae.com > (acesso em 26 jan. 2009).

Anderson JB. Evolution of antifungal drug resistance: mechanisms and pathogen fitness. *Nature Reviews Microbiology* 2005; 3:354-356.

Archana S. Butenafine and superficial mycoses: current status. *Expert Opinion on Drug Metabolism and Toxicology* 2008; 4(7):999-1005.

Baixench MT, Aoun N, Desnos-Ollivier M *et al*. Acquired resistance to echinocandins in *Candida albicans*: case report and review. *Journal of Antimicrobial Chemotherapy* 2007; 59(3):1076-1083.

Baran R, Sigurgeirsson B, De Berker D *et al*. A multicentre, randomized, controlled study of the efficacy, safety and cost-effectiveness of a combination therapy with amorolfine nail lacquer and oral terbinafine compared with oral terbinafine alone for the treatment of onychomycosis with matrix involvement. *British Journal of Dermatology* 2007; 157(1):149-157.

Carrillo-Muñoz AJ, Giusiano G, Ezkurra PA *et al*. Antifungal agents: mode of action in yeast cells. *Revista Española de Quimioterapia* 2006; 19(2):130-139.

Chapman SW, Sullivan DC, Cleary JD. *In: Search of the Holy Grail of Antifungal Therapy*. Baton Rouge: Transactions of the American Clinical and Climatological Association, 2008; 119:197-216.

Chau AS, Gurnani M, Hawkinson R. Inactivation of sterol $\Delta^{5,6}$-desaturase attenuates virulence in *Candida albicans*. *In*: *Antimicrobial Agents and Chemotherapy*, Washington, D.C., 2005; 49(9):3646-3651.

Cribier BJ, Bakshi R. Terbinafine in the treatment of onychomycosis: a review of its efficacy in high-risk populations and in patients with nondermatophyte infections. *British Journal of Dermatology* 2004; 150(3):414-420(7).

Elewski BE, Cáceres HW, De Leon L et al. Terbinafine hydrochloride oral granules versus oral griseofulvine suspension in children with tinea capitis: results of two randomized, investigator-blinded, multicenter, international, controlled trials. *Journal of the American Academy of Dermatology* 2008; 59(1):41-54.

Epstein E. Systemic antifungal for nails. *In*: Maibach HI, Bashir SJ, McKibbon A (eds.). *Evidence-based Dermatology*. Shelton: People's Medical (PMPH-USA), 2002. cap. 15, p. 207-214.

Espinel-Ingroff A. Mechanisms of resistance to antifungal agents: yeasts and filamentous fungi. *Revista Iberoamericana de Micología* 2008; 25(3): 101-106,

Ghannoum MA, Rice LB. Antifungal agents: mode of action, mechanisms of resistance, and correlation of these mechanisms with bacterial resistance. *Clinical Microbiology Reviews* 1999;12(4):501-517,

Jessup CJ, Warner J, Isham N et al. Antifungal susceptibility testing of dermatophytes: establishing a medium for inducing conidial growth and evaluation of susceptibility of clinical isolates. *Journal of Clinical Microbiology* 2000; 38(1):341-344.

Korting HC, Ollert M, Abeck D and The German Collaborative Dermatophyte Drug Susceptibility Study Group. 1995. Results of German multicenter study of antimicrobial susceptibilities of *Trichophyton rubrum* and *Trichophyton mentagrophytes* strains causing tinea unguium. *Antimicrobial Agents and Chemotherapy* 1995; 39(5):1206-1208.

Li RY, Wan Z, Wang AP et al. *In vitro* susceptibility testing of amorolfine in pathogenic fungi isolated from dermatomycosis patients in China. *Mycoses* 2004; 47(9-10):402-406.

Loo DS. Onychomycosis in the elderly: drug treatment options. *Drugs & Aging* 2007;24(4):293-302.

Lumbreras C, Lizasoain M, Aguado JM. Antifúngicos de uso sistémico. *Enfermedades Infecciosas y Microbiología Clínica* 2003; 21(1):366-380.

Mahmoudabadi AZ, Farrahei F, Zarrin M. *In vitro* synergism between miconazole and griseofulvin against *Candida* species. Disponível em < http://pjms.com.pk > (acesso em 26 jan. 2009).

Martinez-Rossi NM, Peres NTA, Rossi A. Antifungal resistance mechanisms in dermatophytes. *Mycopathologia* 2008; 166(5-6):369-383.

Mukherjee PK, Leidich SD, Isham N et al. Clinical *Trichophyton rubrum* strain exhibiting primary resistance to terbinafine. *Antimicrobial Agents and Chemotherapy* 2003; 47(1):82-86.

Nweze EI, Ogbonna CC, Okafor JI. *In vitro* susceptibility testing of dermatophytes isolated from pediatric cases in Nigeria against five antifungals. *Revista do Instituto de Medicina Tropical de São Paulo* 2007; 49(5):293-295.

Osborne CS, Hofbauer B, Favre B et al. In vitro analysis of the ability of *Trichophyton rubrum* to become resistant to terbinafine. *Antimicrobial Agents and Chemotherapy* 2003; 47(11):3634-3636.

Osborne CS, Leitner I, Favre B et al. Amino acid substitution in *Trichophyton rubrum* squalene epoxidase associated with resistance to terbinafine. *Antimicrobial Agents and Chemotherapy* 2005; 49(7):2840-2844.

Panda D, Rathinasamy K, Santra MK. Kinetic suppression of microtubule dynamic instability by griseofulvin: implications for its possible use in the treatment of cancer. *Proceedings of the National Academy of Sciences* 2005; 102(28):9878-9883.

Pemán J. Mecanismos de resistencia a los antifúngicos. *Revista Española de Quimioterapia* 2005; 18(extra 1):29-30.

Perlin DS. Resistance to echinocandin-class antifungal drugs. *Drug Resistance Updates* 2007; 10(3):121-130.

Richardson M, Lass-Flörl C. Changing epidemiology of systemic fungal infections. *Clinical Microbiology and Infection* 2008; 14(suppl. 4):s. 5-24.

Ryder NS. Terbinafine: mode of action and properties of the squalene epoxidase inhibition. *British Journal of Dermatology* 1992; 126(suppl. 39):2-7.

Sanglard D. Importancia clínica de los mecanismos de resistencias a los antifúngicos en las levaduras. *Enfermedades Infecciosas y Microbiología Clínica* 2002; 20(9):462-469.

Sanglard D. Resistance to antifungal drug. *In*: Dismukes WE, Pappas PG, Sobel JD (eds.). *Clinical Mycology*. New York: Oxford University Press, 2003, p. 111-124.

Sanglard D, Bille J. Current understanding of modes of action and resistance mechanisms to conventional and emerging antifungal agents for treatment of *Candida* infections. *In*: Calderone RA (ed.). *Candida and Candidiasis*. 4th ed. Washington, D.C.: American Society for Microbiology, 2002. Cap. 25, p. 349-383.

Schäfer-Korting M, Schoellmann C, Korting HC. Fungicidal activity plus reservoir effect allow short treatment courses with terbinafine in tinea pedis. *Skin Pharmacology and Physiology* 2008; 21(4):203-210.

Scholar EM, Pratt WB. Antifungal drug. *In*: _____. *The Antimicrobial Drugs*. 2nd ed. New York: Oxford University Press, 2000. Cap. 12, p. 327-371.

Vanden Bossche H. Mechanisms of antifungal resistance. *Revista Iberoamericana de Micología* 1997; 14(2):44-49.

White TC, Marr KA, Bowden RA. Clinical, cellular, and molecular factors that contribute to antifungal drug resistance. Disponível em < http://cmr.asm. org > (acesso em 26 jan. 2009).

44

Testes de Suscetibilidade a Drogas Antifúngicas

Marcia de Souza Carvalho Melhem • Maria Walderez Szeszs

A incidência, cada vez maior, de infecções invasivas por fungos oportunistas e emergentes, como espécies de *Candida*, *Aspergillus*, *Fusarium* e zigomicetos, trouxe nova visão da importância das micoses sistêmicas. Ao lado de patógenos primários, *Paracoccidioides brasiliensis, Histoplasma capsulatum, Cryptococcus neoformans*, fungos com menor patogenicidade frequentes em ar atmosférico e/ou componentes da microbiota animal, podem invadir hospedeiros com fatores predisponentes e causar doença invasiva, muitas vezes de curso rápido e fatal. Pesquisas realizadas nos Estados Unidos e na Europa demonstram que, desde a década de 1970 até os dias atuais, a incidência de micoses invasivas causadas por *Candida* aumentou gradativamente, em até 40 vezes, ocupando hoje entre o 3º e 4º lugar de infecções de corrente sanguínea, e a frequência de doenças causadas por *Aspergillus spp.* cresceu 6,5 vezes, com índices de mortalidade de até 40% e 85%, respectivamente.

O prognóstico e a evolução clínica de infecções fúngicas invasivas dependem de muitos fatores. Dentre aqueles relacionados ao pa-

ciente, devem ser citados: resposta imune, em particular a resposta celular, ocorrência de doenças malignas, hematológicas ou transplantes, *status* das barreiras naturais como epitélio de mucosas, condições nutricionais e idade. Os principais fatores externos de risco para infecções fúngicas invasivas são: tempo de internação, uso de dispositivos como sonda, cateter e ventilação mecânica. Os fatores iatrogênicos importantes incluem: antibioticoterapia prolongada, quimioterapia e corticoterapia. Além do tratamento correto realizado em tempo hábil e da dosagem adequada, é fundamental o papel dos aspectos farmacocinéticos e farmacodinâmicos das drogas antifúngicas que influenciam, sobremaneira, sua eficácia. Em relação à anfotericina B, por exemplo, a droga considerada padrão-ouro pela alta eficácia na cura clínica e laboratorial dos casos de micoses invasivas, pouco se conhece de sua farmacocinética quanto à distribuição tecidual, em particular no sistema nervoso central, assim como são escassos os estudos sobre seus subprodutos e sua excreção. Com relação ao itraconazol, a farmacodinâmica é complexa, por sua interação com outras substâncias e drogas Do mesmo modo, muitos aspectos da farmacodinâmica das drogas azólicas são obscuros já que o principal alvo dessa classe de antifúngicos é uma enzima importante na biossíntese do ergosterol que pertence ao complexo citocromo P450; por sua vez, esse conjunto é responsável por inúmeras reações enzimáticas relacionadas à degradação de outras drogas, levando à modulação da atividade dos azóis por mecanismos competitivos. Um novo componente de grande influência na evolução clínica de infecções invasivas, por *Candida spp.*, *Fusarium spp.*, *Aspergillus spp.*, entre outros agentes, diz respeito à formação de biofilme. Essa estrutura impede a penetração e a ação das drogas antifúngicas sobre células planctônicas agregadas firmemente à matriz extracelular formada sobre dispositivos médico-hospitalares. Finalmente, em relação ao agente etiológico, há que se pensar em fatores de virulência e resistências às drogas antifúngicas que têm importância na resposta clínica, mas que representam, apenas, uma das peças desse intrincado quebra-cabeça que é o curso de uma infecção fúngica, e que está longe de ser desvendado.

RESISTÊNCIA A ANTIFÚNGICOS

Como nas infecções bacterianas, a ocorrência de cepas resistentes pode, ou não, ser acompanhada de falha terapêutica. A conhecida *regra 60-90* vale aqui para as infecções fúngicas invasivas, segundo a qual 60% das cepas resistentes e 90% das cepas sensíveis respondem ao tratamento com determinada droga. Há que se lembrar, ainda, a grande lacuna verificada na almejada correlação clínico-laboratorial, em que os resultados *in vitro* deveriam predizer a resposta *in vivo*. A melhor correlação em infecções fúngicas foi observada entre candidíase de orofaringe em pacientes com AIDS e concentração inibitória mínima ao fluconazol.

A falha terapêutica em infecções fúngicas deve ser compreendida sob o ponto de vista clínico e microbiológico, pois os conceitos de resistência diferem nesses dois âmbitos. A resistência clínica é descrita como a persistência de sinais e sintomas, apesar do uso adequado e do nível de medicação correta no sítio de infecção. Nesse enfoque, uma cepa é considerada resistente se continua a crescer (isolada em cultura) e causar sintomatologia, apesar de a concentração do fármaco ser máxima no lugar da infecção. Sob o aspecto microbiológico, uma cepa é considerada resistente a um antifúngico quando a concentração inibitória mínima (CIM ou MIC, *minimal inhibitory concentration*), obtida *in vitro* dessa droga diante de uma determinada cepa, é mais elevada do que aquela observada para essa espécie. Demonstra-se, desse modo, que a suscetibilidade varia conforme a espécie, e, dentro de uma mesma espécie, podem existir cepas com perfis diversos. A resistência a antifúngicos pode ser de três tipos: intrínseca, primária ou secundária. A intrínseca é definida quando nenhum membro de uma espécie é sensível ao antifúngico, ou seja, todos são insensíveis. Denomina-se resistência primária quando uma cepa, pertencente a uma espécie habitualmente sensível a determinado antifúngico, apresenta resistência natural contra ele. Resistência secundária, ou adquirida, ocorre quando uma cepa previamente sensível desenvolve resistência à droga após ter sido exposta a ela. Do ponto de vista clínico, pode haver boa resposta terapêutica, mesmo com cepas resistentes sob o ponto de vista microbiológico, desde que a concentração do fármaco no lugar da infecção possa alcançar níveis muito acima do valor de MIC obtido *in vitro*. Portanto, o conceito mais adequado para a resistência é o que engloba, além do valor de MIC, a concentração do antifúngico no sítio da infecção. Essa nova abordagem é referida na literatura atual como a que melhor prediz a evolução clínica e é conhecida como *pharmacodynamic MIC*.

APLICAÇÃO DOS TESTES DE SENSIBILIDADE

Testes de suscetibilidade a antifúngicos são recomendados em todas as cepas provenientes de infecções invasivas e de pacientes com algum tipo de imunossupressão. Também são indicados em casos de fracasso terapêutico e em casos que receberam profilaxia antifúngica. Os testes devem ser realizados para todas as espécies pouco frequentes, cujo perfil de sensibilidade *in vitro* se desconhece. Os testes de sensibilidade podem orientar para o tratamento mais adequado, ou alterar a estratégia terapêutica, aumentando a dose ou trocando o antifúngico, ou, mesmo, induzindo o uso de terapia combinada. Além dessa aplicação direcionada a um caso em particular, a compilação dos dados, seguida de análise temporal e espacial, serve para programas de vigilância de resistência a antimicrobianos.

DETERMINAÇÃO DA SUSCETIBILIDADE A ANTIFÚNGICOS EM AMOSTRAS DE LEVEDURAS

A determinação da suscetibilidade de um isolado pode ser realizada por métodos comerciais ou por método de referência. A importância de um método de referência é prover normas-padrão, que sirvam de base para o desenvolvimento de outras metodologias mais simples, confiáveis, reprodutíveis, de baixo custo, de uso rotineiro, e que possam orientar a terapia. Os métodos de referência servem, ainda, para monitorar resultados obtidos em testes comerciais, como os realizados por difusão em ágar, seja em discos de papel, ou fitas impregnadas contendo as drogas antifúngicas (Figs. 44.1 a 44.8) ou por microdiluição (Figs. 44.9 a 44.11).

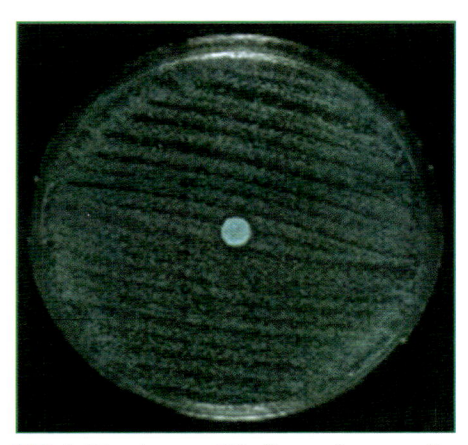

Fig. 44.2 Antifungigrama. Difusão em ágar, em disco de papel contendo droga antifúngica.

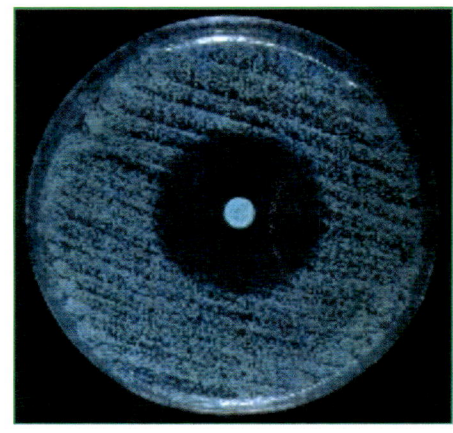

Fig. 44.3 Antifungigrama. Difusão em ágar, em disco de papel contendo droga antifúngica.

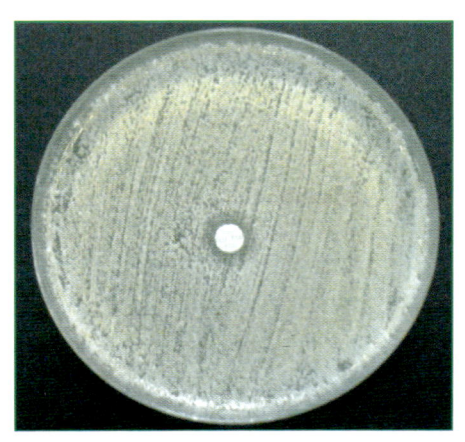

Fig. 44.1 Antifungigrama. Difusão em ágar, em disco de papel contendo droga antifúngica.

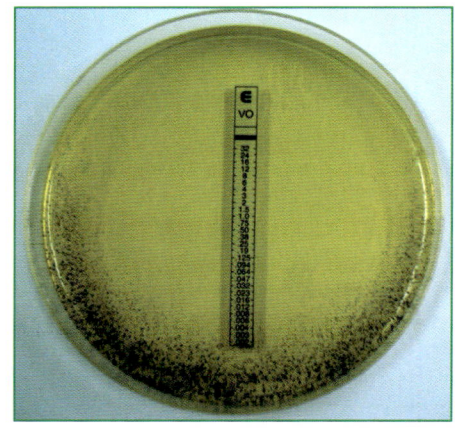

Fig. 44.4 Antifungigrama. Difusão em ágar, em fita impregnada contendo voriconazol.

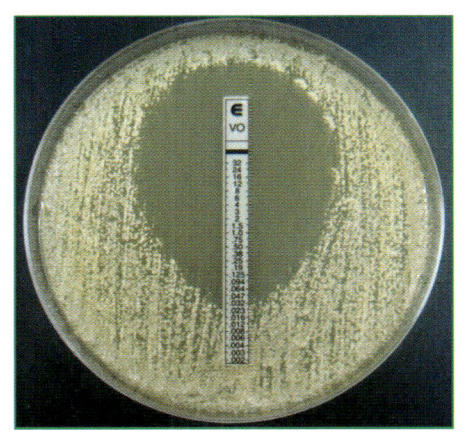

Fig. 44.5 Antifungigrama. Difusão em ágar, em fita impregnada contendo voriconazol.

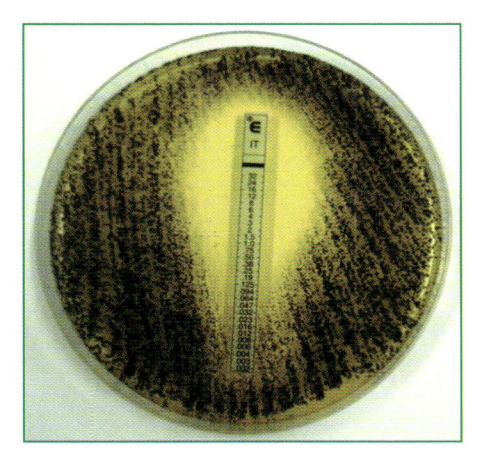

Fig. 44.8 Antifungigrama. Difusão em ágar, em fita impregnada contendo itaconazol.

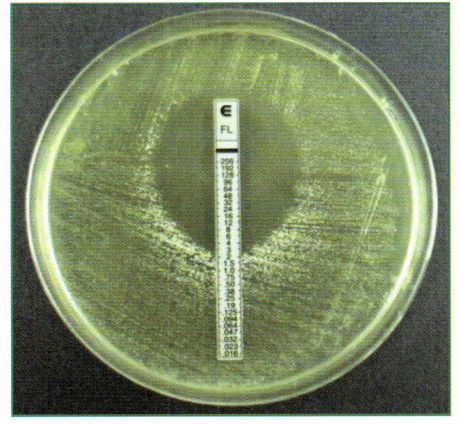

Fig. 44.6 Antifungigrama. Difusão em ágar, em fita impregnada contendo fluconazol.

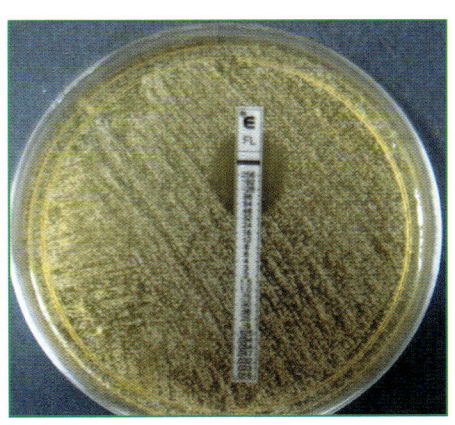

Fig. 44.7 Antifungigrama. Difusão em ágar, em fita impregnada contendo fluconazol.

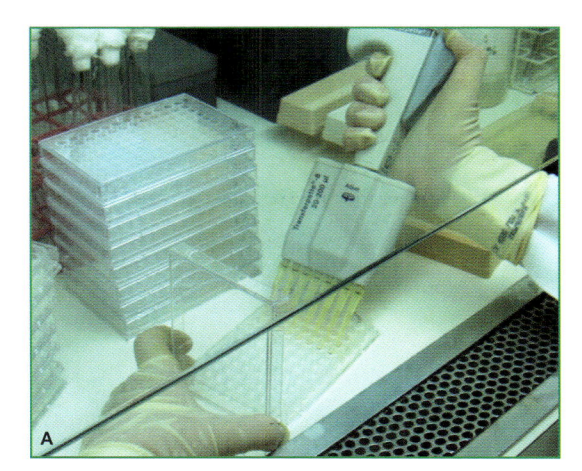

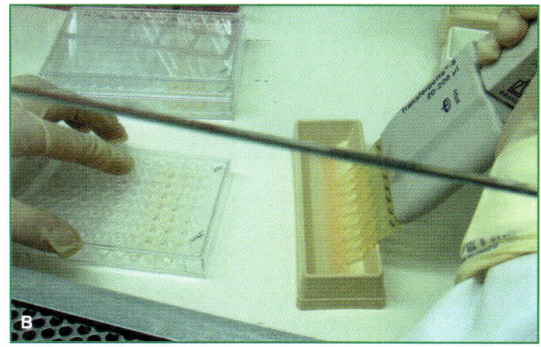

Fig. 44.9 A e **B**. Antifungigrama. Preparo das placas de microdiluição.

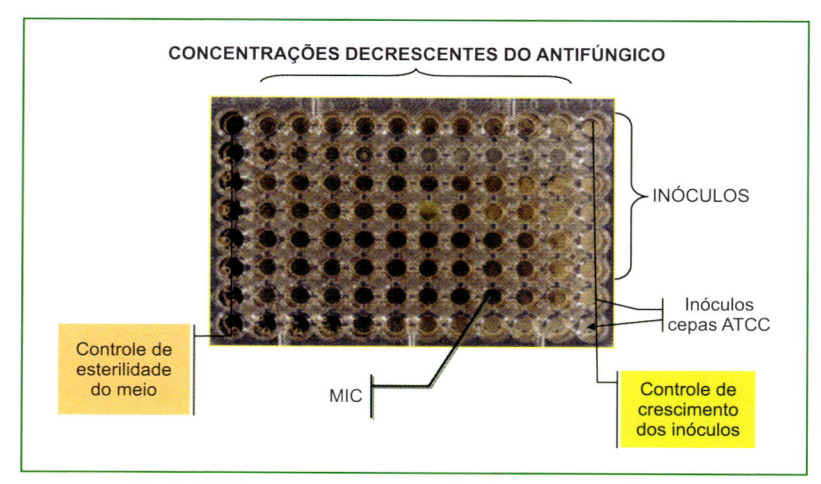

Fig. 44.10 Esquema para preparo de placas de microdiluição.

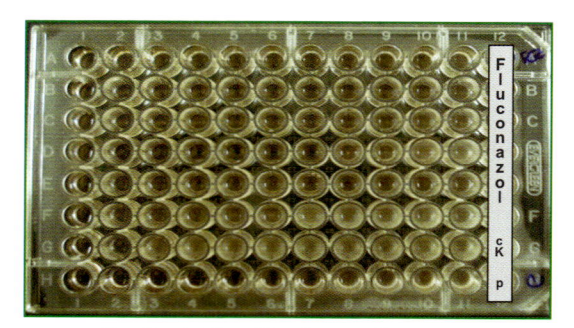

Fig. 44.11 Microdiluição para fluconazol.

Métodos de referência para leveduras

A determinação de MIC de drogas antifúngicas conta, desde 2002, com métodos de referência ditados por organismos reconhecidos por sua excelência em normas de qualidade laboratorial. Os métodos de referência devem ser implantados em centros especializados e servem para validar outras provas menos complexas, para uso em laboratórios de rotina clínica, incluindo os sistemas comerciais. Os métodos de referência foram desenvolvidos e selecionados para distintos tipos de fungos, *i.e.*, leveduras e fungos filamentosos (bolores). Mesmo dentro de cada um desses grupos há protocolos diferentes para os diversos gêne-

ros. A cada ano, são publicados estudos avaliando melhor tanto os parâmetros de reação quanto a interpretação de resultados, de modo que essa é uma área em constante mudança, e manter-se atualizado no tema é obrigação de quem executa essas metodologias.

A aplicação dos testes de suscetibilidade para leveduras está mais adiantada em relação aos indicados para fungos filamentosos, e dois métodos reconhecidos como referência, que apresentam reprodutibilidade intra e interlaboratorial, são: o do instituto norte-americano Clinical and Laboratory Standards Institute (CLSI, ex-NCCLS, National Committee for Clinical Laboratory Standards) e o do comitê europeu European Committee on Antibiotic Susceptibility Testing (EUCAST). O método mais atualizado do CLSI foi publicado em fins de 2008, e denomina-se M27-A3 com suplemento (S3); o método do EUCAST denomina-se Dis. E. 7.2 (2002), e teve uma atualização em 2008 sob mesma designação. Ambos os documentos podem ser obtidos nos respectivos *sites* das instituições, sendo que o europeu não tem ônus; os dois trazem todas as informações necessárias para avaliar a suscetibilidade de leveduras. O método europeu teve como base o norte-americano, mas difere em alguns pontos, conforme será discutido a seguir.

O documento do método norte-americano descreve a técnica de diluição em meio líquido, macrodiluição em tubos de ensaio e microdiluição em placas de microtitulação, para determinar a concentração inibitória mínima (MIC) de antifúngicos distintos. Foi preconizado para leveduras dos gêneros *Candida* e *Cryptococcus*, diante de anfotericina B, 5-fluorocitosina, cetoconazol, fluconazol, itraconazol, voriconazol, posaconazol, ravuconazol, além de drogas da classe das equinocandinas: anidulafungina, caspofungina, micafungina.

O método requer o meio de cultura, líquido, sintético e quimicamente definido, denominado Roswell Park Memorial Institute (RPMI), adicionado de L-glutamina e sem bicarbonato, com pH 7,0 ± 0,1 tamponado em ácido morfolinopropanossulfônico (MOPS). A amostra de levedura é avaliada em suspensão de células, denominada inóculo, que é preparada, inicialmente em solução salina, na concentração de 1-5 × 10^6 células/mL com auxílio de espectrofotômetro sob filtro de 530 nm e, depois, diluído 2.000 vezes no mesmo meio RPMI. O inóculo diluído é, então, adicionado a distintas concentrações de determinado antifúngico, de modo a ser determinada a MIC dessa droga. A incubação da reação é feita à temperatura de 35°C durante 24 a 72 horas, conforme o crescimento da espécie.

São utilizadas cepas-controle de origem *American Type Culture Collection* (ATCC), para as quais os valores de MICs são preestabelecidos, de modo a validar o teste. Isso é necessário, pois o teste tem vários pontos críticos, o primeiro dos quais é a pureza da amostra a ser analisada. A certeza da ausência de contaminação bacteriana e da inexistência de mais de uma espécie na amostra a ser analisada é fundamental para a obtenção de resultados acurados. Um dos pontos mais relevantes é a diluição e o armazenamento adequado das drogas, que devem ser adquiridas sob forma de pó p.a. e nunca formuladas para uso clínico. O solvente para fluconazol, 5-fluorcitosina, caspofungina e micafungina é a água destilada estéril, e para as demais drogas usa-se solvente orgânico dimetil sulfóxido (DMSO). A seguir, as concentrações preparadas de cada droga devem ser usadas de imediato ou distribuídas nas placas de microtitulação em que será realizada a reação. As placas podem ser lacradas e armazenadas sob temperatura abaixo de 70°C, por período de até 6 meses. Outro ponto frágil desse método é a concentração e homogeneidade do inóculo, que podem levar a erros graves que interferem sobremaneira no resultado.

A leitura do teste no método do CLSI é visual, com o auxílio de espelho, para comparar a turbidez de cada orifício contendo uma concentração da droga e o inóculo fúngico com a turbidez do controle de crescimento, em que não foi colocada a droga. Valores de 0 a 4 são atribuídos de acordo com o grau de inibição, considerando a seguinte equivalência: 0 = oticamente claro, significando inibição total de crescimento, 1 = levemente turvo, 2 = redução proeminente da turvação, 3 = leve redução da turvação, 4 = ausência de inibição. O ponto de leitura para anfotericina B é aquele em que ocorreu inibição total do crescimento (valor 0). O valor de MIC para a anfotericina B é o da menor concentração que alcança esse valor (zero). Para os azóis e 5FC, a leitura é diferente, e deve ser feita na menor concentração que resulta em redução proeminente da turvação, ou seja, valor 2; esse corresponde a 50% de inibição. Esse critério de leitura para drogas azólicas minimiza o erro decorrente do fenômeno de *trailing*, ou crescimento residual, apresentado por algumas espécies, p.ex., *C. tropicalis* diante de drogas fungistáticas. Na vigência desse fenômeno há turbidez, significando crescimento da amostra de levedura, em uma ou mais concentrações da droga acima da MIC. Caso esse fenômeno ocorra, o laboratorista será induzido ao erro de considerar um valor mais alto de MIC, informando menor sensibilidade da amostra avaliada, e, conforme o valor informado, isso pode significar resultado falso-positivo de amostra resistente.

O método de microdiluição, indicado pelo grupo europeu European Committee on Antibiotic Susceptibility Testing (EUCAST), é uma proposta de melhoria no método do CLSI e é aplicado apenas a leveduras fermentadoras, não se aplicando, desse modo, ao gênero *Cryptococcus spp.* O método recomenda inóculo mais concentrado, que permite maior turbidez, e leitura antecipada (24-48 horas), em relação ao método norte-americano. A determinação da MIC, obrigatoriamente, é feita de modo automatizado em espectrofotômetro de placas para evitar a subjetividade da leitura visual e impressão dos dados para rastreabilidade dos resultados. Ainda com essas vantagens, o método europeu apresenta, assim como o método do CLSI, a capacidade baixa de detectar resistência à anfotericina B, e também não evita a ocorrência do fenômeno de *trailing* (crescimento residual acima da MIC).

Com o resultado de MIC, faz-se a interpretação desse valor, conforme os pontos de corte (*breakpoints*) estabelecidos. O CLSI não tem, ainda, *breakpoints* para todas as drogas e, também, não indica nenhum *breakpoint* para amostras de *Cryptococcus neoformans.* Isso se deve à escassez de estudos clínicos que indiquem a correlação do valor de MIC de um antifúngico diante de determinado agente etiológico e a evolução clínica após o tratamento da infecção causada por esse organismo com essa medicação. Os *breakpoints* bem determinados são para *Candida spp.* e referem-se a fluconazol, itraconazol e 5-fluorcitosina, conforme expresso no Quadro 44.1 em valores de MIC (μg/mL) e com base no CLSI.

Os resultados de MIC obtidos no método europeu têm alta correlação com aqueles obtidos pelo método do CLSI; porém, o *breakpoint* para fluconazol é distinto, e, por isso, as categorias de sensibilidade classificam as amostras de modo distinto. Nesse método, MICs $\leq$ 2 μg/mL indicam amostra sensível ao fluconazol-

Quadro 44.1

Breakpoints para interpretação de valores de MIC em testes com *Candida spp.*

Antifúngico	Sensível	S-DD	Intermediária*	Resistente	Não sensível
Fluconazol§	$\leq$ 8	16-32	–	$\geq$ 64	–
Itraconazol¶	$\leq$ 0,125	0,25-0,5	–	$\geq$ 1	–
5-fluorcitosina	$\leq$ 4	–	8-16	$\geq$ 32	–
Anidulafungina¤	$\leq$ 2	–	–	–	> 2
Caspofungina¤	$\leq$ 2	–	–	–	> 2
Micafungina¤	$\leq$ 2	–	–	–	> 2
Voriconazol¤	$\leq$ 1	2	–	$\geq$ 4	–

Adaptado de CLSI (2008).
S-DD, sensibilidade dependente da dose sérica máxima adquirida; para fluconazol, doses $\geq$ 400 mg/dia podem ser necessárias, em adultos com função renal preservada; para itraconazol, medidas para assegurar absorção adequada e concentração plasmática > 0,5 μg/mL podem ser necessárias para boa resposta clínica; *a suscetibilidade do isolado é incerta, e os dados disponíveis não permitem classificá-los nem em sensível e nem em resistente; ¶os valores para itraconazol têm como base estudos, exclusivamente, em candidíase de mucosa e não existem *breakpoints* para essa droga para infecções invasivas por *Candida spp.*; ¤para essas drogas, os dados têm como base observações de pacientes não neutropênicos com candidemia, e, portanto, sua relevância clínica é incerta, em outras circunstâncias; §para fluconazol, esses pontos de corte baseiam-se em valores de doses séricas e estudos realizados, principalmente, em pacientes com candidíase orofaríngea mas, também, com casos de infecções invasivas. A melhor correlação entre resistência *in vitro* e *in vivo* é verificada em candidíase orofaríngea por *Candida albicans* em pacientes com AIDS. Para candidíase invasiva é atribuída às numerosas variáveis que influem na resposta ao tratamento e na complexidade dos pacientes com infecções invasivas, mas os estudos de correlação relacionados a eles foram realizados sem especificação por doença de base e incluindo poucas cepas com resistência *in vitro*. O limite superior de sensibilidade (8 μg/mL) para fluconazol não está definido de modo estrito, e os dados disponíveis indicam que valor de 4 ou 8 μg/mL poderia ser indicado para esse *cutoff*. *Candida krusei* é, intrinsecamente, resistente ao fluconazol, e, portanto, esses *breakpoints* não são aplicáveis a essa espécie. Para MIC $\leq$ 32 μg/mL de fluconazol diante de isolado de *C. glabrata*, o paciente deve receber a dose máxima dessa droga.

zol, MICs 4 µg/mL, amostra com sensibilidade intermediária, e MICs ≥ 8 µg/mL englobam as cepas resistentes.

Para a anfotericina B, não existem *break-points* estabelecidos em consenso, e MICs > 1 µg/mL em geral são consideradas indicativos de resistência *in vitro,* desde que a maioria das espécies de *Candida* é inibida em valores de MIC entre 0,25 e 1,0 µg/mL. Entretanto, deve-se ressaltar que o método M27-A2 não detecta, de modo satisfatório, a resistência *in vitro.* Estudos com outros meios, tais como *Antibiotic Medium 3,* abrem a possibilidade de melhor detecção de resistência, apesar de esse meio apresentar variabilidade grande entre os lotes.

Na ausência de *breakpoints* para *Cryptococcus neoformans,* muitos autores utilizam os mesmos valores designados para *Candida spp.* Entretanto, há propostas diferentes que indicam MIC 16 µg/mL como preditor de falha terapêutica para fluconazol.

Métodos comerciais

Os métodos de referência são destinados a centros especializados que executam rotineiramente essas técnicas e que têm experiência com número alto de isolados. Executar um método de referência de modo esporádico impede um controle efetivo do teste, o que pode produzir erros. Quando se tem um número baixo de isolados, é melhor utilizar técnicas de difusão ou comerciais para analisar a sensibilidade aos azóis e manter um programa de qualidade junto a um laboratório de referência. Com técnicas de difusão ou comerciais podem ser dadas, de modo relativamente rápido, informações que podem ser de utilidade clínica.

Laboratórios clínicos requerem testes de execução simples, leitura fácil e resultado rápido. Um método com essas características, com base em discodifusão, foi preconizado pelo CLSI nos documentos da série M44-A (2004, 2009) considerada de referência para testes de sensibilidade ao fluconazol diante de amostras de *Candida spp.* Discos impregna-

dos com voriconazol podem ser empregados, porém sem interpretação de resultados. Discos de papel contendo fluconazol (25 µg), caspofungina (5 µg) ou voriconazol (1 µg) encontram-se comercialmente disponíveis. O teste é de baixa complexidade, equivalente ao antibiograma, e não tem custo alto; é adequado como método de triagem. Esse teste ainda não foi validado para fungos filamentosos ou para outros gêneros de leveduras além de *Candida spp.* O documento mais recente (M44-A2), publicado em 2009, inclui critério de interpretação para os diâmetros de halos obtidos com discos de fluconazol, caspofungina e voriconazol. Controle de qualidade deve ser realizado, contemplando valores esperados para cepas-padrão destes antifúngicos, e, ainda, o mais novo azol disponível no comércio, o posaconazol. O documento indica o uso de ágar Mueller-Hinton suplementado com 0,2% de glicose e 0,5 µg/mL de azul de metileno. O pH do meio deve estar entre 7,2 e 7,4 para receber o inóculo, ajustado com espectrofotômetro, e o disco contendo a droga. A incubação é feita sob 35°C por 24 horas, e a leitura é realizada com o auxílio de um halômetro ou régua milimetrada para mensuração do halo de inibição.

Essa prova somente classifica os isolados em "sensível", "sensibilidade dose-dependente, S-DD" e "resistente", não sendo possível determinar com precisão, mas, apenas, inferir os valores de MIC. Recomenda-se que os resultados sejam monitorados e que todas as cepas que apareçam como "resistentes" ou S-DD sejam confirmadas pelo método de referência de microdiluição.

Existem vários sistemas comerciais para realizar testes de sensibilidade aos antifúngicos, incluindo, entre outros, ASTY (Kyokyuto Pharma-Centical, Japão), ATB Fungus 2 (Api-BioMérieux, França), Candifast (International Microbio, Itália), Etest (AB-Biodisck, Suécia), Fungitest (Bio-Rad, França), Integral Systems Yeast (Liofilchen Diagnostics, Itália), Mycostandard (Institut Pasteur, França), Mycototal (Behring Diagnostic, França) e Sensititre YeastOne (Trek Diagnostic System, EUA). Apenas o Etest, o ATB Fungus 2 e o Candifast têm distribuidores no Brasil.

Diversos desses sistemas foram bem estudados, mas apenas alguns deles demonstraram potencial suficiente para se constituir em uma alternativa para os laboratórios assistenciais. Dentre esses se destacam o ATB-Fungus 2, o Sensititre YeastOne e o Etest, os quais mostraram boa reprodutibilidade e indiscutível capacidade em detectar a resistência *in vitro* aos azóis, sobretudo ao fluconazol, quando comparados ao método de referência para leveduras.

DETERMINAÇÃO DA SUSCETIBILIDADE A ANTIFÚNGICOS EM AMOSTRAS DE FUNGOS FILAMENTOSOS

As infecções causadas por fungos são cada vez mais difíceis de diagnosticar devido ao constante surgimento de novas espécies fúngicas. Fungos filamentosos, geralmente considerados não patogênicos, podem ser responsáveis por infecções invasivas em pacientes neoplásicos, com doenças hematológicas, AIDS, transplantados de órgãos sólidos, medula óssea, queimados ou submetidos a cirurgias, sob uso prolongado de antibióticos, corticoides ou drogas imunossupressoras. A doença de base, assim como a gravidade da infecção, contribui para as altas taxas de morbidade e mortalidade verificadas nas micoses invasivas causadas por fungos filamentosos; sua incidência nas últimas décadas é bastante significativa e está associada a maior sobrevida de pacientes propensos a essas infecções, dado o avanço tecnológico da medicina.

O diagnóstico correto, em muitos pacientes que desenvolvem manifestações clínicas compatíveis com infecção fúngica sistêmica, é difícil, já que requer a comprovação da invasão por fungos, usualmente contaminantes ambientais. Esses organismos encontram-se dispersos em inúmeros nichos ecológicos e, portanto, têm fácil acesso a indivíduos suscetíveis a essas infecções, complicando a definição de seu papel na etiologia desses processos. A interpretação do resultado de cultura positiva a partir de amostras biológicas para um desses patógenos ditos oportunistas deve ser realizada com muito critério para valorização, ou não, desse agente. A suspeita clínica e o conhecimento técnico do profissional em micologia são fundamentais para essa decisão.

As principais espécies de agentes filamentosos envolvidos nos processos invasivos pertencem aos gêneros *Aspergillus, Fusarium, Cladosporium, Rhizopus* e *Pseudallescheria*; outros, como *Paecilomyces, Trichoderma, Acremonium, Scopulariopsis, Arthrographis, Chaetonium* e *Schizophyllum*, foram também descritos como agentes de infecções humanas; no entanto, espécies de *Aspergillus* e *Fusarium* são as mais frequentes.

As drogas antifúngicas utilizadas para essas infecções atuam, principalmente, sobre moléculas estruturais presentes na membrana, ou parede celular, ou, ainda, em sua biossíntese. Os fungos são seres eucarióticos, constituídos de parede celular, membrana plasmática, sistema metabólico e respiratório como as células dos seres humanos; a complexa composição da parede celular permitiu que os fungos fossem enquadrados em um reino separado entre os seres vivos, o Reino Fungi, compreendendo leveduras e fungos filamentosos. Fungos têm estruturas tubulares, denominadas hifas, as quais podem se modificar e produzir esporos, que são células altamente especializadas, responsáveis pela manutenção e perpetuação da espécie. Com relação à membrana que reveste o citoplasma e seus constituintes, são marcantes a presença do ergosterol e, nos seres humanos, a ocorrência de colesterol. A similaridade entre as duas moléculas lipídicas faz com que drogas antifúngicas como polienos, p. ex., anfotericina B, tenham afinidade por ambas as estruturas; a ação deletéria sobre o colesterol da célula humana explica sua nefrotoxicidade.

As drogas da classe dos azóis e alilaminas agem, principalmente, inibindo a formação do ergosterol, por ligação a enzimas envolvidas em sua biossíntese. A mais nova classe de antifúngicos, as equinocandinas, têm mecanismo de ação sobre uma enzima importante na formação de um polissacarídio (1,3-β-D-glucana) componente da parede celular. A dificuldade de obtenção de novos fármacos com ação antifúngica distinta dos existentes está no fato de haver poucos alvos essenciais reconhecidos para sobrevivência da célula fúngica e na baixa seletividade das drogas antifúngicas.

Cada vez mais, há necessidade de introdução de terapia antifúngica adequada e administrada em tempo hábil, para controle dos quadros invasivos causados por fungos filamentosos, contribuindo para melhor prognóstico e otimização de recursos terapêuticos. Nesse contexto, ressalta-se a importância da realização de testes de sensibilidade a antifúngicos, para determinação de cepas resistentes e consequente orientação terapêutica.

Métodos de referência para fungos filamentosos

Em 2004, o Clinical and Laboratory Standards Institute (CLSI, ex-NCCLS) publicou o documento M38-A, referência para determinação da suscetibilidade a antifúngicos de alguns fungos filamentosos. Nesse documento, foram propostos parâmetros para testes com *Aspergillus, Fusarium, Rhizopus arrhizus, Pseudallescheria boydii* (fase perfeita de *Scedosporium apiospermum*) e *Sporothrix schenckii* na fase filamentosa. Testes com os fungos dimórficos *Blastomyces dermatitidis, Coccidioides immitis, Coccidioides posadasii, Histoplasma capsulatum* variedade *capsulatum* e *Penicillium marneffei* não foram recomendados, e nem o são ainda hoje. Os antifúngicos recomendados no método foram: fluconazol, cetoconazol, itraconazol, voriconazol, ravuconazol, posaconazol, flucitosina e anfotericina B.

Em 2008, o mesmo grupo publicou um novo documento M38-A2, em atualização ao anterior, com alterações que incluem a recomendação dos testes com mais agentes de micoses, cutâneas e invasivas, como espécies de *Trichophyton, Microsporum, Epidermophyton* e *Scedosporium prolificans,* fungos demáceos e zigomicetos. Outros antifúngicos, terbinafina, griseofulvina e ciclopirox, indicados no tratamento de infecções causadas por dermatófitos, foram adicionados ao novo documento. A nova classe de antifúngicos, equinocandinas

(anidulafungina, caspofungina, micafungina) foi, também, indicada para uso nesse método.

No referido documento, uma série de medidas é citada e deve ser seguida de modo rigoroso, pois, de outro modo, pode haver influência drástica nos resultados. Os pontos críticos do método que influenciam sobremaneira os resultados estão relacionados ao preparo dos inóculos a serem avaliados diante dos antifúngicos. Os fungos filamentosos crescem, em geral, entre 3 e 17 dias e apresentam esporos com diversas formas e tamanhos, conforme a espécie e o gênero, e esses foram os aspectos considerados essenciais para a boa reprodutibilidade e acurácia dos resultados. Para a realização do teste, o fungo deve ser cultivado em meio de ágar-batata-dextrose para indução de conídios ou esporangiósporos (zigomicetos). O tempo de crescimento e a temperatura de incubação são variáveis, de acordo com o gênero. Para a preparação do inóculo, o método recomenda cobrir as colônias com solução salina estéril para a retirada dos esporos e ajustar a suspensão de modo a resultar em concentração de $0,4 \times 10^4$ a 5×10^4 ufc/mL de meio RPMI 1640 preestabelecido para testes de sensibilidade com leveduras. Entretanto, a densidade óptica (DO) a 530 nm, requerida no ensaio, depende do tamanho dos conídios ou esporangiosporos do fungo em estudo.

Quando necessário, a quantificação do inóculo deve ser processada para determinar o número viável de UFC por mililitro. Os mesmos procedimentos devem ser realizados com determinadas cepas-padrão ATCC, indicadas no método.

O inóculo é avaliado sob temperatura de 35°C diante de diferentes concentrações de um ou vários antifúngicos, que são distribuídos em orifícios de placas de microtitulação; o armazenamento das placas contendo os antifúngicos e a distribuição dos inóculos nessas placas estão detalhados no documento M28-A2, assim como a leitura da reação de inibição. Para facilitar a leitura, recomenda-se adaptar a placa a um espelho para melhor observação da turbidez, significando crescimento, ou ausência de inibição. A concentração inibitória mínima (MIC) de cada antifúngico diante do inóculo é determinada pela leitura visual, tendo em comparação a turbidez gerada no orifício sem o antifúngico, denominado controle de qualidade (CC). Cada orifício da placa, contendo uma concentração de antifúngico, recebe um escore numérico, ou seja: sem redução de crescimento = escore 4, ligeira redução (75%) = escore 3, redução proeminente (50%) = escore 2, ligeiro crescimento (25%) = escore 1 e ausência de crescimento = escore 0 (zero).

A leitura da concentração inibitória mínima (MIC) de anfotericina B é realizada no orifício de menor concentração, que tem escore zero. A ação fungicida da anfotericina B resulta em total inibição de crescimento e ponto final de leitura bem definido. Para testes com 5-fluorcitosina, fluconazol e cetoconazol, a leitura é no ponto em que o escore for 2, pois a leitura final não é bem definida, devido a um fenômeno de *trailing* reconhecido como crescimento residual acima da MIC, que não ocorre em testes com anfotericina B. A turbidez no ponto de escore 2 corresponde a 50%, ou mais, quando comparada à do orifício que contém o controle positivo de crescimento. Quanto aos fármacos itraconazol, posaconazol, voriconazol e ravuconazol, a leitura é no escore zero, desde que, em regra, não ocorre *trailing;* se ocorrer, isso pode indicar resistência clínica à droga, como foi verificado, por exemplo, em infecções invasivas por *A. fumigatus* tratadas com itraconazol. Testes com ciclopirox, griseofulvina e terbinafina apresentam ponto final de reação pouco definido, e a leitura corresponde a 80% de inibição em relação ao verificado no orifício usado para controle de crescimento.

Com relação às equinocandinas (anidulafungina, caspofungina, micafungina), o ponto final de leitura é pouco definido, e, para obtenção de melhor leitura e maior reprodutibilidade, recomenda-se determinar a concentração efetiva mínima (MEC) capaz de alterar o aspecto morfológico das colônias. O resultado dessa nova classe de drogas é, portanto, dado em MEC, ou seja, a menor concentração do antifúngico capaz de produzir efeito no crescimento e na morfologia da hifa. A leitura deve

ser realizada com o auxílio de um microscópio e comparada ao controle de crescimento do fungo.

O documento M38-A2 (CLSI, 2008), dessa maneira, foi publicado após avaliação de todos os parâmetros laboratoriais, porém a correlação *in vitro* e *in vivo* não foi realizada em humanos, apenas com animais de laboratório.

Com a mesma finalidade, o European Committee for Antimicrobial Susceptibility Testing (EUCAST) elaborou e disponibilizou, desde 2008 (www.eucast.org), um método de referência europeu (E.Def 9.1) para determinação da suscetibilidade de fungos filamentosos. O documento orienta os procedimentos na determinação da concentração inibitória mínima de antifúngicos diante de fungos capazes de produzir conídios e exclui, portanto, zigomicetos. Esse documento, além de trazer comentários sobre a importância dos testes de suscetibilidade para detecção e vigilância de fungos resistentes aos fármacos comumente utilizados e avaliação da atividade de novas drogas, ressalta também o papel de métodos de referência para confirmação de resultados conflitantes e indefinidos. Para realização do teste, o cultivo dos isolados clínicos deve ser mantido, sob 35°C, por 2 a 5 dias, ou até ocorrer esporulação, em meio de ágar-batata-dextrose, ou outro. Assim como no documento M38-A2, também é discutida a absoluta necessidade de padronização do inóculo para acurácia do teste e, do mesmo modo, uma suspensão deve ser feita, dessa vez com água estéril suplementada com Tween 20 (0,1%) e ajustada por contagem em câmara hematocitométrica (p.ex., Neubauer) à concentração final de $2,5 \times 10^5$ ufc/mL. O controle de qualidade dos procedimentos inclui o uso de cepas-padrão.

Para o ensaio, o meio de cultura indicado é o mesmo do CLSI, RPMI, com a diferença de maior conteúdo de glicose (2%). A distribuição do inóculo na placa de microtitulação é igual à metodologia recomendada pelo CLSI. A incubação do teste é sob 35 ± 2°C, mas o tempo de incubação deve ser apenas por 24 a 48 horas e, no caso de pouco crescimento, recomenda manter a placa por mais 24 horas, sem ultrapassar esse período. A leitura dos resultados deve ser realizada da mesma maneira como é feita no método CLSI.

De acordo com o comitê europeu, a interpretação dos resultados para fungos filamentosos apresenta, ainda, muitas dificuldades de padronização, além de não terem sido estabelecidos pontos de corte (*breakpoints*). Ressalta esse comitê que a relevância clínica de testes para fungos filamentosos é, portanto, incerta. Os dados mais consistentes que se conhece provêm de resultados com *Aspergillus* spp., provenientes de casos de aspergilose invasiva. Portanto, o comitê europeu considera que a interpretação do resultado de MIC e MEC para fungos filamentosos deve ser realizada com muito critério.

Pelo exposto, nota-se que inúmeros fatores podem interferir na qualidade e execução dos testes de suscetibilidade, e os critérios de leitura e interpretação dos resultados ainda estão por ser definidos. Pode-se concluir que os resultados devem ser avaliados com muita cautela, pois os dados relacionados a casos humanos ainda são insuficientes; esses testes, quando comparados aos realizados com leveduras, ainda apresentam limitações. De qualquer modo, existem alguns estudos descrevendo a suscetibilidade a novos antifúngicos em relação aos tradicionais diante de agentes de infecções cutâneas e invasivas.

Com relação à anfotericina B, a maioria dos fungos filamentosos já estudados apresenta concentração inibitória mínima em torno de 0,5 e 2,0 µg/mL. Para as espécies *Acremonium strictum, S. apiospermum* e *S. prolificans*, esses valores podem chegar a até 16 µg/mL. MICs superiores a 2 µg/mL estão relacionadas à falha terapêutica, e aquelas até 2 µg/mL, a cura clínica. A maioria das espécies de *Aspergillus* apresenta MICs de anfotericina B entre 0,5 e 2 µg/mL mas, para *A. terreus*, as MICs tendem a ser mais altas, e as infecções causadas por esta espécie respondem menos à terapia do que aquelas produzidas por outras espécies de *Aspergillus*. A infecção responde pouco a esse fármaco, quando comparada a outras espécies de *Aspergillus*, e, portanto,

deve-se levar em conta MICs altas quando se tratar desse agente.

Fungos filamentosos não são suscetíveis, em regra, à 5-fluorcitosina e apresentam MICs superiores a 64 µg/mL; porém, algumas exceções foram verificadas com isolados de *Aspergillus* e fungos demáceos.

Em geral, os fungos filamentosos não são suscetíveis ao fluconazol, e as MICs são superiores a 64 µg/mL. Diante do cetoconazol, é observada grande variação de MICs, com valores de 0,03 a 16 µg/mL, e os dados disponíveis até o momento são insuficientes para assegurar qualquer correlação clínica. Também para itraconazol, voriconazol, posaconazol e ravuconazol verificou-se que a concentração inibitória mínima é bem variada, entre 0,03 e 16 µg/mL. No entanto, para itraconazol, MIC acima de 8 µg/mL, obtida com leitura após 48 horas de incubação, foi associada a resistência clínica; entretanto, da mesma forma que ocorre com cetoconazol, ainda não há correlação entre MIC e evolução clínica. Por outro lado, vários estudos sobre resistência a itraconazol demonstraram a relação de mutações no gene *CYP* 51A e valores altos de MIC, revelando um dos mecanismos.

Em relação ao voriconazol e ao posaconazol, não existem dados disponíveis que relacionem MIC e eficácia terapêutica; entretanto, alguns isolados mutantes para MIC para itraconazol foram também associados a elevados valores de MIC para voriconazol e/ou para posaconazol. Desse modo, resistência cruzada entre itraconazol e essas duas novas drogas deve ser levada em consideração.

Para ciclopirox e griseofulvina, os valores de MICs diante de dermatófitos são ≤ 1 µg/mL, ainda sem correlação com a clínica. Quanto à terbinafina, valores de MICs ≤ 0,25 µg/mL são observados diante de dermatófitos; no entanto, para *T. rubrum*, foram observadas MICs ≥ 0,5 µg/mL, também sem correlação clínica.

Para os fármacos caspofungina e micafungina, não existem também dados que indiquem correspondência entre MEC e MIC e evolução clínica de casos sob tratamento com essas drogas. Para a maioria das espécies de *Aspergillus,* são observados valores de MECs, em geral, de ≤ 1 µg/mL.

Ainda que estejam publicados os documentos-guia da série M38 (CLSI) e E.Def 9.1 (EUCAST), para realização de testes de sensibilidade a antifúngicos para fungos filamentosos, não existia ainda um método equivalente padronizado simples, rápido e com boa relação custo-benefício para ser utilizado em laboratórios clínicos. Com essa finalidade, foi publicado, recentemente, o documento M51-P (CLSI, 2009) que propõe, mas ainda não é referência, procedimentos para determinar, por método de discodifusão, a suscetibilidade de fungos não dermatófitos a várias classes de antifúngicos: anfotericina B, caspofungina, itraconazol, posaconazol e voriconazol. Os fungos incluídos no documento são: *Alternaria spp.*, *Aspergillus spp.*, *Bipolaris spp.*, *Fusarium spp.*, *Paecilomyces spp.*, *Rhyzopus* oryzae (*R. arrhizus*) e outros *Mucorales, Pseudallescheria boydii* e *Scedosporium prolificans*. O preparo de inóculo é semelhante ao empregado para o método de discodifusão (M38), e o meio de cultura indicado é o ágar Mueller-Hinton. Parâmetros de referência foram fornecidos para controle de qualidade interno do método. O documento traz uma correlação entre as medidas de diâmetros de halo de inibição obtidos por discodifusão e valores de MIC (azóis e anfotericina B) ou MEC (equinocandinas). Desde que os pontos de corte (*breakpoints*) clínicos ainda não tinham sido definidos, os valores-limite (*cutoff*) epidemiológicos, que têm como base a suscetibilidade de cepas selvagens sem resistência adquirida (*wild-type*), são indicados para a interpretação dos resultados dos testes de discodifusão. Os valores-limite são utilizados para detectar isolados que podem ter resistência adquirida para os quais os resultados de MIC/MEC são altos (CLSI, 2009c; CLSI, 2009d).

CONSIDERAÇÕES FINAIS

Apesar do grande avanço e de amplos estudos, a aplicação dos métodos para avaliar a suscetibilidade aos antifúngicos ainda apresenta limitação. Se para leveduras é possível traçar alguma correlação entre MIC e evolução clínica, para fungos filamentosos os pontos de corte (*breakpoints*) para a interpretação dos resultados e a relevância clínica dos testes ainda permanecem incertos.

Os testes de sensibilidade devem ser realizados em laboratórios que têm essa rotina, sob sistema estrito de controle da qualidade dos resultados, e nunca como ensaios esporádicos. Métodos de identificação confiáveis constituem a base para prover resultados acurados de suscetibilidade a antifúngicos. Os métodos de referência (CLSI, norte-americano e EUCAST, europeu) são equivalentes e apresentam elevada reprodutibilidade, tanto intra quanto interlaboratorial. Esses métodos são aplicáveis somente a centros de referência, dada sua complexidade, e servem para controle periódico dos métodos comerciais, além de serem padrões para novas metodologias. A monitorização da suscetibilidade a antifúngicos, realizada por métodos comerciais, permite delineamento regional e temporal e pode servir de apoio para vigilância da resistência e programas de controle de infecções fúngicas.

BIBLIOGRAFIA

Aller AI, Martin-Mazuelos E, Lozano F, Gomez-Mateos J, Steele-Moore L, Holloway WJ, Gutiérrez MJ, Recio FJ, Espinel-Ingroff A. Correlation of fluconazole MICs with clinical outcome in cryptococcal infection. *Antimicrob Agents Chemother* 2000; 44: 1544-8.

Almyroudis NG, Sutton DA, Fothergill AW, Rinaldi MG, and Kusne S. In vitro susceptibilities of 217 clinical isolates of zygomycetes to conventional and new antifungal agents antimicrob *Agents Chemother* 2007; 51:2587-2590.

Andes D, Stamsted T, Conklin R. Pharmacodynamics of amphotericin B in a neutropenic-mouse disseminated-candidiasis model. *Antimicrob Agents Chemother* 2001; 45:22-926.

Arendrup MC, Perkhofer S, Howard SJ, Garcia-Effron G, Vishukumar A, Perlin D, and Lass-Flörl C. Establishing in vitro-in vivo correlations for aspergillus fumigatus: the challenge of azoles versus echinocandins. *Antimicrobiol Agents Chemother* 2008; 52:3504-3511.

Bae HG, Sohn YH, Shin JH, Kim MN. The evaluation of clinical utility of ATB FUNGUS 2 for antifungal susceptibility testing in Candida species. *Korean J Clin Microbiol* 2004; 7:156-163.

Carrillo-Muñoz AJ, Giusiano G, Cárdenes D, Hernández-Molina JM, Eraso E, Quindós G, Guardia C, del Valle O, Tur-Tur C, Guarro J. Terbinafine susceptibility patterns for onychomycosis-causative dermatophytes and Scopulariopsis brevicaulis. *Int J Antimicrob Agents* 2008; 31 (6):540-3.

Clancy CJ, Nguyen MH. Correlation between in vitro susceptibility determined by E-test and response to therapy with amphotericin B: results from a multicenter prospective study of candidemia. *Antimicrob Agents Chemother* 1999; 43:1289-1290.

Claudino AL, Melhem MSC, Peixoto Junior R, Szeszs MW, Lyon J, Chavasco Jk, Franco MC. Correlation between CLSI, EUCAST and Etest methodologies for amphotericin. *Die Pharmazie* (Berlin) 2008; 63:286-289.

Clinical and Laboratory Standards Institute (CLSI). Reference Method for Broth Dilution Antifungal Susceptibility Testing of Filamentous Fungi. Approved Standard M38-A, 2002.

Clinical and Laboratory Standards Institute (CLSI). Reference Method for Broth Dilution Antifungal Susceptibility Testing of Filamentous Fungi. Approved Standard M38-A2, 2008.

Clinical Laboratory Standard Institute. Reference Method for Broth Dilution Antifungal Susceptibility Testing of Yeast; Approved Standard–Third Edition. Document M27-A3. Wayne, PA, USA. 2008.

Clinical Laboratory Standard Institute. Reference Method for Broth Dilution Antifungal Susceptibility Testing of Yeast: Informational Supplement M27-S3. Wayne, PA., 2008.

Clinical and Laboratory Standards Institute (CLSI). Method for Antifungal Disk Diffusion Susceptibility Testing of Yeasts; Approved Guideline-Second Edition. CLSI document M44-A2. Wayne, EUA. 2009a.

Clinical and Laboratory Standards Institute (CLSI). Zone Diameter Interpretative Standards, Corresponding Minimal Inhibitory Concentration (MIC) Interpretative Breakpoints, and Quality Control Limits for Antifungal Disk Diffusion Susceptibility Testing of Yeasts: Third Informational Supplement. CLSI document M44-S3. Wayne, EUA. 2009b.

Clinical and Laboratory Standards Institute (CLSI). Method for Antifungal Disk Diffusion Susceptibility Testing of Filamentous Fungi; Proposed Guideline. CLSI document M51-P. Wayne, EUA. 2009c.

Clinical and Laboratory Standards Institute (CLSI). Performance Standards for Antifungal Disk Diffusion Susceptibility Testing of Filamentous Fungi; Informational Supplement. CLSI document M51-S1 (Proposed). Wayne, EUA. 2009d.

Cuenca-Estrella M, Gomez-Lopez A, Mellado E, Garcia-Effron G, Rodriguez-Tudela JL. In vitro activities of ravuconazole and four other antifungal agents against fluconazole-resistant or -susceptible clinical yeast isolates. *Antimicrob Agents Chemother* 2004; 48(8):3107-3111.

Cuenca-Estrella M, Gomez-Lopez A, Mellado E, Rodriguez-Tudela JL. Correlation between the procedure for antifungal susceptibility testing for Candida spp. of the European Committee on Antibiotic Susceptibility Testing (EUCAST) and four commercial techniques. *Clin Microbiol Infect* 2005; 11:486-492.

Cuenca-Estrella M, Lee-Yang W, Ciblak MA, Arthington-Skaggs BA, Mellado E, Warnock DW, Rodrigues-Tudela JL. Comparative evaluation of NCCLS M27-A and EUCAST broth microdilution procedures for antifungal susceptibility testing of Candida species. *Antimicrob Agents Chemother* 2002; 46:3644-3647.

Cuenca-Estrella M, Moore CB, Barchiesi F, Bille J, Chryssanthou E, Denning DW *et al*. Multicenter evaluation of the reproducibility of the proposed antifungal susceptibility testing method for fermentative yeasts of the Antifungal Susceptibility Testing Subcommittee of the European Committee on Antimicrobial Susceptibility Testing (AFST-EUCAST). *Clin Microbiol Infect* 2003; 9(6):467-474.

Cuenca-Estrella M, Rodriguez-Tudela JL. Present status of the detection ofantifungal resistance: the perspective from both sides of the ocean. *Clin Microbiol Infect* 2001; 7: 48-53.

Cuenca-Estrella M, Rodríguez-Tudela JL. Pueden basarse las indicaciones de los antifúngicos en los studios de sensibilidad? *Revista Iberoamericana de Micología* 2002; 19:133-38.

Cuenca-Estrella M, Rodriguez-Tudela JL. Should antifungal treatments be based upon results of antifungal susceptibility testing? *Rev Iberoam Micol* 2002; 19(3):133-138.

Cuenca-Estrella M, Rodriguez-Tudela JL, Córdoba S, Melhem MSC, Szeszs Mw, Castañeda E, Martínez G, Gabastou J. red regional de laboratorios para la vigilancia de las infecciones fúngicas invasoras y susceptibilidad a los antifúngicos. *Pan Am J Public Health* 2008; 23:129-134.

Cury AR, Paula CR, Melhem MSC, Silva MRR, Mendes-Giannini MJS. Minuta de consenso: testes de sensibilidade *in vitro* a antifúngicos. *Microbiologia in Foco* 2007; 1:1-11.

Denning DW, Radford SA, Oakley KL, Hall L, Johnson EM, Warnock DW. Correlation between in vitro susceptibility testing to itraconazole and in vivo outcome of Aspergillus fumigatus infection. *J Antimicrob Chemother* 1997; 40:401-414.

Denning DW, Venkateswarlu K, Oakey KL, Anderson MJ, Manning NJ, Stevens DA, Warnock DW, Kelly SL. Itraconazole resistance in Aspergillus fumigatus. *Antimicrob Agents Chemother* 1997; 41:1364-1368.

Dias ALT, Matsumoto FE, Melhem MSC, Gonçalves da Silva E, Auler ME, Siqueira AM, Paula CR. Comparative analysis of Etest and broth microdilution method (AFST-EUCAST) for trends in antifungal drug suscetibility testing of Cryptococcus neoformans isolates. *Journal of Medical Microbiology* 2006; 55:1693-1699.

Ellis D. Antifungal susceptibility testing. Disponível em http://www.mycology.adelaide.edu.au (último acesso em 15/12/2005).

Espinel-Ingroff A. Clinical utility of in vitro antifungal susceptibility testing. *Rev Esp Quimiother* 2002; 13:161-166.

Espinel-Ingroff A. Mechanisms of resistance to antifungal agents: yeasts and filamentous fungi. *Rev Iberoam Micol* 2008; 25:101-106.

Espinel-Ingroff A, Forthergill A, Ghannoum M, Manavathu E, Ostrosky-Zeichner L, Pfaller M, Rinaldi M, Schell W, Walsh T. Quality control and reference guidelines for CLSI broth microdilution susceptibility method (M-38-A document) for amphotericin B, itraconazole, posaconazole and voriconazole. *J Clin Microbiol* 2005; 43:5243-5246.

Espinel-Ingroff EJ, Hockey H, and Troke P. Activities of voriconazole, itraconazole and amphotericin B in vitro against 590 moulds from 323 patients in the voriconazole Phase III clinical studies. *J Antimicrobial Chemother* 2008; 61(3):616-620.

Favel A, Peyron F, De Méo M, Michel-Nguyen A, Carrière J, Chastin C, Regli P. Amphotericin B susceptibility testing of Candida lusitaniae isolates byflow cytofluorometry: comparison with the Etest and the NCCLS broth macrodilution method. *J Antimicrob Chemother* 1999; 43:227-232.

Guinea J, Peláez T, Recio S, Torres-Narbona M, and Bouza E. In vitro antifungal activities of isavuconazole (BAL4815), voriconazole, and fluconazole against 1,007 isolates of *Zygomycetes, Candida, Aspergillus, Fusarium*, and *Scedosporium* species. *Antimicrob Agents Chemother* 2008, 52:1396-1400.

Guinea J, Recio S, Peláez T, Torres-Narbona M, Bouza E. Clinical isolates of *Aspergillus* species remain fully susceptible to voriconazole in the post-voriconazole era. *Antimicrob Agents Chemother* 2008; 52(9):3444-3446.

Howard SJ, Webster I, Moore CB, Gardiner RE, Park S, Perlin DS, and Denning DW. Multi-azole resistance in Aspergillus fumigatus. *Int J Antimicrob Agents* 2006, 28:450-453.

Izquierdo AA, Cuenca-Estrella M, Monzón A, Mellado E, Rodríguez-Tudela JT. Antifungal susceptibility profile of clinical Fusarium spp. isolates identified by molecular methods. *J Antimicrobial Chemother* 2008; 61:805-809,

Jaiswal A, Sharma RP, Garg AP. An open randomized comparative study to test the efficacy and safety of oral terbinafine pulse as a monotherapy and in combination with topical ciclopirox olamine 8% or topical amorolfine hydrochloride 5% in the treatment of onychomycosis. *Indian J Derm Venereol Leprol* 2007; 73:393-396.

Kaur R, Kashyap B, Bhalla P. Onychomycosis — epidemiology, diagnosis and management. *Indian J Med Microbiol* 2008; 26:108-116.

Lacroix C, Chauvin MF. In vitro activity of amphotericin B, itraconazole, voriconazole, posaconazole, caspofungin and terbinafine against Scytalidium dimidiatum and Scytalidium hyalinum clinical isolates. *J Antimicrobial Chemother* 2008; 61:835-837.

Lass-Flörl C, Cuenca-Estrella M, Denning DW, Tudela JLR. Antifungal susceptibility testing in Aspergillus spp. according to EUCAST methodology. *Med. Micol* 2006; 44:5319-5325.

Lombardi G, Farina C, Andreoni S, Fazii P, Faggi E, Manso E, Nanetti A, Mazzoni A. Comparative evaluation of Sensititre® YeastOne vs NCCLS M27Aprotocol and E-test for antifungal susceptibility testing of yeasts. *Mycoses* 2004; 47:397-401.

Maffei CL, Melhem MSC, Schereiber A. *Manual de Procedimentos Básicos em Microbiologia Clínica para o Controle de Infecção em Serviços de Saúde.* Disponível em http://www.anvisa.org.br/serviços (último acesso em 02/02/2009).

Melhem MSC. Resistência de Candida e outras leveduras à anfotericina B e fluconazol. In: *Manual de Controle das Infecções Hospitalares.* São Paulo: APECIH, 2004.

Mellado E, Cuenca-Estrella M, Rodriguez-Tudela JL. Clinical relevance of mechanisms of antifungal drug resistance in filamentous fungi. *Enferm Infecc Microbiol Clin* 2002; 20(10):523-529.

Morace G, Amato G, Bistoni F, Fadda G, Marone P, Montagna MT, Oliveri S, Polonelli L, Rigoli R, Mancuso I, La Face S, Masucci L, Romano L, Napoli C, Tatò D, Buscema MG, Belli C, MC, Piccirillo MM, Conti S, Covan S, Fanti F, Cavanna C, Alò FD, Pitzurra L. Multicenter comparative evaluation of six commercial systems and the National Committee for Clinical Laboratory Standards M27-A Broth Microdilution Method for fluconazole susceptibility testing of Candida species. *J Clin Microbiol* 2002; 40:2953-2958.

Nguyen MH, Clancy CJ, Yu VL, Yu YC, Morris AJ, Snydman DR, Sutton DA. Rinaldi MG. Do in vitro susceptibility data predict the microbiologic response to amphotericin B? Results of a prospective study of patients with Candida fungemia. *J Infect Dis* 1998; 177:425-430.

Pappalardo MCSM, Szeszs MW, Martins, M dos A, Baceti LB, Bonfietti LX, Purisco SU, Baez AA, Melhem MSC. Susceptibility of clinical isolates of Cryptococcus neoformans to amphotericin B using time-kill methodology. *Diag Microbiol Infect Dis* 2009; 64:146-151.

Peyron F, Favel A, Nguyer. AM, Regli P, Bolmström A. Improved detection of amphotericin B-resistant isolates of Candida lusitaniae by Etest. *J Clin Microbiol* 2001; 39:339-342.

Pfaller MA, Espinel-Ingroff A, Jones RN. Clinical evaluation of the Sensititre YeastOne colorimetric antifungal plate for antifungal susceptibility testing of the new triazoles voriconazole, posaconazole and ravuconazole. *J Clin Microbiol* 2004; 42:4577-4580.

Raad II, Hachem RY, Herbrecht R, Graybill JR, Hare R, Corcoran G, and Kontoyiannis DP. Posaconazole as salvage treatment for invasive fusariosis in patients with underlying hematologic malignancy and other conditions. *Clin Infect Dis* 2006, 42:1398-1403.

Rex JH, Pfaller MA, Galgiani JN, Bortlett MS, Espinel-Ingroff A, Ghannoum MA, Lancaster M, Oddes FC, Rinaldi MG, Walsh TJ, Barry AL. Development of interpretative breakpoints for antifungal susceptibility testing: conceptual framework and analysis of in vitro correlation data for fluconazole, itraconazole and Candida infections. *Clin Infect Dis* 1997; 24:235-247.

Rickerts V, Atta J Herrmann S *et al.* Successful treatment of disseminated mucormycosis with a combination of liposomal amphotericin B and posaconazole in a patient with acute myeloid leukaemia. *Mycoses* 2006; 49:27-30.

Rodriguez-Tudela JL, Alcazar-Fuoli L, Mellado E, Alastruey-Izquierdo A, Monzon A, and Cuenca-Estrella M. Micological cutoffs and cross-resistance to azole drugs in aspergillus fumigatus. *Antimicrobial Agents Chemother* 2008; 52:2468-2472.

Rodriguez-Tudela JL, Arendrup MC, Arikan S, Barchiesi F, Bille J, Chryssanthou E, Cuenca-Estrella M, Dannaoui E, Denning DW, Donnelly JP, Fegeler W, Lass-Flörl C, Moore C, Richardson M, Gaustad P, Schmalreck A, Velegraki A, and Verweij PE. July 2008. EUCAST definitive document E.DEF 9.1. Method for the determination of broth dilution minimum inhibitory concentrations of antifungal agents for conidia forming moulds. Disponível em www.eucast.org. (último acesso em 15/04/2009).

Rodriguez-Tudela JL, Barchiesi F, Bille J, Chryssanthou E, Cuenca-Estrella M, Denning D *et al.* Method for the determination of minimum inhibitory concentration (MIC) by broth dilution of fermentative yeasts. *Clin Microbiol Infect* 2003; 9(8):1-8.

Rodriguez-Tudela JL, Chryssanthou E, Petrikkou E, Mosquera J, Denning DW, Cuenca-Estrella M. Interlaboratory evaluation of hematocytometer method of inoculum preparation for testing antifungal susceptibilities of filamentous fungi. *J Clin Microbiol* 2003; 41:5236-5237.

Spellberg B, Fu Y, Edwards JE, Jr. Combination therapy with amphotericin B lipid complex and caspofungin acetate of disseminated zygomycosis in diabetic ketoacidotic mice. *Antimicrob Agents Chemother* 2005; 49:830-832.

Torres-Narbona M, Guinea J, Muñoz P, Bouza E. Zigomicetos y zigomicosis en la era de las nuevas terapías antifúngicas. *Rev Esp Quimioterap* 2007; 20: 375-386.

Van den Sande W, Luijendijk A, Ahmed AOA, Bakker-Woudenberg IAJ, Belkum A van. Testing of the in vitro susceptibilities of Madurella mycetomatis to six antifungal agents by using the Sensititre system in comparison with a viability based 2,3-Bis(2-methoxy-4-nitro-5-sulfophenyl)-5-(phenylamino) carbonyl]-2Ht-tetrazolium hydroxide (XTT) assay and a modified NCCLS method. *Antimicrob Agents Chemother* 2005;49:1364-1368.

Verweij PE, Mellado E, and Melchers WJ. Multiple-triazole-resistant aspergillosis. *N Engl J Med* 2007; 356:1481-1483.

Viudes A, Cantón E, Pemán J, López-Ribot JL, Gobernado M. Correlación entre las pruebas de sensibilidad in vitro a los antifúngicos y la evolución clínica de los pacientes con candidiasis y criptococosis. *Rev Esp Quimioter* 2002; 15:32-42.

Voss A, Koeleman JG, Spanjaard L, Vandenbroucke-Grauls CMJ, E, Wanger A, Mills K, Nelson PW, Rex JH. Comparison of Etest and national committee for clinical laboratory standards broth macrodilution method for antifungal susceptibility testing: enhanced ability to detect amphotericin B resistant Candida isolates. *Antimicrob Agents Chemother* 1995; 39:2520-2522.

White TC. Mechanism of resistance to antifungal agents. *In*: Pfaller MA (ed.). *Manual of Clinical Microbiology*. Washington: ASM Press, 2003. p. 1869-1879.

Índice Alfabético